Clinical Disorders of Social Cognition

사회인지장애

Clinical Disorders of Social Cognition

사회인지장애

Skye McDonald 편저
대한치매학회 사회인지연구회 번역

사회평론아카데미

추천사

『DSM-5』에 따르면 치매란 기억력, 언어, 시공간력, 주의력, 집행 기능, 사회인지 등 여섯 가지 인지 영역 중 한 가지 이상 영역에서 유의미하게 기능이 저하되어, 일상생활 수행 능력에 장애를 겪는 상태입니다. 기억력, 언어, 시공간력, 주의력, 집행 기능의 경우 그동안 많은 연구가 이루어져 다양한 평가 도구가 개발되었고, 이 덕분에 진료 현장에서 정량적 평가가 원활하게 시행되고 있습니다. 반면 사회인지 기능의 경우 관련 연구나 개발된 평가 도구가 상대적으로 부족한 실정입니다. 보호자가 보고한 환자의 행동 변화를 토대로 환자의 사회인지 저하 여부를 판단할 수 있지만, 이것만으로는 충분하지 않습니다. 일상생활에서 치매 등 뇌질환 환자와 더불어 살기 위해서는 지적 능력보다 사회인지가 더 중요한 요소일 수 있으므로, 사회인지 기능 저하에 관한 연구 및 평가 도구 개발이 절실합니다.

사회인지 기능 저하는 모든 사람에게 동일한 양상으로 나타나지 않습니다. 어떤 중등도 알츠하이머치매 환자는 아침에 딸이 다녀가도 낮이 되면 더 이상 그 사실을 기억하지 못하지만, 자신의 식사를 챙겨 주는 딸이나 요양보호사에게 늘 '고맙다'고 인사하고 식사가 '맛있다'고 말합니다. 또 다른 치매 환자는 장소지남력을 잃었음에도, 24시간 자신을 옆에서 챙겨 주는 간병사에게 '형님 같다'고, 자신이 아무것도 할 줄 몰라서 '미안하다'고 이야기합니다. 이러한 치매 환자들은 소위 '착한 치매' 환자라고 불립니다. 사회인지 기능이 저하되었음에도 주변 사람들을 배려하고 자주 미소 짓기 때문에 사람들에게 사랑을 받습니다. 반면 어떤 전두측두치매 환자는 딸이 아파서 바닥에 쓰러져 있는데도 괜찮냐고 묻기는커녕 이를 무시하고 부엌으로 가 식사를 합니다. 또 다른 치매 환자는 사소한 일에도 무섭게 화를 냅니다. 심지어

칼을 가지고 다른 사람을 위협하는 치매 환자도 있습니다. 이처럼 치매의 종류에 따라 사회인지 저하 양상은 다르게 나타납니다.

이 책은 뇌영상 분석 연구 결과 등을 토대로 치매의 종류 혹은 손상된 뇌 부위에 따라 사회인지 저하 양상이 달라지는 기전을 상세히 다루고 있습니다. 저자들은 사회인지 과정을 지각(상대방의 표정, 언어, 움직임, 사회적 행동 등을 통해), 해석, 조절(감정, 행동 반응) 등 세 단계로 나누어, 각각의 단계에 대한 이론을 체계적으로 설명합니다. 또한 사회인지장애가 나타나는 대표적인 질환인 자폐스펙트럼장애, 외상성 뇌손상, 뇌졸중, 조현병, 치매, 기타 퇴행성 뇌질환을 예로 들어 사회인지장애 현상과 기전을 보여 줍니다. 그런 다음 서구에서 개발된 사회인지 평가 도구를 소개하고, 사회인지 개선을 위한 방법을 알아봅니다.

25년 이상 사회인지장애가 있는 치매 환자들을 진료하면서도 사회인지는 일정 부분 미지의 영역이라고 여겨 왔으나, 이 책을 읽으며 눈이 번쩍 뜨이는 듯한 경험을 하였습니다. 이 책은 이론부터 임상까지, 사회인지장애의 모든 것을 망라하고 있습니다. 따라서 사회인지를 연구하거나 사회인지장애를 보이는 환자들을 검사하고, 진료하고, 돌보는 이라면 누구나 이 책을 통해 실제적인 도움을 받을 수 있을 것입니다.

이토록 방대한 책을 번역하여 한국의 독자들이 심리학, 뇌영상, 임상 분야에 걸친 전문적인 내용에 쉽게 접근하고 사회인지장애 환자를 더 깊이 이해할 수 있게 해 준 역자진에게 감사와 박수를 보냅니다. 아울러 한국의 문화와 정서에 맞는 사회인지 평가 도구가 개발되어 사회인지장애 환자들을 진료하는 데 큰 발전이 있기를 기대합니다.

2024년 10월
대한치매학회 이사장 최성혜

역자 서문

　사회인지란 다른 사람들의 감정, 생각, 의도, 행동 등을 이해하고 예측하는 능력을 말하며, 이를 통해 우리는 사회적 상황에서 적절히 행동하고 다른 사람과 원활히 상호 작용할 수 있습니다. 인간은 본질적으로 사회적 존재이기 때문에, 이러한 사회적 상호 작용을 이해하고 해석하는 사회인지는 우리 삶에서 필수적인 요소입니다.

　신경학적으로 보면, 뇌의 여러 부분이 협력하여 사회인지 기능을 담당하는데, 특히 전두엽, 측두엽, 변연계가 핵심적인 역할을 합니다. 따라서 사회인지 손상은 자폐스펙트럼장애, 외상성 뇌손상, 치매 등 다양한 신경학적 상태에서 나타날 수 있습니다.

　사회인지는 치매 환자에게도 중요한 기능입니다. 특히 전두측두치매 환자의 경우 사회인지 기능 손상이 두드러지는데, 이들은 정서 인식이나 사회적 규범 이해 능력이 저하되어 부적절한 행동을 보입니다. 예를 들어 공감 능력 감소, 타인의 감정에 대한 무관심, 감정적 둔감함 등이 나타날 수 있습니다. 이보단 덜하지만, 알츠하이머병의 경우에도 사회인지 기능이 저하될 수 있습니다. 정서인식장애, 공감 부족, 마음 이론 손상 등은 치매 환자와 가족 및 주변 사람들 간의 관계에 큰 영향을 미치므로, 환자의 행동을 관리하고 치료 계획을 세울 때 중요한 요소입니다.

　사회인지는 2013년에 발표된 『DSM-5』에서 신경인지장애의 주요 인지 영역 중 하나로 포함되며 주목받기 시작했습니다. 그 후 10년이 넘는 시간이 지났지만, 특히 국내에서는, 자폐스펙트럼장애나 조현병 같은 정신질환에 비해 치매나 신경퇴행성 질환에서의 사회인지 연구는 아직 부족한 상황입니다.

이에 2022년, 사회인지연구회를 시작하였습니다. 연구회의 주요 목표는 치매와 퇴행성 뇌질환에서 사용할 수 있는 한국형 사회인지 평가 도구를 개발하는 것이었습니다. 이를 위해 기초 조사와 자료 수집을 진행하면서, 우선 사회인지에 대한 대한치매학회 회원들의 관심을 고취하고 기본적인 지식과 정보를 공유할 필요성을 느꼈습니다. 이에 따라 2022년 출간된 『Clinical Disorders of Social Cognition』을 번역하기 시작하였습니다. 이 책에는 사회인지의 정의 및 사회인지 검사법을 비롯하여, 치매, 외상성 뇌손상, 신경 퇴행성질환에서의 사회인지장애에 대한 방대한 지식이 담겨 있습니다. 이를 통해 많은 연구자와 임상의가 사회인지를 더 깊고 넓게 이해할 수 있게 되기를 기대합니다.

이번 번역서 『사회인지장애』는 사회인지연구회의 목표를 향한 첫 발걸음입니다. 이를 계기로 향후 5년 안에 대한치매학회의 사회인지 교과서를 편찬할 수 있기를 희망합니다. 또한 치매 및 퇴행성 뇌질환에서의 사회인지 평가 도구 개발과 사회인지 기능 향상 및 유지를 위한 훈련법 개발도 머지않아 실현될 것이라 믿습니다.

『사회인지장애』의 출간에 도움을 준 사회평론아카데미의 윤철호 사장과 임현규 과장, 정용준 편집자에게 감사드리며, 번역 작업에 참여한 나승희, 유희진, 이학영, 장재원, 정영희, 진주희 교수, 검토를 맡은 양소정, 윤보라 교수, 대한치매학회 사회인지연구회 모든 회원에게 진심으로 감사한 마음을 전합니다.

2024년 10월 역자진을 대표하여,
대한치매학회 사회인지연구회장 심용수

차례

추천사 4
역자 서문 6

1   사회인지 소개 11
    Skye McDonald·Fiona Kumfor

2   연구 방법론, 뇌 상관물, 비교 문화적 관점 63
    Fiona Kumfor·Skye McDonald
    사례 2.1 E의 사례: 사회인지 검사 수행에 대한 문화 및 언어적 다양성의 영향 91

3   초기 뇌손상이 사회적 능력 발달에 미치는 영향 95
    Vicki Anderson·Mardee Greenham·Nicholas P. Ryan·Miriam Beauchamp
    사례 3.1 제시카의 사례: 심한 외상성 뇌손상이 사회적 뇌 네트워크에 미친 영향 109
    사례 3.2 팀의 사례: 사회적 불안에 대한 개입을 받고 있는 젊은 남성 110

4   자폐스펙트럼장애 및 신경 유전 증후군에서의 사회인지 125
    Alice Maier·Nicholas P. Ryan·Anita Chisholm·Jonathan M. Payne
    사례 4.1 에밀리의 사례: 자폐스펙트럼장애의 임상적 이질성을 보이는 아동 128
    사례 4.2 톰의 사례: 자폐스펙트럼장애의 임상적 이질성을 보이는 아동 153

5   성인의 후천적 뇌손상에 의한 사회인지장애 163
    Travis Wearne·Michelle Kelly·Skye McDonald
    사례 5.1 DS의 사례: 심한 외상성 뇌손상을 입은 청년 179
    사례 5.2 LH의 사례: 왼쪽 반구 뇌졸중이 발생한 젊은 여성 192
    사례 5.3 RB의 사례: 오른쪽 반구 뇌졸중이 발생한 성인 193

6 정신질환에서의 사회인지 197
Amy E. Pinkham

사례 6.1 RL의 사례: 조현병을 앓고 있는 젊은 여성 209

7 치매 증후군에서의 사회인지 221
Stephanie Wong·Fiona Kumfor

사례 7.1 K의 사례: 행동변이형 전두측두치매를 앓고 있는 성인 224
사례 7.2 P의 사례: 오른쪽 측두엽변이 전두측두치매를 앓고 있는 성인 238
사례 7.3 R의 사례: 알츠하이머병을 앓고 있는 성인 246
사례 7.4 P의 사례: 전두엽형 알츠하이머병을 앓고 있는 성인 252

8 퇴행성 뇌질환에서의 사회인지: 헌팅턴병, 파킨슨병, 다발경화증 259
Katherine Osborne-Crowley·Cynthia Honan·Helen M. Genova

사례 8.1 LN의 사례: 다발경화증을 앓고 있는 성인 280
사례 8.2 MT의 사례: 헌팅턴병을 앓고 있는 성인 287

9 성인의 사회인지 평가 291
Michelle Kelly·Skye McDonald·Amy E. Pinkham

사례 9.1 L의 사례: 파킨슨치매를 앓고 있는 성인 325
사례 9.2 J의 사례: 치매 진단을 받은 성인 326

10 아동의 사회인지 평가 329
Louise Crowe·Simone Darling·Jennifer Chow

사례 10.1 크리스티안의 사례: ADHD가 의심되는 아동 346

11 사회인지 개선 요법 353
Jacoba M. Spikman·Herma J. Westerhof-Evers·Anneli Cassel

사례 11.1 존의 사례: 일상적인 사회기능 문제로 사회인지 및 사회정서 조절 치료를 받은 심각한 외상성 뇌손상 환자 371

부록 379
찾아보기 417
역자 소개 427

※ 참고문헌은 사회평론아카데미 홈페이지 자료실(bit.ly/사회인지장애_참고문헌)에서 내려받을 수 있습니다.

1 사회인지 소개

Skye McDonald 뉴사우스웨일스대학교 심리학부
Fiona Kumfor 시드니대학교 심리학과

사회인지(social cognition)란 다른 사람을 이해하기 위해 사회적 신호에 집중하고 처리하고 해석하는 능력을 말한다. 이는 인간의 가장 기본적인 능력으로, 우리는 본질적으로 사회적 동물이기 때문에 다른 사람들과 잘 어울릴 필요가 있다. 사회적 동물로서 인간은 다른 사람에게 환영받고 있는지, 자신의 행동이 허용되는 것인지, 다른 사람이 자신에게 해를 끼치고자 하는지, 친절을 베풀고자 하는지 알아야 한다. 또한 자신의 말과 행동에 다른 사람이 흥미를 느끼는지, 매료되는지, 지루해하는지, 분노하는지 판단하고, 이러한 단서들을 기반으로 사회적 목표를 달성하기 위해 행동을 수정할 수 있어야 한다.

발달장애, 정신질환 및 후천적 뇌질환 등 많은 임상적 상황이 사회인지 손상과 관련이 있다. 실제로 메타분석을 통한 체계적 문헌 고찰 결과 다양한 신경학적장애가 사회인지에 유의미한 손상을 유발했다. 또한 그 효과 크기는 중등도 이상(medium to large)(d=0.41~1.81)으로 일반적인 인지기능장애에서의 손상과 맞먹는 정도였으며, 전두측두치매(frontotemporal dementia, FTD) 같은 일부 질환에서는 이를 초과하였다. 좀 더 가변적이지만, 정신질환에서도 유사한 결핍이 관찰되었다(Cotter et al., 2018). 이런 손상은 심리사회적 기능을 심각하게 제한할 수 있어 임상적으로 중요하다. 그러나 사회인지가 비사회적 능력과 별개의 인지 영역으로 고려되기 시작한 것은 비교적 최근의 일이다. 여러 증거가 사회인지의 기능적 독립성을 뒷받침한다.

우선, 진화론적 관점에서 볼 때 사회적 동물인 인간에게 성공적으로 상호 작용하는 능력은 필수적이다. 이 능력은 단연코 물리적 환경을 이해하고, 학습하고, 문제를 해결하는 뛰어난 지적 능력을 갖추는 것보다 중요하다. 개인이 지역사회에 잘 통합되어 있다면, 그 집단의 공동 역량에 의지하여 혜택을 받을 수도 있다. 이는 사회인지의 발달에 가해지는 진화적 압력이 일반적 인지 능력과는 별개이며, 아마도 일반적 인지 능력보다 더 오래되었음을 시사한다.

둘째, 기능적 뇌영상에 따르면 사회적 과제를 수행할 때, 비사회적 과제를 수행할 때와는 뚜렷이 구별되는 뇌 영역이 활성화된다. 예를 들어 자신에 대해 생각하거나, 다른 사람의 심리적 속성에 대해 생각하거나, 정서적 사건을 관찰하거나, 다른 사람이 경험하는 정서의 종류를 판단할 때, 전두엽과 측두엽 신경계 시스템이 활성화되는 것이 분명히 관찰된다.

셋째, 많은 임상적 질환에서 사회적 능력과 비사회적 능력이 구분된다. 즉 개인은 어떤 영역에서는 심각한 어려움을 겪지만, 다른 영역에서는 그렇지 않을 수 있다. 자폐스펙트럼장애(autism spectrum disorder, ASD)는 사회 기능에 특정한 손상을 보이는 발달장애다. 자폐스펙트럼장애를 앓는 사람도 정상 범위 혹은 평균 이상의 지적 능력을 보일 수 있으며, 어떤 이들의 지적 능력은 우수한 범위에 속한다. 그러나 이들이 세계를 이해하고 그 세계와 상호 작용하는 능력은 제한적이다. 그 반대도 있는데, 윌리엄스 증후군(Williams syndrome)은 심한 지적 발달장애를 유발하는 희귀한 유전질환으로, 윌리엄스 증후군 아동은 지적장애에도 불구하고 매우 사회적이다. 이들은 다른 사람들과 어울리기를 좋아하며 다정하고 친사회적 행동을 보인다.

뇌손상 또한 사회적 능력을 선택적으로 손상시킬 수 있다. 가장 잘 알려진 것 중 하나는 EVR의 사례로(Eslinger & Damasio, 1985), 성공적인 사업가였던 이 남성은 전두엽에 수막종이 있어 절제 수술을 받았다. 수술 후 그의 일반적인 지적 능력은 여전히 우수한 수준이었으며, 이상이 없다고 평가되었다. 그러나 EVR의 사회적 능력은 악화되었고, 결국 그가 운영하던 사업도 망하게 되었다. 다른 예로, AS라는 남자는 오토바이 사고로 심한 뇌손상을 입었다. 손상 전 그는 오토바이 동호회에서 인기 있는 멤버였으며 한 지방 자치 단체 버스 회사의 유명한 기술자였다. 손상 후 그의 인지 능력은 사고 전과 같은 높은 평균(high average) 수준을 유지했으나, 대인 관계 능력이 악화되었다. 지나치게 말이 많아지고 자기중심적이며 사회적 단서를 파악하지 못하게 된 것이다. 손상 후 몇 년이 지나서도 그는 여전히 예전의 직장에서 일했지만, 동료들에게 따돌림을 당하였으며 친구도 연애 상대도 없었다. 계속해서 부모와 함께 살았는데, 불법 마약을 구입하고 성매매를 했다는 이야기를 친구들 앞에서 떠벌려 부모를 난처하게 만들었다. AS는 여러 연구에 참여하였는데, 신경심리학적 기능은 좋았음에도, 비꼼(sarcasm)을 이해하지 못하고(McDonald, 1992), 절차를 설명할 때 듣는 사람의 관점을 고려하지 못했다(McDonald, 1993).

치매 환자의 사회적 능력도 차등적으로 손상될 수 있다. 예를 들어 알츠하이머병(Alzheimer's disease, AD) 환자의 경우 초기에 기억력과 문제 해결 능력 같은 인지 기능의 손상을 경험하지만, 병이 진행될 때까지는 사회적 기술이 보존된다. 반면 행동변이형 전두측두치매(behavioral variant of FTD) 환자의 경우 초기부터 사회적 능력이 저하되고 정서 이해 및 공감 능력이 상실된다. 메타분석 연구들은 사회인지장애가 알츠하이머병 환자보다 전두측두치매 환자에게 특징적으로 나타나며, 인지 기능 손상과는 무관한 것으로 보고한다(Bora, Velakoulis, & Walterfang, 2016a).

사회인지 분야는 빠르게 진화하고 있으며 그 구성 요소와 과정에 대한 설명이 세분화되고 있다. 그러나 많은 학자가 동의하는 바에 따르면 사회인지는 본질적으로 다른 사람의 신념, 감정, 경험, 의도와 같은 정신 상태를 설명하기 위해 사회적 단서를 사용하고, 이를 자신의 정신 상태와 연결하여 이해하는 한편, 사회적 행동을 조절하기 위해 이러한 정보를 이용할 수 있게 한다(Adolphs, 2001; Amodio & Frith, 2006). 사회인지의 단계, 즉 지각(perception), 평가(evaluation), 조절(regulation)에 대한 대략적인 개요는 그림 1.1에 자세히 나와 있다.

지각 과정 측면에서 대부분의 사회인지 연구는 얼굴 표정이나 목소리 같은 시각 및 청각적 단서의 처리 과정에 한정되어 왔다. 그러나 아직까지는 덜 연구되었지만, 촉각이나 페로몬 같은 다른 감각적 단서도 중요한 역할을 할 수 있다는 견해도 있다. 지각 단서가 확인되면, 이를 본 사람은 이러한 단서와 그에 따른 맥락을 통해 단서가 나타내는 정신 상태를 추론하고 평가해야 한다.

그림 1.1을 보면 이러한 평가 과정에는 정서를 경험하고 이해하는 것뿐 아니라, 다른 사람의 행동과 의사소통에 기초해 그들의 생각을 이해하는 사회인지 능력도 포함된다. 실제로 이러한 것들은 모두 서로 얽혀 있을 것이

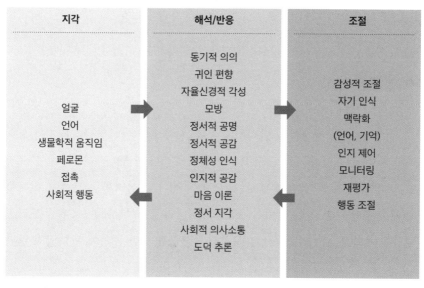

그림 1.1 사회인지 과정

다. 마지막으로, 다른 사람을 이해하기 위해서는 그들과의 관계에서 자기를 인식하고 이해하는 것이 중요하다. 또한 우리 자신의 반응과 정서를 조절할 수 있어야 한다. 예를 들어 공감할 때는 다른 사람이 어떻게 느끼는지를 이해하는 것이 도움이 되며, 이러한 공감에는 어느 정도 정서적 공유나 공명(resonance)이 수반될 수 있다. 그러나 건설적인 방식으로 관계를 맺기 위해서는 뒤로 물러서서 그 정서가 자신의 것이 아니라는 것을 이해할 수 있어야 한다. 그렇기 때문에 자기 인식이 필요하다. 또한 자기와 타인을 구분할 수 있어야 하며, 일어나는 사건을 맥락화[즉 언어, 기억, 집행 통제(executive control) 등에 접근]하고 자신의 반응을 스스로 조절하는 능력을 갖춰야 한다.

사회인지에는 임상 집단에서 광범위하게 연구된 측면이 있는가 하면, 아직 명확하게 구분되고 이해되지 않은 측면도 있다. 다음 절에서는 얼굴 정체성(face identity), 마음 이론(theory of mind, ToM), 정서 지각(emotion perception), 정서적 공감(emotional empathy), 자기 인식(self-awareness), 귀인 편향(attributional bias), 도덕 추론(moral reasoning), 사회적 행동(social behaviour) 등 사회인지의 잘 알려진 측면에 초점을 맞출 것이다.

정체성 인식

다른 사람의 정체성을 인식하지 못하는 증후군은 신경심리학에서 오랜 역사를 가지고 있다(Bodamer, 1947). 실제로 Oliver Sacks의 『아내를 모자로 착각한 남자』와 같은 유명한 책 덕분에 이 신경심리학적 장애는 비과학적 분야에서도 잘 알려져 있다(Sacks, 1985). 얼굴인식장애는 일부 두드러진 예외를 제외하고는 일반적으로 사회인지장애에 대한 논의에 포함되지 않았다(Hutchings, Palermo, Piguet, & Kumfor, 2017; Kumfor, Hazelton, De Winter, de Langavant, & Van den Stock, 2017). 얼굴과 신체 특성에 근거하여 낯선 사람을 구별하는 능력은 핵심적인 사회적 역량 중 하나로, 뇌 병변으로 인해 선택적으로 손상될 수 있다(De Renzi, Scotti, & Spinnler, 1969). 비슷한 장애로, 친숙한 사람의 정체성을 인식하는 능력이 손상된 얼굴실인증(prosopagnosia)이 있으며(Bate, Bennetts, Tree, Adams, & Murray, 2019), 이런 얼굴인식장애는 특히 오른쪽 방추형이랑(fusiform gyrus) 손상으로 인해 나타난다(Watson, Huis in 't Veld, & de Gelder, 2016). 얼굴실인증의 특정 변형으로, 환자가 얼굴을 인식하지만 그를 사기꾼이라고 믿는 카그라스 증후군(Capgras syndrome)이라는 것이 있다. 카그라스 증후군은 얼굴 인식 과정은 정상이지만 자신의 잘못된 믿음을 평가하는 능력이 손상되고(Coltheart, 2010), 이에 더해 친밀감을 느끼지 못하여(Ellis & Young, 1990), 얼굴 인식 과정에 수반되는 각성이 일어나지 않을 때 나타난다. 뒤쪽 뇌량팽대피질(retrosplenial cortex)은 카그라스

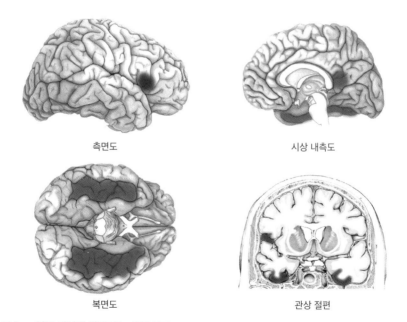

측면도   시상 내측도

복면도   관상 절편

그림 1.2 얼굴 인식에 참여하는 신경 구조
측면도(lateral view): 카그라스 증후군에 관여하는 오른쪽 전두피질; 시상 내측도(saggital medial view): 방추형이랑과 뒤쪽 뇌량팽대피질; 복면도(ventral view): 방추형이랑; 관상 절편(coronal section): 방추형이랑과 오른쪽 배쪽 전두피질

표 1.1 얼굴인식장애 요약

	과제 요구 사항	과제 유형	관련된 뇌 영역	장애 유형	변종
얼굴 지각	얼굴들의 짝 맞추기	사진	방추형이랑, V5, 뒤쪽 뇌량팽대피질, 오른쪽 전두피질	다른 각도, 조명, 표정에서 얼굴 알아보기 실패	
얼굴 인식	얼굴 알아보기	사진		친근한 얼굴 인식 실패	❖ 사람 인식 실패 ❖ 그 사람을 사기꾼이라 믿음(카그라스 증후군)

증후군에서의 친숙함 감지 감소와 관련이 있는 반면, 오른쪽 배쪽 전두피질 (right ventral frontal cortex)은 기대위반(expectancy violation)감지장애와 관련 이 있다(Darby, Laganiere, Pascual-Leone, Prasad, & Fox, 2017). 얼굴정체성장애 와 연관된 뇌 영역은 그림 1.2에 강조되어 있으며, 주요 특징은 표 1.1에 요 약되어 있다.

공감

공감이란 다른 사람의 경험을 이해하고 친사회적인 방식으로 반응하는 능력을 말한다(Decety & Jackson, 2004). 공감에는 인지적 요소와 감성적 요 소가 있다(그림 1.3). 인지적 공감에는 다른 사람의 관점에서 고려할 수 있는 능력인 마음 이론이 수반되는데, 이 역시 인지적 마음 이론(사고와 믿음에 대 한 이해)과 정동적 마음 이론(다른 사람의 정서 상태에 대한 이해)으로 나눌 수 있 다. 정동적 마음 이론은 정서 지각, 즉 다른 사람의 정서 표현을 식별할 수 있는 능력을 말하며, 여기에는 다른 사람이 어떤 종류의 정서를 느끼고 있는 지 맥락에 근거하여 유추하는 능력도 포함된다. 반면 정서적 공감은 다른 사

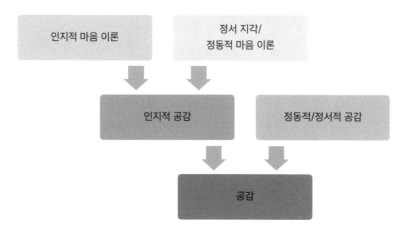

그림 1.3 공감의 구성 요소

람의 감정과 공명하는 정서적 반응을 경험하는 것을 의미한다. 이러한 공명
은 '친사회적' 과정으로 간주되며, 이는 종끼리 공유되는 기본 현상인 단순
한 정서 전염(예: 무리 안에서 공포가 퍼지는 것)보다 더 조절되고 있다. 뒷부분
에서 더 논의하겠지만, 정동적 마음 이론과 정서 지각은 정서적 처리 과정
을 포함하므로 때때로 정서적 공감의 일부로 간주된다. 어느 쪽이든, 인지적
공감과 정서적 공감은 함께 작용한다. 자기 인식과 자기 조절(self-regulation)
역시 공감의 필수적인 요소로, 이는 관찰자가 다른 사람의 경험이 자기 것이
아니라는 것을 이해하고 자신의 반응을 적절히 조절할 수 있게 한다(Decety
& Meyer, 2008).

　　많은 임상질환이 공감 능력 결여와 관련이 있으며, 여기에는 발달장애
인 자폐스펙트럼장애(Baron-Cohen & Wheelwright, 2004), 신경정신질환인 조
현병(Bonfils, Lysaker, Minor, & Salyers, 2017), 신경퇴행성 질환인 전두측두
치매(Dermody et al., 2016)를 비롯하여, 외상성 뇌손상(traumatic brain injury,
TBI)(de Sousa et al., 2010; Neumann, Zupan, Malec, & Hammond, 2013; Wood &
Williams, 2008)이나 뇌졸중(Adams, Schweitzer, Molenberghs, & Henry, 2019; Ni-
jsse, Spikman, Visser-Meily, de Kort, & van Heugten, 2019) 같은 비진행성 뇌병리,

기분장애(mood disorder)(Cusi, MacQueen, Spreng, & McKinnon, 2011)도 포함된다.

공감 능력 결여가 이러한 장애들에서 공통적으로 나타날 수 있지만, 나타나는 방식은 다양하다. 예를 들어 정신병과 자기애성 성격장애의 경우 인지적 공감 능력은 정상이지만 정서적 공감이 부족한 것이 특징인 반면(Ritter et al., 2011; Shamay-Tsoory, Harari, Aharon-Peretz, & Levkovitz, 2010), 자폐스펙트럼장애를 가진 사람들의 경우 인지적 공감 능력이 부족하고 정서적 공감 능력은 정상적인 경향이 있다(Dziobek et al., 2008; Jones, Happé, Gilbert, Burnett, & Viding, 2010). 또한 경계성 성격장애를 가진 사람들에서 볼 수 있듯이, 정서 지각은 높지만 인지적 마음 이론이 떨어질 수 있다(Harari, Shamay-Tsoory, Ravid, & Levkovitz, 2010).

신경퇴행성 뇌질환에서는 다른 양상의 공감 능력 장애가 보인다. 전두측두치매는 인지적 공감 능력과 정서적 공감 능력 모두를 손상하는 경향이 있으며, 알츠하이머병은 인지적 공감 능력만 손상하고 정서적 공감 능력은 손상하지 않는다(Dermody et al., 2016). 노화가 자연스럽게 진행되는 경우 정동적 공감 능력은 안정적으로 유지되거나 강해지며, 인지적 공감 능력은 안정적으로 유지되거나 약간 약해질 수 있다(Beadle & De La Vega, 2019). 어떤 임상적 조건에서 공감 능력이 얼마나 영향을 받는지, 어떤 공감 과정이 손상되는지는 관련된 신경 구조, 평가 방법 및 장애의 여러 특징에 따라 다를 수 있다. 다음 절에서는 공감의 구조 및 주요 구성 요소를 살펴보자.

인지적 공감

마음 이론

마음 이론(theory of mind, ToM)은 다른 사람이 무엇을 생각하거나 믿거나 느낄 수 있을지 알고, 다른 사람의 생각이 자신의 생각과 다르다는 것을 이해하는 능력을 말한다(Amodio & Frith, 2006). 마음 이론을 통해 우리는 다른 사람이 무슨 생각을 하고 있는지 알 수 있고, 따라서 다른 사람들이 무엇을 할지 예측할 수 있다(Premack & Woodruff, 1978). 마음 이론은 단순히 다른 사람의 행동의 목적뿐 아니라 그들의 말에 담긴 숨은 의도를 이해하기 위해 중요하다. 우리는 무언가를 암시하거나, 민감한 주제에 대한 언급을 회피하거나, 비하하거나, 놀리는 등 많은 경우 간접적인 화법을 사용한다(Gibbs & Mueller, 1988). 그러므로 그 의미를 이해하기 위해 다른 사람들이 마음 속으로 무엇을 생각하는지 파악할 필요가 있으며, 이를 위해 마음 이론이 필요하다. 마음 이론은 다른 사람이 자신과 다른 믿음을 가질 수 있다는 것을 이해할 수 있는 나이인 4세 때부터 점차 발달하여(1차 마음 이론)(Wimmer & Perner, 1983), 6~7세에 이르면 타인의 입장과 생각에 대해 더 정교하게 이해하게 된다(2차 마음 이론)(Perner & Wimmer, 1985). 간접적이고 아이러니한 발언을 올바르게 해석하는 능력은 이 2차 마음 이론에 의존한다(Demorest, Meyer, Phelps, Gardner, & Winner, 1984). 마음 이론은 특히 다른 사람의 생각과 신념을 이해하는 능력, 즉 인지적 마음 이론을 말하지만, 다른 사람의 정서 상태를 이해하는 능력, 즉 정동적 마음 이론으로 확장될 수 있다. 이런 정서적 측면의 마음 이론 능력은 정서 지각과 중복된다.

자폐스펙트럼장애를 가진 아동들은 지적 수준에 관계없이 마음 이론이 부족한 것으로 보인다(Baron-Cohen, Leslie, & Frith, 1985). 인지장애로 설명되지 않는 현저히 열악한 마음 이론 능력은 후천적 뇌손상이나 전두측두치매 같은 신경퇴행성 질환, 조현병 같은 신경정신질환의 하위 집단에서도 관찰된다(Bora, Yucel, & Pantelis, 2009; Fanning, Bell, & Fiszdon, 2012; Martin-Rodriguez & Leon-Carrion, 2010). 따라서 손상된 마음 이론은 특정한, 별개의 장애를 나타낼 수 있다. 그러나 인지 기능 저하가 마음 이론 수행에 영향을 미치지 않는다는 것은 아니다. 마음 이론 능력은 일반적으로 다중 모드(multimodal) 상황 및 상호 작용(interactive) 상황에서 필요하다. 마음 이론 판단을 내리는 사람은 다른 사람이 무슨 생각을 하고 있는지를 제대로 인식하기 위해 상대방의 얼굴 및 신체 신호, 언어, 맥락을 이해할 필요가 있다. 마음 이론을 평가하는 데 사용되는 과제들은 종종 짧은 이야기(narrative) 형태로 구성된다. 이 이야기에서는 한 등장인물이 다른 등장인물이 모르는 것을 알고 있거나, 거짓말이나 비꼼같이 문자 그대로가 아닌(non-literal) 표현을 사용하거나, 의도하지 않은 사회적 실수(faux pas)를 하는 경우가 많다. 마음 이론 판단을 위한 자료로는 글, 그림, 사진, 영상이 흔히 사용된다. 마음 이론과 정서에 대한 이해도를 측정할 때는 일반적으로 참가자에게 질문에 답하거나 여러 구두 설명 중 하나를 선택하도록 요청한다. 이러한 인지적 요구 때문에, 작업기억(working memory), 언어 능력, 새로운 것을 학습하고/하거나 실행하는 능력이 부족한 사람들은 마음 이론 과제에 어려움을 겪을 것이다. 또한 참가자가 더 복잡한 마음 이론 판단을 해야 할 경우 이러한 능력의 필요성도 커진다. 헌팅턴병, 다발경화증, 조현병 등 일부 집단에서는 인지장애의 정도와 마음 이론 수행 저하 사이에 명확한 연관성이 있다(Bora, 2017; Bora, Ozakbas, Velakoulis, & Walterfang, 2016; Bora & Pantelis, 2016; Bora, Walterfang, & Velakoulis, 2015). 그러나 인지 능력이 뛰어난 개인 또는 하위 집단이라 할지라도 마음 이론을 잘 발휘하지 못할 수 있다. 이는 마음 이론 능력이 특정한, 즉 별개의 정신화(mentalising) 능력과 관련이 있을 가능성을 입증한다.

마음 이론에 관여하는 특정 신경 구조

건강한 성인을 대상으로 한 기능적 자기공명영상(functional magnetic resonance imaging, fMRI)은 특정한 신경망이 정신 상태 판단에 관여함을 보여 준다(Amodio & Frith, 2006). fMRI 스캔은 특정 사회인지 과제를 수행할 때 대조 작업과 비교하여 어떤 뇌 구조가 활성화되는지를 파악할 수 있는 스냅샷을 제공한다. 수백 건의 연구를 메타분석하여 검토한 결과, 특히 마음 이론을 위해 사용된 다양한 과제들에서 뇌의 안쪽(medial)을 따라 안와전두피질(orbitofrontal cortex)과 띠다발(cingulate), 쐐기앞소엽(precuneus)으로 확장되는 앞쪽 등쪽안쪽 전전두피질(anterior dorsal medial prefrontal cortex)에서 양쪽 활성화가 나타났다. 가쪽 면(lateral surface)에서는 위측두이랑(superior temporal gyrus)을 따라 측두극(temporal pole)과 아래전두이랑(inferior frontal gyrus)으로 확장되며 양쪽 측두두정 연접부(temporo-parietal junction)에서 양쪽 활성화가 관찰되었다(Molenberghs, Johnson, Henry, & Mattingley, 2016). 활성화 및 편측화에 있어서의 차이는 과제의 특성(언어적 vs. 비언어적, 명시적 vs. 암시적 등)에 따라 달랐다.

메타분석에서 강조된 각 신경 영역은 다양한 유형의 마음 이론 추론과도 관련되어 있다. 등쪽안쪽 전전두피질(dorsal medial prefrontal cortex)은 참가자들이 자신에 대해 생각하거나(Northoff et al., 2006) 다른 사람의 심리적 속성(attribute)에 대해 생각하도록(D'Argembeau et al., 2007) 요청받은 과제에서 활성화되는 것으로 나타났다. 안쪽 전전두피질은 참가자가 고려해야 할 관점(perspective)이 많을수록 활성화된다(Meyer & Collier, 2020). 앞쪽 띠다발이랑(anterior cingulate gyrus)은 충돌(conflict) 모니터링에서 중요한 역할을 하며(Barch et al., 2001), 자기와 관련된 개념을 고려할 때 활성화된다(Murray, Schaer, & Debbané, 2012). 뒤쪽 띠다발(posterior cingulate)/쐐기앞소엽은 시공간적 판단을 내리고 자기 및 타인의 관점을 가정하는 등 높은 수준의 통합 과제들에서 중요한 역할을 한다(Cavanna & Trimble, 2006; Murray et al., 2012). 타인의 관점을 고려할 때 아래 등쪽가쪽(inferior dorsolateral)(BA 9와 10) 및 안와전두(BA 45/47) 영역도 관련을 보인다(D'Argembeau et al., 2007). 동일한 영역(BA 45/47)이 인간의 거울 뉴런 시스템(mirror neuron system, MNS) 일부를 형성하는 것으로 이론화되었다. 거울 뉴런 시스템이란 의도적인 움직임

을 계획할 때뿐 아니라, 다른 사람의 움직임을 관찰할 때도 활성화되는 신경
체계(neural system)로(Rizzolatti & Sinigaglia, 2010), 이에 대해서는 뒷부분에서
더 자세히 논의하겠다.

　　병변 연구에 따르면 배쪽안쪽(ventromedial) 병변(특히 오른쪽)은 반어
(irony)와 사회적 실수를 이해하는 것과 같은 마음 이론 판단 손상과 관련이
있다(Shamay-Tsoory, Tomer, & Aharon-Peretz, 2005). 측두두정 연접부는 생물
학적 움직임과 작용(agency)을 이해하는 데 특별한 역할을 한다고 알려져
있으며(Castelli, Frith, Happe, & Frith, 2002), 앞쪽 측두엽(anterior temporal lobe)
은 개념적 사회 지식이나 의미론적 사회 지식이 필요한 과제 수행 시 활성화
된다(Pobric, Lambon Ralph, & Zahn, 2016).

　　마지막으로, 현실 세계에서 마음 이론 과제는 다중 모드라는 사실을 인식
해야 한다. 다른 사람의 정신 상태를 이해하기 위해서는 그들을 지켜보고, 그
들의 말을 듣고, 그들이 말하는 맥락을 파악해야 한다. 따라서 효과적인 마음
이론에는 여러 정보 채널과 저장된 표현들을 조정하여 처리하는 과정이 필
요하다. 선천적 또는 후천적으로 뇌량(corpus callosum) 및 기타 백질 섬유로
(white matter fiber tract)가 손상된 사람들은 실생활에서의 마음 이론 판단이
저하된다(McDonald, Dalton, Rushby, & Landin-Romero, 2019; McDonald, Rushby,
Dalton, Allen, & Parks, 2018; Symington, Paul, Symington, Ono, & Brown, 2010).

정동적 마음 이론

　　정동적(affective) 마음 이론이란 정서적 정신 상태를 다른 사람에게 귀
인하는 능력을 말한다. 인지적 마음 이론과 마찬가지로, 정동적 마음 이론은
다른 사람이 어떻게 느끼는지를 내가 파악하는 1차 판단부터, 한 사람이 다
른 사람이 느끼길 원하는 것을 내가 파악하는 2차 판단까지 확장된다. 2차

정동적 마음 이론은 2차 인지적 마음 이론과 상당 부분 중복된다. 둘 다 시각적 정보 및 언어적 서술과 같은 다양한 맥락적 단서에서 나올 수 있는 추상적 판단을 반영하기 때문이다. 반면 1차 정동적 마음 이론은 다음 절에서 논의하는 정서 지각과 중복된다. 마음이론장애 유형에 대한 요약은 표 1.2에 제시하였다.

표 1.2 마음이론장애 요약

	지식 유형	과제 유형	관련된 뇌 영역	장애 유형	변종
1차 인지적 마음 이론	샐리가 생각하는 것	만화, 문서, 영상	DMPFC, OFC, CG, PC, TPJ, STS, TP, IFG, CC, 다른 백질 회로	자기와 타인을 잘 구별하지 못함(성인의 경우 종종 유지됨)	❖ 정신적 추론의 1차 상실(예: 정신 상태 용어의 사용 부족) ❖ 자신의 관점에서 다른 사람의 관점으로 이동하는 데 특히 어려워할 수 있음(억제의 문제) ❖ 주로 과제의 인지적 요구로 발생하는 문제 ❖ 다중 모드 정보를 처리하는 데 필요한 다양한 뇌 영역 사이의 연결과 관련된 문제
2차 인지적 마음 이론	샐리가 존이 생각한다고 생각하는 것			복잡한 관점이나 지식 수준에 관해 제대로 판단을 내리지 못함	
1차 정동적 마음 이론 (정서 지각)	샐리가 느끼는 것	만화, 문서, 영상	OFC, 뇌섬엽, STS, CG, SS, MG, 편도체, BG	정서를 인식하기 어려움	표 1.3 참조
2차 정동적 마음 이론	샐리가 존이 느끼길 원하는 것		DMPFC, OFC, CG, PC, TPJ, STS, TP, IFG, CC, 다른 백질 회로	다른 사람의 갈망과 의도를 이해하기 어려워함, 간접적 언어 사용, 사회적 실수	인지적 마음 이론에서와 유사함

DMPFC(dorsomedial prefrontal cortex)=등쪽안쪽 전전두피질, OFC(orbitofrontal prefrontal cortex)=안와전두 전전두피질, CG(cingulate gyrus)=띠다발이랑, PC(precuneus)=쐐기앞소엽, TPJ(temporoparietal junction)=측두두정 연접부, STS(superior temporal sulcus)=위측두고랑, TP(temporal pole)=측두극, IFG(inferior frontal gyrus)=아래전두이랑, SS(somatosensory strip)=체성감각피질 스트립, MG(motor gyrus)=운동이랑, BG(basal ganglia)=기저핵, CC(corpus callosum)=뇌량

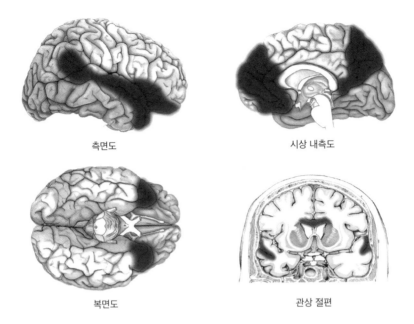

측면도   시상 내측도

복면도   관상 절편

그림 1.4 마음 이론에 참여하는 신경 구조
측면도(lateral view): 측두두정 연접부, 위측두고랑, 측두극, 아래전두이랑, 안와전두피질; 시상 내측도
(saggital medial view): 등쪽안쪽 전전두피질, 안와전두피질, 앞쪽 띠다발피질, 쐐기앞소엽; 복면도(ventral
view): 측두극; 관상 절편(coronal section): 위측두고랑

정서 지각에서 뇌 오른쪽 반구의 역할

초기 연구에서는 정서를 중개하는 데 뇌의 오른쪽 반구가 근본적인 역
할을 한다는 주장이 제기되었다. 목소리를 듣고 정서를 파악하는 능력을 상
실했다고 최초로 보고된 환자의 문제는 오른쪽 반구의 뇌졸중 때문이었으
며(Heilman, Scholes, & Watson, 1975), 얼마 지나지 않아 목소리로 정서를 표
현하는 능력을 상실한, 오른쪽 반구 병변이 있는 환자들이 보고되었다(Ross
& Mesulam, 1979). 이것은 언어를 생성하고 이해하는 데 있어 오른쪽 반구가
왼쪽 반구에 상응하는 역할을 수행할 수 있는 것으로, 즉 오른쪽 전두 및 오
른쪽 뒤쪽 영역이 각각 정서적 언어를 생성하고 이해하는 역할을 수행할 수

있음을 시사한다고 받아들여졌다.

이후 보고서들에 따르면 오른쪽 반구 병변이 있는 환자들은 얼굴에서 정서를 인식하는 데 어려움을 겪었으며(Borod, Koff, Lorch, & Nicholas, 1986), 그림이나 이야기에서 정서적 정보를 파악하기 힘들어했다(Brownell, Powelson, & Gardner, 1983; Cicone, Wapner, & Gardner, 1980).

오른쪽 반구가 모든 정서를 담당할 것이라는 이 개념에 대해 이후 지속적으로 의문이 제기되었다. 대안적 견해에 따르면 오른쪽 반구가 부정적이거나 '회피(withdrawal)'하는 정서를 처리하는 데 우세한 반면, 왼쪽 반구는 긍정적이고 '접근(approach)'하는 정서를 처리하는 데 우세할 수 있다. 이에 대한 증거로 오른쪽 반구 병변이 있는 환자들이 종종 비현실적으로 유쾌하거나 무관심한(indifferent) 것을 들 수 있다. 이는 그들이 더 이상 부정적인 정서를 처리할 수 없음을 시사한다. 반면 왼쪽 반구 뇌졸중 환자는 우울증에 취약했는데, 이는 그들에게서 긍정적인 정서가 상실되었다는 것을 시사한다(Gainotti, 1972; Sackeim et al., 1982). 오른쪽 반구가 부정적인 정서를 처리하는 데 우세한 반면, 긍정적인 정서는 양쪽 반구에서 처리되는 것 또한 가능하다(Adolphs, Jansari, & Tranel, 2001). 이러한 견해에 따라 왼쪽 반구 뇌졸중과 오른쪽 반구 뇌졸중 후의 정서 지각에 대한 연구를 메타분석했다. 이에 따르면 오른쪽 반구 뇌졸중 환자들은 부정적인 정서를 식별하고 분류할 때 큰 결손 패턴을 보였다(d=-3.02, -1.51). 오른쪽 반구 뇌졸중은 긍정적인 정서에도 어느 정도 영향을 미치긴 하지만, 그 영향은 부정적인 정서에 미치는 영향에 비해 상대적으로 작은 것으로 나타났다(d=-1.33, -0.84). 왼쪽 반구 뇌졸중 역시 부정적(d=-1.12, -0.26) 및 긍정적(d=-0.41, -0.38) 정서를 식 별·분류하는 데 영향을 미쳤으나, 효과 크기가 작아서 항상 유의미한 수준에 도달하지는 못했다. 오른쪽 반구 뇌졸중은 왼쪽 반구 뇌졸중에 비해 정서 지각에 더 큰 손상을 일으켰는데, 이는 특히 부정적인 정서(d=-1.02, -1.42)를 지각할 때 두드러졌다(Abbott, Cumming, Fidler, & Lindell, 2013).

정서 지각을 뒷받침하는 특정 신경 구조

정서 지각에 있어 오른쪽 반구가 더 주요한 역할을 하는 것으로 보이지만, 뇌영상 연구에 따르면 정서 지각의 기반이 되는 신경 체계는 양쪽 반구에 분산되어 있다. 뇌손상 환자의 구조적 병변에 대한 전산화단층촬영(computerised tomography, CT)과 자기공명영상(magnetic resonance imaging, MRI) 스캔은 편도체(amygdala)가 감정 처리에 분명히 관련되어 있음을 보여 준다. 편도체는 신피질(neocortex), 시상하부(hypothalamus), 시상(thalamus), 바닥앞뇌(basal forebrain) 및 뇌간(brainstem)을 연결하는 네트워크의 일부를 형성하여 피질과 자율신경계 사이의 상호 작용 메커니즘을 제공한다(Emery & Amaral, 2000). 편도체 특정 부분의 손상은 혐오스러운 사건에 대해 자율적인 공포 반응을 상실하는 것(Bechara et al., 1995), 그리고 얼굴과(Adolphs, Tranel, Damasio, & Damasio, 1994; Kumfor, Irish, Hodges, & Piguet, 2013) 목소리에서 (Scott et al., 1997) 공포 및 기타 부정적인 정서를 인식하지 못하게 되는 것과 연관되어 있다. 대부분의 연구에서 양쪽 편도체 손상이 그러한 정서적 상실을 뒷받침한다고 제안했지만, 일부 연구에서는 다시 오른쪽 반구 편도체 병변이 더 심각한 결함을 일으킨다고 주장했다(Adolphs & Tranel, 2004; Adolphs, Tranel, & Damasio, 2001).

편도체 외에도 안와전전두피질(orbital prefrontal cortex)과 안쪽 전전두피질(medial prefrontal cortex), 배쪽(ventral), 앞쪽 띠다발피질의 병변이 탈억제(disinhibition), 불안정(lability), 공격성(aggression) 및 무감동(apathy) 등의 성격 변화를 초래하고(Barrash, Tranel, & Anderson, 2000; Grafman et al., 1996), 정서 지각과 자기보고 정서 경험에 장애(특히 부정적인 감정에 대해)를 일으킨다고(Hornak, Rolls, & Wade, 1996) 오랫동안 알려져 왔다. 이로 인해 이론가들은 전전두피질(특히 오른쪽)이 분노를 조절한다고 제안하게 되었다(Adolphs, 2002). 특히 왼쪽 반구의 앞쪽 뇌섬피질(anterior insula cortex) 손상과 기저

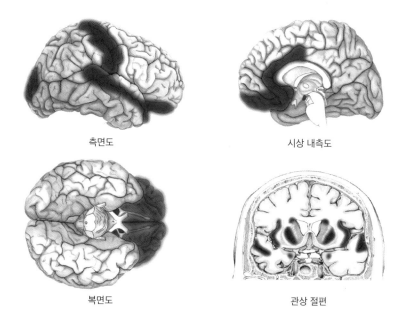

측면도	시상 내측도
복면도	관상 절편

그림 1.5 정서 지각과 관련된 신경 구조

측면도(lateral view): 안와안쪽 피질, 위측두고랑, 감각운동 영역, V5 시각 영역(뒤 세 부위는 동적인 표현에 관여). 시상 내측도(saggital medial view): 안와안쪽 전전두피질, 앞쪽 띠다발이랑, 편도체; 복면도(ventral view): 안와전두피질; 관상 절편(coronal section): 뇌섬엽, 위측두고랑, 기저핵

핵(basal ganglia) 손상은 국소 뇌 병변 환자(Calder, Keane, Manes, Antoun, & Young, 2000)와 헌팅턴병 환자(Sprengelmeyer et al., 1996)의 혐오감(disgust) 지각 상실과도 관련이 있다.

흥미롭게도 체성감각피질(somatosensory cortex)과 운동피질(motor cortex)의 손상(특히 오른쪽에서)도 정서 지각 저하와 관련이 있었다. 이 발견은 사람들이 시뮬레이션 과정을 통해 다른 사람들의 정서를 이해한다는 개념과 일치한다. 이 개념에 따르면 다른 사람의 정서를 시뮬레이션하는 과정에서 체성감각피질과 운동피질은 마치 정서를 직접 경험하는 것처럼 활성화된다(Adolphs, Damasio, & Tranel, 2002; Adolphs, Damasio, Tranel, & Damasio, 1996).

정서의 다양한 범주

앞에서 살펴본 바와 같이, 연구자들은 공포(fear)를 처리하는 편도체, 혐오를 처리하는 뇌섬엽(insula), 분노(anger)와 높은 각성 정서를 처리하는 전전두피질 등 서로 다른 구조가 서로 다른 정서를 처리한다고 밝혔다(참고로 어떠한 특정 구조물도 긍정적인 정서와 연결되지 않았다!). 그러나 뇌 시스템이 다양한 유형의 정서를 조절하기 위해 전문화(specialisation)되어 있는지 그렇지 않은지에 대해서는 논란의 여지가 있다. 건강한 정상 성인의 뇌영상 연구에 대한 메타분석 검토를 통해 이에 대하여 어느 정도의 통찰력을 얻을 수 있다.

전반적으로 특정 구조는 정서 자체보다 특정 정서의 중요한 속성으로 기능하는 것처럼 보인다. 따라서 Lindquist 등(2012)은 편도체가 공포를 지각하는 데만 국한되지 않고, 새롭고 잠재적으로 자극적인 사건에 대한 반응을 유발하는 데 중요한 역할을 할 수 있다는 결론을 내렸다. 이와 일맥상통하는 연구에 따르면 편도체는 감춰진(masked) 정서 자극을 처리할 때도 활성화되는데, 이 활성화는 빠르게 소멸한다(Costafreda, Brammer, David, & Fu, 2008; Sergerie, Chochol, & Armony, 2008). 또한 왼쪽 편도체와 오른쪽 편도체 활성화는 과제의 요구 사항에 따라 영향을 받는 것으로 보인다. 예를 들어 언어가 필요한 과제에서는 왼쪽 편도체가 더 활성화되고, 은밀한 정서 자료를 처리할 때는 오른쪽 편도체가 더 활성화된다(Costafreda et al., 2008; Sergerie et al., 2008). 이와 비슷한 방식으로, Lindquist 등은 뇌섬엽이 혐오감보다는 자기를 인식하고 신체 상태를 통합하는 데 특정한 역할을 할 수 있는 반면, 전전두피질은 높은 각성 감각을 조절하는 데 중요한 역할을 할 것이라고 주장했다.

부정적인 정서의 특별함

특정 정서의 처리를 뒷받침하는 별개의 신경 체계의 유무와 상관없이, 여러 임상질환에 대한 연구에 따르면 일반적으로 부정적인 정서 지각은 긍정적인 정서 지각에 비해 상대적으로 다양한 영향을 받는다(Bora, Ozakbas et al., 2016; Bora & Pantelis, 2013; Bora, Velakoulis et al., 2016a; Bora & Yener, 2017; Cotter et al., 2016; Lozier, Vanmeter, & Marsh, 2014). 긍정적 정서를 지각하는 능력과 부정적 정서를 지각하는 능력이 모두 저하된 경우에도 긍정적 정서, 특히 행복은 일반적으로 영향을 받는 정도가 덜하다(Abbott et al., 2013; Bora & Meletti, 2016; Bora, Velakoulis, & Walterfang, 2016b; Coundouris, Adams, & Henry, 2020). 이에 대해 두 가지 설명이 가능하다.

부정적 정서 범주와 긍정적 정서 범주의 표현 불균형

첫 번째 설명은 정서 지각 평가에 대한 기존의 접근 방식에서 발생하는 잠재적 잡음(artifact)을 반영한다. 정서 지각 종합 검사를 만들 때, 일반적으로 정서를 강렬하게 묘사하는 배우들을 통해 여섯 가지 '기본' 정서 표현 표본을 만든다. 이 여섯 가지 정서 중 네 가지는 부정적이며, 긍정적인 것은 두 가지뿐이다. 부정적인 정서(슬픔, 두려움, 분노, 혐오)는 두 가지 긍정적인 정서(행복과 놀람)에 비해 비교적 미묘한 구분이 필요하다. 특히 넓은 입이 특징인 '행복'은 모든 정서 중 가장 쉽게 인식되며, 일반 성인들도 행복한 표정은 매우 잘 인식한다(Rosenberg, McDonald, Dethier, Kessels, & Westbrook, 2014). 따라서 부정적인 정서 인식 능력이 상대적으로 떨어지는 것은 이러한 불균형을 반영하는 것일 수 있다.

이러한 설명에 대한 증거가 있다. 정서 인식 검사(Emotion Recognition Test)를 사용하여 외상성 뇌손상 환자를 평가한 결과(Kessels, Montagne, Hendriks, Perrett, & de Haan, 2014), 각각의 정서를 100% 강도로 보여줄 때 부정적 정서 지각 능력이 눈에 띄게 저하되는 것으로 나타났다(Rosenberg, Dethier, Kessels, Westbrook, & McDonald, 2015). 그러나 건강한 정상 성인의 정서 전반에 대해 거의 동일한 정확도를 얻기 위해 각 표정이 서로 다른 강도로 표시되도록(행복은 20%, 분노는 20%, 역겨움은 30%, 두려움은 100%, 슬픔은 70%, 놀람은 70%로 제시함) 과제를 수정하자, 이 효과가 사라졌다. 이 연구를 변형한 또 다른 연구에서 Rosenberg와 동료들은 22가지 정서(긍정적인 정서 11개, 부정적인 정서 11개)로 구성된 과제를 개발했다. 이 과제에서는 긍정적인 정서와 부정적인 정서의 수가 같았을 뿐만 아니라, 둘 사이에서 선택할 수 있는 방해 요인의 가치와 수도 동일했다. 이 방법을 사용한 결과, 뇌손상 환자에게서 일반적으로 관찰되는 부정적 정서에 대한 수행 저하 편향이 다시는 나타나지 않았다(Rosenberg, McDonald, Rosenberg, & Westbrook, 2016).

정서 자극에 대한 자율신경적 정서 반응

정서 지각 과제의 임의적인 설계에 문제가 있음에도, 다른 상황에서 뇌병변이 있는 사람들이 부정적 정서에 대해 비정상적인 반응을 보일 수 있다는 데는 의심의 여지가 없다. 이에 대한 또 다른 설명은 인간 뇌에서 정서가 어떻게 처리되는지에 대한 이론적 이해에 기반한다. 동물 연구, 뇌영상 및 임상 연구를 검토한 Phillips와 동료들(2003)을 비롯한 다른 많은 연구자들은 정서 지각에는 사건의 정서적 의미를 식별하는 것뿐 아니라, 그 자극에 반응하여 생리적 각성 상태를 만들고 이를 조절하는 것도 포함된다고 주장했다. 동물 연구를 통해 '싸움 또는 도망' 반응, 즉 생리학적 준비 및 자율신경 조절 상태를 가능하게 하는 환경에서 위험 신호를 거칠지만 빠르게 처리할 수 있게 해 주는 짧은 피질하 경로의 존재를 확인했다. 인간의 경우 이러한 경로는 배쪽안쪽 전전두피질(ventromedial prefrontal cortex)과 앞쪽 띠다발(anterior cingulate), 뇌섬엽, 배쪽 선조체(striatum) 및 편도체에 모이는 것으로 보인다(Phillips et al., 2003). 이 배쪽 시스템은 빠르고, 대개 자동적이라고 여겨진다(Lieberman, 2007). 예를 들어 사람들은 두려움을 유발하는 물질을 본 것을 의식적으로 인식하지 못하더라도, 이에 대해 방향 반사 및 각성 상태(피부전도도의 변화로 측정됨)에서의 빠른 자율신경 변화를 보일 수 있다(Esteves, Dimberg, & Ohman, 1994; Ohman & Soares, 1994).

이 자동적인 배쪽 경로와 강하게 상호 작용하는 것이 정서적 신호를 천천히 자세하게 처리하고, 기억에서 이를 맥락화하며, 상황에 맞게 정동적 반응을 조절할 수 있게 하는 신경 체계다. 이 신경 체계는 등쪽가쪽 및 안쪽 전전두피질, 등쪽앞쪽 띠이랑(dorsal anterior cingulate), 해마(hippocampus) 및 측두두정피질(temporoparietal cortex)을 포함하는 것으로 보인다(Lieberman, 2007; Phillips et al., 2003). 이 두 가지 시스템은 함께 작동하는데, 예를 들어 표지(labelling)와 같은 언어 처리가 필요한 정서적 과제는 등쪽가쪽 전전두피질의 활성화를 증가시키고 편도체의 활성화를 감소시킨다(Hariri, Bookheiner, & Mazziotta, 2000; Keightly et al., 2003). 그림 1.6은 이 두 가지 시스템에 대한 도식적인 개요를 보여 준다.

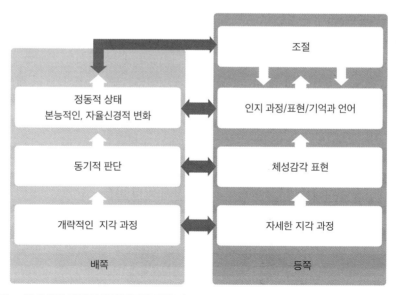

그림 1.6 정서 처리 과정의 배쪽 경로와 등쪽 경로

자동 네트워크는 우리가 공포와 위험에 대처할 수 있도록 진화했을 가능성이 높다. 따라서 이 네트워크가 부정적인 정서 사건(예: 화난 얼굴은 위협을, 두려운 얼굴은 근처에 위험이 있음을 나타냄)의 사례에 특별히 적합하게 맞춰져 있을 것이라고 판단하는 것이 합리적이다. 이 네트워크의 손상은 다른 정서에 비해 부정적인 정서 처리에 다양한 영향을 미치는 것으로 나타났다.

배쪽안쪽 전두엽(ventromedial frontal lobe)에 특정 손상이 있는 사람들은 부정적 정서가 담긴 사진에 대해 정상적인 생리적 반응을 보이지 않는다(Damasio, Tranel, & Damasio, 1990). 또한 특정 편도체 병변이 있는 환자들이 부정적인 이미지를 볼 때 역시 일반적으로 '놀라움' 반응이 증가하지 않는다(Angrilli et al., 1996; Buchanan, Tranel, & Adolphs, 2004; Funayama, Grillon, Davis, & Phelps, 2001). 배쪽안쪽 전두엽과 측두엽에 뇌손상이 자주 발생하는 외상성 뇌손상 환자에게서도 유사한 결과가 보고되었다. 외상성 뇌손상이 있는 사람은 화난 얼굴에 비정상적으로 빠르게 적응한다(McDonald, Rushby et al., 2011). 또한 그들은 부정적인 이미지에 대해 정상적인, 증가된 놀라움 반사를 보이지 못하지만, 긍정적인 이미지를 볼 때는 정상적인 (감소된) 놀라움 반사를 보인다(Saunders, McDonald, & Richardson, 2006; Williams & Wood, 2012). 또한 명시적으로 질문을 받았을 때, 그들은 손상이 없는 사람들과 동일하게 이미지(긍정적 혹은 부정적)를 평가했다. 그러나 그들은 건강한 대조군 참가자와 달리 부정적인 이미지를 보고 특별히 각성되지 않는 것으로 나타났다(Saunders et al., 2006). 이러한 정서 지각의 생리학적 상관관계는 정서 지각이 단순히 인지 과제가 아니라, 정서적 공명과 공감을 부분적으로 반영하는 것임을 시사한다. 이에 대해서는 뒷부분에서 더 자세히 논의할 것이다.

흥미롭게도 배쪽(자동적, 자율적) 과정과 등쪽(제어된 인지의) 과정 간의 이 상호 작용 관계는 낮은 각성을 개선하기 위해 조작될 수 있다. 구체적인 예를 들어 배쪽안쪽 병변이 있는 환자의 경우 정서를 불러일으키는 장면을 봐도 각성(피부전도도)이 일어나지 않는다. 그러나 환자에게 그 장면을 묘사하게 하여 인지 및 언어 과정에 참여시킬 경우 각성의 부재가 정상화될 수 있음이 밝혀졌다(Damasio et al., 1990). 또한 외상성 뇌손상 환자가 정서적 자료에서 특정 정보를 수동적으로 볼 때에 비해 환자에게 이를 구두로 식별하도록 요청했을 때, 앞에 언급한 연구와 유사한 생리적 반응 증가가 보고되었다(McDonald, Rushby et al., 2011).

청각적 양식 대 시각적 양식

자극 제시 양식(mode)에 따라 서로 다른 신경 구조물이 관여하기도 한다. 신경 체계는 부분적으로 중복되고 부분적으로 분리되어 얼굴과 음성의 정동적 자극을 처리한다. 이에 따라 뇌 병변 환자들은 얼굴에 비해 음성에서 정서를 인식하는 데 더 큰 문제가 있을 수도, 반대로 음성에 비해 얼굴에서 정서를 인식하는 데 더 큰 문제가 있을 수도 있다(Adolphs et al., 2002).

정적 표현 대 동적 표현

사진 같은 정적이고 시각적인 이미지와 영상 같은 동적인 이미지도 분리되어 처리되는 것으로 보인다. 정지된 이미지 처리는 편도체, 안와전두피질 및 뇌섬엽 네트워크에 의존하는 것으로 보이지만(Adolphs, Tranel, & Damasio, 2003), 역동적인 시각적·정서적 움직임은 두정 및 전두 영역과 함께(Kessler et al., 2011; Sato, Kochiyama, Yoshikawa, Naito, & Matsumura, 2004; Trautmann, Fehr, & Herrmann, 2009) 생물학적 움직임 감지에 관여하는 것으로 알려진 영역인 위측두고랑(superior temporal sulcus) 및 V5 시각 영역에 추가로 의존한다(Allison, Puce, & McCarthy, 2000; Rees, Friston, & Koch, 2000). 또한 동적 이미지는 정서 자체보다는 얼굴의 불변적 특징에 더 관여하는 것으로 간주되는 방추(fusiform)(얼굴) 영역과 아래후두이랑(inferior occipital gyrus)의 양쪽 활성화를 강화하는 것으로 보인다(Kessler et al., 2011). 안와전두피질과 편도체를 포함한 다른, 보다 전통적인 정서 지각 영역은 정지된 얼굴보다 동적 얼굴을 볼 때 더욱 활성화된다(Schultz & Pilz, 2009; Trautmann et al., 2009). 이것은 아마도 역동적인 얼굴 표정이 더욱 친근감을 주고 사회적으로 적절하며 매력적이라는 사실을 반영한다. 이러한 차등 시스템(differential system)은 정적 정서 표현(display)을 인식할 수 없지만 동적 표현을 인식할 수 있는, 양쪽 뇌 병변을 가진 환자 B의 경우에서와 같이 해리될 수 있다(Adolphs et al., 2003).

인위적인 정서 대 자발적인 정서

정서 지각 평가를 위한 과제를 설계할 때 마지막 중요한 차이는 이미지가 인위적인 정서 표현인지 아니면 진정한 정서 표현인지에서 나타난다. 인위적으로 표현된 정서와 자발적으로 표현된 정서는 중요한 면에서 다르다. 인위적인 정서는 일반적으로 지시에 따라 근육을 긴장시킨 상태로 대개 최대한의 강도로 표현되는 반면, 자발적인 정서는 미묘한 정서부터 강렬한 정서까지 다양하며, 종종 여러 정서가 섞인 형태로 표현된다. 사람들이 한 가지 정서를 단순히 한 가지 방식으로 표현하는 경우는 거의 없다. 그들은 사회적 기대에 부응하기 위해 정서를 누그러뜨리거나 심지어 정서와 반대로 행동할 수 있다(예: 울면서 웃기). 대부분의 정서 인식 과제는 정적이든 (Bowers, Blonder, Feinberg, & Heilman, 1991; Ekman & Freisen, 1976; Kohler et al., 2003; Matsumoto et al., 2000) 동적이든(Bryson, Bell, & Lysaker, 1997; Kessels et al., 2014), 인위적으로 표현된 정서에 의존한다. 그러나 일부 과제에서는 자연스러운 정서를 유발하기 위해 훈련된 배우(McDonald, Flanagan, Rollins, & Kinch, 2003) 또는 특정 정서 상태에 있는, 훈련되지 않은 성인을 섭외하기도 한다(Richter & Kunzmann, 2011; Wilhelm, Hildebrandt, Manske, Schacht, & Sommer, 2014).

인위적으로 표현된 정서와 자발적으로 표현된 정서를 처리하는 신경 체계가 서로 다른지 검증한 구체적인 연구는 없다. 그러나 자연스럽고 자발적인 정서는 시간이 지남에 따라 빠르게 변하는데, 이 경우 관찰자에게 특정한 처리 방식이 요구되며, 정서 표현을 이해할 수 있는 시간이 제한된다. 또한 해당 감정을 보는 사람은 사회적 맥락이 정서 표현 방식을 어떻게 조절하는지 이해해야 한다. 마지막으로, 자연스럽고 자발적인 감정은 추가적인 얼굴 움직임 단서를 제공한다. 결과적으로, 자발적인 정서 표현은 관찰자에게 빠른 처리 속도, 작업 기억 및 기억과 같은 인지적 부담을 더하고(McDonald et

표 1.3 정서지각장애의 종류

	조사된 지식 유형	과제 유형	관련된 뇌 영역	장애 유형	변이
얼굴	감정-얼굴 짝짓기	사진, 영상	OFC, STS, SS, MG, V5, CG, 편도체, 뇌섬엽, BG	정서 자극 분류, 감정-얼굴 짝짓기, 정서 그룹화 실패	해리 증상이 다음에서 나타날 수 있음 ❖ 얼굴 대 음성 ❖ 동적 얼굴 대 정적 얼굴 ❖ 자연스러운 정서 대 인위적인 정서 ❖ 부정적 정서(긍정적 표현에서는 아님) ❖ 자기 정서 이해의 1차적 실패(예: 자기 인식 부족, 감정표현 불능증)
음성		오디오 기록, 영상			
몸짓 언어		사진, 영상			

OFC(orbitofrontal prefrontal cortex)=안와전두 전전두피질, CG(cingulate gyrus)=띠다발이랑, PC(precuneus)=쐐기앞소엽, TPJ(temporoparietal junction)=측두두정 연접부, STS(superior temporal sulcus)=위측두고랑, V5(visual cortex)=시각피질, SS(somatosensory strip)=체성감각피질 스트립, MG(motor gyrus)=운동이랑, BG(basal ganglia)=기저핵

al., 2006), 인위적인 정서 표현에서는 얻을 수 없는 몇 가지 단서를 추가로 제공하며, 일부 상황에서는 인위적인 감정 표현을 다루는 정서 지각 과제의 결함을 완화하는 것으로 여겨져 왔다(Davis & Gibson, 2000). 이러한 이유로 인해 임상질환에서 정서 지각을 평가할 때는 평가 과제가 정상적인 사회적 요구 사항들과 얼마나 유사한지 고려하는 것이 중요하다. 표 1.3에 정서지각장애의 종류를 요약하였다.

정서적 공감

정서적 공감은 정서를 표현하는 사람과 상호 작용할 때, 개인적 정서 경험이나 정서를 불러 일으키는 상황과 관련하여 느끼는 정서적 공명이다. 정서적 공명이 단순한 정서 전염이 아닌 건설적인 공감이 되기 위해서는 정서적 반응을 조절하고 우리 자신과 타인 간의 차이를 이해할 필요가 있다. 즉 자기 인식과 마음 이론, 자기 조절이 필요하다. 이처럼 정서적 공감은 정서 상황에 대한 빠른 자동 반응 및 자율신경 변화(뇌의 배쪽 전두 회로를 통해 매개됨)와 마음 이론 및 자기 조절 같은 인지 처리 과정 간의 상호 작용(등쪽가쪽 전두엽 시스템에 의해 매개됨)으로 이해할 수 있다(그림 1.6 참조).

이러한 다양한 과정을 고려할 때 정서적 공감은 다양한 방식으로 방해받을 수 있다. 우선 정서 반응의 상실로 장해가 유발될 수 있다. 앞에서 살펴본 바와 같이 배쪽 시스템이 손상되면 얼굴의 정서 표현뿐 아니라 정서를 불러일으키는 모든 유형의 자료에 대한 생리적 반응이 감소할 수 있다. 국소 병변이나 외상으로 인해 배쪽안쪽 전두/편도체 시스템이 손상된 환자는 고통스러운 얼굴이나 이미지, 영화에 대해 정상적인 생리적 반응을 보이지 않는다(Buchanan et al., 2004; Damasio et al., 1990; de Sousa, McDonald, & Rushby, 2012; de Sousa et al., 2010; Saunders et al., 2006; Williams & Wood, 2012). 각성 저하(hypoarousal)는 정신병(Raine, Lencz, Bihrle, LaCasse, & Colletti, 2000; Raine, Venables, & Williams, 1995), 조현병(Gruzelier & Venables, 1973), 주의력결핍장애(Lawrence et al., 2005), 자폐스펙트럼장애 등 공감 능력이 낮은 임상 집단의 특징이기도 하다(Mathersul, McDonald, & Rushby, 2013a).

그럼에도 불구하고 자폐스펙트럼장애 환자(Mathersul et al., 2013a) 및 정상 성인과 외상성 뇌손상 환자 모두를 대상으로 한 조사(de Sousa et al., 2012; de Sousa et al., 2011; Osborne-Crowley et al., 2019a, 2019c)(de Sousa et al., 2010; Rushby et al., 2013 참조)에서는 각성 저하와 자가 보고형 정서적 공감의 관련성에 대한 명확한 증거가 거의 발견되지 않았다. 관련성이 부족한 이유는 부분적으로 그것들이 측정되는 방식에 기인하는 것으로 보인다. 각성은 휴식 상태 또는 실험실 설정에서 유발물질(evocative material)에 대한 피부전도도 변화로 측정되는 반면, 공감은 흔히 정보 제공자에게 대상자의 일반적인 공감 경향에 대해 묻는 것으로 평가된다. 공감적 행동의 구체적 사례에 집중하는 다른 유형의 측정을 통해서, 구성들 간의 더 많은 일치를 관찰할 수 있을 것이다.

정서적 반응을 조절하지 못해 정서 전염이 심화될 경우에도 정서적 공감이 방해받을 수 있다. 인지 전략은 정서적 사건을 관찰할 때 정서적 고통을 조절하기 위해 필요한 하향식(top-down) 과정을 제공한다(Eippert et al., 2007). 게다가 외상성 뇌손상 환자에서 손상된 인지 제어(cognitive control)는 조절되지 않는 정서와 연관이 있다(McDonald, Hunt, Henry, Dimoska, & Born-hofen, 2010; Tate, 1999). 하지만 최소한 이 집단에서는 인지적 집행 통제의 저하와 정서적 공감을 연결시키는 일관된 근거를 찾을 수 없었는데(Spikman, Timmerman, Milders, Veenstra, & van der Naalt, 2012; Wood & Williams, 2008), 이러한 관련성의 결여는 표준화된 신경심리학적 검사 및 공감 척도(정보 제공자 또는 자가 보고에 의한)와 같은 여러 검사 척도에 대한 의존성 때문으로 설명할 수 있으며, 이러한 이론적 관련성을 밝히기 위해서는 보다 구체적으로 보정

표 1.4 정서적 공감장애 요약

	과제 요구 사항	과제 유형	관련된 뇌 영역	장애 유형	변종
모방/ 표현성	정서적 장면과 정서적 영상을 볼 때 얼굴 관찰	사진, 영상	VMPFC, ACG, 뇌섬엽, V5, 편도체	정서 모방하기, 보이기 실패	❖ 전반적 저각성 ❖ 부정적 정서에 대한 반응 부족
각성				각성 부족	❖ 모방에도 불구하고 각성 없음 ❖ 언어적/인지적 중재에 의해 극복되는 각성의 장애
주관적 정서 변화				정서 자극에 대한 자기 보고된 정서 부족	❖ 높아진 각성의, 증가된, 비뚤어진 공감 ❖ 자기의 정서를 이해하는 것의 1차적 실패(예: 자기인식 부족, 감정표현불능증)

VMPFC(ventromedial prefrontal cortex)=배쪽안쪽 전전두피질, ACG(anterior cingulate gyrus)=앞쪽 띠다발이랑,
VS(ventral striatum)=배쪽 선조체

된 기기 또는 실험적 조작이 필요할 수 있다. 정서적 공감장애에 대한 요약
은 표 1.4에 자세히 나와 있다.

공감에서 시뮬레이션의 역할

다른 사람들의 경험을 모방함으로써 우리가 그들을 얼마나 이해하는지
에 많은 관심이 있어 왔다. 시뮬레이션은 몇몇 이론적 관점에서 개념화되었
는데, 일부는 20세기 초에, 다른 일부는 보다 최근에 수행되었다. 이러한 이
론들은 공감이 어떻게 작동하는지, 그리고 임상적 상황에서, 어떻게 또는 왜
공감이 붕괴될 수 있는지 이해하는 데 도움을 준다. 네 가지 주요한 이론으
로는 (1) 얼굴 피드백(facial feedback) 가설, (2) 지각-행동(perception-action)

모델, (3) 거울 뉴런 시스템, (4) 디폴트 모드 네트워크(default mode network)
가 있다.

얼굴 피드백 가설

앞에서 언급한 대로, 정서가 표현된 얼굴을 관찰하는 것이 관찰자의 각
성 증가를 유도할 수 있다. 정서가 표현된 얼굴을 보는 사람은 자신이 관
찰하는 대상의 얼굴 표정을 모방하는 경향이 있다. 잘 보이지 않지만, 행복
한 얼굴을 볼 때 볼의 광대근(zygomaticus) 근육이 활성화되고, 분노한 표정
을 관찰할 때는 이마의 눈썹 주름(corrugator) 근육이 활성화된다(McHugo &
Smith, 1996). 그들의 동공 크기조차도 그들이 관찰하는 얼굴에 맞게 변경될
수 있다(Harrison, Singer, Rotshtein, Dolan, & Critchley, 2006). 이러한 변화는 관
찰자가 자신이 정서적 표현을 본 것을 인식하지 못하는 경우에도 발생할 수
있다(Dimberg & Ohman, 1996; Tamietto et al., 2009). 그렇다면 왜 관찰자는 다
른 사람을 관찰할 때 이렇게 빠르고 자동적이며 동시적인(synchronous) 정서
반응을 보이는 것일까?

이 질문은 수 년 동안 추측을 불러일으켜 왔는데, William James는 실제
로 이러한 생리적 반응이 인간이 정서 상태를 명시적으로 이해하기 전에 발
생한다고 주장했다(James, 1884). 따라서 그러한 신체 감각은 경험 중인 정서
가 무엇인지에 관한 정보적 단서를 제공한다. 1907년 Lipps는 보다 명시적
인 예측을 내놓았다(Hoffman, 1984). 그의 얼굴 피드백 가설에 따르면 다른
사람의 얼굴을 모방하는 것은 관찰자가 다른 사람의 정서 상태를 처리하는
메커니즘이다. 즉 관찰자는 얼굴 표정을 모방하고, 이 모방은 이후에 결과적
으로 정서 일치 변화를 일으켜 상대방의 정서 상태를 쉽게 이해할 수 있게
한다.

얼굴 피드백 가설의 임상적 의의 Lipps의 이론과 동일하게, 사람들은 그들
이 취하는 얼굴 표정이나 신체 자세와 일치하는 정서적 변화를 주관적으로

보고하는 것으로 많은 연구에서 나타난다(Flack, Laird, & Cavallaro, 1999; Laird, 1974; Soussignan, 2002; Strack, Martin, & Stepper, 1988). 이런 효과를 구체적으로 입증한 한 메타분석 결과는 이 관련성에 의문을 제기했지만(Wagenmakers et al., 2016), 다른 방법들로 처리한 연구들에서는 모방(mimicry)과 주관적 경험이 연결되어 있음을 시사하고 있다(Dethier, Blairy, Rosenberg, & McDonald, 2013; Osborne-Crowley et al., 2019c). 배쪽안쪽 전두 병변을 가진 사람들에게서는, 특히 부정적인 얼굴 표정에 대한 자발적인 얼굴 모방하기가 감소했다(Angrilli, Palomba, Cantagallo, Maietti, & Stegagno, 1999; McDonald, Li et al., 2011). 앞에서 자세히 설명한 것처럼, 이들에게서는 부정적인 얼굴 표정에 대한 자율신경적 각성 또한 감소했는데(Blair & Cipolotti, 2000; de Sousa et al., 2011; Hopkins, Dywan, & Segalowitz, 2002), 이는 이런 과정들 간의 기능적 관련성을 더욱 강하게 암시한다. 그러나 흥미롭게도, 모방과 주관적 경험 간의 관련성은 뇌 병변으로 인해 파괴될 수 있다. 예를 들어 외상성 뇌손상이 있는 사람들을 대상으로 한 연구에서, 참가자들에게 특정한 (부정적인) 정서와 관련된 얼굴 표정과 자세를 취하도록 요청했을 때, 그들은 (비손상군과는 달리) 정서에 따른 각성 변화를 보고하지 않았고(Dethier et al., 2013), 또한 각성의 생리학적 측정에서 정상적인 변화를 나타내지 않았다(Osborne-Crowley et al., 2019c). 즉 뇌 병변 환자들의 경우, 특정한 표정이나 자세를 모방하는 것이 반드시 주관적 또는 자율적 변화를 유발하지는 않았다.

건강한 성인이 다른 사람의 표정이나 자세를 자율적으로 모방한다는 사실에 대해서는 이견이 적은 반면, 정서 지각을 촉진하는 데 있어 모방의 역할에 대해서는 의견이 엇갈린다. 이를 지지하는 증거로, 경두개자기자극법(transcranial magnetic stimulation, TMS)을 이용하여 (왼쪽) 전운동피질(premotor cortex)을 일시적으로 비활성화시켜, 곧 모방하기에 임박하게 되면, 정서 인식의 정확도 및 반응 시간에 모두 악영향을 끼치게 된다는 연구가 있다(Balconi & Bortolotti, 2013). 이와 비슷하게 얼굴 근육에 보툴리눔 독소(botulinum toxin)를 주사하면 정서적 경험과 정서 인식이 모두 감소한다 (Davis, Senghas, Brandt, & Ochsner, 2010). 정상 성인이 모방을 못하게 되면 정서를 인식하는 능력 역시 떨어진다(Niedenthal, Brauer, Halberstadt, & Innes-Ker, 2001). 마찬가지로 감금 증후군(locked-in syndrome)과 안면 마비를 가진 사람들은 정상 대조군보다 (부정적인) 정서를 인식하는 데 덜 효율적이다 (Pistoia et al., 2010). 이러한 발견에도 불구하고, 다른 연구에서는 모방과 정서 인식 사이의 연관성을 뒷받침하는 증거를 찾지 못했다. 예를 들어 Blairy 와 동료들은 일반 성인에서 모방과 정서 인식이 관련이 없다는 것을 발견했다(Blairy, Herrera, & Hess, 1999; Hess & Blairy, 2001). 개별 환자들은 정서 인식 능력이 좋지 않고 정신생리학적(psychophysiological) 변화가 없는 것으로 나타났지만(Blair & Cipolotti, 2000), 뇌손상을 입은 사람들이나(McDonald, Li et al., 2011; McDonald, Rushby et al., 2011) 말초자율신경기능장애가 있는 사람들에게서(Heims, Critchley, Dolan, Mathias, & Cipolotti, 2004) 두 가지 임상 증상이 연관되어 있다는 증거는 없었다. 따라서 모방이 정서 지각을 촉진할 수는 있지만, 이것이 필수적이라는 결론을 내리기에는 증거가 불충분하다.

인식-행동 모델

보다 현대적인 정서 인식(recognition) 모델은 정서 지각에서 모방하기의 중심적 역할에 대해 반박한다. 인식-행동 모델(Preston et al., 2007)은 우리가 다른 사람의 정서를 관찰할 때, 개념적 연관성의 다양한 네트워크(예: 관련 단어, 해당 유형의 정서와 전형적으로 관련된 상황, 개인적으로 관련된 기억)가 자동으로 촉발된다고 제안한다. 네트워크 활성화의 강도는 우리 자신과 우리가 관찰하는 사람 사이에 인지된 유사성(예: 성별, 연령, 문화적 배경)에 따라 달라진다 (Preston et al., 2007). 이 동시적인 개념적 연관 네트워크가 반사적인 모방이 아닌 이해를 낳게 되는데, 사실 이 모델에 따르면 모방과 생리적 각성은 이런 연관성에 의해 촉발될 수 있다(Hofelich & Preston, 2012). 이 모델에 대한 증거로, 사람들에게 정서적 얼굴 위에 겹쳐진 정서적인 단어를 구분하도록 요청했을 때, 단어와 얼굴이 일치하는 경우보다(예: '기쁨' 뒤에 행복한 얼굴), 단어와 얼굴이 일치하지 않는 경우(예: '역겨움' 단어 뒤에 행복한 얼굴), 구분하는 데 더 오래 걸린다는 연구 결과가 있었다(Preston & Stansfield, 2008). 이것은, 당면한 과제와 관련이 없더라도, 얼굴의 개념적 측면을 자동으로 처리하고 있다는 것을 시사한다.

인식-행동 모델의 임상적 의의 이 모델이 정서 인식의 임상적 장애를 이해하는 데 어느 정도 도움이 될지는 아직 불확실하다. 얼굴의 자동 처리는 외상성 뇌손상 환자에서 확인되어 왔지만, 그들은 정서 인식 과제에서 장애를 보였다(Osborne-Crowley et al., 2019b). 그러므로 다른 과정들이 포함되어야 하는데, 전반적으로, 모방이 단순히 인식-행동 모델에 의해 제안된 정서 인식의 부산물인지 또는 얼굴 피드백 이론에 의해 제안된 통합 과정인지는 불분명하다. 사실, 임상적 상황들이 정서 인식을 방해하고 모방이 발생하는 것을 막을 수도 있다. 모방이 대인 관계에서 공감적 이해를 전달하는 등 다른 기능들을 수행할 수 있다는 점을 고려하는 것이 중요하다(Bavelas, Black, Chovil, Lemery, & Mullett, 1988)

거울 뉴런 시스템

1992년에 한 연구에서 마카크 원숭이 뇌의 F5 부위에서 '거울' 뉴런의 존재가 보고되어 학계에 상당한 영향을 미쳤다. 이 뉴런들은 원숭이가 목적을 가지고 행동을 시작할 때뿐 아니라, 다른 누군가가 그런 행동을 수행하는 것을 관찰할 때도 활성화되었다(di Pellegrino, Fadiga, Fogassi, Gallese, & Rizzolatti, 1992). 더 나아가 거울 뉴런은 이후에 마카크 원숭이의 두정엽(PF/PFG 복합체)에서도 발견되었다고 보고되었다(Gallese, Fogassi, Fadiga, & Rizzolatti, 2002). 거울 뉴런의 발견은 우리가 타인의 행동을 모방하고(simulate), 이를 통해 다른 사람들을 이해할 수 있게 해 주는, 사회인지의 기초가 되는 신경계가 있다는 추측을 촉발했다. 인간의 뇌영상 및 전기생리학적 연구에 따르면 아래두정엽(BA 40)과 함께, 배쪽 전운동피질(BA 6)과 아래전두이랑(BA 44/45/47)이 거울 뉴런 시스템(mirror neuron system, MNS)의 인간 상당물이다(Rizzolatti & Sinigaglia, 2010).

그러나 사회인지에서 거울 뉴런 시스템의 역할은 여전히 논란의 여지가 있다. 인간 연구는 원래의 마카크 원숭이 연구에서 발생한 세포 내 기록과는 달리, 주로 영상 및 다른 간접적인 신경 활동을 측정하는 데 국한되어 있다. 이 문제를 더 복잡하게 하는 것은, 거울 뉴런 시스템은 관찰(observation)과 실행(execution) 모두에 의해 활성화되는 시스템으로 정의되는 반면, 인간 거울 뉴런 시스템에 대한 증거를 제공하는 대부분의 연구(70%)가 단지 움직임의 관찰만을 검사하였다(Molenberghs, Cunnington, & Mattingley, 2012)는 사실이다. 또한 관찰 및 실행 과제 모두가 사용된 한 연구에서는 거울 뉴런 시스템으로 추정되는 영역을 포함하여 광범위한 신경 구조가 활성화되었으나, 과제의 감각 운동 요구에 따라 인접한 신경 영역은 물론, 그 이상의 영역으로 확장되어 34개의 브로드만(Brodmann) 영역이 포함되었다(Molenberghs et al., 2012). 이렇게 광범위한 네트워크는 거울 뉴런 시스템의 특수성에 의문을 제기한다. 거울 뉴런 시스템의 또 다른 문제점은, 앞에서 설명했듯이, 임상적 장애를 가진 사람들이 부정적 정서(정동적 마음 이론)를 이해하는 데에는 특정 문제를 가질 수 있지만 긍정적인 정서에는 그렇지 않다는 사실이다. 거울 뉴런 시스템은 정서 지각에서의 특이한 수가(valence) 결함을 설명할 수 없다.

시뮬레이션에 대한 다른 설명: 디폴트 모드 네트워크

사회인지를 설명하기 위한 거울 뉴런 시스템 모델의 제한점들에도 불구하고, 자신의 경험과 다른 사람의 경험 관찰, 둘 다에 대한 신경 활성화 부위가 중복된다는 것은 인지신경과학 문헌에서 일관되게 나타난다. 예를 들어 사람들이 고통을 경험하고 또 다른 사람의 고통을 관찰할 때, 모두 뇌섬엽과 앞쪽 띠다발의 활성화에 상당한 (하지만 완전하지는 않은) 중복이 있다(Jackson, Rainville, & Decety, 2006). 이는 어떤 표현이 '마치' 자기 자신의 것인 것처럼 활성화를 제공한다는, 정서 지각에서의 체성감각피질의 이론적 역할의 또 다른 예이다(Adolphs et al., 2002; Adolphs et al., 1996).

마음 이론 추론과 관련하여, 이러한 종류의 공동 활성화는 디폴트 모드 네트워크(default mode network)로 알려진 것과 중복되는 여러 신경 체계에서도 발생한다(Buckner, Andrews-Hanna, & Schacter, 2008). 디폴트 모드 네트워크는 원래 휴식 중에 활성화되는 신경 체계로 개념화되었지만, 지금은 과거와 미래에 대한 생각, 자기 성찰(self-reflection), 백일몽(daydreaming) 등 내적인 정신 활동 중에 활성화되는 것으로 알려져 있다. 최소한 두 개의 하위 시스템이 있으며, 하나는 안쪽 전전두피질과 뒤쪽 띠다발이랑(posterior cingulate gyrus)(BA23/24)을 포함하는 핵심(core) 정중선(midline) 시스템이고, 다른 하나는 아래두정엽(inferior parietal lobe)의 측두두정 연접부와 모이랑(angular gyrus), 안쪽 측두엽, 가쪽 측두피질(lateral temporal cortex)을 포괄하는 것이다(Kim, 2012). 앞서 논의한 대로, 안쪽 전전두피질은 뒤쪽 띠다발/쐐기앞소엽과 함께 다른 사람들, 특히 자신과 유사한 다른 사람의 심리적 속성에 대한 생각뿐 아니라(D'Argembeau et al., 2007), 자기 참조적(self-referential) 사고에 크게 관여한다(Northoff et al., 2006). 이것은 우리가 다른 사람을 이해하는 한 가지 방법이 자신의 관점을 출발점으로 사용하는 것임을 시사한다. 이 이론적 입장은 앞에서 논의한 인식-행동 모델과 일치한다. 즉 다른 사람들에 대한 생각은 다양한 연관성을 촉발하며, 우리가 그들과 닮았다고 생각하며 친근감을 느낄수록 더 개인적으로 연관된다(Preston et al., 2007). 물론 성공적인 마음 이론 추론의 중요한 구성 요소는 다른 사람의 생각이 실제로 자신의 것과 별개라는 것을 이해하는 것이다. 여러 다른 관점 사이를 성공적으로 이동하려면, 다른 사람의 관점을 위해 자신의 관점을 억제하기 위한 (그리고 그 반대의 경우를 위해서도) 자기 인식과 조절이 필요하다. 마음 이론 과제에서 관련된, 아래 등쪽가쪽 및 안와전두 영역도 인지 억제를 중개한다 (Collette et al., 2001). 따라서 마음 이론에서 이러한 영역의 역할은 자신과 다른 사람 간의 관점 변화를 원활히 하고, 이를 위해 자신의 관점을 억제하는 것이다(Ruby & Decety, 2004).

거울 뉴런 시스템의 임상적 의의 마음 이론에서 시뮬레이션 및 정신화의 이런 다양한 측면은 마음 이론 능력이 뇌손상 및 임상질환에 의해 여러 방식으로 영향을 받을 수 있다고 제안한다. 다양한 종류의 손상이 있음을 시사하는 증거가 있다. 예를 들어 안쪽 전전두피질의 손상은 정신 상태에 대해 생각하는 능력을 손상시킬 수 있다. 종종 안쪽 전두엽 병리와 관련하여 외상성 뇌손상이 있는 사람들이 손상을 입지 않은 대조군 참가자들에 비해, 이야기할 때 정신 상태 용어 사용이 감소한다고 한다(Byom & Turkstra, 2012; Stronach & Turkstra, 2008). 또한 외상성 뇌손상이 있는 성인은 높은 수준의 후천성 감정표현불능증(alexithymia), 즉 내적 상태에 대한 자기 인식 부족을 보고한다(Williams & Wood, 2010; Wood & Williams, 2007). 더욱이 감정표현불능증의 증상, 특히 (내적보다는) 외향적 사고의 증상이 정서 지각 저하를 유의하게 예측하는 것으로 발견되어 왔다(Neumann et al., 2013). 자폐스펙트럼장애를 가진 사람들 역시 높은 수준의 감정표현불능증을 보이며, 이는 다른 사람에 대한 공감적 이해와도 관련이 있다(Bird et al., 2010). 뇌 병변이 없는 감정표현불능증 성인들도 안쪽 전전두 활성화 감소와 관련된 정신화의 감소를 보인다(Moriguchi et al., 2006).

안와전두 손상 및 억제 제어(inhibitory control) 상실로 인해 자기 관점(self-perspective)에서 다른 관점으로 이동하지 못해도 마음 이론 손상이 나타날 수 있다. 한 연구에서는 외상성 뇌손상 환자들은 다른 사람들의 관점을 고려하는 데 상대적으로 능숙하다는 사실이 밝혀졌다. 예를 들어 가족 휴가지를 선택할 때 보통은 자녀들을 위한 장소를 선택하게 된다(McDonald et al.,

2014). 그러나 외상성 뇌손상 환자들에게 휴가지 선정에 앞서 자신이 가고 싶은 휴가지를 말하라고 요청하자, 이들은 이에 대해 잘 대답하지 못했다. 일단 자기 중심적인 관점이 활성화되니, 다른 사람들의 관점을 고려할 수 없었던 것이다. 즉 억제력(inhibition) 상실은 3인칭 관점이 필요한 능력이 발휘되지 못하게 할 수 있다.

사회적 (언어적) 의사소통

사회적 의사소통(communication)은 종종 뚜렷한 사회인지의 단면으로 간주된다. 의사소통을 위해 모든 종류의 사회적 단서가 사용될 수 있지만, 특히 언어는 솔직하게 진술하기보다는 추론하기 위해 유연하게 사용될 수 있다. 따라서 사회적 의사소통은 말 자체가 나타내는 것과 반대되는 의미의 비꼬는 말(sarcastic comment)을 이해하는 것 같이, 대화에서 간접적이고도 실용적인 의미를 이해할 수 있는 능력을 암시한다. 힌트(hint), 은유(meta-phor), 거짓말(lie), 농담(joke), 과장(hyperbole), 절제(understatement) 및 정중한 존경(deference) 등은 모두 언어가 어떻게 간접적으로 사용되는지를 보여주는 예이며, 이 외에도 많은 간접적인 언어 표현이 있다. 사실 인간은 사회적 관계를 맺어 나갈 때 직접적인 언어 표현보다 간접적인 언어 표현을 훨씬 더 많이 사용할 것이다(Brown & Levinson, 1978). 대화나 기타 확장된 언어적 상호 작용 시, 화자는 서로 협력하고, 적절하게 말을 주고받고, 효과적으로 대화를 시작하거나 끝내고, 상대방의 요구를 충족하는 정보를 탐색하고 제공하는 등 사회적 담론(discourse)이 원활히 이뤄지게 하기 위해 사회인지를 필요로 한다.

뇌손상 환자가 기본 언어 능력은 유지하면서도, 언어를 사용하여 효과적으로 의사소통하는 능력을 상실할 수 있다는 사실은 오랫동안 인식되어 왔다. 이처럼 후천적 뇌손상 환자는 언어를 문자 그대로만 이해하고, 표현이 서투르고 비효율적이며, 대화 상대의 요구에 둔감할 수 있다. 1980년대 오른쪽 반구 뇌졸중 환자들의 의사소통 어려움에 대한 보고는 일상 기능에서 사회인지가 수행하는 독특한 역할에 대한 최초의 현실적인 통찰을 제공했다. 이러한 어려움은 실용적 언어장애(pragmatic language disorders), 고급 언어장애(higher language disorders), 인지-의사소통장애(cognitive-communication disorders) 등 다양한 호칭으로 묘사되어 왔다. 이런 많은 사회적 의사소통 결함이 이미 논의된 사회인지의 측면들과 (특히 마음 이론에서) 겹치거나 사실상 동의어일 가능성이 있다. 실제로 Grice(1975)를 비롯하여, 이후 Sperber와 Wilson(1986) 같은 저명한 실용주의 언어 이론가들은 청자(listener)가 문맥에서 언어의 의미를 이해하는 방법은 관련성을 찾는 것이라고 주장했다. 이를 위해서는 화자(speaker)의 의도에 대한 평가가 필요한데, 이것이 바로 마음 이론이다. 많은 마음 이론 과제는 비꼼, 거짓말 및 농담과 같은 간접적인 언어가 포함된 이야기와 대화를 사용한다. 이처럼 사회적 의사소통과 마음 이론은 밀접하게 얽혀 있다. 또한 시작(initiation), 조절 및 억제와 같은 사회적 행동의 측면은, 다음에서 더 논의되는 것처럼, 역동적이고 효과적인 사회적 상호 작용 및 의사소통에 필수적이다.

자기 인식

일반적으로 사회인지 및 특히 공감에 매우 중요한 것은 자기 인식(self-awareness)이다. 다른 사람의 고통을 관찰할 때 우리의 감정적 반응이 그들의 고통과 별개임을 인지하고 이를 적절하게 조절하기 위해, 또한 우리의 관점에서 다른 사람의 관점으로 유연하게 이동하고 그 차이를 이해하기 위해 자기 인식이 필요하다. 통찰력(insight)과 자기 인식은 심한 외상성 뇌손상(Levin, Goldstein, Williams, & Eisenberg, 1991), 뇌졸중(Spalletta et al., 2007), 치매(Bozeat, Gregory, Ralph, & Hodges, 2000)를 포함한 많은 임상적 상황에서 흔하게 붕괴된다. 자기 인식 상실의 유형은 신체적 장애에 대한 인식 부족, 즉 질병인식불능증(anosognosia)에서(Vuilleumier, 2004), 감정 및 내부 상태에 대한 인식 부재, 즉 감정표현불능증(Larsen, Brand, Bermond, & Hijman, 2003) 및 메타인지의 부재, 즉 자신의 정신 능력 및 과정에 대한 반성 및 평가 실패에 이르기까지 다양할 수 있다(Boake, Freelands, Ringholz, Nance, & Edwards, 1995; Godfrey, Partridge, Knight, & Bishara, 1993). 또한 이러한 손상은 특정 과제를 수행할 때 '온라인' 자가 점검(self-monitor) 실패로 나타날 수 있는데, 이 경우 오류를 감지하거나 수정하지 못하게 된다(Ham et al., 2014; O'Keeffe, Dockree, Moloney, Carton, & Robertson, 2007).

일반적으로 자기 인식 상실은 보다 심각하고 광범위한 뇌손상과 관련이 있다(Prigatano & Altman, 1990; Sherer, Hart, Whyte, Nick, & Yablon, 2005). 그러나 특정 신경 체계 또한 관련이 있는데, 예를 들어 질병인식불능증은 보통 오른쪽 반구 병변과 관련이 있는 반면(Marcel, Tegnér, & Nimmo-Smith, 2004), 메타인지 및 온라인 모니터링에서의 결함은 전두엽(Alexander, Benson, & Stuss, 1989; Hoerold, Pender, & Robertson, 2013; Stuss & Benson, 1986), 등쪽앞쪽 띠다발(dorsal anterior cingulate) 및 뇌섬엽 병변과 관련이 있다(Ham et al., 2014).

자기 인식과 공감 사이의 분명한 이론적 관련성에도 불구하고, 이 분야에서는 거의 연구가 이루어지지 않았다. 하지만 대부분의 연구는 그 관련성을 언급하고 있다. 예를 들어 높은 수준의 감정표현불능증을 가진 사람들은 낮은 수준의 감정표현불능증을 가진 사람들에 비해 마음 이론 판단 능력이 떨어졌고, 인지적, 정동적 공감이 덜하다고 스스로 보고했다(Moriguchi et al., 2006). 이와 마찬가지로, 임상적 병식과 인식의 부족은 조현병(Zhang et al., 2016)이나 외상성 뇌손상(Bivona et al., 2014)에서 마음 이론이 저하된 것과

표 1.5 자기인식장애 요약

	조사된 지식 유형	과제 유형	관련된 뇌 영역	장애 유형	변종
자기 인식	당신이 어떻게 변했는가?	자기 대 다른 사람과의 면담	광범위한 뇌손상	통찰력 부족	
질병인식 불능증	당신의 신체적 제약은 무엇인가?		오른쪽 뇌반구 병변	장애 부정	❖특정 장애에 특화

감정표현
불능증
	당신은 무엇을
	느끼는가?
		질문지	전두엽 및
			다양한 임상적
			상황
				자기 내부
				상태에
				대한 이해
				부족
					❖ 외부 지향적 사고
					❖ 각성 변화의 부재
					❖ 각성 변화는
					  온전하지만
					  자각이 없음

메타인지	생각하는 데
	어떤 어려움이
	있는가?
		면담, 인지
		과제에서
		의 수행
		평가
			전두엽, ACG,
			뇌섬엽
				자신의
				수행과
				능력에
				대한 이해
				장애
					❖ 능력을 과대평가
					❖ 능력을 과소평가
					  (종종 신경학적
					  원인보다
					  정신과적 원인에
					  의함)
					❖ 잘못된 온라인
					  오류 모니터링

ACG(anterior cingulate gyrus)=앞쪽 띠다발이랑

관련이 있었다.

도덕 추론

　도덕 추론이란 우리 내부의 도덕적, 사회적 규범에 따라 특정 행동의 '옳음'에 관해 판단하는 능력을 말한다. 한편으로, 도덕적 판단을 추상화와 관점 수용이 필요한 다양한 요소를 가늠하는 합리적인 과정으로 보는 것이 일반적이었다(Kohlberg, Levine, & Hewer, 1983). 그러나 다른 한편으로는 도덕 추론이 자동적, 정서적인 반응을 포함한다고 보는 인식이 점점 더 확산되고

있다(Greene & Haidt, 2002). 도덕 추론의 이런 두 가지 측면은 마음 이론 추론[주어진 상황에서 행위자(agent)의 의도와 관점을 보는 능력]과 정서적 공감(다른 사람의 행동에 의해 부정적인 영향을 받을 수 있는 사람들에 대해 우리가 갖게 되는 공감적 관심)과 상당히 명확하게 연관된다. 예를 들어 유해한 행위가 도덕적으로 잘못된 것으로 간주되는 정도는 그것이 의도적으로 보이는지, 우발적으로 보이는지에 직접적으로 영향을 받는다. 나아가 그러한 행위를 볼 때 사람들은 가해자보다 피해자를 더 주목하고, 각성될 가능성이 크며, 불특정 다수에게 피해가 미친 경우라면, 가해자의 의도를 더 나쁘게 볼 가능성이 훨씬 높다(Decety, Michalska, & Kinzler, 2012). 일반적으로 안쪽 전전두피질, 중간측두이랑(middle temporal gyrus) 및 측두두정 연접부는 마음 이론, 공감 및 도덕 추론을 요구하는 작업 시 흔히 활성화되는 것으로 보인다(Bzdok et al., 2012). 또한 의도적인 위해를 관찰하면, 안와전두피질과 함께 잠재적인 위협의 근원을 평가할 때 활성화되는 편도체가 조기 활성화된다(Hesse et al., 2016). 이러한 두뇌 활성화 패턴은 표면적으로 유사한 도덕적 딜레마(예: 트롤리 딜레마, 인도교 딜레마)에 직면했을 때 사람들의 선택이 비논리적으로 보이는 부조화(disparity)를 설명하는 데도 사용되어 왔다.

트롤리 시나리오에서는 폭주하는 트롤리가 선로 위의 다섯 사람을 향해 다가온다. 이때 스위치를 켜면 트롤리의 선로가 바뀌어, 트롤리가 한 사람만 치게 된다. 인도교 시나리오에서도 트롤리가 다섯 사람을 향해 다가온다. 그러나 이 시나리오에서 당신은 선로 위 인도교 위에 서 있고 옆에는 커다란 낯선 남자가 있다. 그 남자를 다리에서 밀어 트롤리 앞으로 떨어뜨리면, 선로 위의 5명이 맞게 될 재앙을 피할 수 있다. 이 두 가지 선택은 모두 5명을 구하기 위해 한 명을 희생하는 결과를 초래한다. 그러나 대부분의 사람들은 첫 번째 선택은 받아들일 수 있지만, 두 번째 선택은 받아들이기 어렵다고 생각한다. 이러한 부조화를 설명하는 한 가지 예는 다음과 같다. 사람들은 인도교 시나리오의 행위자에게는 해를 끼칠 개인적(정서적인) 의도가 있는 반면, 트롤리 시나리오의 행위자에게는 이런 의도가 없다고 여긴다. 이 설명과 일치하는 연구에 따르면, 트롤리 시나리오에 비해 인도교 시나리오에서는 마음 이론 및 감정 관련 신경 체계 모두에서 더 큰 활성화가 관찰되었다(Greene, Nystrom, Engell, Darley, & Cohen, 2004).

도덕 추론 상실은 후천적 뇌 병변이 있는 사람들에게서 관찰될 수 있다(Anderson, Bechara, Damasio, Tranel, & Damasio, 1999). 예를 들어 배쪽안쪽 전전두 병변 환자는 건강한 대조군 참가자에 비해 트롤리 딜레마와 같은 딜레마에 대해 더 '공리주의적(utilitarian)'으로 접근하는 경향이 있는 반면, 덜 개인적인 도덕적 딜레마에 대한 접근은 비슷했다(Koenigs et al., 2007). 전두-측두 체계를 선택적으로 손상시키는, 행동변이형 전두측두치매 환자들도 트롤리 딜레마에 대해 비슷한 공리주의적 관점을 보이며(Mendez, Anderson, & Shapira, 2005), 통제(control)와 달리 일반적으로 도덕적 위반(transgression)을 다른 사회적 비행(misdemeanour)보다 더 비난 받을 만한 것으로 보지 않는다(Lough et al., 2006). 그들은 또한 의도적인 위해가 존재하는지 여부에 따라

표 1.6 도덕추론장애 요약

	조사된 지식 유형	과제 유형	관련된 뇌 영역	장애 유형	변종
도덕적 판단 상실	이것이 도덕적으로 옳은가?	도덕적 딜레마, 위해의 이미지, 일상적인 관찰	MPFC, MTG, TPJ, 편도체, OFC	'도덕적 나침반' 부족	❖ 도덕적 결정을 저울질할 때 다른 사람의 관점을 파악하지 못함 ❖ 도덕적 딜레마에 대한 공리주의적 접근 ❖ 소시오패스적 행동 ❖ 회개의 부족 ❖ 의도적인 피해의 영향에 둔감함

MPFC(medial prefrontal cortex)=안쪽 전전두피질, MTG(medial temporal gyrus)=안쪽 측두이랑, TPJ(temporoparietal junction)=측두두정 연접부, OFC(orbitofrontal cortex)=안와전두피질

상황을 구별하는 데 어려움을 겪으며, 이 경우 공감적 관심이 덜하다(Baez et al., 2016). 도덕적 나침반의 전반적인 상실과 일치하여, 원치 않는 성적 접근 및 음란한 노출, 음식 훔치기 및 좀도둑질(shoplifting), 공공 장소에서 방뇨, 교통 위반 및 뺑소니 사고를 포함한 반사회적 행동이 이 집단에서 상대적으로 흔하다. 이 환자들은 질문을 받았을 때 후회한다고 말하면서도 실제로는 진정으로 반성하지 않거나 결과를 고려하면서 행동하지 않을 수 있다(Mendez, Chen, Shapira, & Miller, 2005).

귀인 편향

모든 사람에게는 세상을 보는 필터가 있으며, 이 필터는 특정 사건이 일어난 이유, 다른 사람의 의도, 자신의 경험을 분석하는 데 영향을 미친다. 이러한 신념 체계는 사회적 판단과 행동 선택에 강력한 영향을 미친다(Moore & Stambrook, 1995). 모든 사람에게 '귀인 방식(attributional style)'이 있지만, 왜곡된 귀인 편향은 많은 임상질환의 특징이다. 이러한 편견은 개인이 사건들을 상황이나 다른 사람으로 인한 외부 요인 탓으로, 또는 내부적으로 자신의 탓으로 돌리는 정도에 영향을 미친다. 편견의 한 종류로 낯선 사람의 얼굴에 대한 신뢰도(trustworthiness)가 있는데, 이 신뢰도는 정상적인 건강한 사람들에게서는 상당히 안정적으로 평가된다. 그러나 편도체 특정 부위의 손상이 있는 사람들은 정상적인 건강한 성인이 매우 신뢰할 수 없다고 보는 얼굴에 대해서 비정상적으로 높은 접근 가능성과 신뢰도를 나타낼 수 있다(Adolphs, Tranel, & Damasio, 1998). 전부는 아니지만(Mathersul, McDonald, & Rushby, 2013b), 일부(Adolphs, Sears, & Piven, 2001) 자폐스펙트럼장애 성인에게서도 유사한 양상이 보고되었다. 이러한 편향은 다른 방향으로도 갈 수 있는데, 신뢰할 수 없다는 인식이 높아지면 정신병 환자에게서 특성 편집증

(trait paranoia)과 적대감 수준이 높아지는 것과 관련이 있다(Buck, Pinkham, Harvey, & Penn, 2016).

다른 귀인 편향들도 보통 다양한 형태의 정신병에 기인한다. 예를 들어 피해 망상(persecutory delusion)과 편집증적 사고(paranoid thinking)를 경험하는 사람들은 부정적인 사건을 상황이 아닌 외부 요인 탓으로 돌리는 개인화 편향을 보인다(Bentall, Corcoran, Howard, Blackwood, & Kinderman, 2001). 편집증적 사고는 애매모호한 사건에서 적대적인 의도의 귀인과도 관련이 있다(Combs, Penn, Wicher, & Waldheter, 2007). 또한 그러한 판단을 성급하게, 그리고 적은 정보로 내리는 경향은 일반적인 정신병의 특징이다(So, Siu, Wong, Chan, & Garety, 2016). 이와 마찬가지로, 특정한 편견들과 관련되는 다른 장애들이 있다. 예를 들어 우울증은 부정적인 사건의 원인을 자신에게 돌리고(Sweeney, Anderson, & Bailey, 1986) 부정적 기억을 회상하여 편견을 유발하는 경향과 관련이 있다(Lloyd & Lishman, 1975).

이러한 귀인 편향은 사회인지에 직접적인 영향을 미친다. 타인을 비난하는 경향은 정상 성인의 경우 마음 이론이 서툰 것과 관련이 있다(Rowland et al., 2013). 우울증이 있는 사람은 긍정적이거나 부정적인 정서 표현을 인식할 때(George et al., 1998; Montagne et al., 2007; Zwick & Wolkenstein, 2016), 그리고 마음 이론 판단을 할 때(Bora & Berk, 2016) 장애가 있다. 일반적인 정신병, 그중 특히 망상은 마음 이론 추론 능력 장애와 관련이 있으며(Bora & Pantelis, 2013; Corcoran, Mercer, & Frith, 1995), 살인 행위를 저지른 조현병 환자들의 경우 마음 이론 추론 능력 장애가 훨씬 심하다(Engelstad et al., 2019). 다른 사람의 의도에 대한 왜곡된 생각은 정확한 마음 이론 추론을 방해할 수 있으며, 마찬가지로 마음 이론 추론 능력 장애는 망상 시스템에 기여할 수 있다(Bentall et al., 2001).

표 1.7 귀인편향장애 요약

	조사된 지식 유형	과제 유형	관련된 뇌 영역	장애 유형	변종
신뢰할 수 있는 편향	이 사람은 믿을 만한가?	사진	편도체	잘못된 신뢰	❖ 지나친 신뢰(뇌손상, 일부 발달장애) ❖ 신뢰 부족(편집증, 적대감)
개인화 편향	이 사건의 원인은 무엇인가?	문서	전두 뇌 체계 손상	잘못된 귀인	❖ 부정적인 사건을 상황보다는 외부 요인에 과도하게 귀속시킴(정신병, 뇌손상) ❖ 부정적인 사건을 상황보다는 자신에 과도하게 귀속시킴(우울증) ❖ 부정적인 사건을 자기보다는 외부에 과도하게 귀속시킴(뇌손상) ❖ 성급한 결정과 성급한 결론(정신병, 뇌손상)
부정적 귀인 편향	이 사건의 원인은 무엇인가?	문서, 사진	보고되지 않음	부정 편향	❖ 부정적인 기억 회상 (우울증) ❖ 내부 단서에 대한 부정적인 해석 (우울증) ❖ 모호한 사건에서 추정되는 적대적 의도(편집증적 정신병)

사회적 행동장애

이 장에서는 주로 사회인지에 관심을 두었지만, 사회적 행동도 간단하게나마 고려할 필요가 있다. 도덕적 판단력을 상실하여 반사회적 방식으로 행동하는 전두측두치매 환자 또는 마음 이론과 공감 능력이 부족하여 자기 중심적이고 대화에서 둔감한 외상성 뇌손상 환자에게서 확인할 수 있듯, 사회인지장애는 적절한 사회적 행동을 저해한다. 그러나 추가적으로, 사회인지와 관련된 뇌 영역 및 유사한 뇌 영역의 손상은 행동 자체의 조절에서 장애를 유발한다.

무감동

무감동(apathy)은 의식장애나 심각한 인지기능장애 및/또는 감정적 고통과는 무관하게, 목표 지향적 활동에 대한 동기가 감소하는 것이다(Marin, 1991, 1996). 무감동은 목표설정장애, 주도권 상실, 경직성 및 허술한 계획으로 이끄는 더 높은 수준의 집행 능력 인지 기능 상실로 나타날 수 있으며, 일반적으로 등쪽가쪽 전전두피질 및 관련된 등쪽 기저핵의 손상에서 나타난다(Johnson & Kumfor, 2018; Kumfor, Zhen, Hodges, Piguet, & Irish, 2018). 높은 인지적 무감동은 집행 기능의 장애와 관련이 있다(Andersson & Bergedalen, 2002; Njomboro & Deb, 2014). 또한 안와전두피질 및 배쪽 기저핵 구조의 손상으로 인해 타인에 대한 관심 또는 걱정의 상실과 함께 정서적 둔화로 나타날 수 있다. 세 번째 유형의 무감동은 본질적으로 행동적인 것으로 보이며, 담창구(globus pallidum)의 연합 및 변연계 영역 양쪽 병변으로 인해 행동 개시의 상실로 나타난다(Levy & Dubois, 2006). 무감동이 심한 사람들은 전반적인 활동이 감소하고 낮잠을 많이 자는 것으로 나타나는데, 이는 무감동의 보다 행동적인 측면을 반영한 것이라 할 수 있다(Muller, Czymmek, Thone-Otto, & Von Cramon, 2006).

고도의 무감동은 사회인지장애와 관련된다. 예를 들어 고도의 정서적 무감동은 새로운 사건, 정서적 기억, 스트레스 작업에 대해 무뎌진 생리적, 주관적 반응과 관련이 있다(Andersson & Finset, 1999; Andersson, Gundersen, & Finset, 1999; Andersson, Krogstad, & Finset, 1999). 또한 후천적 뇌손상을 입은 성인 중 무감동 점수가 높은 사람들은 개인적인 도덕적 딜레마(예: 트롤리 시나리오)에 대해 더 관용적이며, 무감동을 경험하지 않는 뇌손상 환자 및 정상적인 건강한 성인들에 비해 언제 행동이 잘 받아들여지지 않을지 인식하지 못한다. 마음 이론 및 정서 지각 점수가 비슷하거나, 비인격적, 도덕적 딜레마에 대한 성과가 유사하더라도 마찬가지이며(Njomboro & Deb, 2014), 이렇게 안와안쪽(orbitomedial) 병변은 행동의 시작과 유지를 비롯하여, 들어오는 사회적 정보 처리를 뒷받침하는 정서적인 과정의 붕괴를 초래한다(Levy & Dubois, 2006). 그 결과 무감동과 사회인지장애가 동시에 발생할 것으로 예상된다.

탈억제

배쪽안쪽 병변이 있는 사람들은 자발성과 끈기 부족, 무딘 정서(blunted affect) 등 무감동증의 여러 특성을 비롯하여, 욕구불만 내성(frustration toler-ance) 부족, 과민(irritability), 사회적 부적절함(inappropriateness)과 같은 탈억제 증상을 보일 수 있다(Barrash et al., 2000). 생리적 및 행동적 수준에서, 우리가 이전에 논의한 바와 같이, 전전두엽 손상은 각성의 상실과 반응성 증가(Barrash et al. 2000) 모두를 보여 줄 수 있다는 증거가 있다. 이러한 불안정은 자기와 관련된 분노 유도에 대한 각성 반응(피부전도도)이 높아지는 것에서도 포착될 수 있다(Aboulafia-Brakha, Allain, & Ptak, 2016). 그림 1.7에 제시된 모델에 따르면, 이는 싸움 또는 도망 반응 같은 자율신경 자극을 매개하는 피질하 구조(예: 편도체)를 조절하는 자동 능력이 상실된 것에서 기인한 것이라 설명할 수 있다(Thayer, Hansen, Saus-Rose, & Johnsen, 2009).

또한 안와전두 병변으로 인지 억제 및 인지 통제 능력이 손상되는 경우가 많다(Collette et al., 2001). 예를 들어 외상성 뇌손상 환자들은 종종 신경심리 검사 도중 우세한(prepotent) 반응을 억제하기 어려워한다(Dimoska-Di Marco, McDonald, Kelly, Tate, & Johnstone, 2011). 더 나아가 반응 억제 능력의 손상은 환자가 실생활에서도 탈억제된 행동을 보일 가능성을 예측하게 한다(Lipszyc et al., 2014; Osborne-Crowley, McDonald, & Francis, 2016; Tate, 1999). 이에 관련하여, 안와전두피질에 손상을 입은 사람들은 더 이상 보상을 받지 못하게 되는 경우, 그들의 행동을 바꾸는 데 어려움을 겪는다. 즉 역전 학습(reversal learning)에 결함을 보인다(Fellows & Farah, 2003; Hornak et al., 2004; Rolls, Hornak, Wade, & McGrath, 1994). 흥미롭게도 이러한 종류의 역전학습장애는 특히 사회적 탈억제 수준이 높게 관찰되는 사람들에게(Osborne-Crowley, McDonald, & Rushby, 2016), 특정한 사회정서적 맥락에서 두드러지게 나

표 1.8 사회적 행동장애 요약

	과제 유형	관련된 뇌 영역	장애 유형	변종
인지적 무감동	인지 과제, 행동 관찰	DLPFC, dBG	집행 기능 상실	❖ 잘못된 목표 설정 ❖ 빈약한 계획 ❖ 경직
정서적 무감동	행동 관찰	OFC, vBG	감정적 둔화	❖ 각성 부족 ❖ 다른 사람에 대한 흥미 상실 ❖ 관심 상실
행동적 무감동	행동 관찰, 액티그라피	GP	활동 상실	❖ 주도권 상실 ❖ 자기 주도권 부족 ❖ 활동 부족 ❖ 과도한 낮잠
인지적 탈억제	인지 과제	OFC	인지 제어 상실	❖ 우월한 반응을 잘 억제하지 못함 ❖ 열악한 역전 학습
사회적 탈억제	생리학적 작업, 행동 관찰, 질문지	VMPFC	정서 및 행동 조절 상실	❖ 증가된 각성 반응 ❖ 사회적으로 부적절한 행동 ❖ 역전 학습(사회 자극) 결함 ❖ 욕구 불만 내성 결함 ❖ 과민 ❖ 분노 ❖ 감정 기복(mood swing)

DLPFC(dorsolateral prefrontal cortex)=등쪽가쪽 전전두피질, dBG(dorsal basal ganglia)=등쪽 기저핵, OFC(orbitofrontal cortex)=안와전두피질, vBG(ventral basal ganglia)=배쪽 기저핵, GP(globas pallidus)=담창구

타난다(Kelly, McDonald, & Kellett, 2014). 무감동과 마찬가지로, 탈억제 행동
은 유사한 신경병리 영역에서 발생하는 사회인지장애들과 공존할 수 있다
(Lough & Hodges, 2002). 또한 마음 이론을 논의할 때 설명한 것과 같은 기능
적 관계가 있을 수 있다. 즉 억제력의 상실은 다른 사람의 관점을 고려하기
위해 자기중심적인 반응을 억제하는 것을 더 어렵게 만들 수 있다(McDonald
et al., 2014). 물론 사회적 행동 조절 문제는 사회인지의 결함과 함께 고려되어
야 한다. 이 둘은 동시에 발생할 가능성이 높고 기능적으로 얽혀 있을 수 있
으며, 사회적 기능 저하와 관련하여 사회인지 문제를 악화시킬 것이기 때문
이다.

사회인지의 생물신경심리사회적 측면

이번 장에서 우리는 뇌 병변 및/또는 발달장애 또는 신경정신과적 특성
의 임상질환으로 인해 발생하는 사회인지 및 사회적 행동장애 영역을 확인
했다. 이후 장에서는 더 흔한 몇몇 임상질환을 자세히 살펴보는 한편, 사회
인지장애를 평가하고 치료하는 방법을 논의할 것이다. 그러나 사회인지장
애를 보다 넓은 신경심리적 및 심리사회적 맥락에서 살펴보는 것도 중요하
다. 그림 1.7에는 Cassel과 그의 동료들이 기술한 사회인지 모델을 채택하여
(Cassel, McDonald, Kelly, & Togher, 2019), 사회인지에서 신경심리적, 심리적
및 환경적 요소의 중요한 역할이 강조되어 있다.

사회인지는 기억력, 주의력 및 정보 처리 같은 다른 인지 능력에 의해 다
양하게 영향을 받는다. 우리가 사회인지장애를 평가하고 고려할 때, 이러한
상호 작용을 인식하고 있어야 한다.

아마도 더 중요한 것은, 임상질환이 발생한 사람들이 다양한 사회적, 문
화적 배경을 가지고 있으며, 성격 특성과 정신적 기질(예: 부정, 분노, 방어, 탄력

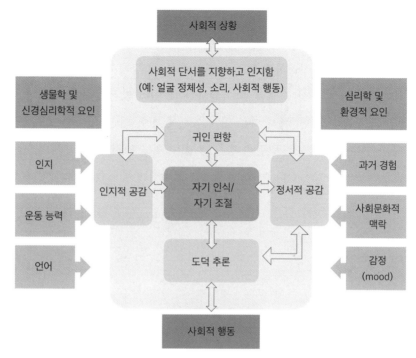

그림 1.7 사회인지의 생물신경심리사회적 모델

성 등)에서 엄청난 개인차가 있다는 사실이다. 이러한 차이는 사회적 정보를 처리하는 방식(예: 속성 방식)에 영향을 미칠 뿐 아니라, 사회적 정보를 읽는 방식이나 특정 사회적 평가 도구와의 관련성에도 근본적인 영향을 미칠 수 있다. 다음 장에서는 사회인지에 있어 문화 간(cross-cultural) 요인에 대해 논의한다.

마지막으로, 사람이 기능하는 환경은 그들의 능력과 기회를 제한하거나 확대할 수 있다. 임상질환을 가진 아동의 경우, 능력의 성숙도를 비롯하여 언제 어떤 방식으로 장애가 영향을 줄 수 있는지를 고려해야 하므로 상호 작용이 더욱 복잡해진다(Beauchamp & Anderson, 2010). 이러한 문제들은 임상질환을 가진 사람들과 함께 작업할 때 항상 강조되지만, 사회적 정보 처리를 논의할 때 좀 더 근본적으로 중요하다.

결론적으로, 사회인지는 손상될 경우 인간의 가장 근본적인 능력인 다른 사람과 상호 작용하고 어울리는 능력에 심각한 결과를 초래할 가능성이 있는 근본적인 신경심리학적 영역에 해당한다. 이 장에서 살펴본 바와 같이, 사회인지의 기본 특성 중 일부를 이해하는 데 있어 많은 발전이 있었다. 사회인지의 독특한 측면, 특히 다른 인지 능력에 대한 의존성, 다중 모드 특성 및 문화와의 상호 작용은 민감한 평가 방법 및 치료 패러다임을 개발하는 데 특별한 어려움을 제시한다. 다음 장에서는 이러한 문제들을 다룰 것이다.

2

연구 방법론, 뇌 상관물, 비교 문화적 관점

Fiona Kumfor 시드니대학교 심리학부
Skye McDonald 뉴사우스웨일스대학교 심리학부 사회인지에는 복잡하고 다각적인 요인이 작용한다. 사회적 상호 작용을 지원하는 능력이 독특하다는 개념에는 역사적 뿌리가 있지만(Cannon, 1927; Darwin, 1872; James, 1884), 사회인지를 조사하는 연구는 대부분 언어 및 기억과 같은 다른 전통적인 인지 영역보다 뒤처져 있다. 1장에서 개략적으로 설명한 바와 같이 사회인지는 일반적으로 사회적 상황에서 지각, 판단 및 행동을 가능하게 하는 능력으로 정의된다. 이 장에서는 임상 증후군에서 사회인지를 연구할 때 사용하는 가장 일반적인 연구 기법을 다룬다. 기존의 과제 설계 및 연구 설계의 한계를 고찰하고 이를 해결하는 것을 목표로 새로운 패러다임을 강조하는 한편, 뇌영상이 이 분야에 미친 상당한 영향에 대해 논의한다. 또한 가장 일반적으로 사용하는 기술의 장단점을 간략하게 설명하고 사례 연구를 통해 고급 뇌영상 접근 방식을 어떻게 보완하는지 설명한다. 마지막으로, 연구 환경에서 문화적 차이를 설명할 필요성을 특히 강조하면서 문화가 사회인지 검사 수행에 어떻게 영향을 미치는지 고찰한다. 이 장은 임상의와 연구자에게 연구 영역에서 현재의 주요한 주제에 대한 개요를 제공하고, 빠르게 발전하는 이 분야의 다음 단계를 고찰하는 것을 목표로 하였다.

일반적인 연구 방법론

임상 연구는 주로 정서 지각과 마음 이론 평가에 초점을 맞춰 왔다 (Baron-Cohen, Wheelwright, Hill, Raste, & Plumb, 2001; Ekman, 1976; Kumfor, Hazelton, De Winter, Cleret de Langavant, & Van den Stock, 2017). 정서 지각 과제에서는 정지 상태의 얼굴 표정 사진을 사용하는 경향이 있다(Calder, Rowland, Young, Nimmo-Smith, Keane, & Perrett, 2000; Calder, Young, Perrett, Etcoff, & Rowland, 1996; Calder, Young, Rowland, & Perrett, 1997, Ekman, 1976, Matsumoto & Ekman, 1988; Tottenham et al, 2009). 일반적으로 여섯 가지 기본 정서(행복, 슬픔, 혐오, 분노, 두려움, 놀람)와 중립적 표정을 포함하는 몇 가지 자극 세트가 개발되어 왔다. 과제에서 요구하는 사항은 다양하지만, 다음과 같은 것들이 포함될 수 있다. (1) 얼굴 표정과 일치하는 명칭 선택. (2) 두 표정이 동일한지 다른지 판단하기. (3) 구두로 제시된 얼굴 표정 명칭과 일치하는 표정을 얼굴 표정 배열에서 선택하기(Kumfor, Hazelton et al., 2017; Kumfor et al., 2014). 이러한 과제는 점수를 쉽게 매길 수 있으며, 정답 여부가 명확하게 표시된다는 장점이 있다. 또한 비교적 신속하게 적용할 수 있으며 일반적으로 다른 신경심리학적 인지 검사와 형식이 유사하다. 다른 영역을 통해 정서 지각을 평가하는 검사도 개발되어 왔다. 예를 들어 음성 어조(prosody)를 통해 표현되는 정서에 대한 검사가 있다(Buchanan et al., 2000; Grandjean et al., 2005; Perry et al., 2001; Rohrer, Sauter, Scott, Rossor, & Warren, 2010; Ross, Thompson, & Yenkosky, 1997; Sander et al., 2005). 특히 얼굴 표정과 음성 어조에서 정서를 인식하는 것은 적어도 부분적으로는 분리가 가능하다(Adolphs, Damasio, & Tranel, 2002).

그러나 이러한 검사는 실제 사회적 상황에서 요구되는 수행에 근접하기에는 부족하다. 첫째, 자극이 정적이고 단일한 양식에서 나오기 때문이다. 둘째, 맥락 없이 자극만 제시되는 경향이 있다. 사회적 상황에서 다른 사람의 얼굴에 표현된 정서는 일반적으로 얼굴이 제시되는 맥락에 따라 판단된다. Aviezer와 Trope, Todorov(2012)의 연구는 동일한 얼굴 표정이 제공된 문맥적 단서에 따라 얼마나 다르게 해석될 수 있는지를 보여 준다. 이 연구에서는 참가자들에게 강렬한 표정과 몸짓(승리 또는 패배)을 나타내는 얼굴이 제시되었다. 참가자들은 신체 표현은 확실하게 구별할 수 있었지만, 얼굴 표정은 구별하지 못하는 것으로 나타났다(Aviezer et al., 2012; Hassin, Aviezer, & Bentin, 2013). 후속 연구에서는 얼굴이 신체에 붙어 제시되는 경우 참가자들의 해석이 달라진다는 사실이 확인됐다(Aviezer et al., 2008). 중요한 것은 전두엽 및/또는 측두엽 뇌 영역이 영향을 받는 임상 증후군에서 영향의 정도가 달라진다는 것이다(Kumfor et al., 2018). 따라서 얼굴 표정만으로는 개인의 정서 이해 능력을 전체적으로 파악하기 어려울 수 있다. 또 다른 대규모 연구 분야는 마음 이론에 초점을 맞추고 있다(Premack & Woodruff, 1978). 다른 사람이 생각하고, 믿고, 느끼는 것을 추론하는 개인의 능력을 평가하기 위해 여러 가지 과제가 개발되어 널리 사용되고 있으며, 이 분야의 선두주자인 Simon Baron Cohen을 필두로 많은 연구가 진행되었다. 아마도 최초의 심리 이론 검사는 샐리-앤 검사(Sally-Anne Test)일 것이다(Baron-Cohen, Leslie, & Frith, 1985). 이 검사의 참가자는 샐리와 앤이라는 두 캐릭터가 나오는 짧은 촌극을 보게 된다. 샐리는 구슬을 숨긴 뒤 방에서 나가고, 샐리가 없는 동안 앤은 구슬을 새로운 위치로 옮긴다. 촌극을 본 다음, 참가자는 "샐리는 어디에서 구슬을 찾을까요?"라는 질문을 받는다. 참가자의 마음 이론이 정상적으로 발휘되고 있다면, 구슬이 현재 어디에 있는지 알고 있는 자신의 지식 상태가 아닌 샐리의 지식 상태에 따라 '앤이 구슬을 옮기기 전에 구슬이 숨겨져 있던 위치'라고 대답할 것이다. 이 고전적인 틀린 믿음 과제(False Belief Task)는 1, 2, 3차 틀린 믿음을 평가하기 위해 여러 차례 반복되어 왔다(Frith & Frith, 2005; Kumfor, Hazelton et al., 2017). 그러나 이 과제의 단점 중 하나는 상당한 양의 작업 기억과 꽤 높은 수준의 언어 능력을 요구한다는 것이다.

또 다른 일반적인 마음 이론 검사로, 눈 표정 마음 읽기 검사(Reading the Mind in the Eyes Test)가 있다. 이 검사에서 참가자는 눈 부위를 잘라낸 얼굴 사진을 보고, 구두로 제시된 네 가지 선택지(예: 짜증, 사려 깊음, 격려, 동정) 중에서 사진 속 인물이 생각하거나 느끼는 것을 선택한다(Baron-Cohen et al., 2001). 이 검사는 널리 사용되고 있지만, 고도의 언어 능력과 정서 인식 능력이 요구된다는 비판을 받아 왔다(Oakley, Brewer, Bird, & Catmur, 2016; Olderbak et al., 2015). 또한 자극이 잡지에서 수집한 배우의 모습이었기 때문에 표현 당시 실제 인물의 심리 상태는 알 수 없었다. 그럼에도 8명의 심사위원 중 5명 이상이 동의하면 응답이 '정답'으로 간주되었다(Baron-Cohen et al., 2001). 따라서 눈 표정 마음 읽기 검사는 널리 사용되어 왔고 자폐스펙트럼 장애에 민감하게 반응하는 것으로 보이지만, 이론, 방법론, 심리 측정의 한계가 있다(Olderbak et al., 2015). 움직이는 모형 과제(Animated Shapes Task)(Abell, Happe, & Frith, 2000), 사회적 실수 만화(Faux Pas Cartoon)(Baron-Cohen, O'Riordan, Stone, Jones, & Plaisted, 1999)와 같은 후속 검사는 마음 이론을 평가할 때 인지 및 언어 요구를 최소화하기 위한 시도로서 개발되었다.

많은 연구에서 자가 보고 방식 또는 정보 제공자 보고 방식을 사용한다. 예를 들어 사회정서 질문지(Socioemotional Questionnaire)는 처음에 전전두피질에 병변이 있는 사람의 사회인지 측면을 평가하기 위해 개발되었다(Bramham, Morris, Hornak, Bullock, & Polkey, 2009). 병변의 유형에 따라 예상되는 것과 일치하게, 한쪽 안와전두 병변이 있는 환자의 경우 반사회적 행동이 더 많이 보고되었고, 양쪽 안와전두 병변이 있는 사람들은 한쪽 안와전두 병변을 가진 사람들보다 심한 사회적·정서적 기능 손상을 더 많이 보였다(Bramham et al., 2009). 이러한 기법들은 저렴하고 빠르며 사용하기 쉽다는 장점이 있지만, 주관적이기 때문에 잠재적으로 신뢰성 및/또는 타당성이 떨어질 수 있다. 이러한 일반적인 연구 도구는 임상장애 중 사회인지장애에 대한 우리의 지식을 발전시키는 데 없어서는 안 된다. 하지만 앞에서 설명한 것처럼 여러 가지 중요한 제한점이 있는데, 예를 들어 참가자의 통찰력이 손상된 경우 주관적 측정이 적합하지 않을 수 있다. 반면 객관적 측정은 높은 인지 수준을 요구하는 경향이 있다. 이는 참가자가 작업기억장애, 일화기억장애 및/또는 언어장애로 인해 제대로 수행하지 못할 수 있음을 의미한다. 이로 인해 사회인지장애를 분리해 내기가 어렵다. 사회인지를 평가하는 데 사용되는 현재 측정의 신뢰성, 타당성 및 민감도에 대한 전체 논의는 9장을 참고하길 바란다.

새로운 연구 동향

지난 수십 년 동안 연구자들은 정적인 자극을 사용하는 비교적 단순한 접근 방식에서 벗어나, 일상적인 사회적 상호 작용의 요구를 더 잘 반영하는 새로운 과제와 접근 방식을 개발하기 시작했다. 새로운 접근법은 인지장애의 잠재적 영향을 분석하거나 설명하려고 시도한다.

인지적 요구 사항 고려

인지장애의 잠재적 영향을 다루기 위해서는 작업에 통제 조건이 필요하다. 이때 통제 조건은 실험 조건과 가능한 한 비슷하되, 사회적 인식에 대한 요구와 관련해서만 달라야 한다. 이에 대한 좋은 예는 사회적 추론 인식 검사(The Awareness of Social Inference Test, TASIT) 2부(McDonald, Bornhofen, Shum, Long, &Neulinger, 2006; McDonald, Flanagan, Martin, & Saunders, 2004; McDonald, Flanagan, Rollins, 2003)이다. 이 검사에서 참가자들은 짧은 영상을 보고, 등장인물들이 무엇을 생각하고 느끼는지에 대한 질문을 받는다. 등장인물들은 검사 항목 중 절반에서는 진지한 반응을 보이는 반면, 나머지 항목에서는 빈정거리는 반응을 보인다. 질문에 정확하게 대답하기 위해서는 상대방의 질문에 대한 빈정거림을 해독할 수 있어야 한다. 중요한 것은 진지한 항목과 빈정거리는 항목 모두에서 점수가 낮을 경우, 인지장애가 수행에 영향을 미친다는 것을 나타낼 수 있다는 사실이다. 사회적 추론 인식 검사는 여러 임상 집단에서 사용되어 왔으며, 여기서 진지한 항목과 비교하여 빈정거림에 대한 수행의 차이가 사회적 뇌 영역의 위축과 관련이 있음이 입증되었다(Kumfor, Honan et al., 2017).

정서 인식의 경우, 이에 상응하는 비사회적 과제를 찾는 것이 다소 어렵다. '중립적인' 표정을 사용하는 것은 매력적이지만, 연구에 따르면 사람들은 중립적인 표정을 다소 부정적인 것으로 해석하는 경향이 있다. 실제로 중립적인 표정은 정서적인 표정보다 인식하기가 더 어려울 수 있다(Honan et al.,2016). 어떤 경우에는 비사회적 자극을 사용하기도 한다. 예를 들어 얼굴 인식 과제는 종종 자동차 인식을 비교 과제로 사용한다(Dennett et al., 2012).

또 다른 대안은 '암묵적'으로 인지적 요구가 최소화된 과제를 사용하는 것이다(Nosek et al., 2011). 암묵적 사회인지 과제의 장점은 실제 상황과 더 가깝다는 것이다. 일상적인 사회적 상호 작용을 생각해 보면, 다른 사람의 기분을 직접 물어보는 경우는 매우 드물다(선택지를 제시하는 경우는 더욱 드물다!). 오히려 사회적 정보 처리는 최소한의 인지적 노력으로 자동으로 이루어지는 경향이 있다. 암묵적 과제는 이러한 자동성을 활용하여 사회적 자극에 대한 반응을 연구한다. 암묵적 과제의 장점은 정신적 내용을 간접적으로 평가한다는 것이다. 따라서 명시적 과제나 자기 보고와는 다른 정보를 수집할 수 있다(Nosek et al., 2011). 가장 일반적인 두 가지 유형의 암묵적 사회인지 검사로는 암묵적 연상 과제(Implicit Association Test)를 비롯하여 순차적 평가 점화 과제(Sequential Evaluative Priming Task) 등의 점화 과제가 있다. 이러한 과제는 건강한 참가자들을 대상으로, 특히 개인차에 관심을 둔 연구에서 점점 더 많이 사용하고 있지만, 임상 연구에서는 가끔씩만 사용해 왔으며(McDonald et al., 2011), 아직 그 잠재력을 충분히 발휘하지 못하고 있는 것으로 보인다.

사회인지 또는 질문지의 행동 측정과 비교하여 심리생리학적 지표는 사회정서적 기능을 직접적으로 측정할 수 있다. 건강한 성인의 경우, 부정적인 표정은 행복한 표정보다 피부전도도 증가, 주름근 반응 증가, 심박수 감소를 유도하지만, 임상 집단에서는 이러한 반응이 저하된다(예: de Sousa et al., 2012; de Sousa et al., 2011; Kumfor et al., 2019). 심리생리학적 측정은 상대적으로 비침습적이며 임상 집단에게도 적용하기 용이하다는 점에서 유리하다. 또한 성과 기반 과제보다 바닥 및 천장 효과에 덜 민감하다. 즉 심리생리학적 측정은 다양한 장애와 중증도에 걸쳐 사용하기에 적합할 수 있다. 또한 심리생리학적 측정은 다양한 질병 단계에 걸쳐 반복 측정이 필요한 임상 시험에 더 적합할 수 있다. 심리생리학적 측정의 단점은 측정에 내재된 변동성으로 인해 신뢰할 수 있는 참가자 내 측정값을 얻기 어렵다는 점이다. 그럼에도 불구하고 이러한 다양한 기법은 기존의 얼굴 정서 인식 및 수행 기반 마음 이론 검사에 대한 상호 보완적인 접근 방식을 제공한다. 생리적 측정에 대해서는 9장에서 자세히 논의한다.

생태학적 타당성 및 진정한 사회적 과제

앞에서 언급한 바와 같이, 사회인지와 실제 수요에 대한 기존의 검사 사이의 중요한 차이점은 대부분의 자극이 (사회적 추론 인식 검사를 제외하고는) 단일 양식이고 본질적으로 정적이라는 것이다. 이것은 기계론적 관점(즉 얼굴 표정 인식이 어조와 분리 가능한지 여부를 결정하는 데)에서는 도움이 되지만, 수행이 반드시 실제 조건에서 행동을 반영하지는 않을 수 있음을 의미한다. 선구적인 신경학자들은 현실에 더 가까운 상황에 환자를 접근시켜, 이러한 생태학적 타당성 부족을 해결했다. 예를 들어 Lhermitte(1983, 1986)는 전두엽 병변이 있는 환자의 이용 행동(utilisation behaviour)을 조사했다. 환자는 오렌지, 접시, 칼이 주어지자, 오렌지를 잘라서 먹기 시작했고, 담배 한 갑과 라이터를 받자 담배를 피웠다. Lhermitte는 환자가 단 한 번만 방에서 소변기를 사용했다고 언급했다(Lhermitte, 1983). 또한 Lhermitte는 사회적 행동을 평가하기 위해 더 복잡한 상황을 설정했다. 그는 한 환자가 "훈장을 받은 후 연설을 통해 고마움을 표현하고 싶어하는 등 연회장에서 손님처럼 행동했다"고 보고했다. 또 다른 상황에서는 환자에게 회전식 권총(revolver)과 슬라이드식 권총(pistol)을 제공하자, 환자는 탁자 위의 탄알집에 맞는 슬라이드식 권총을 선택했다. 세 번째 상황에서는 환자에게 주사기를 제시하자, 이를 받아 검사자에게 근육 주사를 놓았다. 그러나 이와 같이 사회적 규범을 거침없이 어기는 환자의 임상 사례를 광범위하게 적용하는 것은 윤리적으로 문제가 될 수 있어 부적합하다.

사회인지 연구에 2인칭 접근법을 도입해야 한다는 요구도 점점 더 커지고 있다(Redcay et al., 2019; Schilbach et al., 2013). 2인칭 접근법을 지지하는 사람들은 사회 생활의 대부분이 상호 작용을 통해 이루어지지만, 정작 사회인지 연구는 대부분 상호 작용이 필요하지 않은 과제를 사용하여 수행되어 왔다고 지적한다(Redcay et al., 2019; Schilbach et al., 2013). 결정적으로, 2인칭 과제(개인이 사회적 상호 작용에 참여하거나 사회적 상대와 함께 있다고 느끼는 연구)에 관여하는 신경 및 인지 과정은, 사회적 자극을 관찰하기만 하면 되는 전통적인 3인칭 맥락의 연구와는 적어도 어느 정도 차이가 있는 것으로 보인다. 2인칭 과제는 실제 다른 사람과의 상호 작용을 포함할 수도 있지만, 아바타와의 상호 작용을 포함하거나 속임수를 통해 상호 작용하는 듯한 인상을 줄 수도 있다. 2인칭 과제의 예로는 상호 응시 및 공동주의 과제(Mutual Gaze and Joint Attention Task)(Caruana et al., 2015; Caruana et al., 2018), '사이버볼(Cyber-ball)'(Williams et al., 2006), 신뢰 게임(Trust Game)(Bellucci et al., 2017), 일부 행동 모방 과제(Behavioural Mimicry Task)(Yun et al., 2012) 등이 있다.

새로운 기술은 환자와 시험자에 대한 잠재적 위험을 최소화하고 참가자 및 시험 전반에 걸쳐 반복을 가능하게 하면서 복잡한 상황에서의 행동을 검사할 수 있는 특별한 기회를 제공한다. 가상 현실은 실험 통제력을 유지하면서 생태학적 타당성과 사회적 상호 작용을 개선해야 하는 요구를 일부 해결할 수 있어 사회인지를 평가할 수 있는 잠재적 도구로 성장하고 있다. 건강한 성인의 경우 가상 현실 시나리오에 참여하는 동안 나타나는 생리적 반응은 실제 상황에서 유발되는 반응과 유사하다(Parsons, Gaggioli, & Riva, 2017). 또한 치매와 같은 임상 집단에서 가상 현실을 사용하는 것은 허용 및 실현 가능한 것으로 나타났다(Mendez, Joshi, & Jimenez, 2015). 가상 현실에서는 자율신경계의 각성도를 높이기 위해 계획된 상황에서 신체가 반응하는 생리적 과정을 측정할 수 있다. 또한 가상 현실은 사회인지 훈련을 위한 기회를 제공한다. 자폐스펙트럼장애를 가진 사람들에게 가상 현실은 역동적이고 실제와 같은 사회적 상호 작용을 연습할 수 있는 기회로 사용되어 왔다(Didehbani et al., 2016; Kandalaft et al., 2013). 여기서 참가자는 사무실 건물, 패스트푸드점, 카페, 학교 또는 공원과 같이 일반적인 사회적 상호 작용이 이루어지는 장소가 포함된 가상 세계에 들어간다. 참가자는 임상의와 함께 가상 세계에 들어가 특정 사회적 상황(예: 새로운 사람과의 만남, 룸메이트와의 갈등, 구직 면접)에서 다른 사람과 상호 작용하라는 메시지를 받는다. 개입 전후에는 일반적인 사회인지 측정도 수집된다. Kandalaft의 연구에 따르면 10회의 개입 후 참가자들의 사회적·직업적 기능을 비롯하여, 정서 인식 및 마음 이론 검사 수행 능력이 향상되었다(Kandalaft et al., 2013). 이러한 결과는 아직 예비 단계일 뿐이지만, 고도로 통제된 환경에서 현실적인 사회적 상호 작용을 제공하는 데 있어 가상현실의 잠재적 유용성을 보여 주며, 임상적, 방법론적, 윤리적 관점에서 상당한 이점을 제공한다.

뇌영상: 연구에서 임상까지

사회인지 연구의 다른 주요 발전은 신경과학과의 통합이다(Kumfor et

al., 출간 예정). 사회인지 분야의 성장은 뇌영상 기술의 발전과 함께 시작되었다. 연구 수준에서 대부분의 뇌영상 연구는 사회인지의 신경생물학적 모델을 개발하고 시험하는 데 중점을 두었다. 그러나 사회인지와 관련하여 '사회적 두뇌'라는 용어가 사용된 것은 1999년경부터였다(Adolphs, 1999, 2009, Dunbar, 1998). 대부분의 연구는 구조적 또는 기능적 뇌영상을 사용하여 관심 있는 특정 사회인지 영역과 상관 관계가 있는 뇌 영역을 식별한다(이러한 뇌 구조에 대한 포괄적인 검토는 1장 참조).

　　뇌영상 기술은 크게 구조적 영상과 기능적 영상으로 나눌 수 있다. 전산화단층촬영(CT)은 뇌졸중이나 종양과 같은 큰 구조적 변화를 식별하는 데 유용하다. 또한 저렴하고 널리 사용할 수 있지만, 공간 해상도가 상당히 제한되어 있기 때문에 연구 설정보다는 임상에서 주로 사용한다. CT와 대조적으로, 구조적 자기공명영상(MRI) 스캔의 공간 해상도는 훨씬 더 높아, 위축, 혈관 변화, 백질 병변 등을 식별하는 데 사용할 수 있다. MRI 스캔은 복셀 기반 형태 측정(voxel based morphometry, VBM) 및 피질 두께와 같은 분석 도구와 결합하여 회백질 무결성을 평가하고, 확산 텐서 영상(diffusion tensor imaging, DTI)은 백질 무결성을 측정한다. VBM은 전체 뇌 모양 차이를 고려하면서 개별 복셀(3차원 픽셀)의 강도를 측정하여 영역별 회백질 밀도의 차이를 감지한다(Ashburner et al., 2000; Mechelli et al., 2005). 이와는 대조적으로, 프리서퍼(Freesurfer)와 같은 피질 두께 분석은 백질로부터 회백질 피질 리본을 분할하고 뇌 표면을 가로지르는 피질 리본의 두께를 측정한다(Fischl, 2012). 마지막으로, DTI는 뇌 조직에서 물의 확산을 매핑하여 백질 영역의 구조적 무결성을 결정하는 데 사용되는 분할비 등방도(fraction unisotropy) 및 평균 확산도(mean diffusivity)를 측정할 수 있는 MRI 기술이다. 이러한 분석 도구를 함께 사용하여 그룹(환자 대 대조군) 간의 뇌 무결성의 차이를 조사하고 관심 있는 행동 작업에 대한 뇌 구조의 무결성과 성능 간의 상관관계를 측정할 수 있다. 이러한 분석은 관심 영역 접근 방식을 취할 수 있으며, 여기서 가설 기반 분석은 특정 뇌 영역에 국한되거나 전체 뇌 수준에서 수행될 수 있다.

양전자방출 단층촬영(positron emission tomography, PET) 및 단일광자방출 전산화단층촬영(single photon emission computerized tomography, SPECT)은 뇌 기능의 대사 변화를 평가하는 데 유용하다. PET와 SPECT 모두 뇌에서 대사 저하(즉, 기능 저하) 영역을 식별하는 데 유용할 수 있다. 이러한 스캔은 구조적 이상이 감지되기 전에 뇌 변화에 민감할 수 있기 때문에 대부분 임상적으로 유용하다. 그러나 PET와 SPECT는 공간적 및 시간적 해상도가 낮고 상대적으로 비용이 많이 들며 방사성 포도당을 침습적으로 주입해야 하기 때문에 뇌-행동 관계를 이해하는 데 덜 유용하다.

뇌파 검사(electroencephalography, EEG) 및 자기 뇌파 검사(magnetoen-cephalography, MEG)는 PET 또는 SPECT보다 시간 해상도가 훨씬 뛰어나다. EEG는 뇌에서 방출되는 전기장을 기록하는 반면, MEG는 세포 수준에서 생화학적으로 생성되는 이온 전류로 인해 뇌에서 방출되는 자기장을 기록한다(Lopes da Silva, 2013). 이러한 기술은 처리가 매우 빠르게 이루어지는 실험 설계에 절묘하게 맞아떨어진다. 가장 좋은 예 중 하나는, 거꾸로 된 얼굴이나 다른 물체보다 똑바로 세워진 얼굴을 볼 때 더 크게 느껴지는 N/M170 반응이다(Bentin et al., 1996; Rossion et al., 2000). EEG와 MEG의 단점은 공간 해상도가 좋지 않다는 것이다.

반면 기능적 자기공명영상(fMRI)은 공간 해상도가 뛰어나다. fMRI 촬영 시 참가자들은 혈액-산소 수준 의존적 대조의 변화가 측정되는 동안 작업에 참여한다. fMRI는 많은 임상질환에서도 비침습적이고 내약성이 좋기 때문에 틀림없이 가장 일반적인 기능적 뇌영상 기술이다. 일반적으로 참가자는 사회적으로 중요한 자극을 보고 판단을 내린다. 사회적 상호 작용을 포함하는 작업을 설계하는 것은 어려울 수 있다. 대개 참가자가 멀리 떨어져 있는 다른 사람과 상호 작용하고 있다는 인상을 받을 수 있도록 속임수를 사용한다. 흔하지는 않지만, 두 사람을 스캔하여 비디오 링크를 통해 소통할 수 있는 하이퍼 스캐닝(hyperscanning)을 사용한 연구도 있다(Montague et al., 2002). 일부 연구에서는 다른 사람의 존재가 뇌 활동에 미치는 영향을 평가하기 위해 fMRI 촬영 중에 제2의 인물이 함께 있을 수도 있다(Coan et al., 2006).

fMRI는 사회인지를 뒷받침하는 것으로 여겨지는 여러 신경 체계 간의 기능적 연결성을 조사하는 데에도 사용되어 왔다. 이는 연구 참가자가 특정 과제에 참여하지 않고 휴식 중(휴식 상태 기능적 연결성)일 때(예: Fareri et al., 2017; Fox et al., 2017) 또는 과제를 수행하는 동안 (어떤 뇌 영역이 동시에 관여하는지 파악하기 위해) 뇌 영역 전반에서 활성화 및 비활성화의 동기화를 조사함으로써 이루어진다. 예를 들어 부정적인 정서적 사건에 노출되었을 때 편도체와 전전두엽 활성화 사이의 반비례 관계는 편도체 활동에 대한 전전두엽 시스템의 조절 특성을 반영하는 것으로 여겨져 왔다(Lee et al., 2012).

MRI는 기계가 크고 요구되는 자기 차폐가 상당하기 때문에 fMRI 촬영 도중에 사회적 상호 작용을 측정하는 것은 상당히 어려운 일이다. 기능적 근적외선 분광법(functional near infrared spectroscopy, fNIRS)은 다른 사람과 상호 작용하는 동안 기능적 뇌 변화를 측정할 수 있는 대안적인 방법을 제공한다. fNIRS는 적외선을 사용하여 뇌 활동을 반영하는 헤모글로빈의 변화를 측정한다. fNIRS는 표면 수준의 뇌 활동을 측정하는 데 가장 적합하지만, 상대적으로 작고 휴대가 간편하여 보다 현실적인 환경에서 사람들 간의 실시간 상호 작용을 연구하는 데 적합할 수 있다(Halper et al., 2012; Nozawa et al., 2016; Quaresima et al., 2019).

이러한 다양한 영상 기술은 점점 더 널리 퍼져 사용되고 있다. 이는 의심할 여지없이 사회인지의 신경생물학적 모델에 관한 정보를 제공하고 있지만, 다음과 같은 한계가 있다. 첫째, 뇌영상 연구에서 얻을 수 있는 정보는 실험 설계의 강도에 따라 달라진다. 기능적 뇌영상 연구의 경우, 두 과제 간의 뇌 활동을 비교하며, 활동의 차이는 관심 있는 과제에 특정한 뇌 영역을 나타낸다. 예를 들어 화난 얼굴에 반응하는 뇌 영역에 관심이 있는 연구라면, 중립적인 얼굴을 볼 때의 뇌 활동을 비교할 수 있다. 그러나 유효한 설계는 슬픈 얼굴이나 행복한 얼굴을 볼 때 똑같이 뇌 활동을 비교하는 것이다. 실험 조건은 일관성을 유지할 수 있지만, 대조 조건의 차이가 전체 결과에 직접적인 영향을 미친다. 따라서 적절한 통제 조건을 갖춘 실험 설계가 필수적이다. 그럼에도 불구하고 실험 과제와 대조 과제에서 유발되는 신경 활성화의 차이가 실험 과제의 특정 요구 사항에 고유한 것임을 입증하는 것은 불가능하다. 의도하지 않은 경우, 연구 참가자가 스캐너에서 무엇을 하고 있는지, 자극이 다른 과정(예: 의미적 연관성, 정서)을 유발할 수 있는 정도를 통제하는 것은 매우 어렵다. 또한 신경 활성화의 역동성은 작업 요구 사항의 변화에 따라 근본적인 방식으로 영향을 받는다. 예를 들어 시각적 요구 사항이 동일하더라도 참가자에게 단어를 소리 내어 읽으라고 요청하면, 조용히 읽을 때보다 시각피질 활성화가 더 많이 관찰된다(Price et al., 1997). 이러한 효과는 자극에 정서적 의미가 있을 때 과장되게 나타난다(Padmala et al., 2008).

둘째, 뇌영상 자료의 통계 분석은 복잡하다. 검정을 위한 비교의 수는 종종 행동 연구를 위해 수행되는 것보다 훨씬 많다. 예를 들어 표준 fMRI 분석에는 수천 개의 동시 유의성 검사가 포함된다(Lieberman et al., 2009). 따라서 제1종 오류의 위험을 최소화하기 위해 집단별 오류율(family wise error)을 통제할 필요가 있다. 전통적으로 행동 연구에서는 유의 수준(예: 0.05)을 수행되는 통계 검사의 수로 나누는 본페로니(Bonferroni) 검사 유형의 접근 방식을 사용할 수 있다. 뇌영상 문헌에서 이것은 '보정된' p값으로 알려져 있다. 이것은 제1종 오류 문제를 해결하지만, 이 보수적인 접근 방식의 효과가 제2종 오류의 위험을 증가시킨다는 인식이 점점 더 커지고 있다(Lieberman et al., 2009; Noble et al., 2020). 빙산의 비유는 MRI 소견을 해석할 때 유용할 수 있다. 보수적인 통계적 임계값을 사용하면 매우 작은 피크(peak)가 거의 식별되지 않는다. 그러나 이 효과는 매우 강력할 수 있다. 반대로 더 자유로운 임계값을 사용하면 더 많은 피크가 관찰된다. 그러나 그 효과는 더 약할 수 있다(거짓 양성을 나타낼 수 있음). 이 통계적 수수께끼는 현장에서 진행 중인 문제이다. 보고된 결과의 견고성을 해석할 때 사용된 통계적 임계값을 신중하게 고려하는 것이 중요하다.

셋째, 모든 상관 기술과 마찬가지로 인과 관계를 추론할 수 없다. 대부분의 경우 뇌 활동을 식별하는 기능적 연구 또는 뇌-행동 관계를 보고하는 구조적 연구는 뇌 영역이 작업 수행과 어떤 상관관계가 있는지에 대한 주장만 할 수 있다. 그러나 이러한 연구는 뇌 영역이 필요한지 혹은 충분한지 여부를 결정하기에는 부적절하다. 이러한 이유로 병변 연구는 특히 인과 관계를 추론할 때 여전히 중요한 보완 역할을 한다. 실제로 뇌-행동 관계에 대한 이해는 처음에는 병변 모델 접근법에 뿌리를 두고 있었다. 예를 들어 Broca와 같은 선구자들은 변연계 뇌 영역의 기능에 대한 탁월한 통찰력을 제공했으며(Broca, 1878), Phineas Gage와 같은 고전적인 사례 연구는 성격과 사회적 행동에서 전전두피질의 역할을 밝혔다(Damasio et al., 1994). 또한 환자 SM은 정서 지각에서 편도체의 중요성을 보여 주었고(Adolphs et al., 1994, 1995), Kluver와 Bucy의 연구는 공포에서 측두극의 역할을 설명했다(Kluver et al., 1937). 사례 연구는 역사적으로도 중요했고, 여전히 새로운 뇌영상 기술을 보완하는 중요한 요소이다. 예를 들어 Feinstein(2016) 등은 뇌섬엽, 앞쪽 띠다발 및 편도체에 광범위한 손상이 있는 환자 'Roger'에 대해 보고한 바 있다. fMRI 연구는 이러한 영역을 통증 경험과 연관 지었지만, 흥미롭게도 Roger의 표현과 통증 경험은 자가 보고, 얼굴 표정, 발성, 행동 및 자율 생리학적 반응을 포함하는 포괄적인 평가를 기반으로 손상되지 않은 것으로 나타났다. 이러한 사례 연구는 fMRI 작업 중에 활성 영역이 반드시 작업 수행에 충분하지는 않다는 것을 보여 준다.

뇌영상 분야가 성장함에 따라 이제 메타분석 기술을 사용하여 작업 전반에 걸쳐 활성화되는 공통 신경 영역을 식별할 수 있게 되었다. 이 접근 방식이 유용한 이유는 방법론적 설계와 통계적 검증력의 일부 차이를 제어하는 데 도움이 되기 때문이다. 이러한 첫 번째 연구 중 하나는 정서에 대한 PET 및 fMRI 연구의 메타분석이었다(Phan et al., 2002). 분석에는 761개의 개별 피크를 보고한 55개의 연구가 포함되었다. 이 메타분석은 정서와 관련된 일반 및 특정 뇌 영역을 모두 발견했다. 특히 안쪽 전전두피질은 일반적으로 정서 처리에 반응하여 활성화되었다. 이와 대조적으로, 두려움은 특히 편도체가 관여하는 반면, 슬픔은 뇌량하 띠다발이 관여된다. 인지적으로 요구되는 작업이나 정서적 기억 혹은 이미지를 통해 정서 상태가 유발되는 작업은 앞쪽 띠다발피질과 뇌섬엽의 더 큰 활성화와 관련이 있었다. 이 연구는 의심할 여지없이 연구 전반에 걸쳐 정보를 받아들이는 데 영향을 미쳤다. 그러나 이 연구가 거의 20년 전에 발표되었다는 점을 감안할 때 이 메타분석은 분명 업데이트가 필요하다. 실제로 2001년 이후 사회 및 정서적 신경과학 분야에서 55,000편 이상의 논문이 발표되었고(Kumfor et al.) 수많은 메타분석도 보고되었음을 발견했다(Costafreda et al., 2008; Kober et al., 2008; Lindquist et al., 2012; Vytal et al., 2010).

최근에는 마음 이론을 분석한 fMRI 연구에 대한 메타분석이 발표된 바 있다(Molenberghs et al., 2016). 이 연구에는 이야기, 만화, 사진, 눈 표정 마음 읽기 검사, 영상, 애니메이션, 대화형 게임 등 다양한 마음 이론 과제를 사용한 144개의 연구가 포함되었다. 연구 결과, 안쪽 전전두피질과 양쪽 측두두정 연접부를 포함하는 뇌 네트워크가 여러 연구에서 활성화되는 것으로 확인되었다. 그러나 중요한 점은 과제 유형에 따라 특정 뇌 영역이 달라졌다는 점이다. 이러한 유형의 연구는 방법론적 차이가 연구 결과에 직접적인 영향을 미칠 수 있음을 보여준다. 그렇지만 중요한 것은 여러 연구에서 사회인지 능력과 관련된 공통적인 뇌 영역이 밝혀질 수 있음을 확인했다는 점이다.

문화 간 평가

앞에서 설명한 바와 같이, 사회인지의 여러 측면을 평가하고 임상 환경에서 그 유용성을 입증하는 도구를 개발하는 데 초점을 맞춘 연구가 점점 더 많아지고 있다. 그러나 이러한 검사가 문화적, 언어적으로 다양한 인구 집단에 적합한지는 확실하지 않다.

인지 전반에 대한 연구와 마찬가지로 사회인지에 대한 대부분의 연구는 서구, 산업화 및 민주주의 국가와 그 규범에 따라 교육 수준이 높고 부유한 사람들, 즉 'W.E.I.R.D.'(western, industrialised and democratic countries and their norms based on well-educated and rich people)라고 불리는 사람들을 대상으로 수행되었다(Gurven, 2018). 실제로 대부분의 사회인지 검사는 서구 국가, 특히 미국과 유럽에서 개발되었다. 예를 들어 눈 표정 마음 읽기 검사와 얼굴 표정의 정서(facial expressions of emotion) 검사 도구는 모두 영국에서 개발·발표되었다(Baron-Cohen et al., 2001; Young et al., 2002). 신경심리학에서는 적어도 수십 년 동안, 문화적으로 다양한 집단에게 동일한 검사를 획일적으로 적용하는 것은 한계가 있다고 인식되어 왔다(예: Levinson, 1959; Wysocki et al., 1969). 예를 들어 언어 기억력 검사가 영어로 진행되면 일본어가 모국어인 사람에게는 언어 기억력 검사가 더 어려워지는 등 그 영향은 명백할 수 있다. 또는 그 효과가 더 미묘할 수도 있다. 예를 들어 호주인은 '비버(beaver)'를 인식할 가능성이 적을 수 있는 반면, 미국인은 '바늘두더지(echidna)'를 인식하는 데 더 어려움을 겪을 수 있다.

언어 검사의 경우, 여러 문화권에서 신경심리 검사를 사용할 수 있도록 하는 가장 일반적인 접근 방식은 번역과 역번역을 이용하는 것이다. 먼저 원어민이 검사를 번역한다(예: 영어에서 스페인어로). 그런 다음 두 번째 독립 전문가가 검사를 원래 언어로 다시 번역한다(예: 스페인어에서 영어로). 이 과정을 통해 잠재적인 모호함이나 혼동을 식별하고 전문가 간의 불일치를 해결할 수 있다. 따라서 역번역은 여러 버전에서 항목이 동일한지 확인하는 데 도움이 된다. 관심 있는 모집단에서 예상되는 성과를 결정하기 위해서는 규범 자료도 필요하다. 사회인지를 평가하는 질문지의 경우 이 간단한 접근 방식을 사용할 수 있다. 예를 들어 무감동과 억제력 같은 사회적 행동장애를 평가하는 신경정신행동 검사(Neuropsychiatric Inventory)(Cummings et al., 1994)는 한국어(Choi et al. 2000), 포르투갈어(Camozzato et al., 2008), 중국어(Leung et al., 2001), 일본어(Hirono et al., 1997) 및 네덜란드어(Kat et al., 2002)로 제공된다. 대인 관계 반응성 척도(Interpersonal Reactivity Index)(De Corte et al., 2007; Gilet et al., 2013; Kang et al., 2009; Zhang et al., 2010) 및 기본 공감 척도(Basic Empathy Scale)(Albiero et al., 2009; Anastacio et al., 2016; Bensalah et al., 2016; Heynen et al., 2016) 등 공감을 평가하는 질문지의 번역 버전도 사용할 수 있다.

비언어적 검사의 경우, 문화에 따라 검사의 적합성이 더 다양하게 나타날 수 있다. Charles Darwin은 "모든 인종, 특히 유럽인과 거의 관련이 없는 인종에서도 동일한 표정과 몸짓이 널리 퍼져 있다는 견해가 충분한 증거 없이 주장되어 왔으나, 이를 확인하는 것은 매우 중요해 보인다"(Darwin, 1872)라고 말한 바 있다. 이를 탐구하기 위해 Darwin은 비유럽 문화권에서 일하며 사는 전 세계의 선교사, 동료 과학자, 일반 대중에게 일련의 질의서를 보냈다(표 2.1 참조).

Darwin은 호주 원주민, 뉴질랜드 마오리족, 보르네오의 다이크족, 말라카 원주민, 말레이 군도의 중국인 이민자, 인도, 아프리카, 아메리카 원주민에 대한 보고를 통해 문화 간 현저한 유사성을 보고함으로써 자신의 관찰을 대체로 확인했다(Darwin, 1872). Darwin이 상세히 기술한 이러한 예리한 관찰과 세심한 묘사는 여러 국가에 걸친 놀라운 공통점을 강조하고, 기본 정서가 보편적이고 타고나는 것이라는 주장의 근거를 마련했다(Darwin, 1872).

표 2.1 정서 표현과 사회적 규범에 대한 Darwin의 설명

1. 놀라움이 눈과 입을 크게 벌리고 눈썹을 치켜 올리는 것으로 표현됩니까?
2. 수치심이 피부색을 통해 드러날 때 얼굴이 붉어지는지요? 특히 홍조가 몸 아래로 얼마나 내려가나요?
3. 남자가 분개하거나 도전적일 때 얼굴을 찡그리고 몸과 머리를 똑바로 세우고 어깨를 꽉 쥐고 주먹을 움켜쥐나요?
4. 어떤 주제에 대해 깊이 생각하거나 퍼즐을 풀 때, 눈살을 찌푸리거나 아래 눈꺼풀 밑에 주름이 잡힙니까?
5. 기분이 우울할 때 입꼬리가 내려가고 프랑스인이 '슬픔 근육'이라고 부르는 근육이 움직이며 눈썹 안쪽이 올라가나요? 이 상태에서 눈썹은 비스듬해지면서 안쪽 끝이 약간 부어오르고, 이마 중간 부분에 가로로 주름이 잡히지만, 눈썹이 놀라서 치켜올렸을 때처럼 전체 폭에 걸쳐 주름이 생기지 않습니까?
6. 기분이 좋을 때 눈이 반짝이고 피부가 약간 둥글게 주름지고, 입은 약간 뒤로 당겨져 있습니까?
7. 누군가가 다른 사람을 비웃거나 으르렁거릴 때, 송곳니의 가장자리가 상대를 향해 올라가 있습니까?
8. 주로 입을 굳게 다물고 이마를 숙이고 얼굴을 약간 찡그리는 표정이 고집스러움을 표현합니까?
9. 입술을 내밀고 코를 위로 살짝 치켜올리는 방식으로 경멸을 표현합니까?
10. 아랫입술이 아래로 내려가고 윗입술은 약간 올라가면서 갑자기 숨을 내쉬며 구토하는 시늉을 하거나 입에서 무언가를 뱉어 내는 방식으로 혐오감을 표현합니까?
11. 극단적인 공포는 유럽인과 같은 일반적인 방식으로 표현됩니까?
12. 눈물을 흘릴 정도로 극단적으로 웃은 적이 있습니까?
13. 어떤 일을 막을 수 없거나 자신이 무언가를 할 수 없다는 것을 보여 주고 싶을 때, 어깨를 으쓱하고 팔꿈치를 안쪽으로 돌리고 손을 바깥쪽으로 뻗으며 손바닥을 벌리고 눈썹을 치켜듭니까?
14. 아이들이 삐칠 때 입술을 삐죽거리나요?
15. 어떻게 정의할 수 있는지 모르겠지만, 죄책감이나 교활함, 질투심 같은 표정을 알아챌 수 있습니까?
16. 긍정할 때 고개를 위아래로 끄덕이고 부정할 때 좌우로 흔드나요?

출처: (Darwin, 1872, 16 page)

평가 방법

이러한 관찰 결과가 현재 널리 사용되고 있는 정서 인식 검사에 어떤 영향을 미칠까? 정서 이름을 단순히 언어적으로만 번역하는 것이 적절할까? 아니면 비언어적 얼굴 정서 표현과 인식은 문화마다 다를까?

정서 지각

Paul Ekman(Ekman, 1973; Ekman et al., 1971b, 1986)의 중요한 연구를 포

함한 후속 연구는 문화 전반에 걸쳐 보존되는 정서의 존재를 대체로 확인하였다. 이후 인간 정서 표현의 보편성에 대한 증거는 정서 표현의 문화 간 비교에 관한 중요한 연구(Ekman et al., 1971a; Izard, 1971)에서 비롯되었다. 결론은 문맹 문화를 포함한 모든 문화권에서 사람들은 분노, 두려움, 혐오, 슬픔, 행복, 놀라움과 같은 기본적인 정서를 표현하는 방식에 일관성을 보인다는 것이었다. 이러한 문화 간 일관성은 정서 표현의 '고정된' 특성에 대한 증거로 받아들여진다. 이러한 가정을 바탕으로 많은 얼굴 정서 인식 검사는 인종에 따른 잠재적 영향을 무시하고 백인들로만 구성된 자극 이미지를 여러 나라에서 널리 사용해 왔다.

그러나 여러 문화권에서 유지되는 원형적 표현의 존재는 전체 이야기를 적절하게 전달하지 못한다. Jack과 그의 동료들은(Jack et al., 2012) 동아시아 사람들이 서양 백인처럼 이러한 정서 범주를 불연속적으로 표현하지 않으며, 눈 부분이 입보다 더 많은 정보를 전달한다는 사실을 컴퓨터 시뮬레이션을 통해 입증했는데, 서양 백인의 경우 그 반대이다. 물론 인간 상호 작용에서 표현되고 관찰되는 기본 여섯 가지 정서 외에도 매우 다양한 정서가 존재한다. 이러한 정서 역시 문화에 따라 중요도가 다르며, 예를 들어 수치심, 자부심, 죄책감은 동양 문화에서 특히 중요한 역할을 할 수 있다(Bedford et al., 2003; Li et al., 2004; Tracy et al., 2004). 다른 사회적 정서도 확실하게 식별할 수 있지만(Rosenberg et al., 2016), 이러한 정서의 문화적 차이는 기본 여섯 가지 정서보다 훨씬 클 수 있다.

실제로 자극의 인종적/민족적 차이가 행동 수행과 뇌영상 연구 결과에 모두 영향을 미칠 수 있다는 사실이 여러 연구를 통해 입증되었다(Elfenbein et al., 2002; Lieberman et al., 2005; Phelps et al., 2000; Tottenham et al., 2009). 97개의 개별 연구를 포함하는 메타분석이 22,000명 이상의 참가자를 대상으로 수행되어 문화 간 정서 인식을 조사했다(Elfenbein et al., 2002). 가장 일반적인 연구 설계는 동일하거나 다른 문화권의 참가자에게 동일한 자극 세트를 제시하고 집단 간 수행을 비교하는 방식이었다. 소수의 연구에서는 두 그룹이 두 문화적 배경의 자극에 모두 반응하는 균형 잡힌 설계를 사용했다. 대부분의 연구에서 전형적인 정서 표현(예: 행복, 분노)의 해독률은 우연보다 높았다(Elfenbein et al., 2002). 그러나 중요한 점은, 자신이 속한 국가나 민족, 지역 집단의 정서 표현을 다른 문화적 배경의 정서 표현보다 더 잘 인식하는 것으로 나타나, 집단 내 이점을 보여 주었다는 사실이다(Elfenbein et al., 2002). 정서적 얼굴에 반응하는 뇌 활성화는 얼굴을 보는 사람의 문화적 배경과 대상 얼굴의 문화적 배경에 따라 다르다(Brooks et al., 2019; Lieberman et al., 2005). 이러한 다양성은 정서 처리를 뒷받침하는 신경 프로세스가 선천적으로 할당되지 않음을 시사한다. 오히려 정서에 대해 하향식으로 학습된 개념적 지식이 상향식 지각 처리를 안내하고 영향을 미친다(Lindquist et al., 2012). 이러한 문화적 차이는 사회인지의 신경 기질을 파악하기 위해 한 문화권에서 채택한 표준화된 검사를 다른 문화권에서 사용하는 데 의문을 제기한다.

따라서 인종을 적절히 대표할 수 있는 자극 세트가 중요하다. 연구 논문에서 가장 일반적으로 사용되는 얼굴 정서 인식 검사는 Ekman과 Friesen의 자극 검사이다(Ekman & Freisen, 1976; Young et al., 2002). 여기에는 여섯 가지 기본 정서와 중립적인 표정을 나타내는 10명의 모델(여성 6명, 남성 4명)이 등장한다. 여기서 중요한 점은 모든 모델이 백인 외모를 가지고 있다는 것이다. 얼굴 정서 자극에서 인종을 다양하게 표현하지 못하는 문제를 해결하기 위한 몇 가지 시도가 있었다. 예를 들어 정서 인식의 문화적 차이를 조사하기 위해 일본인과 백인 얼굴 표정(Japanese and Caucasian Facial Expressions of Emotion, JACFEE) 자극 세트가 개발되었다(Matsumoto et al., 1988). JACFEE는 각기 다른 56명의 컬러 사진으로 구성되어 있으며, 각 사진은 일곱 가지 정서(여섯 가지 기본 정서와 경멸) 중 하나를 묘사하고 있다. 여기에는 남성 모델 28명과 여성 모델 28명 중 백인과 일본인이 같은 수로 포함된다. 널리 사용되는 또 다른 자극 세트는 NimStim이다(Tottenham et al., 2009). NimStim 자극 세트에는 43명의 전문 배우가 자연스럽게 포즈를 취한 672개의 사진이 포함되어 있다. 모델은 아프리카계 10명, 아시아계 6명, 유럽계 25명, 라틴계 미국인 2명 등 다양한 인종으로 구성되어 있다. 표정에는 행복, 슬픔, 분노, 두려움, 놀람, 역겨움, 중립, 차분함 등 다양한 표정이 입을 벌리거나 다문 채로 표현된다. 특히 자극은 자유롭게 사용할 수 있다. 이 세트는 널리 사용되고 있지만 유효성 자료는 부족하다.

백인이 아닌 모델이 포함된 다른 자극 세트에는 인도 모델이 포함된 Mandal의 세트(Mandal, 1987), 분노, 혐오, 공포, 행복, 슬픔, 수치심을 묘사하는 중국인, 프랑스계 캐나다 백인 및 사하라 사막 이남 아프리카 모델의 흑백 사진이 포함된 몬트리올 정서 얼굴 표정 세트(Montreal Set of Facial Displays of Emotion)(Beaupre et al., 2000), Wang과 Markham의 중국인 정서 얼굴 표정 세트(Chinese Facial Expressions of Emotion)(Wang et al., 1999)가 있다. Kessels와 동료들의 정서 인식 검사(Kessels et al.,2014; Montagne et al., 2007)에는 백인 모델이 포함되어 있지만, 응답 명칭은 네덜란드어, 독일어, 프랑스어, 영어, 스페인어, 핀란드어, 이탈리아어, 러시아어, 그리스어, 포르투갈어, 리투아니아어 및 터키어로 제공된다. 따라서 인종 대표성이 개선된 일부 자극을 사용할 수 있다는 점은 고무적이지만, 심리 측정 속성에 대한 정보와 규범적 데이터는 대부분 부족하다. 문화 및 언어 다양성 집단의 임상 환경에 적합한 자극 세트를 개발하기 위해서는 추가적인 연구가 필요하다.

마음 이론

앞에서 설명한 것처럼, 마음 이론을 평가하는 과제는 다양하다. 가장 일반적으로 사용되는 과제에는 눈 표정 마음 읽기 검사, 만화, 사회적 실수 탐지, 고전적인 틀린 믿음 과제 등이 있다. 문화가 행동과 신경 수준 모두에서 다양한 마음 이론 검사에 상당한 영향을 미치는 것으로 보이는 것은 놀라운 일이 아니다. 이는 눈 표정 마음 읽기 검사에서 정신 상태를 해독하는 연구에서도 명확하게 드러난다. 14명의 건강한 미국 백인 젊은이와 14명의 건강한 일본 젊은이를 대상으로 한 소규모 fMRI 연구에서는 눈 표정 마음 읽기 검사의 원본과 일본어 버전을 완성했다(Adams Jr et al., 2010). 검사 개발을 위해 정서 이름을 영어에서 일본어로 역번역했다. 그런 다음 인터넷과 잡지에서 '아시아인의 눈' 이미지를 수집했다. 일본인 학생 5/9 이상이 목표 정서 이름과 일치하는 자극을 안정적으로 선택하도록 선행 연구를 실시했다. 행동 결과는 과제와 문화적 배경 사이의 상호 작용을 확인했다. 또한 일본어 참가자들은 일본어 과제를 더 잘 수행했으며 그 반대의 경우도 마찬가지였지만, 두 집단 모두 두 검사에서 60%의 정확도를 넘었다[확률(chance)=25%]. fMRI 결과 양쪽 위측두고랑, 방추형이랑, 중간전두이랑, 아래전두이랑, 측두극을 포함한 공통적인 뇌 영역이 두 집단 모두에서 활성화된 것으로 나타났다. 그러나 주목할 만한 점은 다른 문화 조건보다 동일한 문화 조건에서 더 큰 활성화가 양쪽 위측두고랑에서 관찰되었다는 것이다. 이것이 임상적으로 무엇을 의미할까? 서로 다른 자극을 사용하도록 조정된 과제가 유사한 뇌 영역을 활성화한다는 것은 안심할 수 있는 일이다. 하지만, 다른 문화권의 자극을 사용하여 과제를 완료할 때와 자신의 문화권의 자극을 사용하여 과제를 완료할 때, 행동 및 신경 수준 모두에서 분명한 차이가 있다. 이러한 차이는 실제 업무 수행에도 영향을 미칠 가능성이 높다.

또 다른 접근법은 다른 사람의 정신 상태에 대한 이해를 평가하기 위해 만화를 사용하는 것이다. 이에 대한 한 가지 인기 있는 예는 신체적(슬랩 스틱) 농담과 마음 이론(정신화) 농담을 분리하는 만화의 사용이다(Corcoran et al., 1997; Happe et al., 1999). 마음 이론에 장애가 있는 사람은 신체적 농담에는 웃을 수 있지만 다른 사람의 심리 상태를 이해해야 하는 항목은 이해하지 못한다. 이것은 유머가 문화 전반에 걸쳐 일관성이 있는지 의문을 제기한다. 이 의문을 검토하는 것은 이 장의 범위를 벗어나지만, 일화적인 보고에 따르면 만화는 대부분 비언어적 자극임에도 불구하고 일부 문화에서는 만화의 사용이 적합하지 않을 수 있다. 따라서 이러한 과제에 대한 비정상적인 수행이 임상 집단의 장애를 나타낸다고 간주하기 전에 관심 있는 문화 집단에서 자극을 검증해야 한다.

틀린 믿음 과제는 마음 이론을 평가하는 데에도 사용되었다. 가장 일반적인 예는 샐리-앤 검사의 변형인 '예기치 않은 이동' 검사('Unexpected Transfer' Test)이다. 이 검사에서는 주인공이 방 밖에 있는 동안 물체가 원래 있던 위치에서 다른 위치로 이동한다는 전제가 깔린다. 검사에서 마음 이론을 성공적으로 입증하기 위해 개인은 물체가 이동했다는 사실을 안다는 것을 숨기고, 물체가 원래 위치에 그대로 있을 것으로 알고 있는 주인공의 마음을 대변해야 한다. 임상 연구에서 이러한 과제를 사용하는 비교 문화 연구는 부족하다. 그러나 발달심리학의 증거는 문화에 따라 이러한 시나리오의 해석이 다를 수 있음을 시사한다(Kobayashi Frank et al., 2009). 예를 들어 일본 아동들은 정신 상태보다는 행동 또는 상황 단서에 기인하는 경향과 함께 다른 사람에 대한 추론에 차이를 드러내는 것으로 보인다. 특히 서양 아동들은 "그는 장난감을 원했다"와 같은 개인적인 정당화를 사용하는 경향이 있는 반면, 일본 아동들은 "그는 거기에서 기다리라고 말했다"와 같은 사회적 규칙을 언급하는 경향이 있었다. 이러한 연구는 아동을 대상으로 수행되었지만, 개인이 문화에 따라 틀린 믿음 과제를 수행하는 방법에 질적 차이가 있을 수 있음을 시사한다.

사회적 추론 인식 검사(Westerhof-Evers et al., 2014)와 같은 동적 검사 자극을 번역하려는 시도도 있었다. 언어 콘텐츠를 번역하고, 새로운 비디오 자극을 개발하고, 자극이 번역된 후 의도된 의미를 유지하도록 보장해야 하므로 분명히 더 많은 자원이 필요하다. 사회적 추론 인식 검사의 네덜란드어 버전은 성공적으로 개발되었는데, 이는 적어도 서구 문화권 내에서는 이것이 실현 가능함을 시사한다. 비꼼과 같은 복잡한 사회적 상호 작용이 다른 문화 집단(예: 아시아 문화)에 적용하기에 적합한지 여부는 향후 연구의 중요한 영역이다.

임상 양상: 문화 간 차이인가

두 번째 중요한 질문은 임상장애가 문화에 따라 질적으로 다른 방식으로 나타나는지이다. 손상된 사회적 인식은 다른 사람의 정서를 인식하는 것을 방해하고 다른 사람의 정신 상태를 이해한 상태에서 판단하거나 행동할 수 없게 한다. 우리는 이미 사회적 인식이 문화에 따라 어떻게 다를 수 있는지 논의했다. 또한 사회적 규범이라고 하는 적절한 사회적 행동에 대한 지식은 맥락과 문화에 크게 의존한다. 예를 들어 어떤 문화권에서는 인터뷰 중 욕설을 하거나 맨발로 은행에 들어가는 것을 용인하지만, 다른 문화권에서는 그러한 행동이 사회적 규칙을 명백히 어기는 것으로 여겨진다. 사회적으로 적절한 행동의 차이는 평가 환경으로 확장될 수 있다. 임상의를 그들의 이름으로 소개하는 것이 적절한가, 아니면 '의사' 또는 '교수'로 소개해야 하는가? 약속 장소에 갈 때 정장을 입어야 하는가, 아니면 반바지와 티셔츠가 적절한가? 임상 환경에서 사회적 규범은 종종 초기 인터뷰 동안 임상 관찰을 통해 평가된다. 지배적인 문화에서 공식적인 칭호를 사용하고 격식을 갖춘 복장을 착용하는 것이 적절하다고 생각되면, 일상복 차림으로 와서 임상의의 이름을 부르는 고객의 행동은(이러한 행동이 다른 문화적 맥락에서는 충분히 적절한 행동임에도 불구하고) 사회적으로 부적절한 행동의 지표로 간주될 수 있다.

사회적 규범에 대한 평가를 공식화하려는 시도에서 내담자 행동의 적절성을 감지하도록 요청하는 검사가 개발되었다. 예를 들어 사회적 규범 질문지(Social Norms Questionnaire)(Kramer et al., 2014; Possin et al., 2013)는 사람들에게 '극장에서 영화를 보는 동안 우는 것' 또는 '영화를 보는 동안 큰 소리로 말하는 것'이 적절한지 묻는다. 그러나 비교 문화 연구는 부족하지만, 인구 통계학적 요인도 수행에 영향을 미치는 것으로 보인다. 예를 들어 여성보다 남성이 동료에게 나이를 묻는 것이 부적절하다고 인식한 반면, 여성은 전반적으로 남성보다 높은 점수를 받았다. 이는 일부 사회적 규범이 성별에 따라 동등하게 적용되지 않는다는 점을 시사한다(Ganguli et al., 2018). 나이가 많은 성인은 젊은 성인보다 항목이 부적절하다고 보고할 가능성이 적었지만 해당 논문의 저자는 연령 관련 감소보다는 코호트 효과(cohort effect) 때문일 수 있다고 추측했다(Ganguli et al., 2018). 이러한 연구 결과를 통해 문화적 배경이 다른 사람들도 이 설문조사에 대해 다르게 응답할 것이라고 가정하는 것이 타당하다. 보다 보수적인 문화권에서는 상대적으로 자유로운 국가에서보다 더 많은 행동을 부적절한 것으로 간주할 수 있다. 일부 항목은 문화적으로 특정할 수도 있다(예: 공공장소에서 코를 푸는 것이 적절한가?). 임상 관찰과 사회적 규범에 대한 공식적인 평가 모두에서 임상의는 내담자의 행동을 해석할 때 지배적인 문화의 잠재적 영향을 인식하는 것이 중요하다. 임상의는 이러한 문화적 문제를 인식하고, 비정상적인 행동을 사회인지장애로 간주하기 전에 개인의 문화적 배경에 따라 행동 특징 및/또는 점수가 어떻게 영향을 받을 수 있는지 고려해야 한다.

연구 환경에서 제외 기준에는 종종 지배적인 (검사) 언어가 유창하지 않은 경우가 포함된다. 대부분의 문화 간 연구에서는 일반적으로 동일한 사이트에서 모집한 서로 다른 국가의 참가자 집단의 수행을 비교하는 설계를 채택하고 있지만, 이러한 유형의 설계는 혼란을 일으키기 쉽다. 예를 들어 해당 집단이 연구 대상 국가에서 얼마나 오래 거주했고 그 문화에 얼마나 많이 노출되었는지 등이 있다. 최근에는 포괄적이고 대표성을 갖춘, 보다 미묘한 접근 방식이 필요하다는 주장이 제기되고 있다(Barrett, 2020). 이를 위해서는 더 큰 규모와 더 정교한 연구 설계로 연구를 수행해야 한다.

12개국에서 587명의 건강한 성인 참가자를 대상으로 한, 미발표 다기

관 연구가 그 예이다(Quesque et al.). 모든 참가자는 얼굴 표정 정서: 자극 및 검사(Facial Expressions of Emotion: Stimulus Test, FEEST)(Young et al., 2002)의 에크만 얼굴 검사(Ekman Faces Text)와 사회적 실수 검사(Baron-Cohen et al., 1999)를 완료했다. 연구진은 정서 인식 수행의 20%가 국가의 영향에 기인할 수 있다는 사실을 발견했다. 이러한 차이는 성별, 연령, 교육 수준의 영향을 통제한 후에도 관찰되었다. 정서 인식의 경우, 전반적인 응답 유형은 국가별로 대체로 비슷했지만 몇 가지 주목할 만한 예외가 있었다. 예를 들어 독일에서는 두려움을 놀라움으로 잘못 분류한 비율이 25%였지만 캐나다에서는 50%에 달했으며, 중립적인 표정의 경우 이탈리아에서는 이 표현을 슬픔으로 잘못 분류한 비율이 21%였지만 중국 참가자에게는 이러한 오류가 전혀 관찰되지 않았다. 사회적 실수 검사의 경우, 국적이 수행의 24%를 설명할 수 있었다. 주목할 만한 점은 이 효과가 검사가 실시된 언어와는 무관한 것으로 나타났다는 점이다. 이와 같은 연구는 문화가 검사 결과에 미치는 잠재적인 영향이 상당하다는 것을 보여 준다.

다기관 임상 시험뿐 아니라 국제적인 진단 기준이 사용되는 상황에서 이러한 문화적 차이의 영향은 임상에서 중요할 것으로 보인다. 예를 들어 행동변이형 전두측두치매의 진단 기준에는 행동 억제, 무감동, 동정심 또는 공감 능력 상실, 지속적 또는 고정관념적 행동, 식이 변화 및/또는 집행기능 장애가 포함된다(Rascovsky et al., 2011). 서구 국가(미국, 호주, 유럽)에서는 이러한 기준의 민감도가 높지만(0.85), 한 획기적인 연구에 따르면 인도 인구의 초기 질병 단계에서는 이 기준의 민감도가 훨씬 낮다는 사실이 밝혀졌다 (Ghosh et al., 2013). 이러한 연구 결과는 전두측두치매 증상이 문화에 따라 다를 수 있으며, 문화에 따른 검사의 민감도와 특이도의 잠재적 차이로 인해 더욱 복잡해질 수 있음을 시사한다. 따라서 특징적인 사회인지장애가 있는 다른 증후군도 문화에 따라 민감도와 특이도가 다를 수 있다고 추정할 수 있다.

다문화 사회에서의 다문화 연구에 대한 의견: 임상 환경에서의 문화 및 언어적 다양성

임상 환경에서 문화 및 언어적 다양성(cultural and linguistic diversity, CALD) 배경을 가진 사람들은 집단 내 이점이 없기 때문에 CALD가 아닌 사람과 검사 수행이 다를 수 있다. 이것의 영향은 두 가지이다. 첫째, 집단 내 이점이 없다는 것은 이러한 검사가 CALD 개인의 미묘한 인지 감소에 더 민감하다는 것을 의미할 수 있다. 예를 들어 경미한 사회인지장애가 있는 비서구권 사람이 서구식 자극으로 과제를 수행할 경우, 서구권 문화 배경을 가진 사람에 비해 수행 능력이 더 나쁠 수 있다. 그러나 이러한 민감도 증가는 특이성 감소라는 상충 관계를 가지므로 CALD 배경을 가진 사람들은 사회인지장애가 없음에도 불구하고 문화적 배경의 차이로 인해 기대 이하의 성과를 낼 수 있다(그림 2.1 및 사례 2.1 참조). 중요한 것은 검사의 전체 프로필, 즉 정서에 대한 상대 점수가 동일할 가능성이 높다는 것이다. 다시 말해 행복한

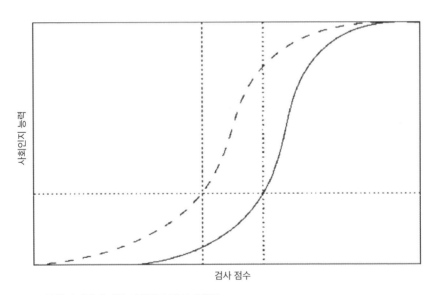

그림 2.1 문화적 배경에 따른 사회인지 검사 수행도

얼굴을 화가 난 것으로 잘못 인식하는 사람은 문화적 영향 때문일 가능성이
낮다.

사례 2.1

E의 사례: 사회인지 검사 수행에 대한
문화 및 언어적 다양성의 영향

병력 E는 1950년 이집트에서 태어났다. 39세에 호주로 이주해 은행가로 일했다.
그는 상업 학사와 경제학 학사 학위를 모두 이집트에서 취득했다. E는 과민한
기분, 기분 저하, 직장에서의 성과가 저조하다는 느낌을 스스로 보고한 뒤, 직장
을 그만두고 장애 연금을 신청했다.

진행 경과 E는 예의 바르고 협조적이었으며, 평가하는 동안 노력하는 모습을 보
였다. 평가의 일부는 아랍어 통역사의 도움으로 수행되었다. 그의 병전 지능은
평균보다 높다고 추정되었다. 인지 검사에서 그는 암산, 작업 기억, 유창성, 명
명, 일반 지식 및 처리 속도에서 기대 이하의 결과를 보였다.
MRI에서 전두엽 사이의 반구 간 균열이 확장되는 것이 관찰되었다. 에크만 얼
굴 검사에서는 45/60점($z=-1.17$)을 기록했다. 사회적 추론 인식 검사 1부에서
19/24점($z=-2.75$)을, 사회적 추론 인식 검사 2부에서는 47/60점($z=-1.63$)을 기
록했다. 케임브리지 행동 질문지(Cambridge Behavioral Inventory)의 자가 보고
버전에서는 사회적 상호 작용(잦은 촉각이 없거나 암시적인 발언 및 충동적인 행동)
과 냉담 및 경직된 사고로 인한 어려움이 시사됐다. 그러나 그의 아내의 보고와
는 일치하지 않았다.

의견 이 사례에 대한 초기 검토는 전두측두치매와 일치하는 것으로 보인다. 작업기억장애, 유창성 및 표면 난독증, 사회인지장애의 경계선, 사회적 행동의 변화 및 MRI에서 명백한 전두엽 위축의 증거가 있다. 그러나 여러 가지 유의해야 할 사항이 있다. 대부분의 인지장애는 언어 기반 검사에서 나타났다. 통역사가 일부 검사를 도와주기는 했지만, 점수를 직접적으로 비CALD 인구의 표준 자료와 비교할 수 없다. 또한 사회인지 검사 점수의 감소는 집단 내 이점이 없음을 반영할 수 있다. 이것은 사회적 행동에 변화가 없다는 아내의 보고와 일치한다. MRI 소견은 특이하지만, 반복 촬영한 자료가 없는 경우 이는 단순히 개인의 변동성을 반영하는 것으로 볼 수 있다.

요약 기능이 뛰어난 이 남성은 업무 수행 능력과 행동에 대한 우려를 자가 보고했다. 공식 검사에서 그의 수행은 추정된 병전 기능과 비교해 기대 이하였다. 그러나 그의 CALD 배경이 이러한 수행 저하를 설명할 수 있다. 그의 온전한 통찰력과, 행동이 변하지 않았다는 아내의 보고는 그에게 사회인지장애가 있을 가능성이 없음을 시사한다. 12개월 후 반복 검사에서는 수행 저하가 나타나지 않았다.

표 2.2 문화 및 언어적으로 다양한 개인의 임상 평가를 위한 권장 사항

검사 유형	권고
정서 지각	❖ 언어적 자극보다 비언어적 자극 선택 ❖ 내담자가 검사 자료와 다른 언어를 사용하는 경우 응답 용어에 대한 이해를 확인: 번역된 응답 선택지 제공 ❖ 가능한 경우 내담자의 문화적 배경 또는 문화적으로 다양한 자극(예: JACFEE; NimStim)에서 자극을 선택 ❖ 가능한 경우 내담자의 문화적 배경을 반영하는 표준 자료 사용
마음 이론	❖ 비언어적 과제 또는 최소한의 언어 요구 사항이 있는 과제 선택 ❖ '비사회적' 통제 과제가 있는 과제 선택 ❖ 가능한 경우 내담자의 문화적 배경을 반영하는 표준 자료 사용
질문지	❖ 가능한 경우 자가 보고 및 제보자가 보고한 버전을 모두 사용 ❖ '전형적인' 행동과의 비교보다는 병적 행동에서 비롯된 변화에 초점을 맞춤

연구 환경에서 영어가 유창하지 않거나 비영어권 문화에서 성장한 사람들은 일반적으로 연구 참여에서 제외된다. 이 접근 방식은 연구자가 문화의 영향으로 신경학적 장애에 의해 수행이 어떤 영향을 받는지 분석할 수 있기 때문에 방법론적으로 이점이 있지만, 임상의는 CALD 내담자와 직면했을 때, 상대적으로 해당 문화와 언어에 관한 정보가 부족한 위치에 있다. 사회인지 평가의 경우, 일부 검사가 다른 검사보다 더 적합하다고 주장할 수 있다. 다른 인지 영역과 마찬가지로 비언어적 검사는 언어적 검사보다 문화적 영향에 덜 민감하다. 따라서 내담자가 기본 정서 이름의 의미를 이해하고 있는지 확인할 수 있는 얼굴 정서 인식과 같은 검사는 더 복잡한 다중 모드 자극보다 문화의 영향을 덜 받을 수 있다. 행동이 개인의 성격을 벗어나 일반적인 상태의 변화를 나타내고 있는지 판단하기 위해서는 가족 구성원 등 지식이 풍부한 정보원을 참여시킬 필요가 있다.

결론

　　사회인지를 구성하는 능력은 매우 복잡하며, 언어, 기억력, 주의력 및 처리 속도와 같은 다른 인지 능력과 상호 작용한다. 따라서 사회인지의 특정 구성 요소를 분석할 수 있는 검사는 개발하기 어렵다. 이 분야의 임상 연구는 발달심리학 및 사회심리학의 과제를 개발 및 수정하고, 신경과학 및 컴퓨터 과학의 기술을 활용하여 이러한 복잡한 행동에 대한 이해를 향상시키는 데 상당한 진전을 이루었다. 인지적 요구 사항을 고려하고 생태학적 타당성을 극대화하는 과제는 이 영역에 대한 지식을 더욱 발전시키는 데 도움이 될 것이다. 특히 암묵적 과제, 2인칭 접근 방식을 사용하는 과제, 가상 현실을 사용하는 과제는 사회인지에 대한 새로운 통찰력을 제공하는 데 유망한 것으로 보인다. 뇌영상은 의심할 여지 없이 사회인지의 신경생물학적 기초에 대한 이해를 발전시키는 데 필수적이다. 유의미한 결과를 얻기 위해서는 현명한 과제 설계와 적절한 뇌영상 기법 및 분석의 선택이 필수적이다. 마지막으로, 사회인지는 문화에 따라 다르다는 점을 인식하는 것이 중요하다. CALD 집단의 사회인지를 평가하는 것은 어려운 일이지만, 임상적으로나 이론적으로 중요한 문제이다. 문화 간 차이점과 공통점을 조사하는 것은 연구 과제가 많은 분야이며, 흥미롭고 새로운 연구 결과가 나올 가능성이 높다. 이 장에서 살펴본 바와 같이 사회인지는 아직 탐구해야 할 중요한 질문이 많은, 활발하고 풍성한 연구 영역이다.

3

초기 뇌손상이 사회적 능력 발달에 미치는 영향

Vicki Anderson 멜버른대학교, 왕립아동병원, 머독아동연구소

Mardee Greenham 머독아동연구소

Nicholas P. Ryan 디킨대학교 심리학부, 머독아동연구소

Miriam Beauchamp 몬트리올대학교, 생트-쥐스틴병원 연구센터

아동이나 청소년의 사망과 영구장애의 흔한 원인 중 하나는 아동기에 받은 후천적 뇌손상이다. 후천적 뇌손상은 정상적인 뇌 발달을 방해하는데, 뇌손상의 정도에 따라 신체적인 능력과 인지 기능, 행동, 기억, 사회적 능력과 같은 광범위한 영역에 걸쳐 장애가 남기도 한다. 장기간의 추적 연구에 따르면 재활 치료에도 불구하고 뇌손상으로 인한 문제는 완전히 사라지지 않는다. 이는 아동이 주변 환경과 효과적으로 상호 작용할 수 있는 능력에 영향을 주어, 기술 습득이 지연되고 정상적인 발달 과정에 있는 아동들과의 차이가 증가하게 된다. 후천적 뇌손상이 있는 아동들의 결과를 예측하는 것은 쉽지 않은데, 장기적인 측면에서는 병전 아동의 능력과 사회-정서적 기능, 손상의 성격, 환경적인 맥락, 발달 단계 그리고 재활 등의 다양한 요인의 복잡한 상호 작용에 따라 결정된다고 할 수 있다.

이 장에서는 아동의 후천적 뇌손상으로 인한 사회적 결과에 대하여 연구한 문헌들을 고찰한다. 특히 외상성 뇌손상, 뇌졸중과 암의 경우에 집중하여, 사회적 장애가 후천적 뇌손상으로 인해 나타날 수 있는 가장 흔하고도 심각한 결과일 수 있음을 알아보고자 한다. 아동기에 후천적 뇌손상을 입은 생존자 중 최대 50%가 사회적 영역에 어려움을 겪는다고 보고된 바 있다(Anderson et al., 2013, 2014; McCarthy et al., 2010; Rosema, Crowe, & Anderson, 2012). 하지만 아동기의 후천적 뇌손상에 의한 사회적 결과, 특히 사회인지 영역에 있어서는 그 정의가 불분명하고, 적절하면서도 생태학적으로 유효하며 심리 측정학적 측면에서 확실한 측정 도구들이 부족하기 때문에 잘 밝혀져 있지는 않다.

아동기 후천적 뇌손상

후천적 뇌손상은 태어난 이후에 발생한 뇌의 손상을 말하는데, 선천적인 질환이나 발달장애 혹은 점차 진행하는 뇌의 손상과는 관련이 없다. 기저 손상에 대한 기전은 다양하지만, 외상, 혈관, 발달, 감염, 종양과 관련된 기전들로 분류할 수 있다. 이로 인한 손상의 위치와 범위는 일측성 혹은 양측성, 국소성 혹은 미만성, 전두부 혹은 전두부 이외의 영역과 같이 다양할 수 있다. 아동기 후천적 뇌손상의 공통점은 이러한 뇌손상이 빠르게 발달하는 뇌에서 발생하게 된다는 점이다. 즉 (1) 뇌의 구성이 아직 불완전하고, (2) 심각한 손상으로 인하여 정상적인 뇌 발달을 위한 유전적 청사진이 방해받을 가능성이 있으며, (3) 신경행동 기술이 아직 미성숙하고, (4) 손상, 부모의 영향 혹은 가족의 기능과 같은 환경적인 요인들이 발달에 중요한 영향을 주기도 한다.

외상성 뇌손상은 가장 흔한 형태의 후천적 뇌손상이다. 외상성 뇌손상은 아동 10만 명 중 47~280명가량에게서 발생한다(Dewan et al., 2016). 다른 형태의 후천적 뇌손상의 발생률을 살펴보면, 뇌졸중은 아동 10만 명 중 1.3~13명(Greenham et al., 2016), 뇌종양은 아동 10만 명 중 1.12~5.14명(Johnson et al., 2014), 바이러스 및 세균성 감염은 아동 10만 명 중 36.3~688명(Rantakallio, Leskinen & von Wendt, 1986), 뇌염은 아동 10만 명 중 18명에게서 발생한다(Bale, 2009).

아동기 후천적 뇌손상의 결과는 원인, 손상의 특징, 병전 아동의 능력,

사회-정서적 기능, 환경적 맥락, 발달 단계 그리고 자원에 대한 접근성과 같은 여러 요인의 복합적인 상호 작용에 의해 결정된다. 따라서 아동기 후천적 뇌손상으로 인한 결과를 예측하는 것은 쉽지 않은데, 연구 결과들에 따르면 운동, 인지, 언어와 같은 대부분의 영역에 있어서의 손상의 정도가 그 결과를 가장 잘 예측할 수 있는 지표가 된다(Taylor et al., 1999; Anderson, Catroppa, Morse, Haritou & Rosenfeld, 2005). 손상 시의 연령 혹은 발달 단계 역시 회복에 있어 매우 중요한 요인이다. 나이가 적은 아동들의 뇌가 좀 더 가소성이 높기 때문에 청소년이나 어른에 비해 회복이 우수하다고 주장하는 사람들도 있지만, 현재 연구들에 따르면 발달 과정에 있는 뇌가 신경과 인지 성숙에 영향을 줄 수 있는 초기 손상에 좀 더 취약한 것으로 보인다(Anderson, Spencer-Smith & Wood, 2011). 손상 이전의 위험 요인들과 환경적인 위험 요인들(손상 이전의 학습과 행동 문제, 적응의 어려움, 가족의 부담과 스트레스, 사회적인 불이익) 역시 중요한 기여 요인이다(Anderson et al., 2006, 2014; Gerring & Wade, 2012; Yeates et al., 2004).

사회적 발달

온전한 사회적 기술이 적절하게 발달하는 것은 인간의 존재와 삶의 질에 있어서 필수적인 사항이라 할 수 있다. 한 아이가 사회적 기술을 사용하고 다른 사람들과 상호 작용하면서 사회 환경 속에서 활동하는 방식은, 지속적인 관계를 형성하고 발전시키며 공동체에 참여하고 공동체 구성원으로서의 역할을 담당하는 데 있어 매우 중요하다(Beauchamp & Anderson, 2010; Blakemore, 2010; Cacioppo, 2002). 이는 자연스럽게 생기는 것처럼 보이기는 하나, 사실 분산된 신경망의 적절한 발달과 활성화, 다양한 사회인지와 정동적 능력의 습득 그리고 개인의 삶의 경험과 사회 지식의 결실이 관여하는 매우 복잡한 과정이라고 할 수 있다.

사회적 기술은 영유아 시기에 점차적으로 나타나서 청소년기에 강화되며, 이러한 발전은 개인과 환경 간의 역동적인 상호 작용을 반영한다. 생후 몇 달이 지나면 영아는 웃기 시작하고 다른 사람들과 상호 작용하며 주변 사람들의 행동을 모방한다. 5~8개월에 이르면 영아들은 목표 지향적인 사회적 행동의 증거를 보인다. 3~4세에 이르면 아동들은 다른 사람들의 정신 상태나 믿음을 자신과 구별하여 설명할 수 있으며(Beaudoin Beauchamp, 2020; Saxe, Carey & Kanwisher, 2004), 7~8세가 되면 과거 경험을 기반으로 다른 사람들의 행동을 예측하기 시작한다(Rholes, Ruble & Newman, 1990). 사회적 의사 결정과 판단은 초기 청소년기에 더욱 성숙해진다(Van Overwalle, 2009; Beauchamp, Dooley & Anderson, 2013; Beauchamp et al., 2019). 이렇게 장기간에 걸쳐 진행되는 발달 과정 가운데 정상적인 신경 및 인지 성숙 과정에 영향을 주는 혼란이 초래되면, 이는 향후의 사회 및 행동 발달에 손상을 줄 수 있다.

일생 동안 어느 단계에서든 사회기능에 혼란이 초래되면, 이는 정신 건강, 학업 성과, 직업적인 성취 및 삶의 질과 같은 다양한 영역에 부정적인 영향을 미칠 수 있다. 초기 생애 단계에서 사회적 기술을 습득하고 확립하지 못하면, 아이가 사회적으로 적절하게 기능하기 위해 필요한 복잡한 사회적인 기술을 발달시키는 데 장애가 생길 수 있다. 후천적 뇌손상이 바로 이러한 아동기에 발생할 수 있는 혼란의 한 예이다. 아동기에 발생한 뇌손상은 신체적 기능장애, 인지 및 의사소통 결핍, 행동 문제, 학업 성과의 저하와 같은 문제를 야기할 수 있는 것으로 알려져 있다(Anderson, Catroppa, Morse, Haritou & Rosenfeld, 2009a). 뇌손상이 있는 아동들의 사회기능에 대한 연구는 많지 않다. 그러나 아동기에 많은 사회적 기술이 빠르게 형성되기 때문에 이러한 손상에 의해 사회적 발달에 제한이 발생할 가능성은 매우 높다고 하겠다.

사회적 기술 발달을 뒷받침하는 기전

사회적 기술과 사회적 뇌 네트워크

사회신경과학이 발전하면서 사회적인 기술들이 신경학적 및 인지적 기능과 밀접하게 연결되어 있다는 사실이 밝혀졌다(Adolphs, 2001, 2009). 예를 들면 개인은 사회적으로 온전히 기능하기 위해 타인에게 주의를 기울이고 부적절한 행동을 억제해야 하며(집행 기능), 효과적으로 의사소통하고(언어 기술), 타인의 행동을 관찰하여 사회적인 단서를 해석해야만 한다(사회인지). 이러한 기술들은 특정 뇌 영역들의 구조 및 기능과 관련이 있다(예: 마음이론과 전전두피질). 우리가 일상 행동에서 보게 되는 사회적 기능들은 통합적이고도 분산된 신경망으로 표현되는데, 이를 사회적 뇌 네트워크라고 한다. 이러한 사회적 뇌 네트워크에 기여하는 뇌 영역으로는 전전두피질, 측두두정 연접부, 측두극, 위측두고랑, 뇌섬엽과 편도체가 있다(Adolphs, 2001)(더 자세한 내용은 제1장을 참조). 인지 기능에서 입증된 바와 같이 이 네트워크는 아마도 아동기와 청소년기를 통해 발달되고 정제될 것으로 예상된다(Beauchamp & Anderson, 2010; Burnett, Sebastian, Cohen, Kadosh & Blakemore, 2011; Tousignant, Eugène & Jackson, 2017). 뇌의 손상, 특히 성장기 아동에게 발생한 뇌손상은 이 네트워크를 방해하여 사회기능장애를 일으킬 수 있는데(Yeates et al., 2007), 최근 우리 팀에서는 뇌 용적(Ryan et al., 2016, 2017), 백질의 미세 구조(Ryan et al., 2018) 및 미세 출혈성 뇌 병변들(Ryan et al., 2015a, 2015b, 2016)을 평가하여 이들과 사회인지(예: 마음 이론)의 연관성을 확인한 바 있다.

사회적 기술: 환경적 영향

아동에게 있어 환경의 중요성은 발달심리학 문헌을 통해 잘 확립되어 있다. 사회경제적 지위와 같은 원격 요인들도 있고 부모의 정신 건강이나 가족 환경과 같은 보다 근접한 영향 요인들도 있는데, 각각이 온전한 사회 기능의 발달과 관련되어 있다는 주장이 제시된 바 있다(Ackerman & Brown, 2006; Belsky & de Haan, 2011; Bowlby, 1962; Bulotsky, Fantuzzo & McDermott, 2008; Guralink, 1999; Masten et al., 1999). 이러한 연관성들은 비정상적인 환경에서 자라는 아동들에 대한 연구들을 통해서 확인된다. 예를 들어 환경적 박탈 상황에서 자란 루마니아 아동들에 대한 여러 연구가 있다. 이 아동들이 자란 환경은 너무나 열악하여 사회적 발달에 부정적인 영향을 끼칠 가능성이 있었다(Belsky & de Haan, 2011; Bos, Fox, Zeanah & Nelson, 2009; Raizada & Kishiyama, 2010). 이러한 연구들은 환경 요인, 뇌의 발달 및 이러한 사회적 기술 간의 밀접한 관련성을 보여 준다(Adolphs, 2009; Kolb et al., 1998; Ryan et al., 2017; Van Overwalle, 2009).

아동기 후천적 뇌손상의 맥락에서 부모와 가족들은 아동의 사회적 발달에 도움을 줄 수도, 이를 약화시킬 수도 있다(Gerring & Wade, 2012). 당연하게도 아동이 입은 후천적 뇌손상의 여파로 인해 가족의 일상이 혼란스러워질 수 있다. 부모가 대형 병원이나 외래 진료에 가야 할 수도, 일부 가족 구성원들은 자녀의 양육과 관련된 재정적 어려움을 겪을 수도 있는 것이다. 이와 관련된 부담은 가족 구성원들이 받는 스트레스를 증가시키고, 그 결과 가족 기능을 방해할 수 있다. 초기 뇌손상의 2차적인 영향 중 하나는 부모의 정신 건강에 임상적으로 중요한 문제가 발생할 위험이 높아진다는 것이다(McCarthy et al., 2010). 진단 이후 6개월 만에도 약 3분의 1의 부모에게서 이러한 증상이 나타난다고 한다. 부모의 정신 병리는 가족 환경의 질과 아동의 안녕에 부정적인 영향을 미치는 것으로 입증되었으며, 이러한 요인들과 아동의 사회적·행동적 적응 사이에 명확한 연결 관계가 있다는 것이 연구를 통해 확인되었다(Anderson et al., 2006; Yeates, Taylor, Walz, Stancin & Wade, 2010).

기능적 장애

의학적인 요인들은 사회적 발달, 특히 사회 참여 기회를 제한한다. 예를 들어 반신 마비는 아동의 이동성을 감소시킴으로써 아동이 놀이와 운동을 통해서 독립적으로 또래와 상호 작용하는 능력을 제한할 수 있다. 또한 언어장애는 표현적 언어 유창성을 감소시킴에 따라 또래와의 의사소통에 영향을 줄 수 있으며, 발작은 아동 주변의 사람들이 아동의 안녕에 대해 경계감이나 불안감을 느끼게 함으로써 사회적 상호 작용에 영향을 줄 수 있다. 더욱이 많은 경우 외상성 뇌손상은 만성 질병으로 여겨져서 지속적인 의료 관리를 필요로 하고, 건강에 대한 염려를 증가시키는 한편, 아동이 학교에 자주 결석할 수밖에 없게 하기 때문에 일반적인 사회적 상호 작용을 제한하게 된다.

아동의 상태

아동의 인지적 상태, 성격과 상황에 대한 적응은 사회적인 기능에 영향을 준다(Lo et al., 2014; Greenham et al., 2018; Séguin et al., 2020). 후천적 뇌손상을 겪는 아동들이 초기의 외상과 입원에 대한 반응으로 외상후 스트레스 증상을 경험하는 것은 흔한 일이다. 앞에서 언급한 의학적인 이유로 인해 아동은 자신감 저하를 보이거나 또래와 자신이 '다르다는 느낌'을 경험할 수 있는데, 이는 대개 사회적 불안과 사회적 회피로 이어진다. 뇌손상으로부터의 초기 회복 단계에서 흔히 나타나는 추가적인 증상은 과도한 피로감이다(Crichton et al., 2018, Greenham et al., 2018). 이는 아동의 동기 부여와 사회적 상호 작용의 지속력을 심각하게 저하시킬 수 있으며, 이로 인해 사회적 노출이 더욱 제한될 수 있다. 이러한 의학적인 문제에 대응하여 어떤 부모는 취약한 아이를 지나치게 보호할 수 있는데, 이는 아동이 독립적으로 또래와 상호 작용할 기회를 더욱 제한하게 될 가능성이 있다.

사회적 기능과 아동기 후천적 뇌손상 I: 어떤 어려움이 있는가

후천적 뇌손상을 겪은 후의 사회적 결과에 대해 조사한 문헌들을 살펴보면, 근거가 부족한 것을 알 수 있다. 이러한 현 상황은 여러 가지 요인에 기인한다고 할 수 있다. 첫째로 최근까지 후천적 뇌손상을 입은 아동들을 치료하는 의료 전문가들은 주로 신체 및 인지적 영역에 초점을 맞추어 온 반면, 회복과 재통합을 위한 사회적 능력의 중요성에 대해서는 잘 인식하지 못하였다. 이는 Bonhert와 그 동료들이 수행한 아동기 외상성 뇌손상에 관한 기초적인 연구에서 잘 드러난다(Bohnert, Parker & Warschausky, 1997). 이 저자들에 따르면 후천적 뇌손상을 입은 아동들에게 있어 건강과 교육, 친구 관계의 상대적 중요성을 순위로 매기게 하자, 부모들과 의료 전문가들 모두 친구 관계가 가장 덜 중요하다고 보고했다고 한다. 이에 반해 아동들은 친구 관계를 최우선 순위에 놓았다.

또 다른 어려움은 사회적 기술의 구성 요소들을 정확하게 정의하고 지정하며 측정하는 데 있다. 사회적 영역에는 발달적인 측면과 연계된 사회 평가 도구나 적절한 연령 기준을 갖춘 사회 평가 도구가 거의 없다고 할 수 있다. 사용 가능하고 표준화된 도구는 대개 평가 척도나 질문지 정도이며, 이 도구들은 일반적으로 부모나 교사의 인식만을 조사한다. 대부분의 도구가 적응 능력이나 행동, 삶의 질에 관한 종합적인 측정만을 실시하며, 일상에서의 사회적 기술 및 사회인지와 관련해서는 일부 항목만을 포함하고 있을 뿐이다. 관계나 사회적 상호 작용, 사회적 참여 및 고독감과 같은 사회적 기술에 특화된 일부 측정 도구들은 있다(Crowe, Beauchamp, Catroppa & Anderson, 2011). 더 경험적인 측정 도구의 선택은 더욱 제한적인데, 주로 공감, 관점 수용 및 의도의 부여와 같은 사회인지 측면을 다룬다. 이러한 도구들 중 대부분은 외적 타당성이 높지만, 정상 규준이나 안정적인 심리 측정 속성을 갖추고 있는 경우는 거의 없다. 아동의 평가 문제에 대해서는 10장에서 더 자세히 논의하겠다.

사회적 기능과 아동기 후천적 뇌손상 II: 이론적 구조

지금까지 살펴본 문헌에서와 같이 아동의 뇌손상의 사회적 결과에 관해 대부분 비이론적으로 접근하는 것에 대응하여, 아동기 후천적 뇌손상의 맥락에서 사회기능에 대한 두 가지 보완적인 신경심리학적 모델이 제시된 바 있다(Beauchamp & Anderson, 2010; Yeates et al., 2007). 이 두 모델에서는 아동의 뇌손상이나 외상으로 인해 발달이 중단되면, 사회적 기술과 사회인지 획득에 상당한 영향이 미칠 수 있다고 말한다.

Yeates 등(2007)은 외상성 뇌손상의 결과에 중점을 두고 발달심리학적 틀 안에서 사회적 결과(사회 정보 처리, 사회적 상호 작용 및 사회 적응)를 설명하는 휴리스틱(heuristic)을 제시한 바 있다. 해당 연구에서는 사회적 결과는 외상의 종류와 중증도, 뇌 병변의 성격과 범위 등 손상과 관련된 위험 요인뿐 아니라, 손상과는 관련이 없는 부모의 양육 방식, 가족의 기능 및 사회경제적 상태와 같은 손상 외적인 요인에 의해서도 영향을 받을 수 있다고 개념화하고 있다.

Beauchamp와 Anderson(2010)은 유사한 구조를 제안한다(그림 3.1). 이들은 뇌(발달과 구조적 무결성)와 환경(가족 및 기질)의 조절 역할 및 신경행동기술(주의/집행 기능, 의사소통 및 사회인지)을 강조하면서, 결과적으로 사회적 능력에 초점을 두고 있다. 후천적 뇌손상의 사회적 결과에 대한 다음의 종설에는 Yeates 등이 제시한 모델과 Beauchamp와 Anderson 등이 제시한 모델이 이용 가능한 결과들을 구조화하기 위한 틀로 사용되었다. 사회적 기술의 측면에 대한 정의는 표 3.1에 정리하였다.

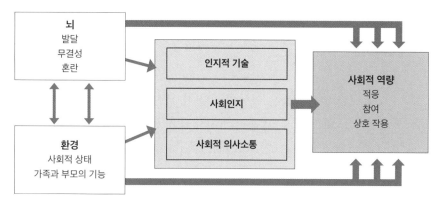

그림 3.1 아동의 사회적 기술: 생물심리사회적 모델

출처: Beauchamp & Anderson(2010)

표 3.1 사회인지 신경과학에서 자주 사용하는 용어

용어	정의	참고문헌
사회적 기술/ 사회적 역량	(1) 대인 관계 맥락에서 관련이 있고 유용한 정보를 정확히 　　선택하는 능력 (2) 그 정보를 적절한 목표 지향적인 행동을 결정하는 데 　　이용하는 능력 (3) 목표를 성취할 가능성을 최대화할 수 있는 언어적·비언어적 　　행동을 실행하고 다른 사람들과 좋은 관계를 유지할 수 　　있는 능력	Bedell & Lennox, 1997
사회적 적응	아동이 또래와 잘 지내는 정도; 적응적이고 적절한 사회적 행동에 참여하는 정도; 거부감을 일으키는 부적절한 사회적 행동을 억제하는 정도	Crick & Dodge, 1994
사회적 상호 작용	상호 작용 대상의 행동에 따라 행동 및 이에 대한 반응을 바꾸는 개인(혹은 집단) 간 사회적 행동상의 일련의 역동적인 변화; 즉 사람들이 상황에 의미를 부여하고 다른 이들의 의도를 해석하여 이에 반응하는 것	http:// en.wikipedia. org/wiki/social_ interaction
사회 참여	사회적으로 상호 작용하는 놀이, 활동, 상황에 참여하는 것	Muscara & Crowe, 2012
사회인지	개인 간의 암시를 이해하고 처리하며 적절한 반응을 계획함으로써 부드러운 사회적 상호 작용을 할 수 있도록 하는 상위 인지 기능의 측면	Scourfieldetal., 1999
사회적 정보 처리 이론	사회적 정보 처리 이론은 사회적 상호 작용 중의 행동 반응을 만들어 내는 데 나타나는 모든 정신 작용과 폭넓은 관련이 있음	Dodge & Rabinker, 2004

사회적 기능과 아동기 후천적 뇌손상 III: 우리가 아는 것은 무엇인가

　최근 몇 년간 연구자들은 아동기 후천적 뇌손상의 심각하고도 지속적인 영향을 인식하게 되었다. 이에 따라 아동기의 후천적 뇌손상과 관련된 사회적 능력의 결핍이 언급되기 시작하였다. 이제까지의 제한된 연구들은 사회기능에서 중요한 역할을 하는 인지 기술(예: 집행 기능과 의사소통 기술)의 결핍을 보여 주었다(Anderson et al., 2009b; Catroppa & Anderson, 2005; Didus, Anderson & Catroppa, 1999; Hanten et al., 2008; Janusz, Kirkwood, Yeates & Taylor, 2002; Long et al., 2011a). 이는 사회기능에 결함이 존재할 수 있다는 개념을 구체화하는 데 도움을 주었다고 할 수 있다. 특정 인지 영역과 사회적 결과 사이의 가능한 연결고리를 조사한 연구들은 매우 소수이지만(Ganesalingham, Sanson, Anderson & Yeates, 2007a; Ganesalingham, Yeates, Sanson & Anderson, 2007b; Greenham, Spencer-Smith, Anderson, Coleman & Anderson, 2010; Muscara, Catroppa & Anderson, 2008), 초기의 횡단 연구 결과들은 이러한 관련성을 시사하고 있다.

아동기 외상성 뇌손상에 의한 사회적 결과

　외상성 뇌손상은 후천적 뇌손상의 가장 흔한 원인이다. 이는 머리에 받은 충격으로 발생하는데, 손상이 좀 더 심각한 경우에는 특징적으로 충격 부위뿐 아니라 충격 부위의 반대편에서도 국소적인 뇌손상이 발생할 수 있으며, 광범위한 축삭 손상이 나타난다. 두개골의 형태, 그리고 손상을 주는 힘의 영향으로 인해 뇌의 일부 영역은 다른 영역에 비해 손상에 좀 더 취약하다. 전두부와 측두부 및 백질이 이러한 영역에 포함된다. 아동의 후천적 뇌손상으로 인해 해마, 뇌량, 편도체와 같은 피질하 구조들도 영향을 받을 수 있다(Beauchamp et al., 2011). 특히 이러한 영역들은 '사회적 뇌'에 관여하는 데, 이는 외상성 뇌손상을 입은 아동들이 기질적인 원인에 의해 사회적 어려움에 특히 취약할 수 있음을 시사한다.

후천적 뇌손상 이후의 사회적 발달에 대한 지금까지의 연구 중 대부분은 외상성 뇌손상에 초점을 맞추어 왔다. 초기 연구에서는 외상성 뇌손상을 입은 아동들이 일반적인 아동들에 비해 자아존중감과 적응 행동 수준이 낮고, 외로움과 행동 문제의 수준이 높으며, 또래 관계에서 더 많은 어려움을 겪는 것으로 나타났다(Andrews, Rose & Johnson, 1998; Bohnert et al., 1997). 또한 전향적인 종단 연구들(예: Yeates et al., 2004; Anderson, Brown & Newitt, 2010; Rosema et al., 2012)은 외상성 뇌손상 이후에 나타나는 사회적 문제점들이 지속적임을 강조하며, 손상 이후 10년까지 사회기능의 실질적인 회복이 없거나 몇몇 경우에는 사회기능의 수준이 악화되는 것을 보고한 바 있다. 이러한 소견들을 뒷받침하기 위해 장기 결과에 대한 연구들에서는 아동의 외상성 뇌손상에 뒤따르는 사회적 기능의 부진과 성인기에 지속되는 사회적 부조화 및 삶의 질 감소 사이의 연관성을 확인하기도 하였다(Anderson, Godfrey, Rosenfeld & Catroppa, 2012; Cattelani, Lombardi, Brianti & Mazzucchi, 1998).

아동기 외상성 뇌손상에서의 사회적 적응

사회적 적응을 조사한 대부분의 연구는 부모로 하여금 폭넓은 범주의 질문지에 응답하게 하여 진행되었다. 전반적으로 결과에 있어 일관성이 부족한데, 일부 연구에서는 외상성 뇌손상 이후 아동이 사회적 장애를 겪었다고 보고하였으나(Fletcher et al., 1990; Levin, Hanten, & Li, 2009; Poggi et al., 2005), 다른 연구에서는 사회적 기술이 보존되었다고 보고하기도 하였다(Anderson et al., 2001; Hanten et al., 2008; Papero, Prigatano, Snyder & Johnson, 1993; Poggi et al., 2005). 일부 연구에서는 여러 응답자의 결과를 합하여 사회적 적응을 조사하였다. Ganesalingam과 그 동료들(Ganesalingham, Sanson, Anderson & Yeates; Ganesalingham et al., 2006, 2007a, 2007b)은 부모 평가와 더불어 아동을 대상으로 직접적으로 측정 도구를 사용하여 중등도와 고도의 외상성 뇌손상을 입은 아동들이 사회적 장애를 갖는다는 일관된 증거를 확인하였다. 손상의 중증도가 큰 경우 사회적 적응에 나쁜 영향을 받는지 여부는 명확하지 않은데(Asarnow et al., 1991; Fletcher et al., 1990; Max et al., 1998; Yeates et al., 2004), 연구들에서는 일관된 상관관계를 확인하지 못하였다(Papero et al., 1993).

아동기 외상성 뇌손상에서의 사회적 상호 작용

이 영역에 대한 연구 결과는 다양하지만, 대부분의 연구 결과에 따르면 외상성 뇌손상 이후 아동의 또래 관계가 악화되고, 친밀한 관계를 맺지 못하게 되며(Prigatano & Gupta, 2006), 고립감 수준이 높아졌다(Andrews et al., 1998). 대조군과 비교한 결과에 따르면 공격적이거나 반사회적인 행동이 더 많이 나타났으며, 이는 잠재적인 결정 요인으로 확인되었다(Andrews et al., 1998; Dooley, Anderson, Hemphill & Ohan, 2008). 또한 아동기에 외상성 뇌손성을 입은 젊은 성인 160명을 대상으로 한 후향 연구에서도 심한 외상성 뇌손상의 생존자들은 관계에 있어 심각한 문제를 보고한 바 있다. 이들 중에는 안정적인 친구 관계 혹은 인생의 동반자를 갖는 경우가 거의 없었고, 여가 활동에 참여하는 경우 역시 매우 적었다. 반면 경도에서 중등도의 아동기 외상성 뇌손상 병력을 가진 젊은 성인들은 관계에 대한 장기적인 어려움을 덜 보고하는 경향을 보였다(Anderson et al., 2010). 아동기 외상성 뇌손상 및 뇌졸중 이후의 이러한 사회-정서적 문제의 영향은 사례 3.1과 3.2에 잘 나타나 있다.

제시카의 사례: 심한 외상성 뇌손상이
사회적 뇌 네트워크에 미친 영향

병력 제시카는 11세 때 차에 치여서 심한 외상성 뇌손상을 입기 전까지는 정상적인 발달을 보였다. 그녀는 사회적 뇌 네트워크와 연결되어 있는 왼쪽 전두엽 부위에 뇌타박상을 입었으며, 소뇌에도 영향이 있는 신경학적인 증상을 보였다. 심한 외상성 뇌손상이었다. 그녀는 한 주 동안 입원해야 했고, 이후 균형 문제로 입원 및 외래 진료를 통한 재활 치료를 받았으며 6개월에 걸쳐 서서히 학교로 복귀하였다.

진행 경과 제시카와 그녀의 어머니는 뇌손상으로 인해 지속적으로 나타나는 사회-정서적, 행동적 문제(예: 폭력적이고 파괴적인 발작)들을 가장 염려하고 있었다. 제시카는 사회적 상호 작용에 어려움을 겪었으며 종종 주변 사람들의 정서적 신호를 간과하곤 했다. 그녀의 변덕스럽고 공격적인 발작은 제시카가 친구들을 잃었다는 느낌과 친구들이 그녀를 '다르다'고 여긴다는 생각에 의해 촉발되곤 했다. 이러한 행동들이 너무 파괴적이어서, 제시카는 학교를 떠나 가정 학습 프로그램에 참여할 수밖에 없었다.

평가 평가 결과, 제시카는 자신감이 낮았으며 정서 통제가 미흡하고 좌절에 대한 허용치가 낮았다. 부모의 평가에서는 외현화 행동, 불안 그리고 적응 능력에 있어서 임상적으로 의미 있는 문제점들이 나타났다. 반면 주의력, 과제 지속성 및 기능적 언어 기술은 손상되지 않았으며 좋은 통찰력을 보였다.

개입 전략 제시카는 인지 능력이 보존되어 있었는데, 이는 제시카가 또래 관계 개입 프로그램에 참여하는 데 중요한 역할을 하였다. 이를 통해 그녀는 자신의 약점(정서 인식과 인지, 사회적 정보 처리, 충동 억제)을 이해하고, 이를 관리하기 위한 보상적인 전략을 개발할 수 있었다. 그녀는 더 넓은 수준에서 새로운 친구 관계를 만들고 유지함으로써 자존감을 향상시키고 불안 증세를 감소시키는 결과를 얻게 되었다.

팀의 사례: 사회적 불안에 대한
개입을 받고 있는 젊은 남성

병력 팀은 이전에 건강하고 잘 기능하던 15세 소년으로, 10세 무렵 우측 전두부 병변과 관련된 뇌졸중을 겪었다. 팀과 팀의 부모는 뇌손상 이전에 불안이나 사회적인 어려움은 특별히 없었다고 말했다.

진행 경과 뇌졸중 이후 팀은 과도한 피로감을 지속적으로 경험하였으며, 이로 인해 학교 밖에서 하던 활동에 잘 참여하지 않고 학업에 주력하게 되었다. 몇 년이 지나 중기 청소년기에 새롭게 발생한 사회적 불안감 치료를 위해 찾아왔다. 당시 팀은 학교에서 성적이 좋으며 행동 문제도 없다고 보고하였다. 평가 결과 기본적, 복합적 사회인지는 보존되어 있었다. 그러나 그는 학교에서 스포츠 활동에 참여하거나 쇼핑 센터 혹은 영화관 같은 혼잡한 장소에 가면 나타나는 불안감 때문에 점차 어려움을 겪게 되었다.

개입 목표 팀은 사회적 상황에서의 불안감을 줄임으로써 스포츠 활동에 더 많이 참여하고 지역의 쇼핑 센터나 영화관에 친구들과 함께 갈 수 있게 되는 것을 개입의 목표로 삼았다.

개입 결과 팀은 도심에서 몇 시간 떨어진 곳에 살았기 때문에 스카이프를 통해 '쿨 키즈 청소년 불안 프로그램'을 마쳤다. 치료 전후에 시행된 공식적인 평가 질문지에 따르면 사회 불안, 사회적 회피 그리고 또래의 부정적인 평가에 대한 두려움이 감소하였으며, 우울 증상 역시 약간 감소하였다. 또한 팀은 공식적인 질문지에서 파악되지 않은 일상적인 이점에 대해서도 보고하였다. 그는 자신이 정한 목표를 달성하였기에 자신감이 생겼으며, 특히 주관적으로 덜 불안해져 학교의 스포츠 활동에 좀 더 잘 참여하고 지역 쇼핑 센터에서 친구들과 시간을 보낼 수 있게 되었다고 말했다.

팀의 경험처럼 아동기 후천적 뇌손상 이후, 심한 피로감을 느끼면서 사회적 불안감이 나타나는 경험은 드문 일이 아니다. 이는 뇌손상 후 사회적 문제의 원인을 폭넓게 바라보는 것이 중요함을 시사한다.

아동기 외상성 뇌손상에서의 사회 참여

최근의 체계적 문헌 고찰(Greenham et al., 2020)에 의하면, 아동의 외상성 뇌손상 이후의 사회 참여는 과학적 문헌에서 많은 주목을 받고 있지는 못하고 있다. 그러나 연구 결과들은 일관되게 사회 참여 수준의 감소를 보고하고 있으며, 고도의 외상성 뇌손상을 입은 아동 및 청소년의 사회 참여 수준이 가장 낮게 나타난다(Beddell & Dumas, 2004). 또한 이들은 지속적인 의료 문제 및 낮은 교육 수준을 보인다. 뇌손상 이후의 경과 시간뿐 아니라 가족 환경의 중요성도 문헌상 확인되었다. 이에 따르면 심한 경우, 뇌손상 2년 후 아동의 사회 참여가 저조할수록 부모의 정신 건강 문제가 심각해지는 것으로 나타났다(Anderson et al., 2017).

아동기 외상성 뇌손상에서의 사회인지

사회인지는 사회적 단서와 자극 및 환경을 인지하고 처리하는 데 사용되는 정신 과정을 가리킨다(Beauchamp & Anderson, 2010). 사회적 적응 및 사회적 상호 작용과는 달리, 이 영역에서의 측정은 주로 직접적인 아동 평가에 기반을 두고 있지만, 현재는 대부분 실험 도구에 국한되어 있다. 최근에는 사회인지에 대한 관심이 높아져서 아동의 외상성 뇌손상 이후 사회인지 영역에서의 결과를 조사하는 문헌이 증가하고 있다. 최근 우리 팀에서 시행한 체계적 문헌 고찰과 메타분석(Zhi et al., 출간 예정)은 아동의 외상성 뇌손상 이후의 사회인지 분야의 최신 동향에 대한 포괄적인 개요를 제공하고 있다.

정서 인식

Zhi와 동료들(출간 예정)은 조기에 발달하는 정서 인식/인지와 같은 낮은 수준의 사회인지 측면은 아동의 외상성 뇌손상 이후에도 비교적 보존된다고 결론 지었다(Lawrence, Campbell & Skuse, 2015; Schmidt et al., 2010). 이 분야에서의 연구 결과를 종합해 보면 서로 다른 방식 간에 일관성이 부족한 것으로 나타났는데(McDonald & Pierce, 1996), 외상성 뇌손상을 입은 아동들은 눈으로 표현되는 정서를 인식하는 데 문제가 있었으나, 더 많은 맥락이 제공되는 경우(예: 얼굴 표정)에는 정서를 인식하는 능력이 보존되는 것으로 나타났다(Tonks et al., 2007). 흥미롭게도 1차 믿음 과제에 대한 기본적인 마음 이론과 관련해서도 유사한 결과가 보고되어(Turkstra et al., 2008), 아동이 외상성 뇌손상을 입은 이후에도 낮은 수준의 사회인지 기술은 상대적으로 보존될 수 있다는 견해를 뒷받침했다.

마음 이론

아동의 외상성 뇌손상에 대한 연구에서 마음 이론은 일반적으로 기본적인 틀린 믿음 유형의 과제를 사용하여 단일한 구성 요소로 검토된다. 한 연구에서는 학령 전 시기에 손상을 입은 아동들의 수행 능력은 대체로 보존되었지만, 더 늦은 시기(5~7세)에 외상성 뇌손상을 입은 아동들은 상당한 결함을 보였다고 보고되었다. 마음 이론에 있어서의 장애는 아동기 후반에만 감지될 수 있다는 가능성이 제기된 것이다. 이 주장을 지지하기 위해 Turkstra 등(2004)은 건강한 대조군에 비해 외상성 뇌손상을 입은 청소년들의 경우 말하는 사람이 듣는 사람의 수준을 고려해서 말하는지 여부를 잘 판단하지 못하며, 대화를 독식하는 사람을 인식하는 데 있어서도 결함이 있음을 보고하였다.

최근 아동의 외상성 뇌손상에 대한 연구에서는 마음 이론에 대한 보다 포괄적인 '삼분론적(tripartite)' 모델이 적용되어 왔다. 이 모델은 유아기와 초기 아동기에 발달하는 인지적 마음 이론과 청소년기 중후반을 거치며 장기적인 발달을 보이는 마음 이론의 복합적인 측면의 여러 요소를 통합하고 있다(Dennis et al., 2013). 마음 이론의 복합적 측면들은 다음과 같이 세분화할 수 있다. 행위적 측면은 아이러니와 공감이 포함된 간접적인 말 행위가 청자의 정신적 또는 감정적 상태에 영향을 미치는 방법에 대해 이해하는 능력을 말한다. 정동적 측면은 타인이 느끼길 원하는 정서를 전달하기 위해 종종 사회적인 목적으로 얼굴 표정을 사용하는 것을 이해하는 것과 관련이 있다. 학령기 아동을 대상으로 마음 이론의 이러한 측면을 비교한 결과, Ryan 등(2017)은 행위적 측면과 정동적 측면의 마음 이론이 외상성 뇌손상의 영향에 가장 취약하며, 인지적 측면의 마음 이론은 외상성 뇌손상 이후에도 비교적 보존되는 것을 발견하였다. 학령기 아동(n=218)에 대해 최근에 발표된 대규모의 다기관 연구에서도(n=218)(Ryan et al., 2020) 외상성 뇌손상 이후 아동의 마음 이론의 결함 위험이 높아진다는 것이 확인되었으며, 손상의 중증도, 사회 적응, 행동 및 사회적 의사소통에 대한 부모 평가를 마음 이론과 연관 지었다.

지금까지의 문헌들을 종합해 보면, 아동의 외상성 뇌손상이 다양한 마음 이론의 측면에 미치는 영향의 차이는 손상과 발달 요인의 조합으로 설명된다. 부상 시점에 이미 잘 확립된 기술(예: 인지적 마음 이론)은 아직 발달 중이거나 아직 개발되지 않은 기술(예: 행위적 및 정동적 마음 이론)에 비해서는 외상성 뇌손상에 덜 취약하다고 할 수 있다.

아동기 외상성 뇌손상에서의 사회적 문제 해결

최근의 몇몇 연구는 외상성 뇌손상 후의 아동 및 청소년의 사회적 문제 해결에 대해 조사하였다. Hanten 등(2008)과 Janusz 등(2002)은 Crick과 Dodge(1994)의 사회 정보 처리 패러다임에서 파생된 인간 관계 협상 전략 과제(Interpersonal Negotiation Strategies Task)를 사용하였다. 이 과제는 문제의 정의, 대안 전략 생성, 특정 전략 선택 및 실행, 결과 평가 등 네 단계로 이뤄진 가상의 인간 관계 갈등 상황으로 구성된다. 외상성 뇌손상을 입은 아동들은 두 연구 모두에서 사회적 문제 해결 능력이 현저히 떨어지며, 최적의 해결책 선택에서 큰 문제를 보였다. 유사한 접근법으로 Warschausky 등(1997)은 7세와 13세 아동들(외상성 뇌손상군과 건강한 대조군)을 조사하여, 외상성 뇌손상을 가진 아동들이 사회적으로 참여하는 데 있어서 또래와의 교류 방안을 적게 만들어 낸다는 사실을 확인하였다. 우리 팀의 최근 일부 연구에서는 사회도덕적 추론에 관한 새로운 과제(So Moral: Beauchamp et al., 2013, 2019; Dooley, Beauchamp, & Anderson, 2010)를 사용하였는데, 이는 외상성 뇌손상 이후 아동 및 청소년의 사회 정보 처리 측면을 평가한다. 사회인지 영역에서 다양한 연구 결과를 지지하는 바와 같이 우리는 외상성 뇌손상 병력이 도덕적 선택에 영향을 미칠 뿐 아니라, 낮은 수준의 도덕적 성숙도와도 연관되어 있음을 확인하였다. 또한 최근의 메타분석 결과(Wardlaw et al., 투고 중)에 따르면 중등도에서 고도의 외상성 뇌손상을 입은 아동들은 사회적 문제 해결 능력이 부족하며, 문제 해결에 있어 협력적인 모습보다는 충동적인 모습을 보인다.

사회적 문제 해결의 어려움에 대한 기저 메커니즘을 탐구하기 위해 Mus-cara 등(2008)은 아동기 외상성 뇌손상 10년 후의 집행 기능과 사회적 기능 간의 관계를 조사하였다. 그 결과 이들은 정교하지 않은 사회적 문제 해결 능력과 나쁜 사회적 결과는 집행 기능에 있어서의 결핍과 관련이 있음을 발견하였다. 게다가 사회적 문제 해결 능력의 성숙도는 집행 기능과 사회적 결과 간의 관계를 조절하는 매개 역할을 하는 것으로 나타났다. 이러한 연구 결과는 사회적 문제 해결의 매개 역할을 통해 아동기 후천적 뇌손상의 맥락에서의 집행 기능과 사회적 기술 간의 연관성을 입증하는 경험적인 증거이며, 이는 Yeates 등(2007) 및 Beauchamp와 Anderson(2010)의 틀에도 잘 들어맞는다.

요약하자면 다수의 증거가 외상성 뇌손상을 입은 아동들은 사회적 적응, 사회적 상호 작용 및 사회인지 등을 포함하는 사회적 결핍을 경험할 위험이 크다는 것을 지적한다. 이러한 문제들은 뇌손상 이후 장기적으로 지속되는데, 손상의 심각성으로는 완전히 설명되지 않을 수도 있으나 발달 단계가 역할을 하는 것으로 보인다. 어린 아동의 경우 기본적인 사회적 조화, 사회적 상호 작용 및 사회인지 능력만이 확립되는 시기이므로 문제가 적게 발견되지만, 상대적으로 나이가 많은 아동과 청소년의 경우 사회인지적 요구가 더 복잡해, 더 큰 어려움이 나타난다(Ryan et al., 2015b). 그러나 손상과 관련된 요인(예: 중증도, 손상 시 연령)과 환경적 요인이 이러한 사회적 결과에 미치는 영향을 설명하기 위해서는 더 많은 연구가 필요하다. 특히 아주 어린 아동들이 뇌손상을 입은 경우, 이들의 사회인지가 어떻게 되는지 평가한 연구가 부족한 실정이다(Beauchamp et al., 2020).

아동기 뇌졸중에 의한 사회적 결과

아동기 뇌졸중은 아동기 동안 발생할 수 있는 급성 뇌혈관 사고를 말한다. 이는 신생아 1,200명당 1명, 전체 아동 10만 명당 1.3~13명에게서 발생한다(Mallick et al., 2010; Dunbar et al., 2020). 소아기 뇌졸중에는 동맥 허혈성 뇌졸중과 출혈성 뇌졸중 등 두 가지 형태가 있다. 동맥 허혈성 뇌졸중은 혈전으로 인한 동맥의 막힘이나 폐색으로 인해 발생하며, 혈액 흐름이 방해되어 상대적으로 국소적인 손상을 유발한다. 이에 반해 출혈성 뇌졸중은 동맥의 파열을 동반하며 보다 광범위한 뇌손상을 일으킨다. 뇌졸중의 유형과 영향을 받은 동맥에 따라 아동기 뇌졸중으로 인한 뇌손상의 크기, 범위 및 위치가 다양할 수 있다(Greenham, Gordon, Anderson & Mackay, 2016). 중간대뇌동맥의 뇌경색은 등쪽가쪽 전전두피질, 기저핵과 백질에 영향을 미치며, 앞대뇌동맥의 뇌졸중은 안와전두부, 측두부와 두정부 피질의 양측성 병변을 발생시킬 수 있다. 사회적 뇌 네트워크의 분포를 감안할 때 아동기 뇌졸중으로 인한 손상이 사회적 문제에 영향을 줄 수 있다는 것은 놀라운 일은 아니다.

뇌졸중에서 회복 중인 아동들은 60~85% 정도의 기능 및 신체적 장애의 고위험으로 인해 독특한 사회적 문제에 직면할 수 있다(Brower, Rollins & Roach, 1996; Ganesan et al., 2000; Gordon, Ganesan, Towell & Kirkham, 2002; Sofranas et al., 2006). 아동기 외상성 뇌손상의 맥락에서 사회적 기능장애를 보고한 다양한 연구와는 달리, 아동기 뇌졸중의 사회적 결과에 대한 연구에 있어서는 상대적으로 적은 증거만이 존재한다. 그러나 사회적 능력을 기반으로 하는 인지 기능의 손상에 대한 증거는 있는데, 예를 들어 뇌졸중 이후의 집행 기능, 주의력(Long et al., 2011b) 및 의사소통(Bates et al., 2001)의 결함을 보고한 연구들이 있다.

소규모 횡단 연구들과 표준 측정 도구를 중심으로 한두 가지의 일반적인 문헌 고찰은 아동기 뇌졸중 이후의 사회적 결과에 대한 어느 정도의 통찰력을 제공하고 있다. Goodman과 Graham(1996)은 뇌졸중을 겪은 아동들은 최적의 학교 및 가정에서의 참여를 위해 추가적인 지원이 필요하다고 강조하였으며, Ganesan 등(2000)은 뇌졸중을 겪은 아동의 부모 중 37%가 자녀의 사회-정서적 기능을 '우려'한다고 보고하였다. 그러나 최근 발표된 더 구체적인 연구 결과에 따르면 뇌졸중 이후 6~12개월 사이에 사회적 결함이 나타난다(Greenham et al., 2017, 2018).

아동기 뇌졸중에서의 사회적 상호 작용

아동기 뇌졸중과 관련한 사회기능 분야에서 일부 연구는 특정 측정 도구를 사용하여 사회적 상호 작용의 질을 특성화하고 있다. Everts 등(2008)은 태어난 후부터 18세까지 뇌졸중을 겪은 아동에 대한 질적 연구를 수행하였다. 이에 따르면 대부분의 참가자들이 또래들에게 잘 인정받지 못했고, 감정적으로도 불안정했다. 또래에 의한 사회적 지지 역시 감소하였다. 부모의 보고 자료를 사용한 De Schryver 등(2000)은 뇌졸중 이후 아동들의 사회적 행동과 또래 관계에 변화가 있음을 기술하였으며, Steinlin, Roellin과 Schroth(2004)는 또래와의 관계에 질적 차이를 포함한 사회적 상호 작용의 변화를 관찰하였다. 이들은 아동들이 실생활에서 사회적 능력을 발휘하는 데 어려움을 겪고 있다고 보고하며, 이러한 문제를 인지 처리 속도와 같은 인지적 결함과 연결하였다. 그러나 이 관계가 통계적으로 검증되지는 않았다. 최근에는 Lo 등(2014)과 Greenham 등(2017)이 일반적으로 발달하는 아동과 비교하여 뇌졸중 이후 아동의 사회적 상호 작용이 감소하는 것을 지지하는 양적인 데이터를 보고한 바 있다.

아동기 뇌졸중에서의 사회 참여

현재까지 아동기 뇌졸중 이후의 사회 참여 패턴에 대해서는 비교적 잘 알려지지 않았다. Hurvitz와 동료들이 아동기 뇌졸중 생존자 29명을 대상으로 한 연구를 통해서 일상 생활 기술, 의사소통 및 사회화가 중간 정도로 낮은 범위에 있음을 확인한 바 있다(Hurvitz et al., 2004). Tonks 등(2011)은 뇌졸중 및 기타 후천적 뇌손상을 입은 아동들을 대상으로 사회 참여를 연구하였다(n= 135). 그들은 건강한 대조군과 비교하여 뇌졸중을 겪은 아동들이 여가와 사회적 활동 그리고 자기 개선에 대한 다양한 활동에서 다양성과 정도가 제한된 수준을 보이는 것을 확인하였다. 이 저자들은 사회 참여를 유지하는 것은 아동의 일반적인 건강과 삶의 질에 중요한 역할을 한다고 강조하였다. 우리 팀이 아동기 뇌졸중을 겪은 아동들의 사회 참여를 조사한 결과, 이들의 사회 참여 수준은 일반적으로 발달하는 아동 및 만성 질환을 가진 아동에 비해 상당히 낮았다(Anderson et al., 2014). 사회 참여는 자아존중감 및 부모가 보고한 사회인지와 관련이 있었다.

아동기 뇌졸중에서의 사회인지

아동기 뇌졸중 이후의 사회인지는 현재까지는 별다른 주목을 받지 못했다. Greenham과 동료들이 진행한 연구에 따르면 아동기에 뇌졸중을 겪은 아동들의 실용적 언어와 정서 인식에 대한 기대치 간에는 차이가 없었다(Greenham et al., 2018). 그러나 뇌졸중 발병 시의 연령을 조사한 결과 어린 시절 뇌졸중을 겪은 아동들의 경우 실용적 언어의 결함 위험이 4배 더 높았다. Lo 등(2020) 역시 아동기 뇌졸중 이후의 사회인지에 대해 연구한 바 있는데, 해당 연구 결과에 따르면 아동기에 뇌졸중을 겪은 아동들은 건강한 대조군에 비해 행위적 마음 이론을 측정하는 과제에서 좋지 않은 결과를 보였다.

아동기 뇌졸중으로 인한 사회적 결과: 잠재적 기여 요인들

사회적 결과의 뇌 관련 예측 요인

아동기 뇌졸중 이후에는 종종 병변의 크기로 표현될 수 있는 중증도가 결과를 예측하는 데 유용한 지표일 수 있다. 그러나 지금까지 사회적 결과와 뇌경색의 부피 간의 관계는 확인되지 않았다(Everts et al., 2008; Nass & Trauner, 2004). 일부 연구에서는 뇌경색의 위치가 기능적 결과를 예측하는 것으로 나타났지만(Long et al., 2011a; Roach, 2000), 다른 연구자들은 이러한 결과를 재현하지 못하였다(Anderson et al., 2019). 그러나 전반적으로 병변의 크기와 위치의 일반적인 영향을 조사한 연구들은 표본의 크기가 작았으며, 사회적인 측면에서 결과를 측정한 것이 제한적이어서 결론이 모호하였다.

뇌졸중 발생 연령

인지 영역의 연구 결과와 일치하게 뇌졸중의 발병 연령은 사회적 결과에 영향을 줄 수 있다. 이 분야의 연구는 Greenham 등(2018)의 단일 연구로 제한되어 있으며, 이 연구에서는 신생아의 뇌졸중에 비해 아동기에 발병한 뇌졸중이 사회적 적응 및 사회인지에 있어서 나쁜 결과를 나타낸다는 것과 관련이 있음을 확인하였다.

환경

우리 연구 팀은 아동기 뇌졸중을 겪은 아동들에 대한 후속 연구를 진행하였다. 해당 연구에서는 환경적 요인을 긴 회복 단계에서의 사회적 결과와 연관시켰다. 특히 가족 기능과 부모의 정신 건강은 여러 코호트에서 사회적 결과의 일관된 예측 지표였으며, 아동기의 외상성 뇌손상의 경우와 마찬가지로 이러한 영향은 뇌졸중 이후 시간이 지남에 따라 증가하였다(Anderson et al., 2020; Greenham et al., 2017, 2015).

아동기 뇌종양에 의한 사회적 결과

소아암, 특히 뇌종양은 다른 뇌 관련 질환보다 더 높은 수준의 스트레스 및 외상과 관련이 있다(McCarthy et al., 2010). 상대적으로 흔하지는 않지만, 아동기 암 치료의 발전은 생존율 향상과 함께 삶의 질에 대한 관심을 증가시켰다. 심리사회적 결과에 대한 상당한 관심이 일었으나, 지금까지 이러한 문제에 대해 뇌 기반에 중점을 둔 연구는 거의 이루어지지 않았다. 오히려 생명을 위협하는 질병에 대한 적응, 장기 치료 및 이것들이 자아 개념과 삶의 질에 미치는 영향이 강조되었다. 그러나 사용된 평가 방식이나 연구된 사회 영역에 관계없이 연구 결과는 이러한 아동들에게서 발생하는 장기적인 사회 적응 문제를 지속적으로 보여 준다(Schulte Barrera, 2010; Desjardins et al., 2020a, 2020b).

아동기 뇌종양에서의 사회적 적응

외상성 뇌손상 및 아동기 뇌졸중을 겪은 아동에 대한 연구와 마찬가지로, 이 집단과 관련된 연구에서는 주로 대규모 측정 도구가 사용되어 왔다. 많은 연구에서 부모 및 교사 기반의 평가를 사용하여 뇌종양 진단 및 치료 후에 아동이 사회적으로 잘 적응하지 못함을 보고하였다(Aarsen et al., 2006; Bhat et al., 2005; Poretti et al., 2004; Sands et al., 2005; Upton & Eiser, 2006; Varni, Seid & Rode, 1999). 한편 Mabbott 등(2005)은 사회적 적응이 급성기에는 양호해 보일 수도 있지만, 진단 이후 시간이 지남에 따라 문제가 증가한다고 지적하였다.

아동기 뇌종양에서의 사회적 상호 작용

아동기 뇌종양의 생존자들은 일반적으로 또래와의 상호 작용 및 사회 참여에 어려움을 겪는 것으로 보고되었다. 여러 연구에서 언급된 바에 따르면 이러한 아동들의 경우 일반적인 아동들에 비해 친구가 적으며(Barrera, Schule & Spiegler, 2008), 사회적 기회 제한, 사회적 고립, 또래에 의한 배척 및 괴롭힘을 경험한다(Boydell et al., 2008; Upton & Eiser, 2006; Vance, Eiser & Home, 2004).

아동기 뇌종양에서의 사회인지

Bonner 등(2008)은 뇌종양이 있는 아동의 사회인지를 평가하는 소수의 연구 중 하나를 수행하였고, 그 결과 얼굴 표정을 인식하는 상황에서 뇌종양이 있는 아동들은 얼굴 표정을 해석할 때 예상보다 더 큰 오류를 범한다는 것을 발견하였다.

종양 후 사회 문제의 예측 요인

뇌 요인

아동 종양의 맥락에서 여러 가지 위험 및 회복력에 대한 요인이 조사된 바 있다. 놀랍게도 치료적 요인이 사회적 결과에 크게 영향을 미치지는 않았다는 것이 밝혀졌다(Schulte et al., 2010). 반면, 발달 단계가 관련이 있다는 증거가 있으며, 초기 아동기의 진단(사회적 적응, 사회인지; Bonner et al., 2008; Foley, Barakat, Herman-Liu, Radcliffe & Molloy, 2000) 및 청소년기 동안의 진단(감

소된 삶의 질: Aarsen et al., 2006)이 사회적 결과와 가장 큰 관련이 있음이 확인되었다. 이는 아마도 사회적 능력의 장애가 사회적 발달에서 '중요한 시기'에 가장 잘 발생할 가능성이 있음을 시사하는 것이다. 앞에서 언급했듯이, 진단 후 시간이 경과하면서 뇌 병변과 신경인지장애가 증가하는 것이 관찰되고, 이와 마찬가지로 사회 능력도 시간이 지남에 따라 악화하는 것으로 나타나는데, 이런 대부분의 문제는 질병 후 7~11년 사이에 발생한다(Aarsen et al., 2006; Kullgren, 2003; Mabbott et al., 2005; Poretti et al., 2004).

내적 및 환경적 요인

뇌종양 환자 집단과 관련한 여러 연구에서 아동 관련 요인들이 사회적 결과에 어떻게 기여하는지를 다룬 바 있다. 예를 들어 여러 연구에서 지능 수준이 낮은 생존자들에게서 아주 낮은 사회 능력이 확인되었다(Carey et al., 2001; Holmquist & Scott, 2003; Poggi et al., 2005). 흥미롭게도 이러한 연구들은 비언어적 능력과 사회적 능력 사이의 더 큰 연관성을 보고하였으며, 언어 능력과 사회 영역 사이의 관계에 대한 증거는 덜하였다. 또한 낮은 수준의 사회 적응도와 사회 참여도는 체질량 지수와 연관되어 있었다(Schulte et al., 2010). 예상과는 반대로 지금까지 사회적 및 가족적 요인과의 연결은 그다지 설득력이 있지 않았다. Schulte와 Barrera(2010)는 이러한 문헌을 해석할 때 주의를 기울일 것을 권고하였으며, 손상 당시 나이, 진단 이후 경과 시간, 후향적 설계 및 부적절한 평가 도구 측면에서 뇌손상 대상자들의 이질적인 특성을 지적한 바 있다.

결론

아동기 뇌손상의 사회적 결과에 대한 관심이 증가하고 있지만, 지금까지의 증거는 상대적으로 부족하다. 놀랍게도 현재까지의 문헌에 따르면, 생애 초기 뇌손상의 유무는 다양한 측면(사회적 적응, 사회적 상호 작용 및 참여, 사회인지)에서 높은 수준의 사회적 기능장애 위험성과 연관되어 있다. 이러한 영역들이 서로, 그리고 아동의 다른 능력과 어떻게 상호 작용하는지는 여전히 불분명하며, 이러한 연구에서 주로 사용되는 측정 도구는 사회적 기술의 평가를 목적으로 한 것이 아니다. 또한 생애 초기 뇌손상으로 인한 인지적 및 신체적 결과를 예측하는 요인으로 확립된 손상 관련 위험 요인들(손상의 중증도, 병변 위치, 손상 시 연령)은 단독으로 사회적 결과를 예측할 수 없는 것으로 보인다. 대신 연구 결과들은 환경적 요인이 핵심 역할을 함을 시사하고 있다. 사회적 맥락, 가족 기능, 아동의 기질 및 뇌손상에 대한 적응은 모두 아동의 사회적 결과를 결정하는 데 중요하다. 사회기능과 초기 뇌손상에 대한 최근의 이론적 모델들은 사회신경과학과 발달학 및 발달정신병리학 문헌, 그리고 아동의 후천적 뇌손상의 종단 연구 결과를 통합하여, 향후 이 분야에서의 미래의 연구 및 근거 기반 개입 방안 설계를 촉진할 것이다.

4 자폐스펙트럼장애 및 신경 유전 증후군에서의 사회인지

●

Alice Maier 머독아동연구소, 왕립아동병원
Nicholas P. Ryan 머독아동연구소, 디킨대학교 심리학부
Anita Chisholm 머독아동연구소, 멜버른대학교 소아과, 의학부, 치의학과, 보건과학과
Jonathan M. Payne 머독아동연구소, 멜버른대학교 소아과, 의학부, 치의학과, 보건과학과

이 장에서는 자폐스펙트럼장애에서의 사회인지를 살펴본다. 사회인지가 저하되는 임상 상태는 많지만, 그중에서도 사회인지와 자폐스펙트럼장애 간의 밀접한 관련성은 여러 면에서 특별하다. 사회인지 결함이 자폐 증상의 주요 원인으로 가정되어 왔기 때문이다(Baron-Cohen, 1989; Frith, Morton, & Leslie, 1991; Klin, Jones, Schultz, & Volkmar, 2003; Patriquin, DeRamus, Libero, Laird, & Kana, 2016; Schultz, 2005). 사회적(실용적) 의사소통장애를 제외하고, 『정신질환의 진단 및 통계 편람(제5판)』(Diagnostic and Statistical Manual of Mental Disorders 5th. ed., DSM-5)(American Psychiatric Association, 2013/2015)에서 사회인지 결함과 핵심 임상 증상 사이에 이론적 연관성이 있는 임상질환은 자폐스펙트럼장애가 유일하다. 이 장에서는 자폐스펙트럼장애의 사회인지에 관한 문헌을 검토한다. 사회인지 결함이 자폐스펙트럼장애의 원인으로 작용하는지는 아직 불분명하며, 자폐스펙트럼장애에서 사회인지 결함이 흔하게 나타나지만, 사회인지 결함이 진단을 위한 필요조건이나 충분조건은 아니라는 것을 보여 주는 내용들을 소개할 것이다. 그런 다음 증상, 인지 및 병인론적 수준에서 자폐스펙트럼장애에 내재된 이질성에 대해 논의한 후, 단일 유전자 증후군에 의해 발생하는 자폐스펙트럼장애 '하위 집단'에서 사회인지를 연구하는 것의 가치를 개략적으로 설명하면서 마무리한다. 이러한 자폐스펙트럼장애의 '유전자 모델'은 자폐스펙트럼장애와 사회인지의 연관성을 뒷받침하는 신경생물학적 및 발달적 과정을 조명할 수 있는 특별한 기회를 제공한다.

자폐스펙트럼장애

자폐스펙트럼장애는 사회적 의사소통 및 상호 작용 기술의 결함, 제한된 관심사, 반복적 행동 및 감각 이상과 같은 행동 증상을 바탕으로 진단되는 신경발달장애이다(American Psychiatric Association, 2013). 『DSM-5』에 따른 자폐스펙트럼장애 진단 기준은 표 4.1에 제시되어 있다(American Psychiatric Association, 2013/2015).

표 4.1 『DSM-5』 자폐스펙트럼장애 진단기준

A. 다양한 분야에 걸쳐 나타나는 사회적 의사소통 및 사회적 상호작용의 지속적인 결함으로 현재 또는 과거력상 다음과 같은 특징으로 나타난다(예시들은 실례이며 증상을 총망라한 것이 아님, 본문을 참조하시오).
  1. 사회적-감정적 상호성의 결함(예, 비정상적인 사회적 접근과 정상적인 대화의 실패, 흥미나 감정 공유의 감소, 사회적 상호작용의 시작 및 반응의 실패)
  2. 사회적 상호작용을 위한 비언어적인 의사소통 행동의 결함(예, 언어적, 비언어적 의사소통의 불완전한 통합, 비정상적인 눈 맞춤과 몸짓 언어, 몸짓의 이해와 사용의 결함, 얼굴 표정과 비언어적 의사소통의 전반적 결핍)
  3. 관계 발전, 유지 및 관계에 대한 이해의 결함(예, 다양한 사회적 상황에 적합한 적응적 행동의 어려움, 상상 놀이를 공유하거나 친구 사귀기가 어려움, 동료들에 대한 관심 결여)
B. 제한적이고 반복적인 행동이나 흥미, 활동이 현재 또는 과거력상 다음 항목들 가운데 적어도 2가지 이상 나타난다(예시들은 실례이며 증상을 총망라한 것이 아님, 본문을 참조하시오).
  1. 상동증적이거나 반복적인 운동성 동작, 물건 사용 또는 말하기(예, 단순 운동 상동증, 장난감 정렬하기 또는 물체 튕기기, 반향어, 특이한 문구 사용)
  2. 동일성에 대한 고집, 일상적인 틀에 대한 융통성 없는 집착 또는 의례적인 언어나 비언어적 행동 양상(예, 작은 변화에 대한 극심한 고통, 변화의 어려움, 완고한 사고방식, 의례적인 인사, 같은 길로만 다니기, 매일 같은 음식 먹기)
  3. 강도나 초점에 있어서 비정상적으로 극도로 제한되고 고정된 흥미(예, 특이한 물체에 대한 강한 애착 또는 집착, 과도하게 국한되거나 고집스러운 흥미)
  4. 감각 정보에 대한 과잉 또는 과소 반응, 또는 환경의 감각 영역에 대한 특이한 관심(예, 통증/온도에 대한 명백한 무관심, 특정 소리나 감촉에 대한 부정적 반응, 과도한 냄새 맡기 또는 물체 만

지기, 빛이나 움직임에 대한 시각적 매료)

C. 증상은 반드시 초기 발달 시기부터 나타나야 한다(그러나 사회적 요구가 개인의 제한된 능력을 넘어서기 전까지는 증상이 완전히 나타나지 않을 수 있고, 나중에는 학습된 전략에 의해 증상이 감춰질 수 있다).

D. 이러한 증상은 사회적, 직업적 또는 다른 중요한 현재의 기능 영역에서 임상적으로 뚜렷한 손상을 초래한다.

E. 이러한 장애는 지적장애(지적발달장애) 또는 전반적 발달지연으로 더 잘 설명되지 않는다. 지적장애와 자폐스펙트럼장애는 자주 동반된다. 자폐스펙트럼장애와 지적장애를 함께 진단하기 위해서는 사회적 의사소통이 전반적인 발달 수준에 기대되는 것보다 저하되어야 한다

출처: 『DSM-5 정신질환의 진단 및 통계 편람(제5판)』, ㈜학지사, 2015

중요한 점은 『DSM-5』에서는 자폐스펙트럼장애와 자주 동시에 관찰되는 임상적 상태인 주의력결핍 과잉행동장애(attention deficit hyperactivity disorder, ADHD), 지적장애, 언어장애 및 알려진 유전적 상태들을 중복 진단할 수 있도록 허용한다는 것이다. 다음에 제시된 사례 4.1은 에밀리의 사례를 통해 자폐스펙트럼장애의 몇 가지 일반적인 증상과 그에 따른 기능적 영향을 설명한다.

사례 4.1

에밀리의 사례: 자폐스펙트럼장애의
임상적 이질성을 보이는 아동

병력 에밀리는 9세 여아로, 도발적 행동, 정서 조절 곤란, 사회성 곤란 등의 이력을 갖고 있다. 말과 언어에서의 문제는 2~3세부터 나타났으며, 비슷한 시기에 양손 펄럭이기, 몸 흔들기, 리드미컬한 머리 좌우 움직임 등 광범위하고 지속적인 상동운동이 출현했다. 이러한 행동들은 매일 지속되었으며, 주로 흥분하거나 피곤할 때 발생했다. 에밀리는 오랫동안 질감과 소리에 굉장히 민감하게 반응하는 등의 감각처리장애를 보여 왔다.

현재 증상/기능적 영향 에밀리는 현재 4학년이다. 교사들은 에밀리가 또래와 사회적 상호 작용을 거의 시작하지 않고 혼자 노는 것을 선호한다고 말한다. 에밀리는 사회적 신호를 한결같이 이해하지 못하고 그녀를 참여시키려는 급우들의 노력을 무시하는 경향이 있다. 최근 그녀는 낯선 아이들이 참여하는 학교 행사(예: 학교 캠프)를 앞두고 점점 더 괴로워하고 있다. 그녀의 불안은 종종 예정된 행사 당일에 등교 거부와 자해(예: 가슴을 주먹으로 때림)로 절정에 이른다. 에밀리는 양말과 신발을 신을 때 심한 고통을 호소하며, 아침에 5켤레를 바꿔 신는 경우도 많다. 그녀는 공식 행사(예: 학교 조회시간)에서 종종 귀마개를 착용한다. 에밀리는 조개껍질 수집에 큰 관심을 가지고 있다. 해변에 가면 모래 언덕에 있는 모든 조개껍질을 빼내려 하는데, 그렇게 하지 못하면 매우 괴로워한다. 또한 그녀는 매일 밤 잠들기 전, 수집한 조개껍질이 침대 밑에 '안전하게' 보관되어 있는지 반복해서 확인한다.

신경심리 평가 평가 결과, 에밀리의 전반적인 지적 기능은 평균(61 백분위수) 수준이었다. 말하기 및 언어 검사 결과, 수용적 구어 능력은 연령에 적합했으나 표현적 구어 능력에는 경미한 장애가 있는 것으로 나타났다. 사회인지 능력 평가 결과, 얼굴에 드러난 기본 정서에 이름을 붙이고(5 백분위수) 다른 사람의 생각이나 느낌을 추론하는 데(10 백분위수) 어려움을 겪는 것으로 나타났다. 자폐증 진단 관찰 스케줄(Autism Diagnostic Observation Schedule, ADOS-2)에서 에밀리의 눈맞춤은 잘 조절되지 않았고 평가자를 향한 직접적인 표정도 관찰되지 않았다. 에밀리는 전형적인 사회적 상황에 대한 통찰력이 떨어지고 타인의 정서에 대한 이해가 제한적이었다. 그녀는 사회적 접근을 거의 하지 않았고, 대화를 따라가는 데도 어려움을 보였다.

자폐스펙트럼장애의 유병률은 약 1~2%로 추정된다(M. C. Lai, Lombardo, & Baron-Cohen, 2014; Maenner, Shaw, & Baio, 2020). 남성과 여성의 비율이 2.6:1~5.2:1에 이르는 것으로 추정되는 등 남성 우세의 성별 편차가 뚜렷하다(D. L. Christensen et al., 2019; Loomes, Hull, & Mandy, 2017). 자폐스펙트럼장애에서의 남성 우세, 즉 남성의 자폐스펙트럼장애 유병률이 여성의 자폐스펙트럼장애 유병률보다 더 높은 것은 유전체 위험을 증가시키는 성별 특이적 요인과 관련이 있을 수 있다. 예를 들어 태아의 테스토스테론은 여러 발달 단계에 관여하며 신경 전달 물질, 신경 펩타이드 및 면역 경로와 상호 작용하여 남성의 취약성을 증가시킬 수 있다(Ferri, Abel, & Brodkin, 2018). 비생물학적 요인 또한 관찰된 성별 효과에 기여할 수 있다. 예를 들어 여성은 행동 보상 전략을 더 잘 구사하기 때문에 차별화된 표현을 통해 핵심 자폐스펙트럼장애 증상을 회피할 수 있다는 견해가 있다(Hull, Petrides, & Mandy, 2020; Van Wijngaarden-Cremers et al., 2014).

가족 연구는 자폐스펙트럼장애의 강력한 유전적 근거에 대한 증거를 일관되게 제공한다. 유전력(heritability, h2) 추정치는 일반적으로 0.5~0.9 사이이며, 쌍둥이 연구에서 일란성 쌍둥이의 일치율이 이란성 쌍둥이에 비해 일관되게 증가하는 것으로 나타났다(Garg & Green, 2018; Tick, Bolton, Happé, Rutter, & Rijsdijk, 2016). 자폐스펙트럼장애에 대한 몇 가지 환경적 위험 요소도 확인되었다. 고령의 부모(Janecka et al., 2017), 출산 합병증(Modabernia, Velthorst, & Reichenberg, 2017), 조산(Williamson & Jakobson, 2014) 및 발프로산나트륨을 포함한 태아기 독소 노출(J. Christensen et al., 2013) 등이 주로 언급된다. 하지만 주의할 점은 환경 요인이 자폐스펙트럼장애 발병에 필요조건이라거나, 그것으로 충분하다고 밝혀진 바는 없다는 것이다. 오히려 환경 요인은 유전자와 환경 간의 복잡한 상호 작용에 영향을 미쳐 자폐스펙트럼장애를 유발하는 것으로 간주된다(Garg & Green, 2018; Modabbernia et al., 2017).

자폐스펙트럼장애를 설명하는 심리학적, 사회인지적 설명

자폐스펙트럼장애를 유발하는 신경 발달 메커니즘을 설명하는 전통적인 휴리스틱에는 다음과 같은 최소 네 가지의 분석 수준이 상호 연관되어 있다(Joseph, 1999; Morton & Frith, 1995). (1) 비정상적인 신경 발달의 기초가 되는 유전적 및 환경적 요인을 포함한 병인학. (2) 정상적인 뇌 발달과 기능에 영향을 미치는 신경생물학적 과정. (3) 뇌와 행동 사이의 관계를 연계하는 매개 수준의 분석인 사회인지 과정과 일반 인지 과정. (4) 이러한 뇌 이상과 관련 인지 결함으로 인해 발생하는 행동과 증상. 임상적 관점에서 볼 때, 유전적 요인과 환경적 요인 모두 뇌의 구조적 및 기능적 이상에 영향을 미치며, 이는 행동 증상으로 나타나는 인지 결함을 유발한다(그림 4.1 참조).

심리학 이론은 전통적으로 인지 이상이 자폐스펙트럼장애 행동 증상의 근간을 이루는 핵심 메커니즘이라는 가정에서 출발한다. 이러한 이론에 따르면 비정상적인 인지 처리는 자폐스펙트럼장애의 임상 양상에 대한 통일된 설명을 제공한다. 이어지는 항에서는 사회인지 이론을 포함하여 자폐스펙트럼장애에 대한 세 가지 주요 심리 이론을 논의한다.

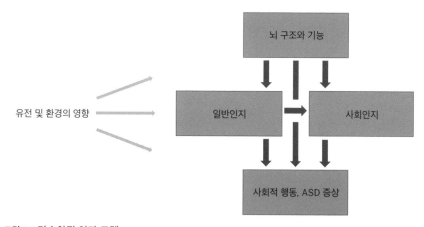

그림 4.1 단순화된 인과 모델

출처: Coghill and colleagues (2005) and Morton and Frith (1995)를 수정함

집행 기능 이론

집행 기능(executive function, EF)은 고차원적인 문제 해결에 필요하며 생각, 정서, 행동을 조정할 수 있게 해 주는 다양한 범위의 정교한 인지 과정을 포괄적으로 일컫는 용어이다(Diamond, 2013). 억제 조절, 계획 및 자기 모니터링을 포함하는 이러한 기술(Anderson, Jacobs, & Anderson, 2010)은 대인 관계의 복잡한 역학 관계를 관리하는 데 필수적이다. 자폐스펙트럼장애의 집행 기능 이론에 따르면 집행기능장애는 사회적 관계를 시작하려는 시도를 감소시키고, 사회적 단서에 적절히 주의를 기울이거나 그것을 지향하는 것을 어렵게 하며, 사회적으로 부적절한 행동을 억제하지 못하게 하고, 행동을 유연하게 조정하는 능력을 떨어뜨리는 데 기여한다. 집행 기능 이론을 지지하는 이들은 이러한 결함이 독립적으로 또는 상호 작용하여 자폐스펙트럼장애의 행동 특징을 야기한다고 가정한다(Brunsdon & Happé, 2014; Hill, 2004; Hughes & Russell, 1993; Ozonoff, Rogers, & Pennington, 1991). 집행 기능 이론은 자폐스펙트럼장애의 사회적 의사소통 증상 중 일부에 대한 설명을 제공할 뿐 아니라, 자폐스펙트럼장애가 나타내는 제한된 관심과 반복 행동이 사고 전환의 곤란과 보속 경향과 같은 집행 기능 곤란으로도 설명될 수 있다는 점에서 매력적이다(Lopez, Lincoln, Ozonoff, & Lai, 2005).

집단 수준의 연구에 따르면 자폐스펙트럼장애는 집행 기능의 여러 하위 영역에 걸친 장애와 관련이 있다. 최근 5,991명(자폐스펙트럼장애=2,986명, 건강한 대조군=3,005명)을 대상으로 한 메타분석에서 자폐스펙트럼장애는 언어 작업 기억(Hedges' g=0.67), 공간 작업 기억(Hedges' g=0.58), 유연성(Hedges' g=0.59), 계획 능력(Hedges' g=0.62), 생성 능력(Hedges' g=0.60)에서 중등도의 손상을 보이는 것으로 나타났다(C. L. E. Lai et al., 2017). ADHD가 아닌 자폐스펙트럼장애만을 대상으로 하거나 인지 능력을 대조군과 대응되도록 통제한 경우에도 유연성(Hedges' g=0.57–0.61), 생성 능력(Hedges' g=0.52–0.68) 및 작업 기억(Hedges' g=0.49–0.56)에서 손상이 여전히 유의미하였다. 전체

14,081명의 개인(자폐스펙트럼장애=6,816명)을 포함한 메타분석에서 자폐스펙트럼장애의 전반적인 집행 기능 결함에 대한 효과 크기는 중간 정도였으며(Hedges' g=0.48), 집행 기능의 개별 하위 영역에 대한 효과 크기는 작거나 중간 정도였다(Demetriou et al., 2018). 그러나 집단 수준에서 집행 기능 결함이 존재한다는 증거에도 불구하고, 특정 집행 기능의 결함은 일부 연구에서는 발견되었지만 다른 연구에서는 발견되지 않는 등 상당한 불일치가 있다(Hill, 2004). 이러한 결과는 집단 수준 분석에서 충분히 설명되지 않는 집행 기능의 개인별 변동성이 상당하다는 것을 강조한다(Geurts, Sinzig, Booth, & Happé, 2014). 집행 기능과 자폐스펙트럼장애 증상 간의 연관성에 대한 연구에서도 결과의 일관성은 부족한 편이다. 일부에서는 집행기능장애(예: 시작, 계획, 조직화에서의 기능 저하)가 자폐스펙트럼장애 증상의 상당한 차이를 설명한다는 것을 보여 주지만(Leung, Vogan, Powell, Anagnostou, & Taylor, 2016; Lopez et al., 2005; Pelicano, 2013), 이런 결과는 보편적이지 않다(Cantio, Jepsen, Madsen, Bilenberg, & White, 2016; Jones et al., 2018; Joseph, 1999). 실제로 최근의 메타분석 결과는, 집행 기능에 대한 실험실 검사의 임상적 유용성이 자폐스펙트럼장애와 일반적인 대조군을 구별하는 데 있어 제한적임을 시사한다(Demetriou et al., 2018).

중앙 응집 이론

또 다른 주요 심리학 이론은 '중앙 응집 능력 저하(weak central coherence)'가 자폐스펙트럼장애의 행동 증상에 영향을 미친다고 주장한다. 중앙 응집(central coherence)이란 정보 조각들을 의미 있는 전체로 통합하는 인지 과정을 말한다. 이 모델에 따르면, 자폐스펙트럼장애 환자는 정보를 의미 있고 전체적인 게슈탈트(Gestalt)로 통합하지 못하고 사물과 상황의 '국소적이거나 특징적' 측면에 세부적으로 주의를 기울이는 정보 처리 편향을 보인다(Booth & Happé, 2018; Frith, 1989; Frith & Happé, 1994; Happé & Frith, 2006). 이 이론은 일부 자폐스펙트럼장애 환자가 세부 사항에 대한 높은 주의력이 요구되는 작업에서 탁월한 능력을 발휘하는 이유를 설명(Happé, 1994b; Jolliffe & Baron-Cohen, 1997)하는 데뿐 아니라, 동일성에 대한 욕구 증가와 정보 일반화 능력 저하 등과 같은 (자폐스펙트럼장애의 특징인) 제한된 관심과 반복 행동을 설명하는 데도 사용되었다(Booth & Happé, 2018; Happé & Frith, 2006). 또한 중앙 응집 능력 저하는 자폐스펙트럼장애 환자 특유의 사회성 곤란을 설명하는 데에도 사용되었다. 예를 들어 얼굴의 특정 부분의 특징에 대한 지나친 세부적 처리는 전반적인 얼굴 정서 인식 능력을 손상시켜, 사회적 행동을 의미 있게 이해하는 능력에 영향을 미칠 수 있다(Happé & Frith, 2006). 실제로 자폐스펙트럼장애 환자는 얼굴 인식 과제(Dawson, Webb, & McPartland, 2005) 및 중립 자극 처리 패러다임(Vlamings, Jonkman, Van Daalen, Van Der Gaag, & Kemner, 2010) 모두에서 구성 처리 전략이 아닌 세부 특징 기반 처리 전략을 선호하는 것으로 나타났다.

중앙 응집 능력 저하 이론에 대한 평가는 엇갈린다(Joseph, 1999). 일부 확증적인 증거가 있지만(Burnette et al., 2005; Neufeld et al., 2020), 이 이론을 뒷받침하지 않는 연구도 있다(Henderson, Clarke, & Snowling, 2011; López & Leekam, 2003). 게다가 중앙 응집 능력 저하와 핵심 자폐스펙트럼장애 증상 사이의 관계는 여전히 명확하지 않다. 중앙 응집 능력 저하와 사회기술 사이에는 연관성이 없다는 연구도 있고(Morgan, Maybery, & Durkin, 2003), 중앙 응집과 '마음 이론'이라고 불리는 타인의 신념, 의도, 정서 상태를 추론하는 상위 사회인지 기술 사이의 연관성을 입증한 연구도 있다(Skorich et al., 2016).

사회인지 이론

사회인지 이론(social cognitive theories)은 일반 인지 이론(domain-general cognitive theories)과는 달리 사회인지라는 고유하면서도 특정한 영역에서의 약점이 자폐스펙트럼장애 환자가 사회적 상호 작용 및 의사소통에서 보이는 결함을 뒷받침한다고 전제한다. 사회인지란 사회적으로 관련된 자극을 인식하고 이해하며 유연하게 행동할 수 있도록 하는 정신적 과정을 말한다(Adolphs, 2001). 아직 널리 받아들여지는 사회인지 모델은 확립되어 있지 않지만, 하위 및 상위 사회인지 과정과 신경망과의 관계를 통합하는 휴리스틱들이 점점 더 증가하고 있다(Adolphs, 2001; Blakemore, 2008).

하위 사회인지 기술에는 개인이 사회적인 자극과 신호를 받아들이는 과정이 포함된다. 여기에는 얼굴(특히 눈과 입)과 상대방의 신체 움직임(예: 몸짓과 같은 비언어적 의사소통 행동)과 같이 사회적으로 풍부한 정보에 시선을 집중시키는 반사적인 행동과 의도적인 행동이 모두 포함된다. 이런 과정이 이루어진 다음, 우리는 상위 사회인지 기술을 이용하여 '입력 지각 수준'에서 받아들인 사회적 정보를 처리하고 타인의 관점을 취하는 데 그 정보를 사용한다. 이런 일련의 과정을 통해 사람들은 공감하고, 타인의 생각을 예측하며, 미래의 행동을 유도할 수 있다고 여겨진다(D'Arc & Mottron, 2012). 사회적 행동에 대한 신경생물학적 모델은 하위 및 상위 사회인지 능력이 복잡한 '사회적 뇌' 네트워크에 의해 제어된다고 제안함으로써 이들의 이론 틀을 확장한다(그림 4.2 참조)(Adolphs, 1999, 2001; Blakemore, 2008).

하위 사회인지 기술에 해당하는 사회지각과 상위 사회인지 기술은 모

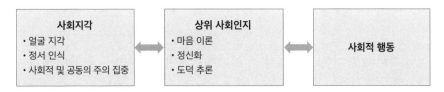

그림 4.2 사회적 처리에 관여하는 주요 구성 요소에 관한 단순화된 모델
방추형이랑과 위측두고랑과 같은 측두엽의 뇌 영역은 사회지각에 매우 중요한 역할을 한다. 이 영역은 편도체, 전전두피질과 안와전두피질, 띠이랑, 뇌섬엽 등을 포함한 상호 연결된 구조의 네트워크와 함께 작동하여 상위 수준의 사회인지 정보를 처리한다. 이 네트워크는 작동체와 정서 인출 시스템을 조절하여 정신화, 사회적이고 도덕적인 추론 및 적절한 사회적 행동을 가능하게 한다. 네트워크 내의 비정상적인 뇌 발달 및/또는 기능은 사회기능 장애를 유발한다.
출처: Adolphs (2001, 2009)를 수정함.

두 전형적인 발달 과정에서 인과적으로 연관되어 있다고 가정되며, 아동기의 기본적인 사회지각 기술의 형성은 전 생애에 걸쳐 더 높은 사회기술 발달에 필요한 경험과 구성 요소를 제공한다(Schultz, 2005). 직관적으로 생각해도, 사회적 자극을 비정상적으로 지각하는 것은 신체 언어와 사회적 단서의 변화를 식별하고 적절한 사회적 반응을 신속하게 설정하여 실행하는 능력에 부정적인 결과를 초래할 것이다. 사회인지 이론에 따르면, 자폐스펙트럼장애에서는 이 과정에 문제가 생겨 결정적 발달 시기에 사회지각 기술이 전형적인 방식으로 발달하지 못한다. 이는 이후 사회인지 발달에 연쇄적인 결과를 초래하여 자폐스펙트럼장애와 관련된 사회적 의사소통 증상으로 이어진다.

하위 사회인지 기술: 사회지각

많은 연구에서 자폐스펙트럼장애 환자들은 얼굴과 정서를 포함한 사회적 자극을 비정상적인 방식으로 인식하는 것으로 나타났다. 자주 언급되는 결함들에는 시선 접촉 감소, 비정상적인 시선 따라가기, 얼굴에 적절히 시선을 두지 못함(Klin, Jones, Schultz, Volkmar, & Cohen, 2002; Webb et al., 2017)을 비롯하여, 얼굴과 정서 식별 및 인식 및 기억과 관련된 장애가 포함된다(Bi & Fang, 2017; Dawson et al., 2005; Nomi & Uddin, 2015; Vlamings et al., 2010). 그러나 집행 기능 이론 및 중앙 응집 이론과 마찬가지로 이러한 관찰은 보편적이지 않다. 예를 들어 자폐스펙트럼장애 환자는 실험 조건에 따라 일반적인 발달을 보이는 개인들과 비슷한 수행 능력을 보이기도 한다(Jemel, Mottron, & Dawson, 2006). 또한 자폐스펙트럼장애 환자에게 얼굴 처리 곤란은 전 생애에 걸쳐 일반적으로 발생하지만, 이러한 결함의 특성과 정도는 개인마다 크게 다르며, 연령이나 전반적인 기능 및 과제 요구를 포함한 상호 관련된 여러 요인의 영향을 받는다(Webb, Neuhaus, & Faja, 2017).

자폐스펙트럼장애의 정서 인식에 대한 연구에서도 엇갈린 결과들이 나왔다. 초기 연구들은 정상 발달을 보이는 개인에 비해 자폐스펙트럼장애 환자의 경우 정확도가 떨어지고 반응 시간이 길어지는 등 얼굴 정서 처리에 근본적인 결함이 있음을 시사했다. 그러나 이러한 연구 결과들은 대규모의 더 나은 검정력을 가진 연구들(Jones et al., 2011)과 체계적 문헌 검토들(Harms, Martin, & Wallace, 2010)에 의해 도전 받고 있다. 전반적으로 자폐스펙트럼장애 환자가 일반 인지 능력에 해당하는 지적 능력의 결함으로 더 잘 설명되지는 않는, 다양한 얼굴 정서 인식에서 어느 정도의 결함을 보인다는 연구가 지속적으로 보고되고 있다(Lozier, Vanmeter, & Marsh, 2014; Uljarevic & Hamilton, 2013).

또 다른 중요한 사회지각 기술에는 사회적 관계를 맺고 있는 상대의 움직임(즉 생물학적 동작)에 주의를 집중하는 능력이 포함된다. 인간은 타인의 움직임에 매우 민감하며, 생물학적 동작에 대한 우선적인 관심은 생후 며칠 이내에 관찰된다(Simion, Regolin, & Bulf, 2008). 사회적 관계를 맺고 있는 상대에 대한 이러한 관심은 사회적 의사소통 기술 발달에 기초적인 역할을 하는 것으로 생각된다(Pavlova, 2012). 최근 메타분석에 따르면 자폐스펙트럼장애 환자는 생물학적 동작에 대한 지각과 해석에 중등도의 결함이 있지만, 이러한 행동의 이질성 또한 관찰된다(Federici et al., 2020). 여러 연구에서 사용된 표본의 특성과 연구 패러다임에는 상당한 차이가 있기 때문에 자폐스펙트럼장애에서 생물학적 동작의 역할에 대한 확고한 결론을 도출하기란 여전히 어렵다(Todorova, Hatton, & Pollick, 2019). 생물학적 동작에 대한 지향(orientation)이 자폐스펙트럼장애에서 어떤 역할을 하는지, 그리고 이 장애를 특징 짓는 사회인지 및 의사소통 결함과 관련해서는 어떤 역할을 하는지를 규명할 수 있는 향후 연구가 필요하다.

자폐스펙트럼장애의 비전형적인 사회인지 처리 과정의 신경해부학적 표지자를 연구하는 수많은 뇌영상 연구가 수행되어 왔다. 관심 영역들은 편도체, 방추형이랑, 위측두이랑 등으로, 이들은 '사회적 뇌' 네트워크의 일부를 구성하고 있으며, 정서 표현을 감지하고 반응하는 데 중요한 역할을 하는 것으로 추정된다(Adolphs, 2008; Basil, Westwater, Wiener, & Thompson, 2017; Hoffman & Haxby, 2000). 실제로 초기 연구들은 정상 발달을 보이는 대조군과 비교했을 때 자폐스펙트럼장애에서 이러한 영역에 선택적 이상이 있음을 보여 주었다(Pelphrey, Adolphs, & Morris, 2004).

메타분석들은 측두두정 연접부의 위측두고랑 후반부(posterior superior temporal sulcus), 중간전두이랑, 방추 얼굴 영역(fusiform face area), 아래전두이랑, 편도체, 뇌섬엽, 띠다발피질 등 사회지각 처리에 관여하는 신경 시스템의 활성화 패턴이 자폐스펙트럼장애와 일반 발달을 보이는 개인 간에 차이가 있음을 지속적으로 시사하고 있다(Di Martino et al., 2009; Patriquin et al., 2016). 그러나 연구마다 결과에 현저한 차이가 있으며, 자폐스펙트럼장애의 특정 뇌 영역-행동 관계에 대해 확실한 결론을 내리기에는 여전히 어려움이 있다. 예를 들어 자폐스펙트럼장애 환자를 대상으로 편도체와 위측두고랑을 조사한 연구들에서 저활성화와 과활성화가 모두 보고되었다(D'Arc & Mottron, 2012; Di Martino et al., 2009; Jemel et al., 2006; Nomi & Uddin, 2015; Pelphrey et al., 2004). 또한 일부 연구에서는 수동적 얼굴보기(Hadjikhani et al., 2004), 성별 구분(Pierce, Haist, Sedaghat, & Courchesne, 2004), 정서에 이름 붙이기(Piggot et al., 2004) 등의 다양한 과제에서 건강한 대조군과 자폐스펙트럼장애 집단의 사회적 뇌 영역의 활성화 패턴이 유사함을 보여 주었다.

이 영역의 엇갈린 결과는 연구에서 제시되는 얼굴 표정과 정서들이 매우 다양하고 이들을 측정하는 검사들의 조합 또한 매우 상이하다는 방법론적 차이로 설명될지 모른다. 더 복잡한 요인도 존재한다. 많은 행동 연구가 나이가 어린(종종 기능이 낮은) 참가자를 대상으로 하는 반면, 뇌영상 프로토콜은 일반적으로 뇌영상 패러다임의 요구 사항을 준수할 수 있는, 즉 나이가 더 많고 고기능의 참가자를 대상으로 한다(Nomi & Uddin, 2015). 이와 관련된 그럴듯한 설명은, 뇌영상 소견의 이질성이 부분적으로 자폐스펙트럼장애 증상의 전반적인 중증도의 집단 간/집단 내 차이에 의해 설명되지만, 일부는 사회인지 능력의 차이나 일반 인지 능력의 차이로도 설명된다는 것이다. 일례로, 최근의 fMRI 연구에 따르면 자폐스펙트럼장애 청소년에서 자폐스펙트럼장애 증상이 심할수록 방추 얼굴 영역(건강한 사람들의 얼굴 처리와 관련된 신경 영역)의 얼굴 관련 활성화가 더 저하되었다(Scherf, Elbich, Minshew, & Behrmann, 2015). 하지만 아쉽게도 많은 연구는 자폐스펙트럼장애 증상의 임상적 중증도를 보고하지 않았으며, 일반 인지 능력이나 사회인지 능력과 같은 뇌와 행동 간의 관계를 매개할 가능성이 있는 핵심적인 요인들의 특성에 대해서도 언급하지 않는 경우가 많았다(Jemel et al., 2006; Uljarevic & Hamilton, 2013).

상위 사회인지 기술: 정신화 및 마음 이론

자폐스펙트럼장애에 대한 가장 영향력 있는 사회인지 이론은 아마도 마음 이론 결함 모델일 것이다. 마음 이론은 타인과 자신의 지식, 신념, 의도, 정서와 같은 정신 상태를 이해하는 능력을 말한다(Baron-Cohen, 2001; Happé, 1994a). 이 정교한 인지 능력은 다른 사람의 행동을 이해하고 예측하는 능력을 가능하게 하는 것으로 여겨지며, '정신화'라고 불리기도 한다(Frith et al., 1991). 이 이론에 따르면, 자폐스펙트럼장애 환자의 사회적 의사소통 결함은 마음 이론 결함 때문에 생기며, 이 결함이 적절한 사회적 반응을 형성하고 사회적 상호 작용을 제대로 할 수 없게 방해한다(Baron-Cohen, 1989; Frith et al., 1991).

고전적인 마음 이론 과제에서는 현실(예: 실제로 물건이 있는 위치)과 일치하지 않는 믿음(예: 물건이 있다고 생각하는 위치)을 가지고 있는 등장인물 이야기가 제시된다. 참가자가 과제를 성공적으로 수행하려면 잘못된 정보를 가지고 있는 인물의 행동을 추론할 수 있어야 한다. 초기 연구들은 자폐스펙트럼장애 집단이 연령과 지능이 일치하는 대조군에 비해 일반적으로 마음 이론 과제에서 결함을 보인다는 증거를 제시했다(Baron-Cohen, 1989; Baron-Cohen et al., 1985; Frith et al., 1991). 그러나 이런 전통적인 틀린 믿음 패러다임에서 초기 연구들에 참여했던 아동들보다 좀 더 나이가 많고 고기능인 자폐스펙트럼장애 참가자들은 온전한 수행을 보였기 때문에, 이후 더 정교한 마음 이론 평가 도구들이 개발되었다(9장 참조). 이렇게 개발된 과제들을 사용한 많은 연구가 자폐스펙트럼장애의 마음 이론 결함에 대한 증거를 계속 제공하고 있다(Beaumont & Sofronoff, 2008; Senju, 2012; White, Hill, Happé, & Frith, 2009). 또한 뇌영상 문헌도 자폐스펙트럼장애의 비정상적인 마음 이론 발달 개념을 뒷받침한다. 예를 들어 자폐스팩트럼장애가 있는 성인의 경우, 정상적으로 발달한 성인이 사회적 과제를 수행할 때 정신화를 담당하는 것으로 생각되는 뇌신경 영역에서 저활성화를 보인다는 기능적 뇌영상 연구들이 보고되었다(Castelli, Frith, Happé, & Frith, 2002; Di Martino et al., 2009; Molenberghs, Johnson, Henry, & Mattingley, 2016).

　　대부분의 자폐스펙트럼장애 환자가 어떤 심적 상태를 자신이나 타인에게 귀속시키는 데 어려움을 겪지만, 이러한 현상이 보편적인 것은 아니다. 적어도 일부 자폐스펙트럼장애 환자들은 대부분의 연구에서 틀린 믿음 과제를 성공적으로 통과했다(Scheeren, De Rosnay, Koot, & Begeer, 2013; Spek, Scholte, & Van Berckelaer-Onnes, 2010; Tager-Flusberg, 2007). 이는 자폐스펙트럼장애에 내재된 사회적 의사소통 증상들을 마음 이론 능력이 신뢰성 있게 예측할 수 있는지에 대한 의문을 갖게 한다. 많은 연구가 마음 이론 결함과 사회성 문제가 관련이 있음을 보고해 왔지만(De Rosnay, Fink, Begeer, Slaughter, & Peterson, 2014; Jones et al., 2018; Mazza et al., 2017), 이러한 관련성이 재

확인되지 않은 연구들도 보고되고 있다(Bennett et al., 2013; Cantio et al., 2016; Wilson et al., 2014). 더 복잡한 문제는 실험실 기반의 마음 이론 과제 수행이 종종 마음 이론의 '현실' 적용 능력과 유의미한 일치성을 보여 주지 못한다는 것이다(Barendse, Hendriks, Thoonen, Aldenkamp, & Kessels, 2018). 간단한 예로, 자폐스펙트럼장애 아동은 정상 발달을 보이는 또래보다 공감 능력이 떨어지는 것으로 평가되지만, 이는 마음 이론 발달과는 무관한 것으로 보인다(Peterson, 2014).

자폐스펙트럼장애에서 마음 이론 연구 결과들의 불일치는 다양한 표본 특성, 작은 표본 크기, 연구에 사용된 검사 패러다임의 다양성 등 여러 요인에 기인할 수 있다. 그러나 고기능 자폐스펙트럼장애 환자는 마음 이론 수행을 강화하기 위해 보상 전략을 개발할 수 있다는 또 다른 설명도 가능하다(Livingston, Colvert, Bolton, & Happé, 2019). 특히 성공적인 마음 이론 과제 수행은 다른 일반 인지 기능(예: 주의력, 언어)에 크게 좌우된다. 따라서 명백한 마음 이론 과제 실패가 일반 인지 기능 영역 중 특정한 기능의 곤란을 반영하는 것일 수 있다. 예를 들어 많은 마음 이론 과제는 자신의 믿음에 기초한 반응을 억제할 것을 요구한다. 따라서 이 과제들은 적어도 부분적으로는 온전한 집행 기능에 의존한다(Brunsdon & Happé, 2014; Joseph, 1999). 한 가지 더 고려해야 할 점은 대부분의 마음 이론 과제가 명시적 마음 이론(다른 사람의 믿음 상태에 대한 직접적인 질문에 답하는 능력)을 평가하기 때문에 복잡한 사회적 상호 작용에서 암묵적으로 정신화 기술을 적용하는 개인의 능력이나 그렇게 하려는 동기를 반영하지 않을 수 있다는 점이다(Chevallier, Kohls, Troiani, Brodkin, & Schultz, 2012; Senju, 2013). 특히, 일반적으로 많이 사용된 측정 도구들은 신뢰도가 낮고(Hayward & Homer, 2017), 동일한 사회인지 기술을 평가한다고 가정한 측정 도구들 간의 관계성도 약한 경우가 많다(Söderstrand & Almkvist, 2012). 예를 들어 '눈 검사(eyes test)'와 '부적절한 이야기(strange stories)' 및 '사회적 실수' 과제 같은 다른 마음 이론 과제들 간의 상관관계는 낮거나 없는 것으로 나타났다(Spek et al., 2010). 이 문제에 대한 자세한 논의는 9장에서 계속한다.

종합해 볼 때, 자폐스펙트럼장애를 가진 사람은 일반 인지 기능과 특정 사회인지 기능 모두에서 흔히 결함을 보이지만, 유병률이나 결함의 다양성 및 심각성 등은 아직 명확하게 밝혀지지 않았으며, 장애의 주요 증상과의 관련성 또한 불분명하다. 또한 특정 문헌이 이 요인들과 자폐스펙트럼장애의 핵심 증상, 그리고 신경생물학적 기질 사이의 단순한 인과 관계를 지적하는 것도 물론 아니다. 결함 이론들이 주요 증상들에 대한 설득력 있는 설명 모델이 되려면 기능장애가 질환의 보편적인 특징이어야 하는데, 그렇지 않은 것으로 보이며, 자폐스펙트럼장애에 대한 단일한 인과적 설명은 점점 더 가능성이 낮아 보인다(Happé, Ronald, & Plomin, 2006). 이러한 관점은 다른 신경발달질환에 관한 연구와도 일치한다. 즉 인지 기능 이상이 종종 장애의 임상적 특징과 함께 나타나긴 하지만, 이것이 진단에 필수적인 증상들을 유발하는 충분조건 또는 필요조건은 아니며, 기능장애 수준을 예측하는 데도 믿을 만한 증거는 아니라는 것을 보여 준다(Coghill, Hayward, Rhodes, Grimmer, & Matthews, 2014; Payne et al., 2019).

증상 및 병인론과 관련한 자폐스펙트럼장애의 이질성: 연구에 대한 도전

자폐스펙트럼장애 환자의 사회인지에 관한 연구에서 중요한 과제는 대부분의 연구가 집단 수준의 자료를 분석하고 피험자 간 연구 설계(between-subject study design)를 사용한다는 것과 관련되어 있다. 이러한 연구 방식은 자폐스펙트럼장애가 보이는 특징의 방대한 이질성을 설명하는 데 한계가 있다. 자폐스펙트럼장애 진단을 위한 주요 증상은 무수히 다양한 행동 조합으로 나타날 수 있다. 또한 감각 과민성, 과잉행동 및 충동성, 주의력 문제, 기분장애, 지적장애 등 수많은 임상적 동반질환이 나타난다(Vannucchi et al., 2014). 증상의 다양성 외에도 이러한 동반질환들의 임상적 중증도도 상당히 다양하다. 일부 자폐스펙트럼장애는 심각한 사회성 및 의사소통장애와 함께 지적장애를 보이는 반면, 어떤 자폐스펙트럼장애 환자는 평균 이상의 지적 기능과 유창한 언어 능력을 지니고 있으면서 경미한 사회기술 곤란을 보이기도 한다(Charman et al., 2010; Chiang, Tsai, Cheung, Brown, & Li, 2014; Georgiades et al., 2013; Maenner et al., 2020). 이러한 다양성은 앞에서 설명한 인과 관계 모델이 자폐스펙트럼장애에서 사회인지 능력의 개인별 프로파일을 안정적으로 예측하는 데 한계가 있는 이유를 부분적으로나마 설명해 주는 듯하다. 인과 관계 모델과 같은 이론적 틀이 직관적으로 잘 와닿긴 하지만, 이런 접근들은 자폐스펙트럼장애의 행동 특징이 장애를 가진 개인에게 일관되게 나타나는 단일한 근본 요인(예: 마음 이론 결함, 집행기능장애)의 결과라는 가정에 기초하고 있다. 현재까지 자폐스펙트럼장애 연구를 통해 밝혀진 것 중 의심할 여지가 없는 것이 있다면, 그것은 자폐스펙트럼장애의 양상이 획일적이지 않다는 것이며, 자폐스펙트럼장애는 한 가지가 아닌 다양하고도 상이한 '스펙트럼'을 나타낼 수 있다는 점이다(Ure, Rose, Bernie, & Williams, 2018).

자폐스펙트럼장애 증상의 표현 양상과 중증도의 이질성만큼이나 장애의 발병에 영향을 미치는 다유전성 위험 요인과 환경적 위험 요인 또한 방대하다. 앞서 설명한 환경적 위험 요인 외에도 수백 개의 후보 유전자가 자폐스펙트럼장애 발병에 영향을 미치는 것으로 확인되었다(Betancur, 2011; O'Roak et al., 2012; Ramaswami & Geschwind, 2018). 이러한 연관성의 강도는 다양하지만, 다양한 빈도와 유형의 대립 유전자(예: 일반 대 희귀, 큰 염색체 재배열, 복제 수 변이, 작은 삽입/삭제, 단일 뉴클레오티드 변이)의 기여가 관련되어 있다(Masi, DeMayo, Glozier, & Guastella, 2017; Vithayathil, Pucilowska, & Landreth,

2018). 이들로 보아 자폐스펙트럼장애의 유전적 구조가 자폐스펙트럼장애의 행동 양상만큼이나 복잡하고 다양하다는 것은 의심할 여지가 없다고 여겨진다.

중요한 것은 많은 유전적 위험 요인이 자폐스펙트럼장애와 관련이 있지만, 약 85%의 경우는 정확한 유전적 병인을 알 수 없다는 점이다(Casanova et al., 2020). 이러한 '특발성' 사례에서 자폐스펙트럼장애는 유전적 요인과 비유전적 요인의 역동적인 상호 작용으로 인해 발생하는 것으로 생각된다 (Garg & Green, 2018). 따라서 자폐스펙트럼장애의 병인학적, 신경발달적 경로는 다양한 듯하다(Toma, 2020). 이러한 병인학적 복잡성은 일반적인 유전적/환경적 요인에 따라 표본을 계층화하는 것과 관련된 어려움을 포함하여 임상 연구에 몇 가지 도전 과제를 제기한다(Garg & Green, 2018). 현재 연구자들이 직면한 과제는 자폐스펙트럼장애의 매우 이질적인 유전자형과, 사회인지를 포함한, 유전자형만큼이나 굉장히 다양한 차이를 보이는 표현형을 연결 짓는 일이다.

자폐스펙트럼장애 유전자 모델들과 사회인지

자폐스펙트럼장애와 같은 이질적인 장애에서 발생하는 복잡성과 방법론적 문제를 극복하기 위해 일부 연구 집단은 단일 유전자('증후군') 형태의 자폐스펙트럼장애를 연구하는 데 관심을 돌리고 있다. 단일 유전자 형태의 자폐스펙트럼장애란 자폐스펙트럼장애 사례의 약 5~10%를 차지하며(Garg & Green, 2018; Ramaswami & Geschwind, 2018; Vithayathil et al., 2018), 장애의 원인이 되는 유전적 돌연변이가 확인된 의학적 증후군의 맥락에서 발생하는 자폐스펙트럼장애 사례를 의미한다(Abrahams & Geschwind, 2010; Fernandez & Scherer, 2017). 이러한 경우 유전적 '청사진'을 확인할 수 있기 때문에,

동일한 병인으로 발생하는 행동의 표현형을 체계적으로 탐색할 기회를 얻을 수 있다. 현재까지 크게 주목받고 있는 증후군으로는 윌리엄스 증후군, 프래자일 엑스, 신경섬유종 1형 등이 있다. 이러한 장애들과 그들이 나타내는 사회인지 프로파일을 아래에서 간략히 논의하고자 한다.

윌리엄스 증후군

윌리엄스 증후군(Williams syndrome, WS)은 7q11.23 염색체에서 약 25개의 유전자가 결실되어 발생하며(Dai et al., 2009), 유병률은 약 7,500명 중 1명 꼴이다(Strømme, Bjørnstad, & Ramstad, 2002). 윌리엄스 증후군을 가진 대부분의 개인은 지적장애 기준을 충족하며 평균 지능이 55 정도이다(Pober, 2010). 이들에게는 시공간 능력 저하, 부주의, 억제 조절 능력 감소, 산만성 증가와 같은 특정 인지 결함이 흔히 나타난다(Gray & Cornish, 2012; Pober, 2010). 초기 연구에서는 윌리엄스 증후군 환자의 언어 능력이 비교적 보존되어 있다고 보았다. 그러나 이러한 견해에 의문이 제기되고 있다. 윌리엄스 증후군 환자의 어휘력이 높을 수는 있지만 연령에 적합한 경우는 드물고, 얕은 수준의 의미 지식을 보인다는 특징이 언급된 연구 결과들 때문이다(Karmil-off-Smith, 2007). 윌리엄스 증후군을 가진 사람은 사회성 곤란을 빈번하게 나타내는데, 자폐스펙트럼장애 진단 기준을 충족하는 경우가 약 50%에 달한다(Garg & Green, 2018). 그러나 흥미롭게도 이들의 사회적 행동 프로파일은 특발성 자폐스펙트럼장애와는 상당히 다르다. 윌리엄스 증후군 환자의 핵심적인 행동 특징은 낯선 사람에 대한 과도한 사회적 접근, 지나친 친숙함, 사회적 탈억제 등이다(Pober, 2010). 이러한 '과잉 사회성'에도 불구하고 윌리엄스 증후군을 가진 사람들은 우정을 유지하는 데 상당한 어려움을 겪고, 사회적 상황에서 현저한 불안으로 고통받는 경우가 많다(Järvinen, Korenberg, & Bellugi, 2013).

윌리엄스 증후군의 행동 프로파일은 사회적 주의와 정서 처리의 편향으로 특징지어지는 독특한 사회인지 표현형을 반영하는 것으로 생각된다. 정상 발달을 보이는 대조군과 비교했을 때, 윌리엄스 증후군을 가진 사람들은 비사회적 자극에 비해 얼굴에 대한 선호도가 더 높다. 이는 종종 눈 부위에 장시간 시선을 고정하는 행동으로 드러난다(Järvinen et al., 2013). 얼굴이나 눈에 대한 주의와 지향의 증가와 함께 정서 처리의 편향 또한 뚜렷하게 나타난다. 시각 및 청각 영역 모두에서 부정적인 사회적 신호에 대해서는 인식이 떨어지며, 긍정적인 사회적 자극을 선호하는 방향의 주의 편향과 정보 처리 편향을 일관되게 보인다(Dodd & Porter, 2010; Plesa-Skwerer, Faja, Schofield, Verbalis, & Tager-Flusberg, 2006). 초기에는 이러한 윌리엄스 증후군의 사회인지 프로파일이 전통적으로 비사회적 행동과 얼굴 자극 및 시선에 대한 지향 저하와 연관되어 있는 특발성 자폐스펙트럼장애의 프로파일과 상충되는 것처럼 보였다. 그러나 특발성 자폐스펙트럼장애와 윌리엄스 증후군 사이에는 몇 가지 공통점이 보고되었다. 예를 들어 두 집단 모두 공동주의(joint attention)(Vivanti, Fanning, Hocking, Sievers,& Dissanayake, 2017), 실용적 언어(Philofsky, Fidler, & Hepburn, 2007), 사회적 추론(Porter, Coltheart, & Langdon, 2008; Tager-Flusberg & Sullivan, 2000)에서의 결함을 보인다. 따라서 특발성 자폐스펙트럼장애와 윌리엄스 증후군의 사회적 행동은 비전형적인 사회인지와 비정상적인 사회적 동기 패턴(일반적으로 특발성 자폐스펙트럼장애는 감소, 윌리엄스 증후군은 과도함)을 반영하는 것으로 볼 수 있다. 겉보기에는 정반대 양상으로 보이지만, 두 프로파일은 모두 사회기능장애를 초래할 수 있다(Vivanti, Hamner, & Lee, 2018).

윌리엄스 증후군에서 관찰되는 사회성 곤란이 특정 사회인지장애에서 비롯된 것인지, 아니면 일반적인 인지 결함이 사회기술에 2차적으로 영향을 미친 것인지에 대한 논쟁은 계속되고 있다. 위협적인 사회적 상황에서 윌리엄스 증후군 환자들의 편도체 활성화가 저하되어 있음을 보여 주는 기능적 뇌영상 연구들이 있다(Haas et al., 2009; Vivanti et al., 2018). 또한 이들은 정상 발달을 보이는 대조군에 비해 행복한 얼굴에 대한 반응으로 자율신경계 각성이 더 증가하였는데, 이는 사회적 자극이 이들에게 지나치게 두드러져 보이고 보상적이라는 것을 시사한다(Järvinen et al., 2015). 이러한 연구 결과에 대한 한 가지 그럴듯한 추론은, 윌리엄스 증후군을 가진 사람들이 사회라는 세계를 덜 위협적이고 과도하게 보상적인 것으로 해석하며, 이것이 무분별한 사회적 욕구와 순진함을 부추기는 데 기여한다는 것이다. 또한 이들의 사회적 행동 프로파일은 지속 주의와 억제 조절과 같은 일반 인지 기능에 속하는 집행 기능의 곤란으로 일부 설명될 수 있다(Rhodes, Riby, Matthews, & Coghill, 2011; Vivanti et al., 2017, 2018). 인과 관계를 확립하기에는 아직 이르지만, 기존 연구들은 사회인지 결함과 일반 인지 기능의 문제가 윌리엄스 증후군의 사회기술 저하에 영향을 주는 위험 요인이라고 본다.

프래자일 엑스

프래자일 엑스 증후군(Fragile X syndrome, FXS)은 남성 약 5,000명 중 1명, 여성 약 4,000~8,000명 중 1명의 유병률을 보이는 단일 유전자질환으로, X 염색체 q27.3에 있는 FMR1 유전자의 침묵으로 인해 발생한다(Hagerman et al., 2017). 이러한 유전적 이상은 FMRP라는 단백질의 감소(또는 손실)를 초래하는데, 이 단백질은 시냅스 성장에 필수적이어서 학습과 신경 발달에 중요하다. 대부분의 프래자일 엑스 증후군 남아는 발달이 지연되며 경도에서 고도의 지적장애 범위에 속하는 지능을 보인다(Gray & Cornish, 2012; Niu et al., 2017). 프래자일 엑스 증후군 여아의 임상 양상은 더 다양하다. 유전자 결함의 영향을 받지 않는 X 염색체를 가지고 있기 때문이다(Hagerman et al., 2017). 그러나 남녀 모두에서 인지 및 행동 프로파일은 뚜렷한 주의력장애, 언어 지연, 집행기능장애, 불안 등으로 특징지어진다(Hagerman et al., 2017; Van der Molen et al., 2010). 사회기능장애 또한 프래자일 엑스 증후군 집단 내에서 자주 보고되며, 상당한 사회적 위축, 시선 회피, 사회적 어색함 등이 주로 나타나는 경향이 있다(Cornish, Gray, & Rinehart, 2010; Hagerman et al., 2017; Morel et al., 2018; Niu et al., 2017).

프래자일 엑스 증후군은 자폐스펙트럼장애에서 단일 유전질환으로 알려진 몇 안 되는 현상 중 하나이다. 남아의 최대 75%, 여아의 최대 25%가 광범위한 자폐스펙트럼장애 특징을 보이며(Klusek, Martin, & Losh, 2014), 21~47%가 자폐스펙트럼장애 기준을 충족한다(Garg & Green, 2018). 윌리엄스 증후군과 마찬가지로 프래자일 엑스 증후군의 자폐스펙트럼장애 특징은 특발성 자폐스펙트럼장애와는 다른 양상을 보인다. 예를 들어 프래자일 엑스 증후군 아동은 사회성이 떨어지지만 특발성 자폐스펙트럼장애 아동에 비해 호혜적인 관계를 보일 가능성이 더 높다(Cornish et al., 2010; Gray & Cornish, 2012). 실제로 자폐스펙트럼장애가 동반된 프래자일 엑스 증후군은 적어도 한 명의 친구가 있는 경우가 특발성 자폐스펙트럼장애보다 더 많았다(각각 32% 대 7%; Smith, Barker, Seltzer, Abbeduto, & Greenberg, 2012). 또한 자폐스펙트럼장애가 동반된 프래자일 엑스 증후군은 특발성 자폐스펙트럼장애보다 사회성 및 의사소통 증상이 덜 심각하고 사회적 접근에 더 잘 반응하는 것으로 보인다. 흥미롭게도 한 연구 집단의 발견에 따르면, 프래자일 엑스 증후군인 남아가 연령 및 증상의 중증도가 같은 특발성 자폐스펙트럼장애 남아에 비해 사회적 상황에서 미소를 더 많이 보였다(McDuffie, Thurman, Hagerman, & Abbeduto, 2015). 특발성 자폐스펙트럼장애 대조군에 비해 프래자일 엑스 증후군과 자폐스펙트럼장애 모두를 가진 아동이 시선 통합, 사회적 접근의 질, 사회적 미소, 얼굴 표정, 공동주의 반응행동 등의 사회적 행동에 대한 측정에서도 장애를 더 적게 나타냈다(Wolff et al., 2012). 또한 Wolff와 동료들(2012)은 프래자일 엑스 증후군 아동이 특발성 자폐스펙트럼장애 아동에 비해 강박적이고 의례적인 행동을 하는 비율이 낮은 등 제한된 관심사와 반복적인 행동 표현에서도 차이가 있음을 발견했다.

자폐스펙트럼장애 동반 여부와는 관계없이 프래자일 엑스 증후군은 사회기능장애를 나타내는 특징이 있다. 이런 곤란이 기저의 사회인지 결함과 관련이 있다는 주장이 제기되어 왔지만, 이 분야의 연구는 제한적이며, 연구 결과 또한 다양하다. 초기 연구들은 프래자일 엑스 증후군을 가진 사람들의 기본적인 정서 식별 능력이 온전하다고 주장하였으나, 최근 이러한 견해에 의문이 제기되고 있다(Morel et al., 2018). 최근 연구들에 따르면, 정신 연령과 실제 연령을 일치시킨 대조군에 비해 프래자일 엑스 증후군 집단은 정서 인식 과제 수행이 더 저조하고, 부정적 정서 처리에 대한 편향을 보이는 것으로 나타났다(Burris et al., 2017; Crawford et al., 2015; Shaw & Porter, 2013; Williams, Porter, & Langdon, 2014).

또한 프래자일 엑스 증후군 아동의 경우 마음 이론과 같은 상위 사회인지 처리에 장애가 있을 수 있지만(Gray & Cornish, 2012; Morel et al., 2018), 일부에서는 이러한 결함이 특발성 자폐스펙트럼장애에서 관찰되는 것보다는 덜 심각할 수 있으며(Cornish et al., 2005), 지적 능력의 장애에 의한 것일 가능성이 있다고 추측하고 있다. 한 연구에서 프래자일 엑스 증후군 남아 두 집단(자폐스펙트럼장애 특징이 거의 없는 집단과 자폐스펙트럼장애 특징이 심한 집단)을 지적장애 아동을 대조군으로 하여 비교하였다(Grant, Apperly, & Oliver, 2007). 두 프래자일 엑스 증후군 집단의 수행 양상은 정보 처리 및 작업 기억의 문제로 인해 부차적으로 마음 이론 결함이 나타남을 암시했다. 또 다른 연구 집단에서는 프래자일 엑스 증후군 여아 20명과 정상 발달을 보이는 (연령이 일치하는) 또래의 사회인지 과제 수행을 비교했다(Turkstra, Abbeduto, & Meulenbroek, 2014). 사회인지 기술에서 유의미한 집단 간 차이가 관찰되긴 했으나, 이런 효과의 많은 부분이 지능, 집행 기능, 언어 능력에서의 차이에 기인하는 것으로 보였다. 이런 요인들이 사회인지 과제 수행 변인의 54~69%에 해당하는 부분을 설명하는 것으로 나타났다.

프래자일 엑스 증후군이나 윌리엄스 증후군을 대상으로 한 사회인지 연구는 특정한 사회인지 결함으로부터 낮은 지적 기능을 분리해 내기가 어렵다는 과제를 안고 있다. 이러한 질환을 가진 대부분의 사람이 상당한 정도의 일반 인지 기능 곤란(예: 심각한 지적장애)을 가지고 있기 때문이다. 추가적인 고려 사항으로는 동반질환들(예: 불안)이 이들에게서 관찰되는 사회성 문제에 기여하고 있을 가능성이 있다는 사실이다(Williams et al., 2014). 그러나 안타깝게도 많은 연구에서 동반질환이 고려되지 않고, 사회성 결과 측정치 또한 이질적인 경우가 많아서, 연구 간 결과를 종합하기 어려운 실정이다(Morel et al., 2018).

신경섬유종 1형

신경섬유종 1형(Neurofibromatosis Type 1, NF1)은 2,700명당 1명의 유병률을 보이며, 중추신경계에 영향을 미치는 가장 흔한 유전질환 중 하나로 알려져 있다(Evans et al., 2010). 이 질환은 단백질 뉴로피브로민(neurofibromin)을 암호화하는 신경섬유종 1형 유전자 내의 기능 상실 돌연변이로 인해 발생한다. 신경섬유종 1형 상태에서 뉴로피브로민 발현이 감소하면 쥐육종(rat sarcoma, RAS) 활성이 증가하여 마이토젠 활성화 단백질 인산화효소(mitogen-activated protein kinase, MAPK) 신호 전달 연쇄 반응이 가속화된다. RAS-MAPK 신호 전달 연쇄 반응의 과활성은 종양이라는 질환의 주요 임상 증상을 초래한다(Gutmann et al., 2017). 신경섬유종 1형은 뇌 발달에도 영향을 미친다(Payne et al., 2010). 진단 기준에는 포함되지 않지만, 인지 및 행동의 결함은 아동기 신경섬유종 1형의 가장 흔한 합병증이라 볼 수 있다. 신경섬유종 1형 아동의 전체 지능은 정상 범위의 하한에 속하는 경향이 있지만, 주의력, 집행 기능, 시지각, 언어 기능 등의 특정 영역에서의 결함을 보이는 비율이 80%에 달하는 것으로 보고되었다(Hyman, Shores, & North, 2005; Lehtonen Howie, Trump, & Huson, 2013; Payne et al., 2019; Plasschaert et al., 2016). 이러한 결함은 주의력결핍 과잉행동장애(Mautner, Kluwe, Thakker, & Leark, 2002) 및 특정학습장애(Arnold, Barton, McArthur, North, & Payne, 2016; Watt, Shores, &

North, 2008)를 포함한 신경발달질환의 동반 이환을 높이는 데 관여하여, 기능장애를 초래하고 삶의 질을 저하시키는 결과를 낳는다(Payne et al., 2019).

윌리엄스 증후군이나 프래자일 엑스 증후군과 마찬가지로 신경섬유종 1형도 사회기능장애와 관련이 있으며 자폐스펙트럼장애의 위험을 증가시킨다. 그러나 윌리엄스 증후군이나 프래자일 엑스 증후군과는 달리 신경섬유종 1형에서는 일반적으로 지능은 비교적 잘 보존되므로, 인지 요인과 자폐스펙트럼장애 증상 간의 관계를 모델링하기가 더 용이하다. 실제로 신경섬유종 1형이 독특한 사회적 표현형을 나타내며, 특정 자폐스펙트럼장애 증상 프로파일에 해당함을 보여 주는 증거들이 점점 늘어나고 있다. 이 새로운 연구 분야는 신경섬유종 1형 돌연변이의 영향을 받는 특정 생물학적 경로가 자폐스펙트럼장애의 증상과 사회인지 및 일반 인지의 결함과 관련된 연관성을 보다 명확히 도출하게 해 준다는 점에서 상당히 고무적이다. 이 장의 마지막 부분에서는 신경섬유종 1형의 사회기능 표현형에 대한 새로운 연구를 소개하면서 이러한 연구 결과들이 정밀 의학 기반 치료법 개발에 미치는 함의를 논의할 것이다.

신경섬유종 1형에서의 사회기능장애와 자폐스펙트럼장애 유병률

신경섬유종 1형의 사회성 부족은 여러 문헌을 통해 확인되어 왔다. 최근 Chisholm과 동료들(2018)의 메타분석 결과에서도 신경섬유종 1형 집단(N=1093명, 건강한 대조군=518명; Hedges' g=0.79)과 자폐스펙트럼장애 증상 집단(N=1277명, 건강한 대조군=657명; Hedges' g=0.91) 모두에서 대조군과의 차이를 가장 효과적으로 설명하는 요인은 사회기능 저하인 것으로 나타났다. 이 메타분석에는 국제 신경섬유종 1형 자폐스펙트럼장애 컨소시엄 팀(International NF1-ASD Consortium Team, INFACT)(Morris et al., 2016)의 자료가 포함되었으며, 여기에 여섯 개의 3차 의료기관이 자폐 증상 평가를 등록하였다(신경섬유종 1형=531명). 그 결과 부모 보고형 자폐스펙트럼장애 증상 특성 질문지인 사회 반응성 척도(Social Responsiveness Scale, SRS-2)(총 T점수≥60)에서 임상 절단점을 넘은 대상자가 39%였다. 진단 도구를 사용하여 신경섬유종 1형의 자폐스펙트럼장애 유병률을 조사한 연구에 따르면, 신경섬유종 1형 아동의 자폐스펙트럼장애 유병률(약11~25%)(Eijk et al., 2018; Garg et al., 2013; Plasschaert et al., 2015)은 일반 인구에서 추정되는 1~2%(M. C. Lai et al., 2014)보다 훨씬 높은 것으로 나타났다.

경험적으로 신경섬유종 1형 아동은 보통 친절하고 다른 사람들과 잘 어울린다고 묘사된다. 그럼에도 이들은 우정을 유지하는 데 상당한 어려움을 보이며, 종종 사회적 신호를 '포착'하는 데 문제가 있는 사회적 '떠돌이'로 묘사되기도 한다. 부모 평가 질문지 조사 결과, 신경섬유종 1형 아동은 모집단 규준 또래에 비해 친사회적 기술(예: 의사소통 기술, 협력, 공감) 면에서 중등도의 결함을 보였다(Payne et al., 2020). 또한 부모들은 신경섬유종 1형 아동이 친구들 사이에 인기가 적고 친한 친구를 가질 가능성이 낮다고 평가하는 경향이 있었다(Lewis, Porter, Wiliams, North, & Payne, 2016). 적어도 24.7%가 학교에서 매일 괴롭힘을 당한다고 보고한 연구도 있었다(Holland et al., 2019). 교사들 역시 신경섬유종 1형 아동이 반 친구들에 비해서 리더십이 떨어지고 더 예민하며 고립되어 있다고 인식하였다(Noll et al., 2007). 이러한 어려움은 전 생애에 걸쳐 지속되며 적응 기능, 삶의 질 등에 영향을 미친다(Payne et al., 2020). 신경섬유종 1형은 대조군에 비해 직장 내 괴롭힘을 당했다는 보고가 훨씬 더 많았는데(13% 대 5%)(Fjermestad, 2019), 연구에서 나온 증거들은 신경섬유종 1형 성인의 정신 건강이 좋지 않다는 것을 암시하고 있다(D. L. Wang et al., 2012).

일부 연구들은 부모 보고용 자폐스펙트럼장애 증상 질문지의 하위 척도에 속하는 항목들을 사용하여 신경섬유종 1형에 대한 사회기능장애 프로파일의 특성을 파악하고자 노력했으나, 결과는 일관되지 않았다(Chisholm et al., 2018). 이러한 엇갈린 결과를 설명할 수 있는 한 가지 가능성은 자폐스펙트럼장애 행동 평가를 위해 고안된 선별 도구가 신경섬유종 1형과 같은 자폐스펙트럼장애 증후성 형태에서는 일부 특성을 놓칠 수 있다는 점이다. 실제로 널리 사용되는 자폐스펙트럼장애 선별 도구[사회 반응성 척도와 사회적 의사소통 질문지(Social Communication Questionnaire, SCQ) 포함]가 프래자일 엑스 증후군을 포함한 자폐스펙트럼장애 증후성 형태에서는 그 특성을 일부 파악하지 못한다는 증거가 있다(Kidd et al., 2020). 흥미롭게도 Kidd와 동료들은 질문지에서 변별력이 없거나 타당도가 낮은 문항들을 제거함으로써 질문지의 심리 측정적 특성이 프래자일 엑스 증후군 모집단에 더욱 적절한 방향으로 개선되는 것을 발견했다. 신경섬유종 1형에서도 이와 유사한 조사 작업이 필요하며, 이를 통해 보다 정확한 신경섬유종 1형의 자폐스펙트럼장애 표현형 분석이 가능해질 것이고, 이 집단에 일반적으로 사용되는 자폐스펙트럼장애 선별 도구의 예측력도 잠재적으로 개선될 것이다. 사례 4.2는 신경섬유종 1형의 맥락에서 진단된 자폐스펙트럼장애를 잘 보여 주는 마음 이론 사례이다.

사례 4.2

톰의 사례: 자폐스펙트럼장애의 임상적 이질성을 보이는 아동

병력 톰은 신경섬유종 1형을 앓고 있는 10세 남아이다. 톰이 2세 때 보육원에서 심각한 문제가 생겼다. 혼자 놀거나, 같은 장소에 있는 아이들과 따로 떨어져서 놀 때는 문제가 없었으나, 다른 아이가 자신의 장난감을 가지고 놀려고 하면 톰은 공격적으로 행동했다. 집단 활동에 참여하기를 꺼려하고 시끄러운 소음에 괴로워하는 모습도 보였다. 학교에서는 주의력 문제와 문해력 곤란이 뚜렷해졌다. 톰은 6세 때 주의력결핍 과잉행동장애 진단을 받고 각성제를 복용하기 시작했다. 하지만 톰의 학업 성취도는 계속해서 또래의 기대치에 비해 한참 뒤쳐져 있었다. 학교생활기록부에 따르면 그는 쉽게 좌절하고 주변 사람들에게 반항적으로 행동하며, 나이에 맞는 또래 관계를 맺지 못하는 것으로 묘사되었다.

현재 증상들/기능적 영향 톰은 현재 초등학교 5학년이다. 지난 1년 동안 그는 등교를 거부하는 횟수가 잦아지고, 공격적이고 반항적인 행동(예: 공책을 찢고 반 친구를 발로 차는 등)을 보이는 빈도가 늘었다. 그 결과 톰이 다니는 학교에서는 톰의 학습 커리큘럼을 조정하였으며, 톰이 좌절감을 느끼거나 과도한 자극을 받을 때 집단 상호 작용으로부터 벗어날 수 있도록 교실 한 켠에 공강을 마련해 주었다. 톰은 마인크래프트와 로블록스라는 게임에 '집착'을 보였으며, 학교에는 이 게임에 함께 '집착'하는 친구가 한 명 있었다. 만약 이 친구가 자리를 비우면 톰은 다른 아이들과 놀기를 거부했다. 톰이 의례적인 일상만을 고집하고, 자신의 관심사와 무관한 활동에 대해서는 참여를 거부함으로써 톰의 가족들 또한 활동이 제한되었다.

신경심리 평가 평가 결과, 톰의 전체 지능은 평균 이하 수준이었다(18 백분위수). 수용 언어와 언어 표현 능력이 경미하게 저하되어 있었고, 조음 오류를 특징적으로 보이는 말하기 양상이 관찰되었다. 주의력과 집행 기능 측정 검사 결과 충동성, 계획 및 구조화 능력 곤란, 지속 주의 곤란과 주의 전환의 유연성 저하 등이 시사되었다. 톰의 음운 인식 능력은 나이에 비해 극히 저조했다. 자폐증 진단 면담지 개정판(Autism Diagnostic Interview-Revised, ADI-R)에서는 상상 놀이와 사회적 상호 작용 부족, 소음에 대한 극도의 민감성, 놀이와 의사소통 전반에 나타나는 극히 제한적인 관심사 등이 나타났다.
톰은 항상 엄격한 일과를 고집해 왔다(예: 목욕 전 저녁 식사 거부). 자폐증 진단 관찰 스케줄에서는 지속적인 눈맞춤 곤란, 자신의 관심사에만 초점을 맞춘 일방적인 대화, 일부 검사 자극의 질감에 대한 비정상적인 관심 등이 드러났다. 이번 신경심리 평가에서는 여러 분야 전문가로 구성된 팀이 임상적 판단을 병행함으로써, 톰이 이전에 발견되지 않았던 자폐스펙트럼장애의 기준을 충족한다는 사실을 밝혀냈다. 톰과 에밀리의 자폐스펙트럼장애 증상 사이에는 상당한 유사성이 있지만(사례 4.1 참조), 대부분의 자폐스펙트럼장애가 동반된 신경섬유종 1형 아동처럼 톰도 자폐스펙트럼장애에서 비교적 흔히 관찰되는 운동 상동증은 보이지 않았다.

신경섬유종 1형에서의 사회인지

현재까지 신경섬유종 1형에서 사회인지와 자폐스펙트럼장애 증상의 관계에 대한 연구는 거의 수행되지 않았다. 그러나 초기 연구에 따르면, 신경섬유종 1형에서 사회인지 기술의 선택적 저하가 시사되었다. 최근 메타분석에서도 대조군에 비해 신경섬유종 1형의 사회인지 기술이 현저히 떨어지는 것으로 나타났다(N=390명, 건강한 대조군=189명, Hedges' g=0.65; Chisholm et al., 2018). 기존 자료들은 이러한 결함이 사회지각 수준에서 나타날 뿐 아니라, 마음 이론이 필요한 상위 수준의 사회인지 처리 과정에서도 분명하게 나타남을 말해 주고 있다.

하위 수준의 사회지각 능력과 관련하여, 신경섬유종 1형 아동은 건강한 대조군에 비해 부정적인 정서를 식별하기 어렵고(예: 두려움, 분노)(Huijbregts, Jahja, De Sonneville, De Breij, & Swaab-Barneveld, 2010; Lewis et al., 2017), 모호한 얼굴 표정을 구별하는 데 어려움을 보이는 것으로 보고되었다(Allen et al., 2016). 이는 사회 정보 처리에 기본이 되는 중요한 측면에 문제가 있음을 의미할 수 있다. 신경섬유종 1형 성인에서도 유사한 정서 인식 결함이 발견되었다(Pride, Crawford, Payne, & North, 2013; Pride et al., 2014). 상위 수준의 사회인지 기술에서도 결함이 보고되고 있다. 예를 들어 신경섬유종 1형 아동은 캐릭터에 정신 상태를 부여해야 하는 비언어적 연속 그림 과제에서 일반 발달을 보이는 대조군보다 훨씬 더 많은 오류를 범하는 것으로 나타났다. 하지만 정신화를 요구하지 않는 통제 과제인 연속 이야기 과제에서는 아무런 결함을 보이지 않았다(Payne, Porter et al., 2016). 이와 마찬가지로, 신경섬유종 1형 성인은 대조군에 비해 얼굴 표정이나 목소리 톤과 같은 사회적 단서를 포착하는 능력이 요구되는 비꼼 탐지 과제에서 현저히 낮은 수행을 보였다(Pride et al., 2014).

신경섬유종 1형의 사회인지에 영향을 미치는 일반 인지 과정(예: 지능, 집행 기능, 주의력)이 어떤 역할을 하는지는 현재 명확하지 않다. 그러나 예비 연구에서는 이러한 일반 인지 요인들을 통제한 후에도 사회인지 결함이 확인되었다. 예를 들어 신경섬유종 1형 아동에게서 나타나는 일반화된 마음 이론 결함은 일반 인지 능력, 집행 기능, 주의력결핍 과잉행동장애 증상 등과 무관한 것으로 나타났다(Payne, Porter et al., 2016). 다른 연구에서도 마찬가지로 집행 기능, 지능, 주의력결핍 과잉행동장애 증상 등을 통제한 후에도 신경섬유종 1형 코호트에서 사회적 신호의 상향식 정보 처리 결함과 전반적으로 낮은 사회성 역량이 여전히 남아 있음을 입증한 바 있다(Huijbregts et al., 2010; Lewis et al., 2016). 이러한 연구 결과는 인지 변수가 반드시 주의력결핍 과잉행동장애와 같은 신경 발달 증상이나 기능적 결과를 예측하는 것은 아니라는 것을 보여 주며, 신경섬유종 1형인 주의력결핍 과잉행동장애 관련 연구 결과와 맥을 같이한다(Payne, Hyman, Shores, & North, 2011; Payne et al., 2019). 또한 신경섬유종 1형에서 사회인지와 일반 인지 요인들의 관련성을 연구하고, 이들이 자폐스펙트럼장애 증상의 표현에 미치는 영향을 탐구하기 위해서는 잘 통제된 표현형 연구가 필요하다.

신경섬유종 1형에서의 자폐스펙트럼장애 증상 프로파일

기존 연구에 따르면 특발성 자폐스펙트럼장애와 신경섬유종 1형 아동의 자폐스펙트럼장애 사이에는 몇 가지 공통점이 있다. 두 집단 모두 주의력 저하 및 과잉행동이 함께 진행되며(Jang et al., 2013; Morris et al., 2016; Payne et al., 2011), 집행기능장애와 관련이 있는 것으로 보인다(Chisholm et al., 2018). 그러나 특발성 자폐스펙트럼장애와 신경섬유종 1형을 동반한 자폐스펙트럼장애 사이에는 중요한 차이점도 관찰되었다. 예를 들어 특발성 자폐스펙트럼장애에서 잘 알려진 남성 대 여성의 성별 편향성은 신경섬유종 1형에서 약화되어 1.6~2.6:1의 비율로 추정된다(Chisholm et al., 2018; Garg et al., 2016; Morris et al., 2016). 또한 자폐스펙트럼장애 진단 연령도 특발성 자폐스펙트럼장애의 경우 약 4세인 반면, 신경섬유종 1형의 경우는 약 10세로 늦은 경향이 있다(Plasschaert et al., 2015). 신경섬유종 1형과 관련된 의학적 및 기타 임상적 동반질환(예: 주의력결핍 과잉행동장애, 종양)이 자폐스펙트럼장애 특징을 '가렸을' 수 있으며, 이는 새롭게 나타나는 자폐스펙트럼장애 행동 증상이 의학적 합병증보다 임상의와 부모에게 덜 우려스럽거나 즉각적인 우려 대상이 아닐 수 있음을 의미한다.

흥미롭게도 사회 반응성 척도 자료에 대한 요인 분석에 따르면, 신경섬유종 1형에서의 자폐스펙트럼장애 증상은 특발성 자폐스펙트럼장애에서 관찰되는 것과 동일한 단일 요인 구조를 보인다. 하지만 제1 주성분에서 가장 높은 부하값을 나타낸 항목들은 다른 항목들에 비해 자폐스펙트럼장애 자체의 특이성은 낮아서, 아마도 신경섬유종 1형의 특이적 자폐스펙트럼장애 표현형(NF1-specific ASD phenotype)을 암시하는 것으로 보인다(Morris et al., 2016). 이는 신경섬유종 1형의 자폐스펙트럼장애 증상 프로파일이 특발성 자폐스펙트럼장애 집단에서 관찰되는 것과 다를 수 있음을 의미한다. 이러한 관찰을 더 자세히 조사하기 위해 최근 여러 연구에서 자폐증 진단 관찰 스케줄과 자폐증 진단 면담지 개정판과 같은 진단 도구를 사용하여 신경섬유종 1형의 자폐스펙트럼장애 증상 프로파일을 조사했다(Lord et al., 2000; Rutter, Le Couteur, & Lord, 2003). 연구 결과에 따르면 자폐스펙트럼장애인 신경섬유종 1형 아동은 특발성 자폐스펙트럼장애 아동보다 눈 맞춤을 더 잘하고, 반복적인 행동이 적으며, 언어 능력도 더 뛰어났다(Garg et al., 2015; Plasschaert et al., 2015). 흥미롭게도 신경섬유종 1형 아동에게서 관찰되는 사회지각 결함 양상이 특발성 자폐스펙트럼장애에서와는 달랐다. 예를 들어 신경섬유종 1형 아동은 대조군에 비해 사회적 장면에서 제시된 얼굴에 주의를 기울이는 시간이 짧았는데, 패턴을 자세히 살펴보니 종종 처음에는 얼굴에 주의를 기울이다가 이후 지속적으로 얼굴에 집중하는 시간이 전반적으로 줄어드는 양상을 보였다(Lewis et al., 2019). 이는 일반적으로 얼굴에 대한 지향이 약한(얼굴을 처음부터 잘 쳐다보지 않는) 특발성 자폐스펙트럼장애에서 일반적으로 관찰되는 것과는 상충되는 패턴이다(Kornreich, 2019). 또한 이전 연구(Lewis et al., 2017)에 따르면 신경섬유종 1형 아동의 경우 건강한 대조군에 비해서 정서 인식 과제를 수행하는 전체 시간 중 얼굴을 보는 시간은 더 적었지만, 얼굴의 주요 특징(예: 눈)을 보는 시간이 더 적지는 않았다. 이러한 시선 패턴은 눈에 대한 주의력이 특히 떨어지는 특발성 자폐스펙트럼장애에서 자주 관찰되는 시선 패턴과는 차이가 있는 것으로 보인다(Webb et al., 2017). 이러한 연구 결과들을 확장하기 위해서 비전형적인 사회인지와 신경섬유종 1형의 자폐스펙트럼장애 증상 표현형을 연결 짓는 향후 연구들이 필요해 보인다.

사회인지와 자폐스펙트럼장애, 신경섬유종 1형 사이의 관계를 이해하는 데 있어 몇 가지 중요한 질문이 남아 있다. 많은 연구가 자폐스펙트럼장애 증상을 정량화할 수 있는 진단 도구를 사용하지 않았고, 지능과 집행 기능 같은 조절 요인들에 대해 일관되지 않은 다양한 결과들을 보고해 왔다는 점에서 기존 연구들은 어려움을 겪어 왔다. 또한 연구들은 여러 수준의 능력

(예: 명시적이지만 암묵적이지 않은 마음 이론)을 고려하지 않고, 사회인지 기술들을 단일한 것으로 평가하는 경우가 많았다. 게다가 연구들에 포함한 표본 수가 특히 적었다. 신경섬유종 1형을 포함하여 의학적으로 정의된 증후군에서 자폐스펙트럼장애 표현형을 더 잘 이해하기 위해 향후 연구에서는 관심 대상인 유전질환을 가진 아동, 자폐스펙트럼장애를 동반한 해당 유전질환을 가진 아동, 특발성 자폐스펙트럼장애를 가진 아동, 그리고 건강한 대조군 아동을 비교할 필요가 있을 것이다. 이러한 분석은 표준이 되는 표현형이나 진단 도구를 사용하여 자폐스펙트럼장애 증상 특성을 파악하고, 지능이나 집행 기능 같은 조절 요인들에 대한 평가를 함께 수행하며, 유전적 및 신경생물학적 표지자들을 고려(예: 시선 추적 연구, 기능적 뇌영상)하는 등의 과정으로 보완하는 것이 바람직해 보인다.

신경섬유종 1형에서의 사회성 결함에 대한 약물 치료

자폐스펙트럼장애에 대한 약물 치료법을 개발하려는 시도는 실망스럽게도 효과적이지 못했다(Garg & Green, 2018; Loth, Murphy, & Spooren, 2016). 이는 임상적으로는 자폐스펙트럼장애로 표현되었으나, 기저 병인은 이질적인 장애에 치료법이 적용된 결과일 수 있다. 그러나 신경섬유종 1형과 같은 많은 자폐스펙트럼장애 증후성 형태가 보이는 유전적 특이성으로 인해, 그 메커니즘에 따른 '정밀' 치료법을 개발하는 것이 가능할 수 있다. 단일 유전자 형태의 자폐는 원인 유전자가 알려져 있기 때문에 '인간 모델' 내에서 자폐스펙트럼장애의 신경생물학적 메커니즘을 체계적으로 탐구하는 데 있어 논리적인 진입점이 된다. 이러한 신경생물학적 메커니즘을 이해하면 유전자 돌연변이로 인해 야기된 분자적, 그리고 궁극적으로는 임상적 표현형을 정상화할 수 있는 새로운 치료법 개발에 필요한 정보를 얻을 가능성이 생긴다. 현재까지 신경섬유종 1형의 병리생리학에 대한 기계적인 분석은 주로 쥐 모델로 수행되고 있다. 이는 RAS-MAPK 경로(Shilyansky, Lee, & Silva, 2010)나 기타 다른 세포 내/세포 외 경로(Brown et al., 2010, 2011)의 조절 이상이 신경섬유종 1형의 돌연변이와 관련이 있으며, 이런 이상이 신경섬유종 1형의 인지, 학습 및 행동 문제의 근원이 될 수 있다는 증거를 제공한다(Molosh & Shekhar, 2018).

신경섬유종 1형의 신경생물학적 결함에 대한 잠재적 치료제로 연구되고 있는 약물 중 하나는 스타틴(statin)으로, 이는 RAS-MAPK 경로의 순수 억제제로 작용한다(Li et al., 2005). 신경섬유종 1형 유전자에 이형 접합 비활성화 돌연변이가 있는 쥐(신경섬유종 1형+/-)를 대상으로 한 임상 전 시험에서 로바스타틴(lovastatin)이 위약(placebo)에 비해 MAPK 경로를 부적으로 조절하고, 시냅스 가소성과 GABA 결핍을 정상화하며, 학습 및 주의력 결핍을 완화하는 것으로 입증되어(Cui et al., 2008; Li et al., 2005), 인간 대상 중개 연구의 근거를 제공했다. 일부 대조군이 없는 임상 시험(Acosta et al., 2011)과 소규모 무작위 대조군 임상 시험(randomised controlled trials, RCTs)에서는 로바스타틴이 인지 능력 검사에서 긍정적인 결과를 나타냈으며(Bearden et al., 2016), 신경섬유종 1형 아동을 대상으로 위약과 심바스타틴(simvastatin)을 비교한 12주간의 무작위 대조군 임상 시험에서도 이전에 신경섬유종 1형의 병리생리학과 관련되었던 뇌 영역에 효과가 있다는 증거가 일부 나타났다(Stivaros et al., 2018). 그러나 12주에서 12개월에 걸쳐 실시된 대규모의 잘 통제된 임상 연구에서는 임상적 이점이 확인되지 않았다(Krab et al., 2008; Payne, Barton et al., 2016; van der Vaart et al., 2013).

보다 최근에는 RAS-MAPK 신호 전달 연쇄 반응을 선택적으로 억제하는 암 치료제인 MEK 억제제가 신경섬유종 1형의 종양에 대한 성공적인 표적 치료제로 밝혀졌으며, 이러한 약제가 신경섬유종 1형의 인지 및 행동 증상에 대한 치료제가 될 가능성에 대한 열기가 고조되고 있다(Gross et al., 2020).

쥐 연구는 신경섬유종 1형의 비정상적인 신경생물학적 과정에 대한 치료 효과가 있음을 시사하고 있다(Kim et al., 2014; Y. Wang et al., 2012). 현재 여러 임상 시험에서 인간 신경섬유종 1형 종양에 대한 MEK 억제제를 평가하고 있으며, 이 중 일부는 2차 평가 지표로 인지 및 행동 변수를 포함하고 있다.

실험실 연구 결과를 임상 현장에 적용하는 것은 복잡한 문제이며, 신경섬유종 1형의 사회적, 행동적, 인지적 결함에 대한 치료 또한 예외가 아니다(Drozd et al., 2018; Payne, 2015). 한 가지 과제는 쥐 모델로부터 나온 결과를 인간 임상 연구와 조화시키는 것이다. 그 이유 중 하나는 동물 모델이 인간의 뇌질환을 적절하게 표현하지 못할 수 있기 때문이다. 쥐와 인간은 상당한 게놈 상동성과 일부 행동적 유사성을 공유하지만, 유전자 조작 쥐가 인간의 상태를 모델링하기에는 중요한 종간 차이가 있어 제한이 따른다. 여기에는 주요 뇌 성숙 이벤트 시기의 차이, 인간의 상위 피질 능력을 모델링함에 있어 쥐의 제한된 능력, 신경 발달 과정의 수많은 차이점 등이 포함되며, 이모든 것이 동물 모델에서 인간 임상 연구로의 전환 가능성을 크게 제한한다. 이 분야에서는 인간의 인지 능력에 해당하는 의미 있는 생체 지표를 검증해내는 작업이 무엇보다 시급하다. 뉴로파이브로민(neurofibromin)에 의해 구체적이고 직접적으로 조절되는 인지 및 행동 생체 표지자를 확인하면, 소규모 예비 연구를 통해서도 유망한 임상 전 치료법이 인간 환자의 병리생리학적 과정을 정상화하는지를 검사하여 원리 규명 및 용량 개선을 입증할 수 있다. 이러한 접근 방식은 임상 연구에 더 나은 정보를 제공하고 인간에게서 관찰된 결과를 바탕으로 임상 시험 설계를 최적화할 것이다. 환자 유래 유도만능 줄기세포 모델링 기술을 사용하는 연구 또한 현재 진행 중이며, 이를통해 신경섬유종 1형 환자의 질병 메커니즘을 더 깊이 이해할 수 있을 것으로 기대된다. 이러한 연구는 자폐스펙트럼장애와 같은 신경 발달 결함에 대한 치료제의 표적화된 선별을 위한 강력한 모델을 제공할 수 있는 잠재력을 가지고 있다(Bozaoglu et al., 2020; Wegscheid, Anastasaki, & Gutmann, 2018).

아직까지 자폐스펙트럼장애에 대한 실용적인 치료법이 나오지 않아 실망스럽지만, 이 분야에 대한 임상 전 및 임상 연구는 걸음마 단계에 있다. 대부분의 임상 시험은 실제 변화를 감지하기에는 검증력이 부족하고, 방법론적 약점을 가지고 있으며, 인간의 상태를 적절하게 모델링하지 못하는 것으로 보이는 동물 연구 자료에 의존하고 있다. 동물 모델과 인간 모델로부터 나온 자료를 상호 비교하는, 2세대 및 3세대 질병 모델링에 기반한 잘 통제된 대규모 연구들이 신경섬유종 1형 및 기타 단일 유전 자폐스펙트럼장애 증후군의 신경발달장애에 대한 흥미로운 차세대 연구를 대표한다.

결론

궁극적으로 (특발성 및 증후군성 자폐스펙트럼장애 집단에서) 사회인지 및 자폐스펙트럼장애에 대한 완전한 설명 틀을 개발하려면 유전적, 신경생물학적, 인지적, 행동적 메커니즘을 통합하여 발달 전반에 걸쳐 발생하는 완전한 인과 관계를 설명해야 한다(Coghill et al., 2005; Joseph, 1999). 기존 연구는 일반적으로 단일 수준의 분석에 초점을 맞춘 다양한 방법론적 접근을 통해 횡단적 설계에 의존해 왔다. 그 결과, 광범위하지만 얕은 연구 결과들만이 수집됨으로써 의미 있는 임상 시험 평가 지표와 치료 옵션으로 종합하고 해석하기가 어려웠다. 사회인지와 자폐스펙트럼장애 간의 관계를 이해하는 데에는 그 고유의 복잡성으로 인하여 다양한 과학적, 임상적 배경을 가진 연구 집단의 전문 지식과 기술을 결합한 공동 연구가 필요하다.

5 성인의 후천적 뇌손상에 의한 사회인지장애

●

Travis Wearne 뉴사우스웨일스대학교 심리학부
Michelle Kelly 뉴캐슬대학교 심리학부
Skye McDonald 뉴사우스웨일스대학교 심리학부

후천적 뇌손상은 출생 이후 언제든지 일어날 수 있는 뇌손상으로 인해 발생한 비진행성의 복합적 증상군을 의미한다. 이는 비교적 흔한 외상성 뇌손상이나 뇌졸중부터 산소 결핍증, 암, 약물이나 알코올 문제를 비롯하여, 뇌염으로 발생하는 드문 형태의 뇌손상에 이르기까지 매우 다양하다. 이 장에서는 후천적 뇌손상 후에 전형적으로 나타나는 사회인지의 전반적 변화를 설명하는 것을 목표로 한다. 이 장에서는 주로 가장 흔한 뇌손상 형태이자 사회인지의 신경과학 분야에서 가장 많이 연구되고 있는 외상성 뇌손상과 뇌졸중을 다룬다. 다른 후천적 뇌손상에서 나타나는 사회인지의 최신 연구들에 대한 설명은 이 장의 마지막에 간단히 기술하였다.

외상성 뇌손상

외상성 뇌손상은 뇌 조직이 관통하는 물체(예: 날카로운 물체 또는 날아온 무기)나 외부 물체의 기계적인 힘에 의해 손상될 때 발생한다. 대부분의 외상성 뇌손상은 흔히 '폐쇄성 두뇌손상'이라고도 부르는 후자의 경우에 해당하며, 대개 추락, 차량(및 보행자) 사고, 폭행 및 운동 중 부상으로 인해 발생한다. 외상성 뇌손상은 주로 청소년과 젊은 성인에서 많이 발생하는데, 특히 남성이 여성보다 외상성 뇌손상을 경험할 가능성이 1.5~3배 더 높다(Frost, Farrer, Primosch, & Hedges, 2013). 높은 낙상 발생률을 고려할 때, 노인들 역시 외상성 뇌손상에 취약한 집단이다. 전 세계적으로 외상성 뇌손상 생존자의 수는 증가하고 있는데, 이는 뇌 외상에 대한 즉각적 치료의 발전으로 사망률이 감소한 점과, 피해자들이 젊다는 점 덕분이다. 실제로 외상성 뇌손상은 전세계적으로 볼 때 45세 미만에서 장애(disability)를 야기하는 주요 원인이다(Werner & Engelhard, 2007). 외상성 뇌손상의 중증도는 광범위한 스펙트럼을 보일 수 있으며, 이는 글래스고 혼수 척도(Glasgow Coma Scale)로 평가된 초기 의식 손상 정도와 외상 후 기억장애 정도(외상 후 부상자가 새로운 기억을 형성하지 못하는 기간)에 따라 결정된다. 외상성 뇌손상의 약 80%는 경도 수준에 속하는 반면, 나머지 20%는 중등도 혹은 초고도로 심각한 부상에 해당한다(Servadei, Graham, & Merry, 2001).

외상성 뇌손상에는 1차 및 2차 신경병리적 기전이 있다. 1차적 손상은 뇌 조직에 가해지는 기계적인 힘의 즉각적인 영향에 의해 발생한다. 여기에는 뇌진탕(뇌에 멍이 드는 것), 열상, 혈종(국소 출혈), 확산적 축삭 손상(신경세포가 늘어나거나 찢어지는 것)이 포함된다. 충격 당시에 발생한 가속 또는 감속의 힘은 뇌를 흔들어 제자리에서 움직이게 만들고, 안와전두엽 표면의 조직들이 두개골 뼈의 앞쪽 및 중간 우묵(fossa)에 쓸리게 만든다(Bigler, 2007). 전두엽과 측두엽은 두개골(전두엽과 측두엽의 뼈)에 직접적으로 충격을 받기 때문에 뇌진탕에 특히 취약하다. 그 결과, 외상성 뇌손상 후의 신경 병리는 전형적으로 배쪽가쪽, 배쪽안쪽 및 안와전두엽과 배쪽안쪽 측두엽에 집중된다(Bigler, 2007)(그림 5.1). 또한 확산적 축삭 손상은 뇌량을 포함한 주요 백질 회로에 심각한 위축을 초래할 수 있다(그림 5.2). 이는 뇌 이탈(herniation) 및 월러리안 퇴행 변성(Wallarian degeneration: 입력의 손상으로 인해 연결된 하위 구조에 손상이 발생하는 것)과 함께 피질과 피질하 영역 간의 연결을 손상시킬 수 있다. 2차적 손상은 1차적 손상 이후에 나타나는 생리적 변화로, 일반적으

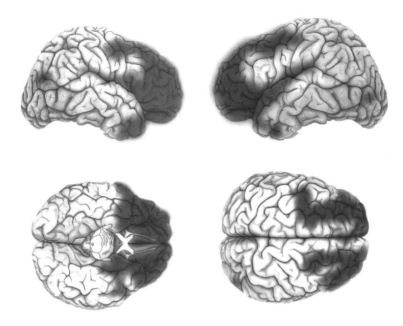

그림 5.1 외상성 뇌손상에서 손상되기 쉬운 피질 영역들

출처: Courville (1945) and Yeates et al. (2007) 등의 연구를 참고하여 표시함

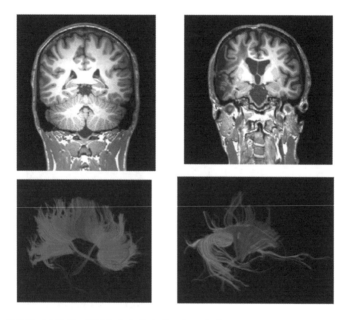

그림 5.2 외상성 뇌손상 후 뇌량 및 기타 백질 회로의 부피 감소를 보여 주는 MRI 관상 단면(왼쪽 위: 건강한 정상 성인, 오른쪽 위: 외상성 뇌손상을 입은 성인)과 뇌량의 섬유로 감소를 보여 주는 확산 텐서 영상(왼쪽 아래: 건강한 정상 성인, 오른쪽 아래: 외상성 뇌손상을 입은 성인)

로 뒤늦게 증상이 나타나는 것을 말한다. 여기에는 두개압 증가 및 뇌부종, 염증, 탈장, 저산소증 및 조직 괴사, 뇌 병변 및 감염이 포함된다(Werner & Engelhard, 2007).

주의력 및 정보 처리 속도의 저하는 중증도에 관계없이 외상성 뇌손상 환자가 가장 흔하게 경험하는 인지적 증상이다(Olver, Ponsford, & Curran, 1996). 이러한 문제는 경미한 부상을 입은 경우 일반적으로 3개월 이내에 해결되지만, 더 심각한 외상성 뇌손상의 경우에는 지속된다(Carroll et al., 2004). 중등도 내지 고도의 외상성 뇌손상 환자에게 나타나는 또 다른 후유증에는 언어적/시각적 학습 및 기억력, 의사소통 능력(예: 유창성, 단어 찾기, 대화 이어 가기), 계획 및 조직화, 목표 지향적 행동, 문제 해결 능력, 판단력, 유연성, 자기 탐색, 충동성 및 통찰력, 인식 능력에서의 문제들과 같은 고차원적인 집행 기능의 장애들도 있다(Azouvi, Arnould, Dromer, & Vallat-Azouvi, 2017). 기분장애(예: 우울증 및 불안)와 적응장애도 흔하다(Gould, Ponsford, Johnston, & Schönberger, 2011). 일반적으로 외상성 뇌손상은 손상 후 급성 또는 만성적으로 인지적, 정서적, 신체적 기능에 중대한 영향을 미친다. 그러나 종종 간과되는 또 다른 중요한 고려 사항은 바로 외상성 뇌손상이 사회적 행동에 미치는 영향이다.

외상성 뇌손상과 사회적 영향

뇌손상이 사회적 행동의 변화와 관련되어 있다는 사실은 Phineas Gage라는 사람의 유명한 사례를 통해 처음 보고되었다. Gage는 철도 공사 현장에서 일하던 중 커다란 쇠막대가 머리를 관통하는 뇌손상을 당해 왼쪽 전두엽이 매우 심각하게 손상되었다. 그런 부상을 당하고도 생존했다는 사실 자체도 놀라웠지만, 더욱 주목할 만한 결과는 그의 성격, 사회적 이해 및 행동의 변화였다. 부상 후 그를 묘사한 바에 따르면, 그는 저속하고, 불경스럽고, 참을성이 없고, 주변 사람들에 대한 존중이 부족해졌으며, 그 변화가 매우 현저해서 학술 자료에서조차 "더 이상 예전의 Gage가 아니었다"라고 묘사되곤 하였다(O'Driscoll & Leach, 1998). 그의 행동에 대한 이러한 묘사의 객관성에 의문이 제기되기도 했지만(Kotowicz, 2007), 그럼에도 불구하고 그의 사례는 뇌손상과 사회적 기능의 조절 및 통제 사이의 복잡한 관련성에 대한 중요한 증거를 제공하였다.

외상성 뇌손상을 당한 사람의 가족도 환자에 대해 일반적으로 비슷한 보고를 한다. 유치함, 타인에 대한 혐오와 무관심, 사회적으로 부적절한 행동, 자기중심성, 논쟁적인 태도 등이 자주 보고되는 증상이다(Brooks, Campsie, Symington, Beattie, & McKinlay, 1986; Mcdonald & Saunders, 2005; Weddell & Leggett, 2006). 이러한 성격 및 행동상의 어려움은 다양한 심리사회적 문제들로 이어지는데, 외상성 뇌손상 환자들은 친밀한 관계의 상실 및 악화(Tam, McKay, Sloan, & Ponsford, 2015), 사회적 관계 또는 우정의 형성과 유지의 어려움(Hoofien, Gilboa, Vakil, & Donovick, 2001), 직업 기회의 감소 또는 상실(Temkin, Corrigan, Dikmen, & Machamer, 2009), 사회적 통합의 부족(Winter, Moriarty, & Short, 2018), 제한된 사회적 참여(Cattran, Oddy, Wood, & Moir, 2011) 및 심각한 사회적 철수(Demakis et al., 2007)를 보인다. 또한 이러한 변화는 가족들에게 간병에 대한 부담을 증가시킨다(Katsifaraki & Wood, 2014). 외상성 뇌손상이 심리사회적 기능과 행동에 미치는 영향은, 신체 및 인지 기능에 미치는 영향보다 보호자의 부담(Kinsella, Packer, & Olver, 1991) 및 고통(Kelly, Brown, Todd, & Kremer, 2008)에 훨씬 더 큰 영향을 끼치며, 환자의 적응 및 재활에 대한 장벽을 더욱 높이는 것으로 나타났다(Yates, 2003).

이러한 사회적 어려움은 매우 만연해 있고 그 영향 또한 상당하기 때문에, 외상성 뇌손상 후 나타나는 이러한 변화들이 어떤 기저 과정에 의해 촉진되고 유지되며 예측되는지 살펴보는 연구들이 많았다. 특히 초기 연구들은 뇌손상 후 사회적 행동의 조절에 대한 신경심리학적 요인들이 어떤 역할을 하는지 밝혀 주었다(Kendall, 1996; Kendall & Terry, 2009). 일부 연구에서는 집행 기능이 외상성 뇌손상 후 일반적인 기능 수행의 결과를 예측하는 것으로 나타났으나(Spitz, Ponsford, Rudzki, & Maller, 2012), 또 다른 연구에서는 인지 기능과 사회적 수행 사이의 관계가 그다지 견고하지 않은 것으로 나타났다(Ownsworth & McKenna, 2004; Wood & Rutterford, 2006). 또한 지적 능력과 사회적 행동 사이에 기능적 불일치가 있을 수 있으며, 인지 기능은 상대적으로 양호한 반면, 사회적 행동은 불균형적으로 크게 손상될 수 있기 때문에 (Blair & Cipolotti, 2000; Tranel, Bechara, & Denburg, 2002) 사회적 행동을 조절하는 데 다른 요인이 관여할 가능성이 제기되고 있다. 실제로 외상성 뇌손상후 사회적 수행을 조절하고 유지하는 데 사회인지가 분명히 중요한 역할을 한다는 점을 강조하는 연구가 지난 30년 동안 폭발적으로 증가하였다.

외상성 뇌손상과 사회인지

외상성 뇌손상은 일반적으로 여러 영역의 손상이나 광범위한 손상을 초래하지만, 사회인지와 관련된 특정 뇌 영역이 충격 시 손상에 특히 취약한 것으로 알려져 있다. 배쪽안쪽 전두엽이나 측두엽에서의 핵심 영역들은 '사회적 뇌'의 회로와 특히 관련이 있다(1장). 더군다나 최근 연구에 따르면 백질 연결(예: 뇌량이나 뇌궁)의 퇴행과 외상성 뇌손상 후 사회인지 능력 사이에 유의한 연관성이 있는 것으로 나타났다(McDonald, Dalton, Rushby, & Landin-Romero, 2019). 결과적으로, 외상성 뇌손상은 다양하고 다초점적인 병리적 특성으로 인해 사회인지장애에 영향을 미치기 쉬우며, 이를 바탕으로 뇌손상 후 사회적 기능이 망가지는 것으로 보인다. 여기서는 사회인지의 다양한 구성 요소, 특히 정서 지각, 공감 및 마음 이론(인지적 공감, 정신화 및 실용주의 언어 이론 포함)이 외상성 뇌손상 후 변화될 수 있다는 점에 대한 증거를 설명하고 제시하였다.

외상성 뇌손상 환자의 정서 지각

얼굴에 나타나는 정서 외상성 뇌손상 후 사회인지장애에 대한 초기 연구(이는 1980년대 초까지 거슬러 올라간다. 예: Prigatano & Pribram, 1982)는 거의 전적으로 얼굴 정서 지각에 초점을 맞추고 있다. 참가자들은 얼굴 정서를 보여 주는 사진들(고정된 이미지)을 보면서, 이를 인식하고, 짝 맞추고, 이름을 붙이거나, 구분하는 과제를 수행해야 했다. 이후 많은 연구를 통해 중등도에서 고도의 외상성 뇌손상 환자들이 얼굴 정서 인식에 매우 뚜렷한 어려움을 지속적으로 보인다는 사실이 밝혀졌다. 2009년까지 발표된 13개 연구에 대해 체계적 문헌고찰 및 메타분석(Babbage et al., 2011)을 시행한 결과, 외상성 뇌손상 환자는 이러한 과제들에서 대조군보다 약 1.1 표준편차 낮은 수행을 보이는 것으로 드러났다. 중등도에서 고도의 외상성 뇌손상을 가진 개인 중 13~39%가 고정된 이미지를 통해 감정을 인식하는 데 어려움을 겪는 것으로 나타났다(비교 집단에서는 7%에서 이런 문제가 나타났다). 이러한 문제는 손상을 겪은 나이와 상관이 없었고(Schmidt, Hanten, Li, Orsten, & Levin, 2010), 손상 또는 회복 후 시간이 지나도 호전되지 않았으며(Ietswaart, Milders, Crawford, Currie, & Scott, 2008), 손상의 중증도가 클수록 더 심했다(Spikman, Timmerman, Milders, Veenstra, & van der Naalt, 2012). 정서 지각에 어려움을 겪는 원인은 뇌의 배쪽 전두엽과 측두엽 영역에 손상을 입었기 때문이라는 가설이 있다(Adolphs, Tranel, & Damasio, 2003).

특정 정서가 다른 정서보다 외상성 뇌손상의 영향에 더 취약하다는 연구 결과도 있는데, 여기에는 논란의 여지가 있다. 예를 들어 여러 연구에서 외상성 뇌손상 환자는 긍정적 정서에 비해 부정적 정서(예: 슬픔)를 인식하는 데 더 큰 어려움을 겪는 것으로 나타났다(Croker & McDonald, 2005; Green,

Turner, & Thompson, 2004; McDonald, Flanagan, Rollins, & Kinch, 2003; Rosenberg, McDonald, Dethier, Kessels, & Westbrook, 2014; Zupan & Neumann, 2016).

그러나 이러한 '감정가 효과(valence effect)'는 정서 인식 과제에 부정적인 정서가 불균형하게 많이 들어 있기 때문에 나타난 것일 수 있다(예를 들어 긍정적인 정서는 단지 행복과 놀람만 있는 것에 비해 부정적인 정서는 슬픔, 분노, 혐오, 두려움 등 더 다양하다). 더군다나 최근 연구에서는, 어떤 정서는 변별하기 쉬워서 좀 더 쉽게 인식될 수 있다는 점이 사진 과제를 수행하는 데 혼란 요인으로 작용할 수 있다는 증거가 보고되기도 하였다. 예를 들어 행복은 보편적으로 인식되는 정서인 반면, 공포는 인식하기 어려운 정서로 알려져 있다. 따라서 정서를 구분하는 데 장애를 보이는 것은 아마도 특정 정서를 인식하는 데 문제가 있기보다는, 정서 내용을 식별하는 것이 쉬운지를 반영하는 것일 수 있다. 이를 뒷받침하듯, 다양한 강도의 이미지를 구현하여 문항 난이도를 통제했을 때, 외상성 뇌손상을 입은 사람들은 이미지의 정서적 감정가에 상관없이 전반적인 정서 지각에 어려움을 겪는 것으로 나타났다(Rosenberg, Dethier, Kessels, Westbrook, & McDonald, 2015; Rosenberg et al., 2014; Rosenberg, McDonald, Rosenberg, & Frederick Westbrook, 2018).

외상성 뇌손상 후 정서 지각의 어려움을 검사할 때 고정된 이미지를 사용하는 것도 논쟁을 불러일으켰다. 실제 생활에서 정서를 정지된 하나의 얼굴 표정으로만 보는 경우는 거의 없다. 오히려 정서 표현은 역동적이고 순간적이며, 대개 복합적이고 다양한 관점, 대인 관계, 양식 및 환경적 단서의 맥락에서 제시된다. 이러한 관점에서 볼 때, 고정된 이미지를 사용한다면 검사의 타당도는 떨어지게 되며, 현실 세계에서처럼 정서적 상호 작용을 평가한다고 보기 어렵다. 설령 정서의 분리된 한 측면을 인식하는 데 장애가 있음을 확인하더라도 그 결과가 실제 생활에 의미를 가진다고 볼 수 없다. 실제로 몇몇 연구에 따르면, 고정된 장면을 이용한 정서 인식 과제 수행은 외상성 뇌손상 환자의 실제 대인 관계 문제와 상관이 없는 것으로 나타났다

(Milders, Fuchs, & Crawford, 2003; Milders, Ietswaart, Crawford, & Currie, 2008; Osborne-Crowley, & McDonald, 2016). 따라서 최근의 많은 연구들은 연구 방법을 전환하여, 역동적 이미지와 같이 현실에서 볼 수 있는 정서 표현들에 상응하는 방법들로 대체하여 정서 지각을 평가하고 있다. 일부 연구에서는 집단 간 차이가 없는 것으로 나타났지만(McDonald & Saunders, 2005; Zupan & Neumann, 2014), 대부분의 연구에서는 외상성 뇌손상 환자들이 대조군에 비해 역동적 정서 상태를 식별하는 데 더 큰 어려움을 겪는 것으로 나타났다 (Knox & Douglas, 2009; McDonald & Flanagan, 2004; McDonald et al., 2003; McDonald & Saunders, 2005). 연구 결과가 서로 다르게 나타난 잠재적 원인에는 아마도 역동적 정서 인식과 고정된 정서 인식에 관여하는 뇌 영역이 서로 다르다는 점이 관련될 수 있다. 움직임 단서는 등쪽 전두-두정엽 영역과 연관되어 있는데, 이 영역은 외상성 뇌손상에서 손상을 덜 받는 부분일 수 있다 (Adolphs et al., 2003). 이뿐만 아니라, 풍부한 시각적 장면은 정서 지각을 돕는 다양한 단서를 제공한다. 하지만 이 경우 해석에 필요한 인지 부하가 더 높아지므로 제한된 인지적 자원에 부담을 줄 수 있다. 중등도 내지는 고도의 외상성 뇌손상 환자들의 인지 손상 정도는 매우 다양할 수 있다. 그러므로 역동적인 장면은 정서 지각을 촉진할 수도, 방해할 수도 있으며, 이러한 가변성이 연구에 반영된 것으로 보인다.

정서 지각의 어려움이 정서적 경험에 대한 더 광범위한 문제를 나타내는 지표가 될 수 있다는 증거도 있다. 정서 지각의 결함은 자신의 감정을 식별하거나, 인식하거나, 경험하지 못하는 감정표현불능증과 관련 있으며, 외상성 뇌손상 환자 중 약 60%까지 이에 영향을 받는 것으로 알려졌다(Neumann, Zupan, Malec, & Hammond, 2014; Williams & Wood, 2010). 실제로 정서적 경험이 적은 것은 정서 인식의 정확도와 상관이 있으며(Croker & McDonald, 2005), 최근 연구에서는 명백한 주관적 정서 경험이 외상성 뇌손상 후 행복한, 슬픈, 화난 얼굴 표정을 인식하는 것과 고유하게 연관되어 있음을 보여 주었다(Wearne, Osborne-Crowley, Rosenberg, Dethier, & McDonald, 2018). 반면 모방 및 생리적 반응과 같은 정서 경험의 암묵적 또는 무의식적 지표들도 외상성 뇌손상 후 손상될 수 있지만, 정서 지각과의 관련성은 입증되지 않았다(McDonald, Li et al., 2011; McDonald, Rushby et al., 2011). 따라서 외상성 뇌손상 후 정서 지각의 어려움은 모방 및 정서 처리와 관련된 무의식적 기제보다는 자신의 정서에 대한 자각 부족 또는 명백한 주관적 정서 경험과 더욱 관련 있는 것으로 보인다(이에 대해서는 이어지는 절에서 자세히 논의하겠다).

목소리에 나타나는 정서 특히 사회적 환경에서 얼굴의 정서적 단서를 사용할 수 없는 경우, 사람의 정서 상태를 파악하는 데 목소리의 어조와 억양을 사용할 수 있다. 따라서 목소리에 담긴 정서에 대한 평가는 외상성 뇌손상 환자의 정서 지각 평가에서 중요한 부분이다. 더욱이 목소리에 실린 정서와 관련된 신경학적 영역이 얼굴에 드러난 정서와 관련된 영역과 어느 정도 분리될 수 있다는 연구 결과도 있지만(Adolphs, Damasio, & Tranel, 2002), 여기에는 논쟁의 여지도 있다(Drapeau, Gosselin, Peretz, & McKerral, 2017). 중등도 내지는 고도의 외상성 뇌손상 환자들이 대조군에 비해 목소리 정서 인식 능력이 떨어진다는 것을 보여 주는 강력한 연구 결과들은 많은 편이다(Dimoska, McDonald, Pell, Tate, & James, 2010; Hornak, Rolls, & Wade, 1996; Zupan, Babbage, Neumann, & Willer, 2014; Zupan & Neumann, 2014, 2016). 목소리에서 정서를 이해하는 것은 꽤 복잡한 일인데, 듣는 사람이 내용의 의미와 목소리의 특징을 모두 처리해야 하므로 작업 기억과 억제 능력이 많이 요구되기 때문이다. 따라서 외상성 뇌손상 환자는 두 가지를 모두 처리해야 하는 부담으로 인해 목소리에 담긴 정서 상태를 이해하는 데 효율성이 떨어질 수 있다. 그럼에도 불구하고 외상성 뇌손상 환자가 어조 처리 자체에 근본적인 문제를 가진다는 연구 결과도 있다(Dimoska et al., 2010).

정서 지각 및 사회적 결과

정서 지각의 어려움은 사회적 기능과 연관된다. 이에 대한 내용은 Maarten Milders(2019)가 발표한 최신 종설에 잘 나와 있는데, 그는 378명의 참가자를 대상으로 얼굴 및 목소리에 나타난 사회적 단서에 대한 지각과 손상 후 나타나는 행동 사이의 관계를 살펴본 열 개의 연구 결과를 요약하였다(정보 제공자들이 평가한 것을 바탕으로 지표를 만듦). 이 연구에서 정서 지각과 외상성 뇌손상 후 행동 간의 평균 상관관계는 중간 정도의 효과 크기(r= 0.35)를 가진다고 보고되었으며, 정서 지각 검사에서 더 높은 성적을 거둔 사람들이 더 나은 사회적 수행 결과와 적응적인 사회행동을 보인다는 점을 확인할 수 있었다. 다른 요인도 관여했을 가능성이 있지만, 이러한 결과는 정서 지각과 외상성 뇌손상 후 사회적 수행 결과 사이에 결정적인 중요한 관계가 있음을 시사한다.

외상성 뇌손상에서 인지 및 정동적 마음 이론

마음 이론은 다른 사람의 관점을 헤아리기 위하여 그들의 정서, 믿음, 생각, 의도를 파악하고 이해하는 능력을 말한다(관점 수용 또는 인지적 공감). 외상성 뇌손상 관련 연구에서 마음 이론과 인지적 공감은 종종 같은 의미로 사용·평가되지만, 마음 이론에는 고유한 구성 요소들이 있으며, 그중 일부는 공감과 항상 동일하지는 않다. 예를 들어 정동적 마음 이론은 다른 사람의 관점을 이해하기 위한 수단으로 다른 사람의 의도, 감정, 생각을 유추하는 능력과 관련 있다(즉 인지적 공감). 반면에 인지적 마음 이론은 공감적 이해의 필요성이나 결과와는 무관하게 다른 사람의 믿음에 대해 추론하는 것을 말한다(Shamay Tsoory, Aharon-Peretz, & Perry, 2009). 연구 결과에 따르면, 외상성 뇌손상을 입은 사람들 중 약 50%가 설문 조사에서 자신의 인지적 공감 능력이 저하되었다고 보고하였다(de Sousa et al., 2010; Grattan & Eslinger,

1989; Wells, Dywan, & Dumas, 2005).

마음 이론의 장애는 외상성 뇌손상 환자들의 급성기(Muller et al., 2010)
와 만성기(Bosco, Angeleri, Sacco, & Bara, 2015; Spikman et al., 2012) 모두에서
나타난다. 전체 대상 환자 중 50%가 외상성 뇌손상 환자들이었던 후천적 뇌
손상 환자들을 대상으로 한 26개 연구를 메타분석한 결과, 이들은 건강한 대
조군에 비해 다양한 마음 이론 과제에서 중간 이상의 심한 어려움을 겪는 것
으로 나타났다(Martin-Rodriguez & Leon-Carrion, 2010). 연구자들은 1차 믿음
과제(ES=0.52)와 2차 믿음 과제(ES=0.60)에서 중간 정도의 효과 크기를 보
고하였다. 외상성 뇌손상 환자만 직접 조사한 연구에서도 인지적 및 정동적
마음 이론의 다양한 요소들에서 어려움이 있는 것으로 나타났다. 예를 들어
외상성 뇌손상 환자들은 누군가가 실수를 저지르거나 사실과 일치하지 않
는 믿음을 가지고 있을 때, 이를 이해하기 어려워하였다(Bibby & McDonald,
2005; Geraci, Surian, Ferraro, & Cantagallo, 2010; Spikman et al., 2012; Turkstra,
Williams, Tonks, & Frampton, 2008). 또한 그들은 다른 사람의 의도를 추론하
고(Havet-Thomassin, Allain, Etcharry-Bouyx, & Le Gall, 2006; Muller et al., 2010),
농담을 이해하며(Bibby & McDonald, 2005, Spikman et al, 2012), 생각과 감정
을 예측하고, 사회적 상황에서 다른 사람의 정신적 상태를 귀인하는 데 어려
움을 보였다(Allain et al., 2020; Henry, Phillips, Crawford, Ietswaart, & Summers,
2006; McDonald & Flanagan, 2004; Turkstra, Dixon, & Baker, 2004).

외상성 뇌손상 후 실용적 언어(인지적 의사소통)장애

외상성 뇌손상 환자들은 언어 능력이 잘 유지되어 있더라도 의사소통 능
력에 문제를 보일 가능성이 높다. 사회적 또는 인지적 의사소통장애라고도
하는 실용적 언어장애(pragmatic language disorder)는 언어를 맥락 가운데 사

용할 때 필요한 실용적 언어 추론을 해석하는 능력이 손상된 것을 말한다. 이런 능력은 언어의 의미가 화자가 의도한 의미와 다른 경우들, 예를 들어 속임수, 비꼼, 유머, 아이러니와 같은 간접적인 언어 행위를 이해하고 감지하는 데 핵심적인 역할을 한다. 외상성 뇌손상 환자들은 다양한 실용적 언어 현상을 이해하는 것뿐만 아니라 실용적 언어 추론 자체를 만들어 내는 것에도 확실한 어려움을 보인다(Bosco, Gabbatore, Angeleri, Zettin, & Parola, 2018; Bosco, Parola, Sacco, Zettin, & Angeleri, 2017; Evans & Hux, 2011; Johnson & Turkstra, 2012; McDonald et al, 2003; McDonald et al., 2014; Vas, Spence, & Chapman, 2015; Yang, Fuller, Khodaparast, & Krawczyk, 2010). 이러한 어려움은 1차적으로 마음 이론의 실패, 즉 다른 사람의 마음이 무엇인지 모르거나, 그들의 관점을 이해하지 못하는 것에서 비롯된다. 실제로 실용적 언어 추론의 어려움은 마음 이론의 다른 과정들과 비교해 가장 큰 효과 크기(ES=0.87)를 보였으며(Martin-Rodriguez & Leon-Carrion, 2010), 이는 뇌손상 후 실용적 언어 추론의 어려움이 다른 사회인지 능력의 손상에 비해 매우 광범위함을 강력하게 시사한다.

마음 이론과 사회적 결과

마음 이론 및 인지적 공감의 어려움이 외상성 뇌손상 이후에 나타나는 문제들과 관련 있음을 시사하는 연구들도 점점 늘고 있다. 예를 들어 마음 이론 능력의 저하는 보호자의 고통(Wells et al., 2005) 및 보호자의 삶의 질(Bivona et al., 2015)과도 유의미한 상관관계가 있었으며, 자기 보고식으로 평가된 관점 수용은 손상 후 나타나는 대인 관계에서의 어려움과 관련 있었다(Saxton, Younan, & Lah, 2013). 또한 사회적 행동에 대한 추론 능력이 저하된 사람들은 외상성 뇌손상 이후 취업 상태가 불안정할 가능성이 높았다(Meulenbroek & Turkstra, 2016). 또한 Milders(2019)는 314명의 참가자를 대상으로 한 여섯 개의 연구에서 마음 이론의 장애와 외상성 뇌손상 환자의 사회적 행동 문제 사이에 작거나 중간 정도 크기의 효과가 있음을 발견하였다(r= 0.24). 최근에는 Allain과 동료들(2020)이 정신화 능력이 집행 기능의 장애와 관련이 있다는 사실을 발견하기도 하였다. 연관성을 보여 주지 못한 일부 연구가 있지만(May et al., 2017), 전반적으로 볼 때, 대부분의 연구는 마음 이론이 사회적 또는 대인 관계 기능에 중요하다는 것을 보여 주었고, 마음 이론의 다양한 하위 구성 요소들의 어려움이 사회적 행동 문제 및 부정적인 사회적 결과의 원인이 될 수 있음을 시사하였다.

외상성 뇌손상에서의 정서적 공감

정서적 공감은 다른 사람의 감정을 공유하고, 이에 공명하는 능력을 말한다. 이는 다른 사람이 느끼는 것을 함께 느끼면서도 그것을 자신의 감정과 구별할 수 있는 능력이다. 중등도에서 고도의 외상성 뇌손상 환자들 중약 60~70%가 자신의 정서적 공감 능력이 감소했다고 보고하였으며, 이는 설문지를 사용하여 측정했을 때 대조군보다 거의 두 배나 높은 수치였다 (de Sousa, McDonald, & Rushby, 2012; de Sousa et al., 2010, 2011; Eslinger, Satish, & Grattan, 1996; Wood & Williams, 2008). 또한 이러한 어려움은 사고 이후 경과 기간, 손상의 중증도(Williams & Wood, 2010), 신경인지장애(Wearne et al., 2020; Wood & Williams, 2008)와도 독립적이라는 증거가 있다. 중요한 것은 공감 능력의 변화가 외상성 뇌손상 환자들의 일상생활 기능의 문제 및 사회적인 결과와 관련된다는 점이다(de Sousa et al., 2012; Saxton, Younan, La, 2013). 그러나 모든 연구에서 외상성 뇌손상 후 일관된 저하를 보이지는 않는데 (예: Milders et al., 2003; Osborne-Crowley, Wilson, De Blasio, Wearne, Rushby, & McDonald, 2019a), 이는 외상성 뇌손상 환자들의 정서적 공감 능력이 상당히 다양할 수 있음을 의미한다. 또한 통찰력, 언어 능력 및 주의력에 의존해야 하는 자기 보고식 측정 방법의 타당성에 관한 논쟁도 있었다. 이러한 인지 기능들은 모두 외상성 뇌손상을 겪으면서 망가질 수 있는 것들이기 때문이다. 그럼에도 불구하고 여러 연구에서 일관되게 비슷한 유병률이 보고되었으며, 초기 연구에 따르면 외상성 뇌손상 환자들이 보고한 점수는 가족들이 보고한 점수와 유사하였다(Eslinger et al., 1996).

또한 여러 연구에서 외상성 뇌손상 후 정서적 공감 능력이 감소하는 기전을 다룬 바 있다. 정서 인식과 마찬가지로, 이들은 전형적으로 의식적(즉, 정서 상태를 주관적으로 경험하는 능력) 또는 무의식적(즉, 잠재의식적으로 정서 상태를 모방하고 시뮬레이션하는 능력) 방법으로 연구되었다. 외상성 뇌손상 환자들은 감정표현불능증과 둔화된 정서 경험(Croker & McDonald, 2005) 외에도 정서적 자극에 대해 주관적으로 느끼는 감정이 감소했다고 보고하였다(de Sousa et al., 2012; de Sousa et al., 2010, 2011; Saunders, McDonald, & Richardson, 2006; Williams & Wood, 2010). 또한 의도적이든 자발적이든, 부정적인 정서 상태를 만드는 데 어려움을 겪으며(Dethier, Blairy, Rosenberg, & McDonald, 2012), 정서적으로 자극하는 태도에 대한 반응도 감소하게 되었다(Dethier, Blairy, Rosenberg, & McDonald, 2013). 이처럼 외상성 뇌손상 후 정서 경험에 많은 변화가 있음에도 불구하고, 이러한 변화가 스스로 보고된 공감과 어느 정도로 관련성이 있는지는 불분명하다. 한편, 감정표현불능증은 외상성 뇌손상 환자에서 정서적 공감과 부정적인 연관성이 있는 것으로 나타났는데(Williams & Wood, 2010), 이러한 결과는 정서 인식 및 정서적 공감 모두에서 주관적인 정서적 경험이 중요함을 강조하는 것이다. 그러나 외상성 뇌손상 환자가 정서 조작에 반응하는 정도를 살펴본 연구에서는 스스로 보고된 공감과 관련이 없는 것으로 나타났다(Osborne-Crowley et al., 2019b). 연구들 간의 이러한 차이는 외상성 뇌손상의 이질성을 반영하는 것으로 볼 수도 있으며, 모든 외상성 뇌손상 환자가 공감 능력에 결함을 보이지는 않음을 시사한다.

한편, 시뮬레이션 모델(simulation model)은 우리가 동공 확장, 안면 근육 수축 또는 생리적 반응을 통해 무의식적으로 감정을 흉내 낼 수 있다고 제안한다. 즉 이러한 암묵적 시뮬레이션이 자신과 다른 사람의 감정을 경험하고 이해하는 수단이 되어 이를 서로 동기화하는 도구가 될 수 있다는 것이다. 이런 동기화는 종종 정서적 공감과 동의어로 사용되기도 하며, 동기화의 장애는 외상성 뇌손상 환자들이 경험하는 공감장애의 근본 원인으로 제시되기도 하였다. 실제로 외상성 뇌손상 환자들은 얼굴 표정을 잘 흉내 내지 못한다(McDonald, Li et al., 2011). 이들은 부정적인 사진이나 영화에 대한 생리적 반응이 감소하고 이를 흉내 내기도 어려워하며(de Sousa et al., 2012; de Sousa et al., 2010, 2011; Neumann, Hammond, Norton, & Blumenthal, 2011; Saunders et al., 2006; Williams & Wood, 2012), 긍정적인 자극에 대해서도 이와 비슷한 문제를 보인다(Sanchez-Navarro, Martinez-Selva, & Roman, 2005). 정서 인지에 대한 연구와는 달리, 외상성 뇌손상에서 나타나는 정서적 공감 능력의 감소가 자율신경계 모방(automomic mimicry)(de Sousa et al., 2011) 및 정서 생리(emotional physiology)(Rushby et al., 2013)의 장애와 관련될 수 있다는 점이 중요하며, 이는 뇌손상 환자들이 겪는 공감 경험의 장애에 다양한 의식적·무의식적 과정이 잠재적으로 관여할 수 있음을 시사한다. 사례 5.1에 나와 있는 환자의 예를 살펴보자.

사례 5.1

DS의 사례: 심한 외상성 뇌손상을 입은 청년

병력 DS는 19세 때 고속 주행을 하다 발생한 교통사고로 심한 외상성 뇌손상을 입었다. 사고 현장에서 그의 글래스고 혼수 척도 점수는 15점 만점에 6점이었다. 뇌 CT 검사 결과 지주막하 출혈과 오른쪽 전두엽 부위 경막하 혈종이 발견되었고, 뇌 MRI 검사 결과 왼쪽 전두두정엽과 뇌량 중심부에서 확산적 축삭 손상이 확인되었다. 그는 약 43일 동안 외상 후 기억상실증을 보였는데, 이는 매우 심한 외상성 뇌손상에 해당한다.

신경심리학적 기능 손상 후 3년이 지났을 때, DS의 주의력, 작업 기억, 정보 처리 속도, 시각 공간 기능, 계획 및 조직화 능력, 아이디어 생성 및 억제 능력을 포함한 고차원적 집행 기능이 모두 저하되어 있었다. 그러나 그의 언어 능력과 새로운 정보를 받아들이고 유지하는 능력은 보존된 상태였다.

진행 경과 DS의 어머니는 그의 과민성, 충동성 및 기분 변덕 증상이 심해졌다고 보고하였다. 그는 신체적으로는 물론, 언어적으로도 더 공격적이 되었다. 그에게 어떤 일을 시작하게 하려면 상당한 자극과 부추김이 필요했는데, 그는 종종 이를 심하게 반대하거나 거부했다. 또한 개인 위생을 제대로 관리하지 못했고, 매일 같은 옷을 입고 다니기도 하였다. 다른 사람들의 대화에 '갑자기 끼어들어' 요청하지도 않은 자기 의견을 함부로 제시하는 경우도 종종 있었다. 가족과 친구들에게 부적절한 농담을 하고, 낯선 사람에게 성적 발언을 하곤 하였다. 또한 (최근 외할아버지가 돌아가셔서 어머니가 속상한 것과 같은) 다른 사람의 감정적인 신호를 알아차리지 못하였다. 사람들의 공통된 의견은 그가 사람들의 마음을 '불편하게' 만든다는 것이었다. 결국 그의 여동생이 집을 나갔고 친구들도 모두 멀어졌으며, 오직 어머니만이 그를 지지해 주는 사람으로 남았다. 그러나 그의 어머니도 DS의 사회적 및 행동적 문제들이 점점 더 악화되고 있다고 생각하였다.

요약 및 의견 DS는 외상성 뇌손상으로 인해 지속적인 인지장애를 겪어 왔다. 그러나 그가 가족 및 친구들과의 관계에서 어려움을 겪고 있다는 점은 일반적인 신경심리 검사에서 발견되는 것보다 더 광범위한 장애가 있음을 시사한다. 그의 어머니에 의해 보고된 이러한 문제들은 후천적으로 발생한 사회인지 및 사회적 행동장애를 잘 보여 주고 있다.

외상성 뇌손상에서의 추가적인 사회인지 능력들

최근에는 사회인지 범주에 속하는 다른 요인들도 외상성 뇌손상 환자들을 대상으로 연구되기 시작하였는데, 그 한 예로 부정적인 귀인 양식 및 행동과 같은, 해석 편향에 대한 연구가 있다. 이러한 연구 결과에 따르면, 사람이나 사건을 외부 요인과 개인의 탓으로 돌리는 판단(예: 적대감, 비난, 고의성)을 더 많이 하는 사람은 분노와 짜증으로 반응할 가능성이 더 높았다(Neumann, Malec, & Hammond, 2015; Neumann et al., 2020). 결론적으로, 외상성 뇌손상 환자의 행동은 개인의 인과 관계 추론 방식과 자신, 타인, 그리고 세상에 대한 신념에 따라 복잡하게 달라질 수 있다. 사회적 문제 해결(Ganesalingam, Yeates, Sanson, & Anderson, 2007), 사회적 의사 결정(Kelly, McDonald, & Kellett, 2014), 사회적 억제(Honan, Allen, Fisher, Osborne-Crowley, & McDonald, 2017), 도덕 추론(Beauchamp, Vera-Estay, Morasse, Anderson, & Dooley, 2019)과 같은 능력들도 추가적으로 주목을 받고 있다(4장 참조). 사회적 지식의 변화에 관한 연구는 다른 사회인지 영역에 비해 아직 확실한 결론이 나지 않은 상태이다. 예를 들어 외상성 뇌손상 환자들도 여전히 사회적으로 적절한 행동에 대한 일반적인 지식을 갖고 있었으며(Kocka & Gagnon, 2014), 암묵적 연상 과제로 평가했을 때 사회적 고정관념에 대한 접근도 온전한 것으로 나타났다(McDonald, Saad, & James, 2011). 결론적으로 말해, 사회적 행동의 변화는 사회적 도식이나 받아들일 수 있는 행동 관행을 이해하지 못해서 생긴 것이 아니라는 것이다.

연구자들은 특히 인지적 반응 억제와 탈억제 행동 사이의 관련성이 그리 뚜렷하지 않다는 점에 비추어, 사회적 억제의 기저에 있는 메커니즘을 탐구해 왔다(Osborne-Crowley & McDonald, 2018). 사회적 행동을 조절하는 것이 안와전두피질의 대표적인 기능임을 고려하자면, 더 이상 보상이 주어지지 않을 때 행동을 바꾸는 것을 말하는 역전 학습이 사회적 억제의 잠재적 메커니즘일 수 있다(Osborne-Crowley & McDonald, 2018). 실제로 안와전두피질 손상이 있는 사람은 다른 뇌 영역에 손상이 있는 사람에 비해 자극-강화 수반성(stimulus-reinforcement contingencies)을 계속 새롭게 만들어 가는 데 어려움을 보였으며(Rolls, Hornak, Wade, & McGrath, 1994), 이러한 어려움은 사회적으로 탈억제된 행동과 부적 상관이 있었다. Osborne-Crowley, McDonald와 Rushby(2016)는 특별히 고안된 사회적 보상 역전 학습 패러다임을 사용하여 외상성 뇌손상 환자들이 사회적 보상의 관련성이 바뀌었을 때 그에 대한 자신의 반응을 새롭게 바꾸는 데 어려움을 겪는다는 사실을 발견했지만, 흥미롭게도 이 결과는 탈억제된 행동 수준이 높은 사람들에게서만 나타났다. 이처럼 사회적 탈억제 증상은 사회적 보상 단서가 부정적이거나 바뀌었을 때 행동을 새롭게 바꾸거나 변화시키는 능력이 부족하기 때문에 발생할 수도 있다.

사회인지와 외상성 뇌손상에 대한 결론

요약하자면, 외상성 뇌손상은 다양한 사회인지장애와 관련이 있다. 지금까지의 연구에 따르면, 외상성 뇌손상 환자들은 정서 지각(내용이나 감각 양식과 상관없이), 인지적 공감, 실용주의 언어 이론 및 정신화를 포함하는 다양한 마음 이론에서뿐 아니라, 정서적 공감, 귀인 양식, 사회적 문제 해결, 사회적 의사 결정 및 사회적 억제 능력에서도 기능 저하를 보인다. 이러한 문제들은 사회적 지식을 알고 이해하는 능력이 유지되어 있음에도 발생한다. 근본적인 메커니즘을 탐색하는 연구들도 점차 많아져서 이제는 다양한 의식적, 무의식적 과정들이 제안되고 있다. 그러나 이러한 사회인지장애가 모든 외상성 뇌손상 환자들에게서 보편적으로 나타나는 것은 아니다. 이러한 능력들을 모두 합쳐서 보면 유병률 범위는 약 50% 정도이며, 사회인지와 사회적 기능 간의 관련성을 살펴보았을 때 그 효과 크기는 일반적으로 중간 정도이다. 따라서 사회인지장애의 양상과 이것이 개인에게 미치는 영향은 매우 다양하다. 또한 여기에 기술된 내용 중 다수는 중등도에서 고도의 외상성 뇌손상 환자들을 대상으로 한 연구 결과지만, 최근에는 경도의 뇌손상을 입은 사람들도 손상 후 4년이 지나도록 사회적 추론에 문제를 보인다는 연구 결과가 발표되기도 하였다(Theadom et al., 2019). 결론적으로 말하자면, 외상성 뇌손상 환자들의 사회인지에 대한 이해, 그리고 이를 뒷받침하는 메커니즘과 뇌 영역 구조에 대해서는 아직 완전히 밝혀지지 않았다.

뇌졸중

뇌혈관장애, 즉 뇌졸중(stroke)은 뇌로 가는 혈액 공급이 영향을 받을 때 발생한다. 이는 노년기에 가장 많이 발생하며 75세 이상의 노년층에서 뇌졸중 발병 확률이 중년층에 비해 약 5배 높지만, 사실 뇌졸중은 모든 연령대에서 나타날 수 있다(Mohammad et al., 2011). 여성의 경우 첫 번째 뇌졸중을 경험하는 연령이 더 높은 경향이 있지만, 일반적으로 뇌졸중은 남성에게 더 많이 발생하는 것으로 알려져 있다(Petrea et al., 2009). 세계보건기구(WHO)의 통계에 따르면, 뇌졸중은 전 세계에서 장애를 야기하는 원인 중 세 번째 주요 원인이며, 사망을 야기하는 원인 중에서는 두 번째 주요 원인이다(Johnson, Onuma, Owolabi, & Sachdev, 2016). 매년 약 1,500만 건의 뇌졸중이 발생하며, 이 중 500만 건은 영구적인 장애로 이어지고, 500만 건은 사망으로 이어진다. 그러나 외상성 뇌손상과 마찬가지로 급성기 관리를 잘하게 되면서 뇌졸중 사망률은 감소하고 있다. 하지만 인구 고령화와 맞물려서 영구적인 장애를 얻거나 장기 간병이 필요한 뇌졸중 생존자의 수는 더 많아질 수 있다.

뇌졸중 후의 뇌손상은 영향을 받은 뇌동맥이 어디인지에 따라 달라진다. 예를 들어 앞대뇌동맥은 전두엽과 두정엽의 안쪽 표면에 혈액을 공급하며, 뒤대뇌동맥은 후두엽피질과 측두엽의 아래쪽에 혈액을 공급한다. 중간대뇌동맥은 전두엽, 두정엽 및 측두엽의 가쪽 표면에 혈액을 공급하는데(그

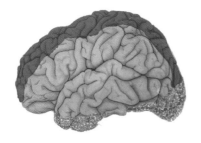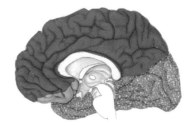

그림 5.3 3대 주요 대뇌동맥의 피질 분포(왼쪽은 뇌의 측면도, 오른쪽은 뇌의 시상 내측도를 보여 준다): 연한 회색=중간대뇌동맥, 반점=뒤대뇌동맥, 진한 회색=앞대뇌동맥

림 5.3), 이 부위들은 색전성(고형 물질로 인해 갑자기 막힘) 또는 혈전성(혈관이 점차 좁아져 막힘) 뇌졸중이 가장 흔하게 발생하는 부위이다(Ng, Stein, Ning, & Black-Schaffer, 2007). 앞대뇌동맥 혈류 공급의 손상은 배쪽안쪽 전두엽 손상으로 이어질 가능성이 있는데, 이때 외상성 뇌손상 후 나타났던 것과 비슷한 양상의 사회인지장애가 발생할 수 있으며, 이는 영향을 받는 뇌 영역이 유사하기 때문이다. 뒤대뇌동맥의 가지가 손상되면(특히 오른쪽 반구의 방추형이랑에 영향이 가해진다면) 2차적으로 얼굴인식장애가 발생할 가능성이 있다(1장 참조). 오른쪽 반구 또는 왼쪽 반구의 바깥쪽 부위에 손상을 초래하는 중간대뇌동맥 손상은 사회인지장애를 초래할 가능성이 높다. 왼쪽 또는 오른쪽 중 어느 한쪽 반구에서만 손상이 나타날 수 있으므로, 이때 나타나는 증상은 외상성 뇌손상에서 전형적으로 나타났던 것과 조금 다른 양상일 수 있다. 이번 장에서는 뇌졸중 후 확인된 정서 지각, 마음 이론 및 정서적 공감장애에 대한 연구 결과들을 살펴볼 것인데, 특히 왼쪽 반구와 오른쪽 반구 중 어느 쪽 반구의 손상인지에 중점을 두고 기술하였다.

뇌졸중 후 정서 지각

1장과 이 장의 앞부분에서 외상성 뇌손상에 대해 언급한 바와 같이, 뇌의 배쪽 전두측두 영역은 정서 지각에 매우 중요한 역할을 한다. 특히 중간

대뇌동맥의 뇌졸중은 위측두고랑, 뇌섬엽, 감각운동피질 및 시각피질에 영향을 미칠 수 있다.

얼굴에 나타나는 정서 왼쪽 반구 및 오른쪽 반구 뇌졸중은 경미한 경우에도 얼굴 정서 처리에 결함을 초래할 수 있다(Abbott, Cumming, Fidler, & Lindell, 2013; Adams et al., 2020; Nijsse, Spikman, Visser-Meily, de Kort, & van Heugten, 2019). 뇌졸중은 대뇌피질뿐 아니라 시상과 기저핵을 포함한 피질하 영역에도 영향을 미치는데(Cheung, Lee, Yip, King, & Li, 2006), 이 영역들도 중간대뇌동맥으로부터 혈액을 공급받는다. 그러나 손상은 대칭적으로 나타나지 않으며, 오른쪽 피질이 관련될 때 더 많은 증상이 나타나고 더 심각한 경향이 있다(Abbott et al., 2013; Adams, Schweitzer, Molenberghs, & Henry, 2019; Yuvaraj, Murugappan, Norlinah, Sundaraj, & Khairiyah, 2013). 오른쪽 반구 뇌졸중에서는 오른쪽 전두두정엽 부위, 특히 오른쪽 체성감각운동피질, 앞쪽 모서리위이랑(anterior supramarginal gyrus), 뇌섬엽 영역이 관련된다. 체성감각피질의 경우 사회인지에 있어 그 역할이 무엇인지 정확히는 밝혀지지 않았다. 하지만 아마도 개념적 이해를 돕기 위해 정서의 감각적 경험을 마치 직접 경험하는 것처럼 시뮬레이션하는 데 일조하는 것일 수 있다. 실제로 오른쪽 체성감각 영역의 손상으로 인해 2차적으로 감각(촉각) 저하를 경험하는 사람들은 정서 지각의 장애를 경험할 가능성이 더 높았다(Adolphs, Damasio, Tranel, Cooper, & Damasio, 2000).

왼쪽 반구 뇌졸중 환자도 정서 지각 결함을 겪을 수 있는데, 구체적으로 보면 왼쪽 전두덮개(frontal operculum), 뇌섬엽, 그리고 왼쪽 모서리위이랑의 병변이 특히 이와 관련된다(Adolphs et al., 2000; Corradi-Dell'Acqua et al., 2020). 특정 개념적 과제(예: 분류 과제)와 정서 이름 붙이기 과제를 비교 연구한 Adolphs와 동료들(2000)은 정서에 대한 언어적 이름 붙이기가(어느 반구에서든지) 모서리위이랑, 측두엽 그리고 덮개 병변과 더 많이 관련되는 반면, 개념적 지식은 (오른쪽) 체성감각피질 및 뇌섬엽 영역과 관련되는 것 같다고 보고하였다.

목소리에 나타나는 정서 언어의 어조를 인식하는 능력(예: 음정을 높이는 것은 질문을 뜻함)의 장애는 오른쪽 반구나 왼쪽 반구 손상 모두에서 나타날 수 있지만, 정서적 어조의 문제는 주로 오른쪽 반구와 관련 있는 것으로 보이며, 왼쪽 반구 손상이 있는 사람은 손상이 없는 사람에 비해 경미한 문제만 있거나 정상인 것으로 나타났다(Charbonneau, Scherzer, Aspirot, & Cohen, 2003; Heilman, Bowers, Speedie, & Coslett, 1984; Kucharska-Pietura, Phillips, Gernand, & David, 2003; Pell, 2006). 어느 한쪽 반구에만 국소적인 병변(대부분은 뇌졸중으로 인해 발생한 병변)이 있는 환자 66명을 대상으로 한 뇌영상 연구에서 오른쪽 전두두정피질(frontoparietal cortex) 손상이 정서적 어조장애와 일관되게 연관된 것으로 나타났다(Adolphs et al., 2002).

정서적 어조 이해의 장애와 얼굴 표정 이해 능력의 손상은 이러한 능력들과 관련된 뇌 영역이 상당히 겹치기 때문에 함께 발생하는 경향이 있다. 그러나 두 가지가 따로 나타나는 경우도 드물지 않다. 일반적으로 뇌졸중 환자는 한 가지 속성에 기반하며 정서를 판단할 때 더 뚜렷한 결함을 보이는 경향이 있는데, 얼굴을 기반으로 판단하는 것보다 음성을 기반으로 판단 내릴 때가 더 어렵고, 여러 가지 속성에 기반하여 판단 내리는 것에 비해 얼굴 하나만 보고 정서를 판단하는 것이 더 어렵다(Adams et al., 2019). 이는 아마도 얼굴에 비해 음성을 처리하는 데 시간적으로 더 많은 처리 부담이 있으며, 여러 가지 속성이 판단에 유리한 맥락 정보를 많이 제공하기 때문으로 보인다.

뇌졸중 후 정서 처리 과정의 광범위한 손상

뇌졸중 후 겪게 되는 정서 처리 문제는 얼굴, 몸, 목소리에서 감정을 읽는 능력의 문제 이상으로 매우 다양하다. 정서를 표현하는 능력과 관련해 오른쪽 반구 뇌졸중 환자는 마치 아무런 감정이 없는 것처럼 보일 수 있는데, 이는 왼쪽 반구 뇌졸중 환자보다 더 심하다(Borod, Koff, Lorch, & Nicholas, 1986; Borod, Koff, Lorch, Nicholas, & Welkowitz, 1988). 게다가 오른쪽 반구 뇌졸중 환자는 비언어적 단서(예: "그녀의 눈에서 눈물이 떨어졌다")에 대한 설명에서 특정 감정을 읽어내는 것을 더 어려워하는 것으로 보고되었다(Blonder, Bowers, & Heilman, 1991). 이런 연구 결과는 표현력, 신체 감각 활성화, 지각 및 개념적 지식이 기능적으로 서로 얽혀 있으며, 특히 오른쪽 반구 뇌졸중에 취약하다는 점을 시사한다. 문제는 언어적 개념 영역까지 더 확장될 수 있다. 연구에 따르면, 왼쪽 반구 뇌졸중과 오른쪽 반구 뇌졸중을 모두 앓고 있는 환자는 "우리 아이의 기일이에요"와 같은 언어적 설명에서 감정을 해석하는 능력이 유지되어 있는 반면(Blonder et al., 1991), 오른쪽 반구가 손상된 환자는 이야기나 만화에서 유머와 같은 감정의 미묘한 측면을 이해하는 데 어려움을 겪었다(Bowers, Bauer, & Heilman, 1993; Wapner, Hamby, & Gardner, 1981).

요약하면, 뇌졸중 후 정서 처리 과정에 대한 연구는 일관되게 오른쪽 반구 뇌졸중이 왼쪽 반구 뇌졸중에 비해 정서 처리에 있어 더 광범위한 결함을 초래한다고 시사한다. 이것이 특히 부정적인 정서 경험에 영향을 미치는 것인지에 대해서는 아직 논란의 여지가 있다. 사실, 왼쪽 반구 뇌졸중 환자는 우울한 경우가 많은 반면, 오른쪽 반구 뇌졸중 환자는 자신의 손상에 대해 무관심할 수 있는데, 이는 오른쪽 반구 뇌졸중 후 특히 부정적인 감정을 잃어버릴 수 있다는 점을 시사한다(Gainotti, 1972; Sackeim et al., 1982). 이러한 비대칭성은 정서 지각에서도 나타난다. 일반적으로 오른쪽 반구 뇌졸중은 부정적인 정서를 식별하고 정서에 이름을 붙이는 데 큰 장애를 일으키지만 긍정적인 정서에 대해서는 상대적으로 적은 영향을 미친다. 왼쪽 반구 손상 시에도 비슷한 양상이 나타나지만, 전반적으로 그 효과는 훨씬 작고 때로는 유의미하지 않았다(Abbott et al., 2013).

뇌졸중 후 인지적 및 정동적 마음 이론

마음 이론 역시 뇌졸중 후 종종 손상된다. 마음 이론은 글로 쓰인 이야기 형태의 과제를 통해 평가되는 경우가 많은데, 이러한 과제는 뇌졸중 환자, 특히 왼쪽 반구에 병변이 있고 언어 처리 과정이 손상된 환자들에게는 상당한 언어적 부담을 주게 된다. 또한 만화(Happè, Brownell, & Winner, 1999), 움직이는 도형(Weed, McGregor, Nielsen, Roepstorff, & Frith, 2010), 영상으로 촬영된 대화 장면(Honan, McDonald, Sufani, Hine, & Kumfor, 2016)을 사용하여 평가하기도 한다. 일반적으로 뇌졸중 환자는 이러한 과제를 잘 수행하지 못하지만, 전반적으로 볼 때 정서 지각에서 보이는 결함에 비해서는 덜 심각하다(Adams et al., 2019). 뇌졸중 환자들은 다른 사람의 정신 상태를 정확하게 이해하는 데 대체로 실패함은 물론, 다른 사람을 이해하기 위해 자기 자신의 생각을 억제하는 데에도 어려움을 보인다(Samson, Apperly, Kathirgamanathan, & Humphreys, 2005).

다시 말하자면, 언어적 문제를 차치하더라도, 오른쪽 반구 뇌졸중은 왼쪽 반구 뇌졸중에 비해 장애를 일으킬 가능성이 더 높다(Adams et al., 2019). 뇌영상 연구들은 비록 양쪽 반구의 신경계 모두가 마음 이론 과정에 관여한다고 이야기하지만, 실제로는 비대칭성이 있어서, 오른쪽 측두두정 연접부(Saxe & Wexler, 2005)와 오른쪽 전두엽의 등쪽가쪽 및 안쪽 피질(Corradi Dell'Acqua et al., 2020)이 가장 우선적인 역할을 한다고 제안하고 있다. 마음 이론 능력이 부분적일지라도 하나의 모듈로 작용한다는 강력한 증거가 있지만(1장 참조), 다른 인지적 결함이 과제 수행에 영향을 미칠 수 있다. 예를 들어 집행 기능은 어느 쪽 반구의 뇌졸중이든지 상관없이 마음 이론과 관계가 있는 것으로 밝혀졌다(Pluta, Gawron, Sobanska, Wojcik, & Lojek, 2017).

뇌졸중 후 정서적 공감

흥미롭게도, 뇌졸중 후 정서적 공감 능력의 장애에 대한 연구 결과는 매우 드물다(Adams et al., 2019). 이뿐만 아니라 앞에서 논의한 바와 같이, 정서적 공감은 주로 자기 보고를 통해 평가되는데, 오른쪽 반구 뇌졸중 후에는 이런 평가가 단순히 자기 통찰력이 떨어짐을 반영하는 것일 수 있다. 그러나 오른쪽 반구 뇌졸중 환자에게 이야기 속 인물의 감정에 얼마나 공감하는지 평가하도록 하는 행동 측정 도구를 시행했을 때 상당한 장애가 있는 것으로 나타났으며, 이는 전전두피질과 시상의 병변 여부뿐 아니라, 오른쪽 측두극과 앞쪽 뇌섬엽 영역의 손상과도 상관관계가 있었다(Leigh et al., 2013).

오른쪽 반구 뇌졸중 후 실용적 언어장애

언어 표현과 수용에 문제를 야기하는 실어증은 왼쪽 중간대뇌동맥의 하위 가지가 손상됨에 따라 발생하는 것으로 잘 알려져 있다. 오른쪽 반구 손상을 입은 환자의 경우, 일반적으로 언어 기능은 보존되지만 실용적 언어장애를 겪을 수 있다. 이들의 장애는 외상성 뇌손상 후에 발생하는 장애와 어느 정도 유사하다. 하지만 오른쪽 반구 뇌졸중과 관련된 문헌들은 훨씬 더 광범위하며, 이러한 언어장애를 '고차원 언어장애', '오른쪽 반구 언어장애', '실용적 언어장애', '인지적 의사소통장애' 등으로 다양하게 기술하고 있다. 여러 연구 결과에 따르면, 오른쪽 반구 뇌졸중 환자들은 요점에 맞지 않게 장황하게 말하고(Mackisack, Myers, & Duffy, 1987; Roman, Brownell, Potter, & Sebold, 1987), 비유(Winner & Gardner, 1977), 속담(Hier & Kaplan, 1980), 관용구(Van Lancker & Kempler, 1987), 풍자(Kaplan, Brownell, Jacobs, & Gardner, 1990; Winner, Brownell, Happe, Blum, & Pincus, 1998) 및 농담(Birhle, Brownell, Powelson, & Gardener, 1986; Gardner, Ling, Flamm, & SIlverman, 1975; Martin & McDonald, 2006)과 같은 비문자적 언어를 이해하는 데 어려움을 겪는 것으로 알려져 있다. 또한 오른쪽 반구 뇌졸중 환자는 복잡한 이야기 속에서 주인공의 의도를 유추해야 하는 개방형 질문 과제를 잘 수행하지 못하였고(Wapner et al., 1981), 화자 간 의사소통의 의도를 이해하기 위해 대인 관계나 정신 상태를 추론하는 데 어려움을 보였으며(Kaplan et al., 1990; Winner et al., 1998), 관습적인 내용이 아니어서 화자의 의도를 알아야만 하는 간접 언어를 이해하고 사용하는 것을 어려워하였다(Stemmer, Giroux, & Joanette, 1994).

오른쪽 반구 뇌졸중 후에 나타나는 이러한 의사소통의 장애는 매우 광범위하고, 대부분의 오른쪽 반구 뇌졸중 환자가 그 영향을 받으며(Fonseca & de Mattos Pimenta Parente, 2007), 사회적 기능의 상실과도 강한 연관이 있다(Hewetson, Cornwell, & Shum, 2018). 그럼에도 오른쪽 반구 뇌졸중 후 관찰되는 장애들은 외상성 뇌손상에서 전형적으로 나타나는 장애에 비해 좀 더 다양하고 미묘하며 연구마다 상반된 모호한 결과를 보이는데, 이는 하나의 명확한 결정 요인이 존재하지 않는다는 점을 시사한다. 또한 군집 분석을 통해 우리는 오른쪽 반구 손상에 따라 다양한 유형의 실용적 언어장애가 있음을 알 수 있었다(Parola et al., 2016). 그러나 오른쪽 반구 손상에 따른 실용적 언어장애의 신경학적 기제는 알아내기가 어렵다. 예를 들어 언어 행위 선택(예: 명령문으로 말해야 할 때와 의문문으로 말해야 할 때를 아는 것)의 어려움은 왼쪽 반구 뇌졸중 환자와 오른쪽 반구 뇌졸중 환자 모두에게 나타나는 특징일 수 있다. 하지만 왼쪽 반구 병변일 경우에는 신경학적 기제가 분명한 데 반해, 오른쪽 반구 손상일 경우에는 그렇지 않다(Soroker et al., 2005). 건강한 성인의 뇌영상 연구 결과는 추론적 언어 과정과 관련되는 뇌 활성화 부위를 보여 주었는데, 이는 상당히 복잡했고 양쪽 반구 모두에서 나타나지만 반드시 대칭적이지는 않았다. 예를 들어 글 내용을 이해하는 것은 양쪽 반구의 앞쪽 측두엽과 안쪽 전전두엽과 관련 있었고, 비유적 또는 기타 암시적 언어 과제에는 오른쪽 반구가 더 많이 관여하는 것으로 나타났다(Ferstl, Neumann, Bogler, & von Cramon, 2008; Jang et al., 2013).

손상된 실용적 언어의 잠재적 원인

이러한 손상을 적어도 일부 설명하기 위한 몇 가지 이론이 제안되었다. 일단 두 가지 이론 설명이 있는데, 이는 손상된 정서 및 마음 이론의 영향과 관련된 것이다. 첫 번째 설명은 앞서 기술한 바와 같이 많은 오른쪽 반구 손상 환자가 언어의 정서적 뉘앙스를 처리하는 데 어려움을 겪는다는 사실이다. 두 번째 설명과 관련해서는 이미 논의한 바 있다. 앞에서 우리는 타인의 믿음과 의도를 정확히 귀인하지 못하는 것이 어떻게 대화 속 추론(예: 비꼼과 같이 어떤 말을 다른 의미로 말하거나 힌트를 주는 것)에 대한 이해를 직접적으로 방해하는지 살펴보았다. 마음 이론의 수행과 실용적 언어 능력은 왼쪽 반구와 오른쪽 반구 뇌졸중 환자 모두에서 유의미하게 관련 있는 것으로 나타났다(Pluta et al., 2017).

하지만 오른쪽 반구에 특화된 또 다른 이론도 있다. 초기 이론들 중 한 이론에 따르면 오른쪽 반구가 손상되면, 입력되는 언어 정보를 맥락 및 저장된 지식과 합성하여 세상에 대한 정신적 모델을 구성하는 오른쪽 반구의 일반적인 기능이 손상을 입는다(Wapner et al., 1981). 그 결과 오른쪽 반구 병변이 있는 사람들은 언어를 맥락 속에서 이해하지 못하거나, 주어진 상황에 가장 그럴듯한 해석을 도출해 내는 데 실패한다. 또 다른 이론에 따르면 많은 오른쪽 반구 뇌졸중 환자는 실제로 중간대뇌동맥의 앞쪽 가지가 손상되어 등쪽가쪽 전두엽에 손상을 입고, 그 결과 융통성이 결여되어 자극에 집착하는 반응을 보이거나 행동을 제대로 조절하지 못하는 등 집행 기능의 장애를 보인다. 이 두 가지 이론을 직접적으로 비교한 결과(McDonald, 2000), 두 이론 모두 만족스럽게 설명하지는 못했지만, 실용적 언어장애는 집행 기능보다 오른쪽 반구의 전형적인 다른 기능(예: 시공간 능력)과 더 관련될 가능성이 있다고 나타났다. 따라서 이를 종합하자면, 오른쪽 반구 뇌졸중 환자들의 실용적 언어장애는 특징을 파악하기 어렵고 여러 요인의 영향을 받을 가능성이 높다.

뇌졸중 후 사회인지 능력 손상과 실생활에서의 결과

사회인지 능력의 다양한 손상은 뇌졸중 환자의 일상생활에 실제적인 영향을 끼친다. 예를 들어 왼쪽 반구 뇌졸중 환자의 우울증은 배우자의 스트레스와 유의미한 상관을 보이며(Blonder, Langer, Pettigrew, & Garrity, 2007), 오른쪽 반구 뇌졸중 환자의 정서 지각의 장애는 대인 관계 및 사회적 참여에 대한 만족감 감소와 유의미한 관련성이 있었다(Blonder, Pettigrew, & Kryscio, 2012; Cooper et al., 2014). 사회적 행동 문제들은 뇌졸중 후 흔하게 나타나며 그 영향도 광범위하다(Adams et al., 2019). 또한 환자의 가족들이 보고한 바에 따르면, 정서 지각 능력과 마음 이론의 저하는 행동장애와 유의미한 연관성이 있었다(Nijsse et al., 2019). 이와 마찬가지로 실용적 언어장애는 퇴원 후 사회 참여가 감소될 것임을 잘 예측해 주었다(Hewetson, Cornwell, & Shum, 2017). 또한 사회인지에서의 장애는 시간이 지나도 해결되지 않으므로(Adams et al., 2019), 이는 중요한 치료 목표가 된다. 사례 5.2와 사례 5.3은 각각 왼쪽 반구 뇌졸중과 오른쪽 반구 뇌졸중의 사례이다.

사례 5.2

LH의 사례: 왼쪽 반구 뇌졸중이 발생한 젊은 여성

병력 LH는 34세의 젊은 여성으로, 심장질환으로 인해 왼쪽 중간대뇌동맥의 앞쪽 가지에 2차적으로 발생한 색전성 뇌졸중을 겪었다. 이로 인해 오른쪽 반신마비, 머뭇거리고 불안정한 말투, 단어 찾기의 어려움, 이해력장애가 후유증으로 남았다. 그녀는 약 2개월 후 퇴원할 때 지팡이를 짚으며 걸어서 집으로 돌아올 수 있었다.

진행 경과 LH는 처음에 언어장애로 인해 매우 좌절하고 우울했지만, 통원 치료를 받으며 언어치료사와 함께 열심히 노력하였다. 언어 기능이 점차 향상되었고, 가족 및 친구뿐 아니라 버스 운전사나 상점 주인 등 동네에서 만나는 사람들과 소통하면서 일상생활의 능력을 향상시키는 보상 전략도 배웠다. 그녀는 자신에게 부족한 점을 보완하는 방법을 배우면서 기분도 좋아졌다.

LH는 언어장애에도 불구하고 다른 사람들과 상호 작용할 때는 여전히 기민하게 반응하였다. 누군가가 슬프거나 화가 났을 때, 이를 재빨리 알아차릴 수 있었고, 언어적, 비언어적 단서를 사용하여 자신의 감정을 효과적으로 전달할 수 있었다. 기분이 좋아지면서 그녀는 어렵지 않게 잘 웃을 수 있었다. 자세한 것을 이해하거나 기억하는 데 어려움이 있어도 대화의 요지를 따라갈 수 있었다. 가족 및 가까운 친구들과도 좋은 관계를 유지하였다.

요약 및 의견 LH가 보여 준 강점과 약점들은 대인 관계 상호 작용에서 언어와 사회인지가 어떤 역할을 하는지 알려 준다. 언어장애는 일상생활에서 정상적인 의사소통을 하는 데 분명히 큰 장애가 되었고, 이는 LH에게 좌절감을 가져다주었다. 그러나 LH는 비언어적 사회적 단서를 포착하고, 이를 사용하여 다른 사람과 원활하게 상호 작용할 수 있었기에, 사회인지 능력은 유지되어 있는 것으로 보였다.

사례 5.3

RB의 사례: 오른쪽 반구 뇌졸중이 발생한 성인

병력 RB는 62세 남성으로 부동산 업계에서 일하고 있었다. 그는 오른쪽 중간대뇌동맥의 허혈성 뇌졸중을 앓았으며, 이로 인해서 오른쪽 두정전두피질(right parieto-frontal cortex) 부근에 손상을 입었다. 그 결과 그는 왼쪽 팔과 다리의 기능을 잃었다.

신경심리 평가 인지 기능 평가 결과, RB의 정보 처리 속도는 느렸으나, 작업 기억력은 정상이었으며 어휘력도 양호한 것으로 나타났다. 하지만 실용적인 문제(예: 수취인이 다른 사람으로 되어 있는 미개봉 편지를 어떻게 처리해야 하는지)에 대한 그의 답변은 때로 엉뚱했으며 사회적 관습에 대한 이해나 고려가 부족하다는 것을 보여 주었다. 한편 학습 과제나 시공간 과제에서 RB가 보인 수행을 통해 왼쪽 무시 증후군(left sided neglect)이 있음을 알 수 있었으나, 그의 언어적 기억력은 양호하였다.

진행 경과 RB는 6주 후 퇴원하였는데, 당시 거동을 위해 휠체어를 사용해야 하는 상태였다. RB의 아내는 집에서 생활하는 RB에게서 여러 가지 변화를 발견하였다. 그는 무시 증후군으로 인해 왼쪽에 있는 물건들을 인지하지 못했으므로, 아내가 끊임없이 그의 주의를 환기시켜야 했다. 그럼에도 그는 자신의 장애를 아무렇지 않은 듯 여겼고 대체로 걱정하지 않았으며 미래에 대한 비현실적인 기대를 가지고 있었다. 그는 '가면을 쓴 것 같은 얼굴'로 무표정하였으며, 목소리는 단조로웠다.
RB는 아내의 감정 상태를 잘 알아채지 못했고, 다른 사람과 대화할 때 아내의 감정을 고려하지 않았으며, 공감 능력이 거의 없었다. 그는 매우 자기 중심적이고, 수다스러웠으며, 대화 시 이상한 단어를 사용해서 횡설수설하는 경향이 있었다. 사소한 세부 사항을 매우 자세하게 이야기했고, 때로는 아무 말이나 만들어 이야기하였다. 또한 힌트를 알아차리지 못했고 농담을 잘 해석하지 못했다. 그의 아내는 그의 사회적 행동이 뇌졸중 전과 매우 달라졌다고 보고했으며, 이 때문에 매우 괴롭다고 하였다.

요약 및 의견 RB는 기본적인 언어 능력에는 손상이 없었지만, 사회적 관습이나 대화의 예의를 지키는 언어를 사용하는 데 문제가 있어 보였다. 이는 실용적 언어장애를 시사한다고 할 수 있다. 실제로, 무시 증후군과는 별개로 RB가 보인 주요 문제는 사회인지와 관련이 있었다. 여기에는 정서 인식 능력의 저하, 다른 사람의 관점을 이해하지 못하는 것(자기중심성), 공감 능력 부족과 같은 증상들이 포함되었다. 이뿐만 아니라 그는 자기 인식 능력이나 억제 능력도 떨어지는 것으로 보였다.

기타 후천적 뇌손상과 사회인지

이 장에서는 사회인지와 사회적 기능 사이의 연관성에 대한 외상성 뇌손상과 뇌졸중의 영향에만 초점을 맞추었지만, 이 외에도 다양한 후천적 뇌질환이 사회인지 능력에 미치는 영향을 연구한 새로운 문헌들도 많이 나오고 있다. 예를 들어 외상성 뇌손상 환자에 대한 연구와 마찬가지로, 뇌량에 선천성 질환이 있는 사람들이 영상으로 촬영된 대화 장면에서 사회인지를 이해하는 데 어려움을 보였다는 연구 결과가 있다(Symington, Paul, Symington, Ono, & Brown, 2010). 이는 사회인지 능력을 다루는 뇌 영역 간 백질 회로도 중요하다는 점을 보여 준다. 사회인지 과제를 통해 뇌종양(Pertz, Okoniewski, Schlegel, & Thoma, 2020), 항NMDA 수용체(Anti-N-methyl-d-aspartate receptor, Anti-NMDA receptor) 뇌염(McKeon et al., 2016), 만성 알코올사용장애(Le Berre, Fama, & Sullivan, 2017), 코르사코프 증후군(Drost, Postma, & Oudman, 2018)과 같은 다른 후천성 뇌질환 환자들에게서도 손상을 발견할 수 있었다. 상기 질환들과 관련된 독성 물질이나 손상이 매우 광범위하다는 점과 영향을 받은 뇌 영역이나 이를 연결한 백질 회로들에 대해 생각해 본다면, 이러한 연구 결과들은 놀랄 만한 것들이 아니다. 다양한 뇌질환에서 시행된 사회인지 연구들은 행동 결과 및 사회적 기능의 바탕에 있는 사회인지 요인에 대한 질환 특이적인 지식을 더욱 풍부하게 제공해 줄 것이다.

결론

이 장에서 제시된 연구 결과들은 사회인지장애가 후천적 뇌손상에서 흔하게 나타날 수 있고, 일상생활의 기능을 손상시키는 중요한 문제라는 오랜 믿음을 공고하게 확인시켜 주었다. 외상성 뇌손상 및 뇌졸중 분야에서 수십 년에 걸쳐 시행된 연구 결과들에 따르면, 이러한 문제는 대부분의 사회인지 영역으로 일반화될 수 있는 것 같다. 사회인지 연구 결과들은 뇌와 행동 사이의 복잡한 관계에 대한 풍부한 이론적 지식을 제공해 줄 뿐만 아니라, 사회적 정보 처리의 어려움이 뇌손상으로 인해 발생하는 사회적 문제들을 어떻게 예측하고 중재할 수 있는지 이해하는 데도 도움을 주었다. 이는 평가와 치료라는 큰 틀에서 사회인지가 얼마나 중요한지를 보여 준다. 그러나 사회인지와 관련된 요소들 중 상당수는 인지 기능의 장애와 뚜렷한 직접적 연관성이 없으며, 사회인지장애가 모든 사람에게서 일률적인 방식으로 똑같이 나타나는 것도 아니다. 또한 사회인지의 어느 한 영역에서의 어려움이 다른 영역의 문제와 관련된다고 가정하는 것도 바람직하지 않다. 따라서 임상가들은 후천적 뇌손상 환자를 치료할 때, 포괄적인 개인 중심 치료를 제공하기 위해 임상적으로 평가하고 치료 계획을 세우는 과정에서 사회인지(그리고 이를 포괄하는 다양한 기술들)를 한 가지 요인으로 고려하는 것이 반드시 필요하겠다.

6

정신질환에서의
사회인지

Amy E. Pinkham 텍사스대학교 행동 및 뇌과학부 거의 모든 정신질환의 진단에 사회적 또는 직업적 기능장애가 필요함에도 불구하고, 정신의학에서의 사회인지 연구와 사회인지가 어떻게 사회적 손상과 관련될 수 있는지에 대한 연구는 실제로 지난 25~30년 동안에야 공식화되었다. 사회인지는 초기에 자폐증과 정신병 분야에서 주목을 받았지만, 두 질환 사이의 직접적인 비교를 진행하지는 않은 채 문헌들이 대부분 병렬적으로 발표되었다(Sasson, Pinkham, Carpenter, & Belger, 2011). 이러한 분리로 인해 각 장애 유형 내에서 강조하는 관점과 영역이 조금씩 달라지면서, 각 분야가 자유롭게 성장하고 이전의 개념화나 방법에 제약을 받지 않는 질문을 던질 수 있게 되었다. 이 장에서는 정신병 문헌을 중심으로 정신질환를 앓는 사람들의 사회인지에 관한 최신 지식을 검토한다.

정신병이란 일반적으로 현실과의 접촉을 상실하여 무엇이 현실이고 무엇이 현실이 아닌지 이해하는 데 어려움을 겪게 되는 병을 의미한다. 정신병은 주로 (병적 성격에 대한 통찰력 없는) 환각 및/또는 망상을 통해 나타나며, 정신병과 관련된 주요 진단은 조현병과 조현정동장애이다(American Psychiatric Association, 2013; World Health Organization, 2018). 정신병은 양극성장애 및 주요우울장애와 같은 기분장애를 동반할 수 있다. 이러한 중첩성으로 인해 사회인지 연구가 조현병스펙트럼질환을 넘어 기분장애로 확장되었으며, 이제 사회인지가 중요한 초진단적 가치를 지닌 것으로 간주되고 있다(Gur & Gur,

2016).

　이 장에서는 먼저 이 하위 분야에서 사회인지가 어떻게 정의되는지 제시하고 가장 많은 관심을 받은 영역과 주제를 설명함으로써, 정신병에 대한 사회인지 연구의 현재 상태를 검토할 것이다. 그런 다음 정신병에서 사회인지장애를 뒷받침하는 증거를 검토하고 신경인지와 관련된 사회인지의 중요성에 대한 논거를 제시한다. 다음으로, 사회인지장애의 추정 신경생물학적 메커니즘에 대한 간략한 개요를 제공하고 사회인지 기능과 사회적 기능을 개선하기 위한 심리사회적 및 약리학적 치료 접근법에 대해 논의할 것이다. 마지막으로 현재의 과제와 성장 분야에 대한 간략한 내용으로 마무리하고자 한다. 사회인지에 관한 대부분의 연구가 조현병과 정신병에 초점을 맞추었기 때문에, 이 장에서도 마찬가지로 조현병 문헌의 연구 결과를 강조할 것이다. 그러나 경우에 따라 여러 진단을 통해 확장된 연구 결과를 특별히 언급하고자 한다.

사회인지의 정의와 영역

　사회인지의 정의는 세부 분야에 따라 다르지만, 크게 사회적 정보를 지각, 처리, 사용하는 것으로 요약할 수 있다. 조현병의 사회인지에 관한 미국 국립정신건강연구소(NIMH) 워크숍에서는, 사회인지란 "타인의 의도, 성향 및 행동에 대한 지각, 해석 및 반응 생성을 포함하여 사회적 상호 작용의 기초가 되는 정신적 작용"이라고 정의했다(Green et al., 2008, 1211page). 따라서 이 정의는 얼굴 식별과 같은 기본적인 지각 과정부터 다른 사람의 생각을 이해하는 것과 같은 복잡한 인지 과정에 이르는 광범위한 구성을 포괄한다. 그러나 더 중요한 것은 이 정의가 인지에 국한되지 않는다는 점이다. 이 정의는 지각 및 인지 과정과 실제 사회적 행동 사이의 연관성을 강조한다. 이 장의 뒷부분에서 설명하듯이, 사회인지와 실제 사회적 기능 및 행동 사이의 연관성은 잘 확립되어 있으며, 이제 다음과 같은 생각에 대한 합의가 이루어졌다.

사회인지는 많은 장애에서 나타나는 사회적 장애를 이해하는 데 매우 중요하다. 사회인지는 전통적으로 정서 인식이나 정신 상태 귀인과 같은 특정 기술이나 능력을 나타내는 개념적 영역으로 분류되어 왔지만, 그 정의의 광범위한 특성 때문에 어떤 구성이 사회인지 과정으로 '포함'되고 포함되지 않는지 다소 모호한 부분이 있다. 비교적 최근에 진행된 한 연구에서는 조현병, 자폐증, 사회심리학 분야의 전문가들에게 사회인지의 주요 영역을 추천하도록 요청하여 합의를 도출하려고 시도했다(Pinkham, Penn et al., 2014). 후보를 취합하여 설문 조사 응답자에게 다시 제시하는 두 번째 단계에서는 전문가가 해당 구성이 사회인지의 유효한 영역을 어느 정도 대표한다고 생각하는지, 그리고 해당 구성이 자신의 연구 영역에 얼마나 중요하다고 생각하는지 물었다. 이 과정을 통해 정신병 연구에 중요하다고 간주할 수 있는 사회인지의 네 가지 핵심 영역이 확인되었다.

1. 정서 처리는 감정을 지각하고 사용하는 것으로 광범위하게 정의되며 (Green et al.,2008), 따라서 하위 및 상위 수준의 지각 과정을 모두 나타낸다. 하위 지각 수준에는 정서 지각과 인식(얼굴 표정 및/또는 목소리와 같은 비표정 단서에서 정서 표현을 식별하고 인식하는 것)이 포함되며, 상위 지각 수준에는 정서 이해와 정서 관리, 정서 조절이 포함된다.
2. 사회적 지각은 타인의 사회적 단서를 해독하고 해석하는 것을 말한다 (Penn, Ritchie, Francis, Combs, & Martin, 2002; Sergi & Green, 2003; Toomey, Schuldberg, Corrigan, & Green, 2002). 여기에는 사회적 맥락 처리와 사회적 지식이 포함된다. 즉 사회적 지각이란 사회적 규칙과 이러한 규칙이 타인의 행동에 미치는 영향을 아는 것으로 정의할 수 있다(Addington,

Saeedi, & Addington, 2006; Corrigan & Green, 1993a).

3. 정신화, 즉 정신 상태 귀인은 의도, 성향 및/또는 믿음을 추론하는 것을 포함하여 다른 사람의 정신 상태를 이해하는 능력으로 정의된다(Frith, 1992; Penn, Addington, & Pinkham, 2006). 정신화는 마음 이론 또는 인지적 공감이라고도 한다(Shamay-Tsoory, 2011).

4. 귀인 양식과 귀인 편향은 개인이 사회적 사건이나 상호 작용의 원인 또는 의미를 설명하는 방식을 말한다(Green et al., 2008; Penn et al., 2006).

귀인 양식과 귀인 편향은 사회적 자극을 올바르거나 부정확하게 평가한다기보다는, 특정 방식으로 생각하는 경향을 의미한다는 점에서 다른 영역과 다르다는 점을 지적할 필요가 있다. 즉 1~3번 영역은 손상되거나 손상되지 않을 수 있는 능력으로 간주할 수 있는 반면, 본질적으로 올바른 귀인 양식은 존재하지 않는다. 그 대신 변화하는 사회적 환경에서 더 적응적이거나 덜 적응적인 경향을 식별할 수 있다(Pinkham, Harvey, & Penn, 2016, Walss-Bass, Fernandes, Roberts, Service, & Velligan, 2013). 따라서 능력과 편견은 모두 사회적 기능에 관여할 가능성이 높으며, 정신병에서 사회인지의 현재 개념화 내에 이 두 가지가 모두 포함되어 있는 것은 주목할 만한 강점이다.

그러나 이 같은 개념화의 두드러진 약점은 사회적 인식을 이 네 가지 영역으로 분석하는 것에 대한 경험적인 증거가 없다는 사실이다. 그 대신 요인분석에 따르면 사회인지는 단일 요인으로 가장 잘 표현될 수 있으며(Browne et al., 2016), 귀인 양식이 자료에 포함된 경우 사회인지 기술과 귀인 양식이 포함된 2요인 해결책이 가장 적합하다(Buck, Healey, Gagen, Roberts, & Penn, 2016; Etchepare & Prouteau, 2018). 다른 요인 분석도 사회적 정보 영역(예: 감정 대 정신 상태)이 아닌 정보 처리 수준(지각 대 추론 및 규제 처리)에 따라 사회인지를 구분하는 것을 지지한다(Lin, Wynn, Hellemann, & Green, 2012; Mancuso, Horan, Kern, & Green, 2011). 요인 분석 간의 일부 불일치는 방법론적 차이(예:

포함된 작업의 수와 유형, 표본의 특성)로 인한 것으로 보이지만, 실제 요인 구조를 파악하기 전에 추가 작업이 필요하다는 것은 분명하다.

또 다른 약점은 이러한 영역이 사회인지 전체를 포괄하지 않는다는 것이다. 자신의 생각과 타인의 생각을 평가하는 능력인 메타인지(Lysaker et al., 2010) 및 타인과 감정적·사회적으로 적절히 주고받으며 상호 작용하는 사회적 호혜성(Constantino, Przybeck, Friesen, & Todd, 2000)도 전문가 조사에서 사회인지의 잠재적 영역으로 지명되었지만, 타당성과 중요성 등급이 낮아 궁극적으로 사회인지에 포함되지 않았다. 그러나 당시 이러한 영역은 정신병 문헌에서 상대적으로 거의 주목을 받지 못했는데, 특히 메타인지는 그 후 정신병의 장애 영역(Sellers, Varese, Wells, & Morrison, 2017)과 치료에 적용할 수 있는 영역(Moritz & Lysaker, 2018)으로 확인되었다. 공감은 현재 식별된 영역에서 명확하게 설명되지 않는 또 다른 중요한 영역이다. 인지적 공감은 정신화와 중복되지만, 타인의 경험 또는 감정 상태에 대해 상대적으로 자동적인 정서 반응(Bonfils, Lysaker, Minor, & Salyers, 2016)인 정서적 공감이 식별된 영역 중 어디에 부합하는지 명확하지 않다. 따라서 지식이 계속 축적됨에 따라 사회인지의 개념은 확대될 필요가 있다. 그러나 현재로서는 합의에 기초한 영역이 사회인지의 다차원적 성격을 강조하고 정신병을 가진 개인의 사회인지 능력을 검토하기 위한 유용한 틀을 제공한다.

정신병에서의 사회인지장애

정서 처리

낮은 지각 수준의 정서 처리를 다루는 연구는 일반적으로 정서를 나타내는 얼굴을 보여 주고 참가자에게 선택 목록에서 표시된 정서를 선택하도록 요청함으로써, 명시적인 정서 인식에 주로 초점을 맞춘다. 이 작업은 조현병 환자의 손상을 일관되게 보여 주며, 메타분석에서는 환자와 건강한 사람을 비교했을 때 효과 크기가 크게 나타났다(d=0.91: Kohler, Walker, Martin, Healey, & Moberg, 2010 및 g=0.89: Savla, Vella, Armstrong, Penn, & Twamley, 2013). 감정식별장애는 양극성장애에서도 나타나지만, 그 정도는 크지 않다. 조현병과 양극성장애 간 비교에 관한 최근의 메타분석에 따르면, 양극성장애 참가자들은 조현병 참가자보다 표준편차의 3분의 1(d= 0.39: Bora & Pantelis, 2016) 정도 나은 수행 능력을 보였다. Ruocco와 동료(2014)의 연구에 의하면, 정신병적 양극성장애에서 조현정동장애, 조현병에 이르기까지 중증도가 증가하는 연속선상에 장애가 존재할 가능성이 높다.

정신병의 정서 인식 능력에 대한 검토 논문은 수없이 많은데(Kohler et al., 2010; Pinkham, Gur, & Gur, 2007), 이 중 강조할 만한 사항은 다음과 같다. 첫째, 인식장애는 긍정적인 정서(예: 행복)보다 부정적인 정서(예: 두려움, 분노)에서 더 큰 것으로 나타나며, 부정적인 정서 중에서 두려움이 가장 정확하게 식별하기 어려운 것으로 나타난다(Bigelow et al., 2006; Kohler et al., 2003). 또한 조현병은 부정적인 정서를 중립적인 얼굴에 잘못 귀인시키는 경향이 있는데(Kohler et al., 2003), 이 패턴은 적극적인 편집증적 사고와 관련이 있다(Pinkham, Brensinger, Kohler, Gur, & Gur, 2011). 둘째, 정서 인식 능력은 부정적인 증상(Sachs, Steger-Wuchse, Kryspin Exner, Gur, & Katschnig, 2004)과 무질서한 증상(Ventura, Wood, Jimenez, & Hellemann, 2013)이 현저한 사람에게서 더 뚜렷하다. 특정 부정적인 증상은 특히 관련이 있을 수 있는데, 한 연구에서 단조로움이 독특하게 예측된 정서 처리 능력에 영향을 미친다는 것을 입증했다(Gur et al., 2006). 셋째, 조현병 환자의 경우 얼굴의 가장 두드러진 특징(예: 눈과 입)을 보는 시간이 감소하는 등 얼굴을 비정상적으로 훑어보는 경향이 있는데(Sasson et al., 2007; Simpson, Pinkham, Kelsven, & Sasson, 2013), 이는 정서인식장애에 영향을 줄 수 있다. 마지막으로, 정신병에서 보이는 장애가 얼굴 정서 처리에만 국한된 것인지, 아니면 기본 인식이나 얼굴 인식에서 더 일반화된 어려움을 나타내는 것인지에 대한 논쟁은 여전히 열려 있다. 예를 들어 조현병이 있는 개인은 비정서적인 얼굴 처리(예: 신원 인식, 연령 식별 등)에도 어려움을 보이며, 이러한 장애가 영향을 미쳐 얼굴에서 정서를 더 잘 인식하지 못하는 것으로 보인다(Bortolon, Capdevielle, & Raffard, 2015). 그러나 새로운 연구 결과는 정신병에서 얼굴 정서의 암묵적 처리가 온전할 수 있음을 보여 준다(Kring, Siegel, & Barrett, 2014; Shasteen et al., 2016). 이는 정서인식장애는 지각 수준 자체보다는 맥락 평가 및 정보 통합 중 발생하는 어려움의 결과일 수 있음을 시사한다(Kring et al., 2014; Sasson,Pinkham, Weittenhiller, Faso, & Simpson, 2016).

얼굴 정서 인식에 관한 광범위한 문헌 외에도 음성 및 신체 자세와 같은 다른 단서에서 감정을 식별하는 기능도 조사된 바 있다. 어조에서 정서를 식별하는 능력의 손상에 대한 효과 크기 추정치는 인식 작업의 경우 d=0.92, 식별 작업의 경우 d=0.74로 얼굴 정서 인식의 효과 크기 추정치와 비슷하지만(Lin, Ding, & Zhang, 2018), 몸에서 정서를 식별하는 것에 비해 덜 결정적이다. 조현병 환자를 대상으로 한 최근 연구에서는, 이들이 신체적 정서 인식이라는 명시적 과제에서는 비교적 온전한 수행 능력을 보였지만, 두려워하는 표정과 슬픈 표정을 인식하는 데는 약간의 어려움이 있었다(Hajduk, Klein, Bass, Springfield, & Pinkham, 2020). 또한 양극성장애 환자를 대상으로 연구한 결과, 이들의 신체적 정서 인식 역시 온전한 것으로 나타났다(Lee & Van Meter, 2020). 향후 연구의 초점은 이러한 초기 연구 결과를 재현하고 검증해서 얼굴 정서 인식이 분명히 손상된 상태에서 신체 정서 인식이 유지되는 이유를 이해하는 것이다. 마지막으로, 정서 처리와 관련하여 이 영역과 관련된 고차원적인 능력을 평가한 연구는 상당히 적었다. 그럼에도 불구하고, 이러한 연구들 중 일부는 정신병 환자와 건강한 대조군 간의 정서 관리 과제 수행의 차이에 대해 큰 효과 크기(g=0.88)를 보고한 경우가 있고(Savla et al., 2013), 정신병 환자의 인지적 재평가 또는 수용과 같은 정서 조절 전략에 대한 참여도 감소를 보여준 연구도 있다(Kimhy et al., 2012; Perry, Henry, & Grisham, 2011).

사회적 지각

사회적 지각은 정신병에서 잘 연구되지 않았는데, 이는 부분적으로는 심리 측정의 열악한 평가 방법과 같은 측정 문제 때문이기도 하지만(Kem et al., 2013; Pinkham, Penn, Green, & Harvey, 2016b), 이 영역에 속하는 기술과 능력이 광범위하여 간결하게 측정하기 어렵기 때문이기도 하다. 사회적 지각은 넓게는 사회적 단서의 식별 및 활용을 의미하지만, 생물학적 동작 감지, 행동을 이해하기 위한 음성 및 신체 단서 해석(Rosenthal, DePaulo, & Jall, 1979), 개인 간의 전형적인 관계 이해(Bell, Fiszdon, Greig, & Wexler, 2010; Sergi et al., 2009) 등 여러 하위 구성 요소를 포함한다. 사회적 지식 또는 일상적인 사회적 상황과 관련된 절차 및 목표에 대한 인식(Corrigan & Green, 1993b)도 사회적 지각에 포함되지만, 이는 사회적 지각을 돕는 좀 더 기초적인 기술로 볼 수 있다.

전체적으로 볼 때, 정신병의 사회적 지각에 대한 이용 가능한 증거는 대상 기술의 복잡성이 증가함에 따라 환자가 보이는 장애 수준도 증가함을 나타내는 것으로 보인다. 예를 들어 일련의 초기 연구에서 Corrigan 등은 조현병 환자는 추상적인 단서(예: "그녀의 목표는 무엇인가?")에 비해 구체적인 사회적 단서(예: "그녀는 무엇을 하고 있는가?")를 더 잘 인식한다고 보고했다(Corrigan, Garman, & Nelson, 1996; Corrigan & Green, 1993b; Corrigan & Nelson, 1998). 사회적 지각에 포함된 다양한 기술과 능력의 장애에 대한 효과 크기 조사도 이러한 일반적인 패턴을 따른다. 구체적으로 살펴보자면, 정신병이 있는 사람은 사회적 지식(g=0.54; Savla et al., 2013) 및 생물학적 동작 감지 과제(SMD=0.66)에서 건강한 사람보다 약 0.5 표준 편차 낮은 수행을 보이지만, 사회적 상황을 이해하기 위해 언어적 및 비언어적 단서를 사용해야 하는 과제(g=1.04)에서는 약 1 표준 편차 낮은 수행을 보였다(Savla et al.,2013).

정신화

정신화 또는 마음 이론으로 알려진, 다른 사람의 정신 상태를 추론하는 능력은 정신병에서 광범위하게 연구되어 왔다. 초기 연구에서는 틀린 믿음 이해(Brune, Abdel-Hamid, Lehmkamper, & Sonntag, 2007; Corcoran & Frith, 2003; Pickup & Frith, 2001), 단서 해독(Marjoram et al., 2005; Pinkham & Penn, 2006), 다른 사람의 의도 식별(Brunet, Sarfati, & Hardy-Bayle, 2003; Sarfati, Hardy-Bayle, Beshe, & Widlocher, 1997), 다른 사람의 정신 상태 식별(Klemen et al., 2005; Kington, Jones, Watt, Hopkin, & Williams, 2000), 사회적 실수 이해(Martino, Bucay, Butman, & Alegri, 2007)를 포함하는 광범위한 정신화 손상을 보고하고 있다. 최근의 메타분석에서도 건강한 사람 대비 조현병을 가진 사람의 장애에 대한 명확한 증거가 제시되었는데(Bora, Yucel, & Pantelis, 2009; Chung, Barch, & Strube, 2014; Sprong, Schothorst, Vos, Hox, & van Engeland, 2007), 이에 따르면 정신화 영역 전반에 걸쳐 0.99~1.25의 큰 효과 크기를 보였으며, 건강한 사람 대비 양극성장애를 가진 사람의 경우 효과 크기는 약 0.5, 급성 삽화가 있는 동안은 1.23으로 보고됐다(Bora, Bartholomeusz, & Pantelis, 2016).

정신화 문헌에서 초점이 되는 영역은, 이 영역의 수행이 증상과 어떤 관련이 있는지와 비사회인지 능력과 어떻게 관련되는지를 포함한다. 증상과 관련하여 앞에서 인용한 메타분석에 따르면, 장애는 증상의 중증도와 관련이 없는 것으로 보이며(Chung et al., 2014), 오히려 증상이 완화된 환자에게서도 분명하게 나타나는, 보다 지속적으로 유지되는 기본적인 특성과 같은 결함일 가능성이 높다(Bora et al., 2009; Sprong et al., 2007). 또한 최근 대두되는 새로운 증거에 따르면, 정신화 오류의 유형이 특정 증상의 우세와 관련이 있을 수 있다. 예를 들어 과소 정신화 오류(의도를 다른 사람에게 돌리지 않는 오류)는 음성 증상이 있는 개인에게 더 흔한 반면, 과잉 정신화 오류(가능한 의도를 너무 많이 생성한 다음 잘못된 의도를 선택하는 오류)는 주로 양성 증상이 있는 개인에게 더 두드러지게 나타난다(Fretland et al., 2015; Montag et al., 2011).

정신화는 비사회인지 능력, 즉 신경인지와도 관련이 있어, 신경인지 결손이 큰 개인에게서 더 심한 정신화장애가 나타난다(Bora, Yucel, & Pantelis, 2009). 또한 신경인지의 모든 영역(예: 주의력, 기억력 등)이 조현병의 정신적 결함에 어느 정도 동일하게 영향을 주는 것으로 보이지만(Thibaudeau, Achim, Parent, Turcotte, & Cellard, 2020), 집행 기능 저하가 정신장애를 가장 잘 예측할 수 있다(Bechi et al.,2018; Catalan et al., 2018).

귀인 양식과 귀인 편향

귀인 양식은 다른 사회인지 영역에 비해 상대적으로 관심을 덜 받은 연구 영역이다. 이는 주로 사회적 인식이 널리 연구되지 않은 동일한 이유, 즉 귀인 양식을 측정하기 어렵고 심리적으로 적합한 평가 도구가 없기 때문이다(Pinkham et al., 2016b). 그럼에도 불구하고 초기 연구에서는 외현화 편향과 개인화 편향이라는 두 가지 사고 패턴이 정신병에서 더 두드러지게 나타나는 것으로 보인다. 외현화 편향은 부정적인 결과에 대해 외부로 원인을 돌리는 경향을 말하며(Qanssen et al., 2006; Langdon, Ward, & Coltheart, 2010), 개인화 편향은 주로 사건의 외부 원인이 다른 사람(외부 개인적 귀인)이거나 상황적 요인(외부 상황적 귀인)일 수 있다는 점에 주목함으로써, 이러한 외현화 경향을 명확하게 설명한다. 여러 연구에 따르면 외현화 편향의 개인화 형태는 정신병 환자, 특히 더 심한 피해 관념을 가진 사람들에게서 더 흔하게 나타난다(Aakre, Seghers, St-Hilaire, & Docherty, 2009; Langdon et al., 2010; Mehl et al.,2014). 그러나 최근 메타분석에서 피해 망상이 있는 개인으로 분석을 제한했을 때도 조현병에서 두 편향의 존재를 뒷받침하지 못했기 때문에, 이러한 발견이 확실한지는 아직 불분명하다(Savla et al., 2013).

귀인 양식 영역에서 비교적 최근에 강조된 것은, 타인의 행동을 적대적이고 의도적인 것으로 해석하는 경향으로 정의되는 적대적 귀인 편향이다(Combs, Penn, Wicher, & Waldheter, 2007a). Buck 등(2020)은 정신병의 적대감 편향에 관한 문헌을 검토하고 두 가지 주요 결론을 제시했다. (1) 조현병 환자는 건강한 사람보다 적대적 귀인을 더 많이 한다. (2) 적대감 편향은 편집증 수준과 밀접한 관련이 있는데, 이는 조현병스펙트럼(Buck, Pinkham, Harvey, & Penn, 2016; Darrell-Berry et al., 2017)과 건강한 사람(Combs, Penn, Wicher, & Waldheter, 2007b) 모두에서 입증된 바 있다. 실제로 직접적인 집단 비교에서 편집증 수준이 높은 환자는 편집증이 없는 환자보다 적대감 편향이 더 큰 것으로 나타났다(Combs et al., 2009; Pinkham, Harvey, & Penn, 2016a). 따라서 적대감 편향은 임상적 중요성이 높은 것으로 보이며, 정신병적 삽화 동안 어떤 증상이 나타나는지에 대한 중요한 단서가 될 수 있다. 그러나 Buck과 동료들은 이러한 편향의 본질에 대해 여러 가지 의문이 남는다고 지적한다. 이 의문에는 이러한 경향이 특성에 더 가까운지 상태에 더 가까운지, 그리고 적대적 편향이 편집증에 인과적으로 영향을 주는지가 포함된다. 따라서 적대감 편향은 귀인 양식 영역에서 계속 주목받을 것으로 예상된다.

사회적 인식의 중요성

사회인지가 정신병 내의 연구 영역에 처음 등장했을 때, 그것이 독립적인 구조를 나타내는지 아니면 정신병에서 널리 퍼진 신경인지장애의 하위 결과인지 여부가 중요한 질문이었다. 이 질문에 대한 현재의 합의는, 사회인지는 신경인지와 겹치는 영역이 분명하지만 상대적으로 독립적인 것처럼 보인다는 것이다. 상관 연구는 사회적 인식과 신경인지 간의 최소한의 관계만을 보여 주며(Ventura, Wood, & Hellemann, 2011), 요인 분석은 두 요인이 서로 다른 요인에 영향을 준다는 사실을 일관되게 지적한다(Sergi et al., 2007; Van Hooren et al., 2008). 또한 차등 결함 설계(differential deficit designs)를 사용한 연구의 결과는, 사회인지 과제에 대한 수행 능력이 손상되었지만 유사한 비사회적 과제에 대해서는 온전한 수행 능력을 보여 줌으로써 조현병에서 사회인지장애의 특이성을 뒷받침한다(Kosmidis et al., 2007; Pinkham, Sasson et al. ,2014).

문헌 내의 또 다른 주요 질문은 사회인지장애가 정신병이 있는 사람의 실제 기능 측면에서 중요한지 여부였다. 2,692명의 참가자로 구성된 52개의 연구(Fett, Viechtbauer, Penn, van Os, & Krabbendam, 2011)와 12,868명의 참가자로 구성된 166개의 연구(Halverson, Orleans-Pobee et al., 2019)를 활용한 두 가지 개별 메타분석은 모두 사회인지가 신경인지보다 기능적 결과에서 더 독특한 변화를 설명한다는 것을 보여 준다. 또한 사회인지는 신경인지와 기능 간의 관계를 매개하는 것으로 보인다(Halverson, Orleans-Pobee et al., 2019). 따라서 사회인지는 공동체 및 사회에서 기능하는 데 매우 중요하며, 이는 사회인지 치료 및 개선의 중요성을 강조한다(사례 6.1 참조).

사례 6.1

RL의 사례: 조현병을 앓고 있는 젊은 여성

병력 RL은 19세에 조현병 진단을 받은 22세 여성이다. 증상이 시작되었을 때 대학에 다니고 있었으나 반복되는 입원과 성적 유지의 어려움으로 학업을 중단했다. 현재 부모 및 동생들과 함께 집에서 살고 있다.

가족 및 친구와의 관계 RL은 부모와의 다툼이 잦고 부모가 자신에게 원하는 것이 무엇인지 이해할 수 없다고 말했다. 이러한 이유로 RL이 부모의 기대에 부응하지 못할 때 다툼이 일어나곤 한다. RL과 그녀의 부모 모두 인정한 바에 따르면, 최근에는 RL이 일자리를 찾지 못한 것 때문에 다툼이 있었다. RL의 부모는 그녀가 하루 종일 집에만 있어서는 안 되며 생산적인 활동을 해야 한다고 여러 번 말했다고 한다. 그러나 RL은 이러한 말을 듣고도 직장을 구하지 않았으며, 집에서 더 많은 시간을 보내기 시작했다. 또한 RL은 친구와의 관계를 어려워했으며, 최근에는 한 명 남은 친구가 전화나 문자 메시지에 즉시 응답하지 않자, 친구가 의도적으로 자신을 무시한다고 느꼈다.

RL이 참여한 치료 프로그램에서 상담자는 RL에게 친구가 즉시 응답하지 않을 수 있는 잠재적인 이유를 생각해 보고, 친구에게 문자 메시지를 '확인'하고도 응답이 늦어지는 이유를 물어볼 것을 제안하였다. 이 과정에서 RL은 친구가 최근에 새로운 직장을 구하여 즉시 전화를 걸지 못한다는 사실을 알고 놀랐다. 이 정보를 통해 RL은 친구와의 관계에 대해 훨씬 더 나은 기분을 느낄 수 있었다.

의견 이 사례에서 볼 수 있듯이, 타인의 생각과 행동의 이유를 추론하는 데 어려움을 주는 사회인지장애는 사회적 기능에 상당한 불편을 야기할 수 있다.

마지막으로, 연구자들은 임상 스펙트럼 전반에 걸쳐 사회인지장애의 일반화 가능성에 대해 질문했다. 앞에서 언급한 바와 같이, 사회인지장애는 이제 진단을 초월하는(transdiagnostic) 것으로 간주되며, 양극성장애(de Siqueira Rotenberg, Beraldi, Okawa Belizario, & Lafer, 2020), 주요우울장애(Bora & Berk, 2016), 불안장애(Lavoie, Battaglia, & Achim, 2014), 약물사용장애(Bora & Zorlu, 2017)를 포함한 여러 장애에서 볼 수 있다. 특히 정신병 스펙트럼 내에서 사회인지가 내적 표현형(endophenotype)임을 뒷받침하는 증거도 쌓여 가고 있다(Green, Horan, & Lee, 2015; Gur & Gur, 2016). 예를 들어 정서처리장애는 첫 번째 정신병 삽화를 경험한 사람(Barkl, Lah, Harris, & Williams, 2014), 정신병 발병 위험이 임상적으로 높은 것으로 확인된 사람(Kohler et al., 2014),

정신병 환자의 직계 가족(Allott et al., 2015)에게서 분명하게 나타난다. 정신화 및 사회적 지각도 비슷한 양상을 보인다(Barbato et al., 2015; Bora & Pantelis, 2013). 또한 횡단 연구(Comparelli et al., 2013)와 종단 연구(Horan et al., 2012; Piskulic et al., 2016) 모두 사회인지장애가 질병의 단계와 시간이 지나면서 안정화됨을 보여 준다. 따라서 이러한 연구는 사회인지장애가 오래 지속되고 광범위하며, 기능에 부정적인 영향을 미친다는 맥락에서 볼 때 사회인지의 중요성이 분명함을 시사한다.

사회인지장애의 신경생물학적 상관물

정신병에서 사회인지 능력이 현저히 손상되고 이것이 기능과 관련이 있다는 신빙성 있는 연구 결과를 바탕으로, 이 분야에서는 사회인지장애에 대한 잠재적인 신경 메커니즘을 규명하려고 시도해 왔다. 건강한 개인의 사회적 정보 처리를 연구하는 신경과학 연구는 오랫동안 '사회적 뇌'라는 가설, 즉 일부 뇌 영역과 네트워크가 사회적 정보에 특화되어 있다는 생각을 지지해 왔다(Brothers, 1990). 초기 연구에서는 안와전두피질, 위측두고랑, 편도체의 역할이 강조되었지만, 현재는 여러 신경 영역이 상호 연결되어 있는 훨씬 더 광범위한 네트워크에 초점을 맞추고 있다(Stanley & Adolphs, 2013). 이러한 네트워크는 일반적으로는 여기에서 논의된 핵심 사회인지 영역(Kennedy & Adolphs, 2012)에 매핑되는데, 편도체가 중심이 되고 안와전두피질, 선조체, 기댐핵(nucleus accumbens), 시각피질(Adolphs, 2010)을 포함하는 정서 처리에 중요한 '사회적 지각' 네트워크와, 안쪽 전전두피질, 위측두고랑 및 주변 위측두이랑, 측두두정 연접부로 구성된 '정신화' 네트워크(Amodio & Frith, 2006; Saxe, 2006)(자세한 내용은 1장 참조)를 포함한다.

지난 20년 동안 정신병 분야에서는 이러한 네트워크에 대한 광범위한 연구가 진행되어 왔으며, 현재는 정신병 환자의 경우 건강한 사람에 비해 해당 네트워크의 비정상적인 활성화와 연결성을 보인다는 충분한 증거가 있다. 예를 들어 얼굴 정서 인식 작업 중 신경 활성화에 대한 메타분석에 따르면, 조현병 환자와 양극성장애 환자의 편도체, 방추형이랑, 앞쪽 띠다발피질, 시상에서 활성화가 감소하는 것으로 나타났다(Delvecchio, Sugranyes, & Frangou, 2013; Taylor et al., 2012). 이와 유사한 또 다른 연구에서는 안쪽 전전두피질 및 안와전두피질, 측두두정 연접부 일부의 활성화를 측정하는 정신화 과제를 수행하는 동안, 해당 부위의 저활성화가 보고되었다(Kronbichler,Tschernegg, Martin, Schurz, & Kronbichler, 2017; Vucurovic, Caillies, & Kaladjian, 2020). 이러한 네트워크 내의 기능적 연결성 감소, 특히 부정적인 정서 이미지를 처리하는 동안 편도체-안쪽 전전두피질 연결성 감소(Bjorkquist, Olsen, Nelson, & Herbener, 2016), 복잡한 정신화 과제를 수행하는 동안 측두두정 연접부-해마 연결성 감소(Bitsch, Berger, Nagels, Falkenberg, & Straube, 2019)도 보고된 바 있다. 이러한 연구 결과를 종합하면, 이 신경망의 비정상적인 기능이 실제로 사회인지장애의 실행 가능한 메커니즘일 수 있으며, 사회인지 훈련이 사회인지 신경 회로 내 활성화와 수행 능력 향상으로 이어진다는 증거가 증가함에 따라 이런 결론은 더욱 강화되고 있다(Campos et al., 2016).

마지막으로 신경생물학적 상관관계를 살펴보자. 높은 사회인지 신경망 활성화 수준이 더 나은 사회적 행동 및 기능(예: Pinkham, Laughead et al., 2011)과 관련이 있다는 사실이 점점 더 많은 연구를 통해 입증되고 있다(Dodell-Feder, Tully, Lincoln, & Hooker, 2014).

또한 기능적 연결성 감소는 사회적 기능 저하와도 관련이 있는 것으로 밝혀졌다(Bjorkquist et al.,2016). 이러한 자료는 신경 처리와 사회인지 능력 그리고 전반적인 기능 사이의 인과적 연관성에 대한 설득력 있쯘 논거를 제공하며, 이는 앞으로도 사회인지 연구의 초점이 될 것이다. 또한 이러한 자료는 정신병 및 관련 장애를 가진 사람들의 사회적 기능을 개선하기 위한 한 가지 방법은 사회인지를 개선하고 신경 기능을 정상화하는 것임을 시사한다.

사회인지 치료 접근법

사회인지 연구에 대한 커다란 관심과 사회인지의 기능적 중요성은 수많은 치료 접근법의 신속한 개발 및 검사를 위한 발판을 제공했다. 항정신병 약물이 사회인지 능력을 거의 향상시키지 못한다는 것이 비교적 일찍 입증되었으므로(Penn et al., 2009), 대부분의 개입에서 심리사회적 기술이 채택됐다. 새로운 약리학적 제제와 신경 자극을 이용하는 추가 접근법도 조사되었지만, 이에 대한 개발이 미진하고, 효능에 대한 증거는 더 미약하다.

심리사회적 개입

기존의 심리사회적 개입은 일반적으로 '상향식' 또는 '하향식'으로 분류할 수 있다. 상향식 접근 방식에서는 얼굴 정서 인식과 같이 명확하게 정의할 수 있는 사회인지 능력에 초점을 맞추고 훈련 및 연습과 같은 전통적인 학습 기법을 통해 이를 개선하려고 시도한다. 상향식 접근 방식은 '표적' 개입이라고도 하며, 이러한 사회인지 능력의 기반이 되는 신경망을 강화함으로써 수행 능력을 향상시킨다고 여겨진다. 실제로 이러한 접근 방식은 얼굴 정서 지각(Silver, Goodman, Knoll, & Isakov, 2004), 사회적 지각(Corrigan, Hirschbeck, & Wolfe, 1995), 정신화(Sarfati, Passerieux, & Hardy-Bayle, 2000) 측정에서 수행 능력을 향상시키는 결과를 가져왔다.

반면 하향식 접근 방식은 복잡한 자극과 실제 사회적 상황에 대한 사회적 정보 처리 전략을 적용하는 데 중점을 둔다는 점에서 덜 집중적이고 더 통합적인 경향이 있다. 사회인지 기술 훈련(social cognitive skills training,

SCST) (Horan et al., 2011)과 사회인지 및 상호 작용 훈련(social cognition and interaction training, SCIT) (Roberts, Penn, & Combs, 2015)은 하향식 접근 방식의 훌륭한 예다. 두 훈련 모두 일반적으로 집단 훈련 형식으로 이루어지며, 이 훈련에서 참가자는 사회적 이미지, 영상, 시나리오를 비롯하여 일상에서의 사회적 상호 작용과 관계를 평가한다. 사회인지 기술 훈련과 사회인지 및 상호 작용 훈련은 모두 사회인지의 여러 영역을 대상으로 하므로, 종종 '포괄적인' 개입이라고 불린다. 이러한 하향식 접근법은 일반적으로 매우 특정한 신경 회로를 재훈련하기에는 불충분한 것으로 간주되며, 대신 개인의 일상 생활에 보다 쉽게 일반화될 수 있는 보상적 인지 전략 개발에 중점을 둔다. 개입의 효과를 조사한 비교적 최근의 메타분석에서는, 얼굴 정동 지각의 개선에 대한 가중 효과 크기(12개 연구에서 d= 0.84)와 정신화에 대한 중대형 효과 크기(13개 연구에서 d= 0.70)가 큰 것으로 나타났다. 사회적 지각(n= 4)과 귀인 편향(n= 7)의 개선 효과를 평가한 연구는 더 적었지만, 각각 큰 효과 크기(d= 1.29)와 중소형 효과 크기(d= 0.30-0.52)를 보였다(Kurtz, Gagen, Rocha, Machado, & Penn, 2016).

이처럼 희망적인 개입 효과에도 불구하고 이 분야의 연구는 이제 시작되었다고 할 수 있으며, 방법론적 한계로 인해 권위 있는 결론을 내리지 못하고 몇 가지 미해결 과제를 남기고 있다. 최근 Horan과 Green(2019)이 검토한 바와 같이, 표본 크기가 대부분 작고, 무작위 대조 시험 설계를 사용한 연구는 소수에 불과하며, 사용된 결과 측정은 매우 다양하고, 심리 측정 검증이 부족한 경우가 많다. 또한 대부분의 심리사회적 치료 연구에서 맹검 평가(blinded assessment)를 사용하거나, 치료 충실도를 모니터링하거나, 치료 효과의 지속성을 조사하지 못했다. 보다 엄격하고 철저한 임상 시험을 통해 이러한 개입 전략을 지속적으로 뒷받침할 수 있기를 기대하지만, 현재로서는 아직 미흡한 실정이다.

약리학적 제제

앞에서 논의한 심리사회적 접근법의 발전과 거의 병행하여, 또 다른 연구 분야는 친사회적 행동과 연결되고 지각 과정에서 사회적 단서의 현저성을 증가시키는 것으로 보이는 신경펩티드인 옥시토신(oxytocin)에 초점을 맞춰 왔다(MacDonald & MacDonald, 2010). 조현병에서 옥시토신의 효과를 조사하는 대부분의 연구에서 연구자들은 참가자들에게 옥시토신을 단일 용량으로, 혹은 수일 또는 수주에 걸쳐 반복적으로 비강을 통해 투여했다. 초기 연구에 따르면 일회성 옥시토신 투여 후 참가자들의 사회인지 기능이 약간 개선되었으며(Davis et al., 2013), 2주 또는 3주 동안 매일 옥시토신을 투여받은 참가자들의 사회인지 능력 및 증상 역시 개선되었다(Feifel et al., 2010; Pedersen et al., 2011). 이처럼 옥시토신 투여로 심리사회적 치료 접근법을 강화하려는 초기 노력은 옥시토신이 사회인지 훈련의 효과를 향상시키는 것으로 보인다는 점에서 유망한 듯했다(Davis et al., 2014).

그러나 최근의 증거는 이와 상당히 엇갈린다. 잘 통제된 대규모 임상 시험에서 옥시토신만 투여했을 때와 옥시토신 투여와 심리사회적 치료를 병행했을 때를 모두 살펴보았으나, 사회인지 개선 효과가 입증되지 않은 것이다(Halverson, Jarskog, Pedersen& Penn, 2019). 12개 연구에 대한 메타분석에 따르면, 옥시토신의 효과는 정신화와 같은 고차원적인 사회인지 능력 향상에 국한될 수 있지만, 그 효과 크기가 매우 작다(SMD= 0.20). 따라서 옥시토신과 사회인지의 임상적 관련성에 의문이 제기되고 있다(Biirkner, Williams, Simmons, & Woolley, 2017). 또한 일부에서는 사회인지장애 유형별 중요한 개인차에 따라 옥시토신의 효과가 달라질 수 있으며, 특정 하위 그룹의 환자에게는 옥시토신 투여가 실제로 해로울 수 있다고 제안한 바 있다. Zik과 Roberts(2015)는 사회적 단서의 현저성을 증가시키는 옥시토신의 효과가, 이미 양성 단서를 자기와 관련해 위협적인 것으로 해석하는 경향이 짙은, 두드러진 편집증이나 피해 망상이 있는 사람에게 해로울 수 있다고 지적했다. 따라서 옥시토신은 사회인지 능력에 결함이 있는 사람에게는 도움이 될 수 있지만, 사회인지 편향이 있는 사람에게는 역효과를 일으킬 수 있다. 옥시토신 사용에 대한 이러한 중요한 주의 사항과 전반적으로 엇갈린 연구 결과는, 옥시토신을 사회인지장애 치료법으로 고려할 때 주의가 필요함을 알려 준다. 하지만 일부 개인에게는 옥시토신이 유용하고 선택 가능한 치료 방법 중 하나가 될 가능성이 여전히 남아 있다.

신경 자극 기술

사회인지장애와 사회적 뇌 네트워크의 저활성화를 연관 짓는 연구를 바탕으로, 연구자들은 최근 직접적인 전기 자극을 통해 신경 활동을 정상화할 수 있는지, 그리고 이것이 행동 개선으로 이어지는지 조사하기 시작했다. 이러한 연구에는 아주 약한 전기 신호를 투여하여 신경 반응을 비침습적이고 일시적으로 자극할 수 있는 경두개 직류 자극(transcranial direct current stimulation, tDCS)이 사용되었다. 조현병에서 등쪽가쪽 전전두피질에 대한 단일하고 반복적인 경두개 직류 자극은, 주의력과 작업 기억에 미미하긴 하지만 긍정적인 영향을 미치는 것으로 나타났다(Mervis, Capizzi, Baroda, & MacDonald, 2017). 따라서 이 연구가 사회인지까지 확대된 것은 놀라운 일이 아니다. 아직 초기 단계이기는 하지만, 이 접근 방식에 대해 낙관할 만한 여지가 있다. 초기 예비 연구에서는 가짜 자극을 받은 환자에 비해 등쪽가쪽 전전두피질에 적극적인 자극을 받은 조현병 환자의 정서 인식 능력이 향상되었다고 보고했다. 또 다른 연구에서는 왼쪽 전두엽을 자극하면 조현병스펙트럼장애를 가진 사람의 사회적 단서 인식이 개선되었다고 보고했다(Schülke & Straube, 2019). 아직 많은 방법론적 질문(예: 자극을 반복해야 하는지, 한 번의 세션으로 충분한지, 자극 효과의 지속 시간은 얼마나 되는지, 어떤 뇌 영역을 목표로 삼아야 하는지 등)에 대한 답이 나오지 않았는데, 이는 정신병과 정신질환에 대한 지속적인 관심 영역이 될 것으로 보인다. 여러 진단 범주에 공통적으로 적용할 수 있는 치료 기법에 대해서는 11장에서 더 자세히 설명한다.

사회인지 연구의 현재 과제와 성장 분야

이 장에서는 사회인지 연구 분야에서 아직 해결되지 않은 문제와 과제를 강조했으며, 여기에는 정신과적 장애에서 사회인지의 요인 구조, 신경 활동과 연결성이 사회인지장애에 어떻게 영향을 미치는지 더 깊이 이해해야 할 필요성, 잘 검증된 치료 프로그램의 중요성 등에 관한 질문이 포함되어 있었다. 9장과 10장에서 광범위하게 논의하겠지만, 아직 자세히 논의되지 않은 중요한 문제는 사회인지를 측정하는 방법이다. 가장 널리 사용되는 과제 중 다수는 심리 측정 정보가 매우 제한적이거나 심리 측정 특성이 좋지 않아, 많은 연구의 타당성을 떨어뜨리고 치료 반응을 정확히 평가하기 어렵게 만들어 치료 개발 및 평가를 제한한다(Pinkham, Penn et al., 2014; Pinkham et al., 2016b). 불행히도 심리 측정적으로 적절한 과제를 식별하려는 노력은 상대적으로 적은 후보 측정치를 산출해 냈다. 사회인지 심리 측정 평가 연구(social cognition psychrometric evaluation study, SCOPE)에서는 감정 처리 및 정신화 영역을 다루는 임상 시험에 사용할 수 있는 과제로 단 세 가지만을 권장했으며(Pinkham, Harvey, & Penn, 2018), 조현병의 사회인지 및 기능(social cognition and functioning in schizophrenia, SCAF) 연구에서는 공감 정확도에 관한 단 하나의 측정치만을 승인했다(Kern et al., 2013). 따라서 이 분야에는 아직 사회적 인식과 귀인 양식 및 귀인 편향에 대한 적절한 측정이 부족하며, 귀인 양식은 종종 사회인지 능력과는 다른 요인에 의해 영향을 받기 때문에 포괄적인 사회인지 종합 검사에 귀인 편향에 대한 평가가 포함되는 것이 매우 중요하다.

또 다른 관련 과제는 기존 사회인지 평가의 문화 간 타당성이다. 대부분의 사회인지 과제는 영어권 서구 문화 중심으로 개발되었다. 이러한 과제가 다양한 문화와 언어에 걸쳐 시행될 때 동일한 심리 측정 특성을 유지할 가능성은 거의 없어 보이며, 실제로 지금까지의 증거에 따르면 문화가 정신병 환자의 사회인지 능력에 영향을 미친다는 사실이 입증되었다(Pinkham, Kelsven, Kouros, Harvey, & Penn, 2017; Pinkham et al., 2008; Wu & Keysar, 2007). 그러나 문화적으로 특화된 평가에 대한 요구에도 불구하고(Mehta, Thirthalli, Gangadhar, & Keshavan, 2011), 수행에 대한 문화적 차이의 잠재적 역할 또는 특정 사회인지 평가에 반영된 문화가 수행에 어떤 영향을 미칠 수 있는지를 조사한 연구는 거의 없다(Hajduk, Achim, Brunet-Gouet, Mehta, & Pinkham, 2020)(이러한 문제에 대한 자세한 논의는 2장을 참조하라). 따라서 이 분야에서 분명하게 성장해야 할 영역은 측정 개발 및 검증에 있어 국제적이고 초문화적인 관점을 고려하고 사회인지 영역의 전체 스펙트럼을 평가할 수 있는 새로운 측정법을 지속적으로 개발하는 것이다.

마지막으로, 사회인지의 경계(즉, 이 구조 내에서 우선순위를 두는 기술, 능력, 편견)는 도전 과제와 성장 가능성이 있는 영역을 계속해서 보여 주고 있다. 앞서 언급한 바와 같이 공감은 보다 포괄적인 사회인지 구조에 아직 완전히 통합되지 않았지만, 공감장애는 정신병의 기능적 결과와 연관된 명확한 신경 기질을 가지고 있다(Vucurovic et al., 2020). 따라서 다른 잘 정립된 사회인지 영역이 공감과 어떻게 겹치고 구별되는지 명확히 한다면, 사회인지에 대한 우리의 이해가 크게 발전할 수 있다(1장 참조). 정신병의 기능적 결과를 더 잘 이해하는 데 중요한 가능성을 제공하는 또 다른 영역은 사회인지적 내성 정확도(introspective accuracy), 즉 자신의 사회인지 기술과 능력을 정확하게 평가하는 능력이다(Harvey & Pinkham, 2015). 점점 더 많은 문헌이 다음과 같은 세 가지 내용을 입증하고 있다. (1) 조현병에서는 사회인지적 내성 정확도가 손상된다(Harvey, Twamley, Pinkham, Depp, & Patterson, 2017; Pinkham, Shasteen, & Ackerman, 2019), (2) 조현병 환자의 경우 성공적인 사회인지적 내성 정확도의 중요한 영역인 오른쪽 입쪽가쪽 전전두피질(right rostrolateral prefrontal cortex)에서 사회인지적 내성 정확도 관련 신경 활동이 감소한다 (Pinkham, Klein, Hardaway, Kemp, & Harvey, 2018). (3) 가장 중요한 것은 사회인지적 내성 정확도가 사회인지 과제 수행 이상의 실제 현실 기능을 예측한다는 것이다(Silberstein, Pinkham, Penn, & Harvey, 2018). 따라서 사회인지적 내성 정확도는 사회인지 구조의 기능적 중요성을 개선할 수 있는 중요하고 새로운 개입 목표가 될 수 있다. 또한 사회인지적 내성 정확도의 구성은 뇌 병변과 관련하여 종종 설명되는 자기 인식 및/또는 메타인지 개념과 상당히 겹치므로(1장 참조), 분야 간 교차 수정이 특히 유익할 수 있다. 따라서 사회인지를 명확하게 정의 가능하고 확고하게 확립된 분야로 간주하고 싶은 유혹이 있지만, 사회인지는 확장 및 새로운 개념으로의 통합에 열려 있는, 진화하는 영역으로 보는 것이 이 분야에 가장 도움이 될 것이다.

결론

사회인지에 대한 연구는 정신의학적 장애에서 흔히 볼 수 있는 사회적 장애를 이해하는 데 크게 기여하고 있으며, 이 분야는 활기차고 빠르게 진화하고 있다. 사회인지 분야는 여전히 많은 도전에 직면해 있지만, 사회인지 장애는 수많은 장애에서 분명히 나타나며, 특히 조현병에서 사회적·직업적 기능과 결정적으로 관련이 있다는 것이 이제 확실해 보인다. '사회적 뇌'의 비정상적인 기능과 연결성이 사회인지장애의 매우 유력한 메커니즘이며, 심리사회적 개입을 통해 사회인지를 개선할 수 있다는 상당한 증거가 있다. 따라서 사회인지는 정신의학적 장애 내에서 중요한 연구 영역이다.

7

치매 증후군에서의
사회인지

Stephanie Wong 시드니대학교 심리학과
Fiona Kumfor 시드니대학교 심리학과

치매는 점진적인 인지 저하를 특징으로 하는 다양한 상태를 지칭하는 말이다. 대개 기억력 저하가 대표적인 치매 증상으로 강조되지만, 몇몇 치매 유형의 경우 질병 초기부터, 또는 질병의 진행에 따라 나타나는 사회인지 변화를 특징으로 한다. 치매가 사회인지에 미치는 영향은 다양하며, 뇌 위축 형태와 치매의 단계에 따라 달라질 수 있다. 이 장에서는 주로 사회인지장애를 특징으로 하는 치매 증후군 몇 가지를 살펴볼 예정이다. 우선, 질병 초기부터 사회인지의 손상을 보이고, 이를 핵심 임상 특징으로 하는 치매 증후군인 전두측두치매에 초점을 맞춘다. 그런 다음 가장 흔한 치매 증후군인 알츠하이머병에 대해 살펴보고, 마지막으로 질병 초기부터 사회인지 이상을 보이는 비전형적인 전두엽형 알츠하이머병을 알아보고자 한다. 여기에서는 각 증후군에 대해 전형적인 임상적 특징을 제시하고, 각 치매 유형의 사회인지 손상 양상에 대해 설명한다.

전두측두치매

전두측두치매(frontotemporal dementia, FTD)는 전두엽 또는 측두엽의 위축과 관련된 치매 증후군을 일컫는다. 알츠하이머병에 비해 더 젊은 나이(65

세 이하)에 증상이 발생하고, 65세 이하에서 알츠하이머병과 비슷한 발병률이 보고된다(Coyle-Gilchrist, 2016; Harvey, 2003; Mercy, Hodges, Dawson, Barker, & Brayne, 2008; Ratnavalli, Brayne, Dawson, & Hodges, 2002). 전두측두치매에는 행동변이형 전두측두치매를 비롯하여, 의미치매와 진행성 비유창성 실어증이라는 두 가지 언어변이형 등 총 세 가지 주요 임상 유형이 있다. 각 임상 유형은 각각 특징적인 인지 및 행동 증상, 그리고 뇌 위축 형태를 보인다(Gorno-Tempini, 2011; Rascovsky, 2011).

행동변이형 전두측두치매

행동변이형 전두측두치매(behavioural variant frontotemporal dementia, bvFTD) 환자는 사회적 행동 및 개인적 행동에서 현저한 변화가 나타난다(사례 7.1 참조). 이 치매 증후군의 특징적인 임상적 양상으로 탈억제, 무감동, 운동 및 언어 상동증, 변화된 식습관, 공감 상실 및 무뎌진 정서 등이 있으며, 이러한 증상의 존재와 심각성에 대한 통찰력도 종종 손상된다(Mendez & Shapira, 2011; Muñoz-Neira, Tedde, Coulthard, Thai, & Pennington, 2019). 인지 측면에서, 행동변이형 전두측두치매에 대한 현재 진단 기준에서는 일화 기억과 시공간 기능이 상대적으로 보존된 상태에서 주로 집행 기능의 저하를 보여야 한다(Rascovsky , 2011). 그러나 집행기능장애가 행동변이형 전두측두치매에만 국한되는 증상은 아닌 데다가(Harciarek & Cosentino, 2013), 이 환자들에게서 일화 기억 역시 손상된 경우가 확인되는바, 이 기준의 진단적 유용성에 의문이 제기되었다(Hornberger, Piguet, Graham, Nestor, & Hodges, 2010). 또한 행동변이형 전두측두치매의 신경심리학적 임상 양상에서 다른 인지기능 저하, 특히 사회인지장애가 더 주목을 받고 있다. 이는 사회인지 검사가 행동변이형 전두측두치매의 초기 이상에 민감하기 때문인데, 특히 임상에서 일반적으로 사용되는 집행 기능에 대한 전통적 평가 도구와 비교했을 때 그렇다(Funkiewiez, Bertoux, de Souza, Levy, & Dubois, 2012; Torralva, Roca, Gleichgerrcht, Bekinschtein, & Manes, 2009). 행동변이형 전두측두치매의 사례 보고는 사례 7.1을 참고할 수 있다.

　행동변이형 전두측두치매 환자는 질병의 가장 초기 단계부터 해마, 선조체 및 시상과 함께 전두엽[안와전두피질, 등쪽가쪽 및 배쪽안쪽 전전두피질, 전두극피질(frontopolar cortex)] 및 변연주변 영역[앞쪽 띠다발피질 및 섬피질(insular cortex)]의 네트워크에서 위축을 보인다(Schroeter, Stein, Maslowski, & Neumann, 2009; Seeley, 2008). 이러한 전두-변연주변 영역의 위축은 시간이 지남에 따라 계속 확산되어 기저핵, 변연계 피질하 영역(subcortical limbic region) 및 두정피질로 진행된다(Landin-Romero et al., 2017; Seeley, 2008). 전두엽과 측두엽을 연결하는 경로인 백질의 퇴행성 변화도 함께 확인되었다.(Frings, 2014; Lam, Halliday, Irish, Hodges, & Piguet, 2013; Whitwell, 2010).

사례 7.1

K의 사례: 행동변이형 전두측두치매를 앓고 있는 성인

병력 K는 56세 남자로, 15년의 정규 교육을 마치고 33년간 회계사로 일했으며 2년 전 조기 퇴직하였다.

진행 경과 인터뷰에서 K는 다정하고 수다스러웠다. 그는 말솜씨가 유창했고 명백한 음운적, 구문적 오류는 없었지만, 별로 관련이 없는 특정 유행어를 반복하는 경향이 있었다. 그가 스스로 이야기하는 문제점은 단기 기억 저하와 단어 찾기 장애였다. 그는 자신의 행동이나 사회적 상호 작용에는 변화가 없다고 이야기했다.

반면, 그의 아내는 지난 5년간 그의 성격과 행동에 변화가 있었다고 말했다. 그가 은퇴하기까지 18개월 동안, 회사 동료들은 그의 조직력이 부족해지고 부적절한 행동이 점점 늘어나는 것을 우려했다. 그는 종종 서류를 잘못 놓거나 마감을 놓치고, 대화 중 또 다른 사람들과 이야기하고 성적 행동을 떠벌렸다. 그는 이전에는 단정하고 예의 바르며 내성적인 사람이었다. 배우자에 따르면, K는 점점 더 무뚝뚝해지고 다른 사람에 대한 공감과 인식이 감소하는 모습을 보였다. 그는 손자 앞에서 거친 말을 사용했고, 잘 속아 넘어갔으며, 온라인 데이트 웹사이트에 가입하여 12개월 동안 온라인 채팅 서비스에 접속하기 위해 점점 더 많은 돈을 썼다. 그는 다른 여성과 관계를 맺고 배우자를 떠나 새로운 여자친구와 살 것이라 자랑했다. 새 여자친구를 만나기 위해 여러 차례 짐을 싸서 다섯 시간 이상 운전해 갔지만 아무도 나오지 않았다. 그는 어디로 가는지 아무에게도 말하지 않았고, 가족들에게 준 고통에 대해 신경 쓰지 않는 것처럼 보였다. K의 아내와 아들은 그 웹사이트가 사기라는 것을 알고 그에게 설명했지만, K는 이를 믿지 않았다. K의 아들은 법적 위임을 받아 신용카드 일일 한도를 설정하였다. 그러나 K는 여성들과 채팅하기 위해 데이트 웹사이트에서 계속 돈을 썼다. 지난 6개월 동안 아내는 K의 개인 위생과 식사 예절이 나빠지고 단 음식만 찾는 것을 확인하였다. 그의 사고는 점점 경직되어 갔고, 그 결과 그는 선호하는 일상생활만 따르길 고집했다.

검사 결과 K는 인지 검사에서 진행한 애든브룩스병원 인지 평가 3판(Addenbrooke's cognitive examination, 3rd edition, ACE-III)에서 73/100점을 받았고, 언어 유창성뿐 아니라 주의력, 기억력 및 언어 영역에서도 대부분 낮은 점수를 보였다. 신경심리 평가에서 그는 경미한 작업 기억 저하와 집행기능장애를 보였다. 기억력 검사에서 그는 언어 및 비언어적 기억력 이상을 나타냈고, 재인 검사에서 높은 오반응(false positive, 위양성)을 보였다. 대면 이름 대기 검사, 단어 따라하기 및 이해는 정상 범위였다. 정적 얼굴 정서 인식 검사(28/42) 및 사회적 추론 인식 검사 1부에서는 16/28점으로 이상 소견을 보였다. 정보 제공자용 케임브리지 행동 질문지(Cambridge Behavioral Inventory)에서는 자기 관리 문제,

비정상적인 행동(사회적으로 부적절하고 충동적인 행동 포함), 기이한 신념, 식습관의 변화, 무감동 및 상동증을 나타냈다.

신경학적 검사에서, 실행증(apraxia), 파킨슨증, 보행장애, 자세 불안정, 눈운동장애, 기타 운동 및 전두엽 유리 징후는 보이지 않았다. MRI에서는 안쪽 측두엽과 두정엽 부분이 상대적으로 보존된 양쪽 전두엽 위축을 나타냈다.

요약 및 설명 K의 임상 양상은 행동변이형 전두측두치매와 일치한다. 그의 증상은 최소 5년 이상 지속되었고, MRI에서는 양쪽 전두엽 위축을 나타냈다. 가장 초기에 보고된 증상은 성격, 행동 및 사회적 평판의 현저한 변화이다. 또한 그는 공감 저하, 언어 상동증, 식습관 변화 및 집행기능장애를 보였다. 행동변이형 전두측두치매 환자는 종종 통찰력에 병식 결여를 보이기 때문에 임상 관찰, 가족 구성원과의 면담 및 보호자가 보고하는 행동 변화 등에서 얻은 부가적인 정보는 행동변이형 전두측두치매를 올바르게 진단하는 데 중요하다.

행동변이형 전두측두치매에서의 정서 지각

행동변이형 전두측두치매에서의 정서인식장애는 잘 정리되어 있다. 행동변이형 전두측두치매 환자에게서 관찰되는 감정의 변화 및 사회적으로 부적절한 행동은 사회-정서적 단서를 알아채고 인식하는 데 어려움이 있기 때문이다(Kumfor, 2012; Lavenu, 2005; Lavenu, 1999).

지금까지 정서 인식에 대한 연구는 대부분 얼굴을 보여 주었을 때 그 얼굴에 드러난 정서를 인식하는 데 초점이 맞춰져 있었고, 행동변이형 전두측두치매 환자는 부정적 정서(예: 분노, 공포, 슬픔, 혐오)에 대한 얼굴 인식 정확도가 긍정적 정서(예: 행복, 놀람)에 비해 떨어지는 소견을 보였다(Fernandez-Duque et al., 2005; Kipps et al., 2009; Kumfor et al., 2013). 그러나 일부 연구에서는 부정적 정서뿐 아니라 긍정적 정서에서도 인식장애가 나타남을 시사하였다(Hutchings et al., 2018; Rosen et al., 2004). 행동변이형 전두측두치매 환자의 얼굴 정서 인식 능력에 대한 메타분석에서는 전반적인 인식장애가 확인되었다. 가장 심한 이상은 부정적 정서, 특히 분노와 혐오에서 나타났으며, 긍정적 정서(예: 행복)에 대한 약간의 인식 이상도 확인되었다(Bora et al., 2016). 그러나 정서 인식 검사에서는 일반적으로 부정적인 정서에 비해 긍정적인 정서가 과대 표현된다. 따라서 전두측두치매 환자가 실제로 부정적 정서를 인식하는 데 이상이 있다기보다는, 검사의 방법론적 문제(1장 참조)가 반영되었을 가능성도 배제할 수 없다.

정서 인식 이상은 보다 미묘한 얼굴 정서 표현에 대해서 특히 두드러지게 나타난다. 특히, 정서 강도에 따른 얼굴 표현을 이용한 연구에서 참가자들은 약한 강도의 정서에서 더 큰 이상을 나타냈다(Jiskoot, 2020; Kumfor, 2011). 일부 행동변이형 전두측두치매 환자들의 경우 강하게 표현된 정서에 대한 인식 정확도가 약간 개선되는 것을 고려하면, 특정 얼굴 특징이 두드러지도록 표현하는 것(예: 눈썹이나 입 모양을 과장함)이 얼굴 정서 인식을 향상시키는 데 도움이 될 수 있다(Kumfor, 2011). 이는 또한 행동변이형 전두측두치매 환자의 정서 인식 이상이 부분적으로는 무감동 또는 지각의 어려움 때문이라고 추측할 수 있게 한다.

뇌의 얼굴 인식 네트워크의 붕괴는 행동변이형 전두측두치매 환자의 사회적·감정적 장애에도 기여할 것으로 보인다(Hutchings, 2017). 얼굴 자극에 대한 비정상적인 시각적 탐색과 시고정 감소는 사회기능장애를 특징으로 하는 다른 임상질환들에서 관찰되어 왔으며(예: 자폐증, 조현병 등), 이는 이러한 증후군들의 정서 인식 이상에 기여하는 것으로 보인다(Sasson, 2007; Spezio, 2006; Wolf, 2014). 한 연구에서는 시선 추적 기술을 활용하여 행동변이형 전두측두치매 환자의 시각 탐색 패턴을 관찰하였다. 행동변이형 전두측두치매 환자들의 경우 정적 얼굴 자극에서, 눈 영역에 대한 시고정이 감소하지 않고 오히려 증가하는 것으로 나타났다(Hutchings, 2018). 행동변이형 전두측두치매 환자들의 시각 탐색 패턴은 행복한 얼굴보다 두려워하는 표정을 짓고 있는 얼굴에서 눈 주위에 더 많이 시선을 고정하는 등 정서 양상에 의해 변화되었다. 그러나 이러한 비정상적인 시고정 패턴은 대조군에서와 달리, 정서 인식 능력 개선과 관련이 없었다. 저자들은 '올바른 위치를 보기 위한' 자동적인 시선 기능은 온전했지만, 환자들은 이 정보를 효율적으로 활용하여 정서적 단서를 해석하고 반응하지 못한 것으로 추정하였다(Hutchingsm, 2018).

　행동변이형 전두측두치매에서 청각적 정서 인식을 조사한 몇몇 연구가 있었다. 기쁨을 나타내거나 혐오를 불러일으키는 긍정적 또는 부정적 비언어적 음성에 대한 정서 인식 정확도를 비교한 연구에서, 환자들은 긍정적 정서와 부정적 정서 모두에서 이상 소견을 보였다(Hsieh, 2013a). 다른 연구에서는 '부정적' 소리(예: 사람이 침을 뱉는 소리, 모기 소리), '중립적' 소리(예: 전화, 목을 가다듬는 소리), 그리고 '긍정적' 소리(예: 아기 웃음, 개울 소리)를 듣고, 이 소리가 '얼마나 기분 좋은 소리인지' 주관적 정서를 평가하게 하고, 동공 반응을 조사하였다. 그 결과, 행동변이형 전두측두치매 환자들은 긍정적 또는 부정적 정서 양상에 따라 '기분 좋음'이라는 주관적 정서 평가가 적절히 변화하는 결과를 보였으며, 이는 대조군과 일치하였다(Fletcher, 2015). 그러나 대조군과 달리, 행동변이형 전두측두치매에서는 정서의 양상에 따라 동공 반응이 변화되지 않았는데, 이는 감정적으로 중요한 청각 자극에 대한 생리적 반응이 감소되었다는 것을 시사한다.

　일상생활에서 사회적·정서적 정보를 정확히 지각하거나 인식하기 위해서는 여러 감각 정보를 통합해야 한다. 행동변이형 전두측두치매에서 대부분의 연구는 하나의 감각 정보를 평가하는 검사를 사용했는데(예: 얼굴 사진, 녹음된 소리), 이러한 과제 수행은 실생활의 행동을 반영하지 않을 수 있다(Ibáñez, 2012). 이에 따라 상황 정보(contextual information)와 여러 감각을 통합한 연구 방법이 점점 더 선호되고 있다. 정서적인 신체 언어와 같은 상황 정보는 행동변이형 전두측두치매에서 얼굴 정서 인식을 향상시키는 것으로 밝혀졌는데, 이는 주먹을 든 몸과 화난 얼굴과 같이 얼굴 표정과 신체 언어 자극이 일치하는 경우에만 해당했다(Kumfor, Ibanez, 2018). 반면, 얼굴 표정이나 신체적 표현 자극 중 하나만 제시되거나 얼굴과 신체 언어 자극이 일치하지 않는 경우(예: 주먹을 든 몸과 슬픈 얼굴) 행동변이형 전두측두치매 환자는 정서 인식 능력이 저하되고, 외부 상황 정보에 과도하게 의존하는 반응을 보였다. 정서 인식 평가에서 동적 영상 자극을 사용한 연구 결과(예: 사회적 추론 인식 검사)(McDonald et al., 2003)에서도 행동변이형 전두측두치매에서의 광범위한 정서 인식 이상이 확인되었다(Goodkind et al., 2015; Kipps et al., 2009; Kumfor et al., 2017). 중요한 것은 이러한 영상 기반 측정 결과가 정적 얼굴 자극을 사용한 정서 인식 과제 수행과 강한 상관관계가 있고(Goodkind, 2015), 동적 자극의 생태학적 타당성이 더 높다는 것이다. 행동변이형 전두측두치매에서의 이러한 동적 및 정적 자극을 사용하여 정서 인식 이상을 확인하기 위한 추후 연구는 임상에서 적절한 검사를 선택하는 데 유용한 정보를 제공할 것이다.

행동변이형 전두측두치매에서의 공감

행동변이형 전두측두치매에서 관찰되는 정서 지각 및 인지에 대한 이상을 고려할 때, 폭넓은 정서 공감 능력의 장애가 나타나는 것은 놀랍지 않다(Carr et al., 2018; Dermody et al., 2016). 환자들은 정서적 반응이 감소되었다는 병식이 결여되어 있고, 타인과 정서적으로 연결되기 어려워한다. 이러한 상태는 상대방 및 가족 관계에 있어 중대한 부담을 주고 관계의 붕괴를 초래할 수 있다(Hsieh et al., 2013b; Takeda et al., 2019).

행동변이형 전두측두치매에서는 정서 자극에 대한 반응이 변함으로써 정서적 공감이 저하될 수 있다. 예를 들어 참가자들이 역겨움을 유발하는 영상을 볼 때, 정서적인 얼굴 반응(예: 주름진 코, 올라간 입술, 혀·내밀기)을 보고 느끼는 정서를 스스로 보고하는 과제에서 정서적 반응이 저하되었다(Eckart et al., 2012). 심리생리학적 반응 역시 손상된 것으로 나타났는데, 행동변이형 전두측두치매 환자가 정서적으로 두드러지는 자극에 반응할 때 피부전도도(Eckart et al., 2012; Kumfor et al., 2019), 심장 반응성(Eckart et al., 2012; Marshall et al., 2018a) 및 동공 확장(Fletcher et al., 2015)이 감소되었다. 이러한 자율신경 반응 둔화는 행동변이형 전두측두치매 환자가 자신의 정서를 해석하는 데 어려움을 겪는 주요한 원인으로 생각되며, 이로 인해 정서가 둔해지고 다른 사람의 정서에 대한 반응성이 감소한다(Van den Stock & Kumfor, 2019).

행동변이형 전두측두치매 환자들의 표정 모방에 대한 연구에 따르면, 이들은 정서를 자극하는 영상을 볼 때 얼굴의 전기적 근육 반응이 전반적으로 감소하였다(Kumfor et al., 2019). 행동변이형 전두측두치매 환자들은 건강한 노인 대조군과 달리 정서 양상에 따른 얼굴의 전기적 근육 반응에서 변동성이 낮았다(Kumfor et al., 2019; Marshall et al., 2018b). 또 다른 연구에서는 행동변이형 전두측두치매 환자들의 표정 모방 운동이 비정상적으로 증가함을 확인했다. 이들은 긍정적, 부정적, 중립적 표정을 볼 때 건강한 대조군에 비해 더 크게 미소 짓는 반응을 보였다(Hua et al., 2018). 이러한 얼굴 정서 반응의 증가는 일상생활에서 부정적 정서를 잘 인식하지 못하거나 공감 능력이 낮음을 예측한다. 종합하면, 이러한 연구 결과는 행동변이형 전두측두치매 환자들이 사회적 상황에 맞춰 자신의 정서를 조정하는 데 어려움을 겪고 있으며, 이 어려움이 다른 사람의 정서에 반응하는 환자들의 능력에 영향을 끼칠 수 있음을 시사한다.

행동변이형 전두측두치매에서의 마음 이론

다른 사람의 관점을 이해하고 받아들이는 능력(인지적 공감 또는 마음 이론으로도 알려져 있음) 역시 행동변이형 전두측두치매에서 저하된다(Dermody et al., 2016; Oliver et al., 2015). 이러한 이상은 여러 임상적 연구와 실험적 연구에 잘 나타나 있다. 환자들은 1차 틀린 믿음 과제(Eslinger et al., 2011; Gregory et al., 2002; Lough et al., 2001; Lough et al., 2002; Poletti et al., 2012)에서 명확한 이상을 보이고, 시나리오에서 사회적 실수를 올바르게 식별하는 데 어려움을 겪는다(Bertoux et al., 2015a; Funkiewiez et al., 2012; Gleichgerrcht et al., 2010; Torralva et al., 2015; Torralva et al., 2009). 최근 Le Bouc 등(2012)은 다른 사람의 믿음을 추론하는 어려움과 자신의 믿음을 억제하는 데 있어서의 어려움을 구분하였고, 틀린 믿음 과제에서 행동변이형 전두측두치매 환자의 수행 저조는 주로 후자, 즉 자신의 믿음을 억제하는 것이 어렵기 때문임을 보여 주었다. 이러한 이상은 또한 언어적 억제 제어[예: 스트룹(Stroop) 과제]의 장애와도 관련되어 있다. 마음 이론은 경도에서 중등도 행동변이형 전두측두치매로 진행함에 따라 점차 악화되며, 이는 집행 기능 과제 수행 저하와 관련되어 있다(Baez et al., 2014; Torralva et al., 2015). 중요한 것은, 대사가 없는 만화나 움직이는 모양을 사용하여 의도를 평가하는 이야기 기반 공감 과제(Story-Based Empathy Task)(Dodich et al., 2015)와 움직이는 모형 과제(White et al., 2011) 등의 과제에서 행동변이형 전두측두치매 환자들의 인지적 마음 이론에 뚜렷한 이상이 있음을 확인했다는 점이다(Cerami et al., 2014; Dodich et al., 2016; Synn et al., 2018). 행동변이형 전두측두치매에서 비꼼이나 거짓말과 같은 간접적 언어의 해석은 영향을 받지만, 실제 대화를 해석하는 능력은 대부분 보존된다(Kipps et al., 2009; Kumfor et al., 2017; Rankin et al., 2009; Shany-Ur et al., 2012). 이렇듯 다양한 방법론을 사용한 연구들에 의해 행동변이형 전두측두치매에서 마음 이론의 손상이 입증되었다.

행동변이형 전두측두치매에서의 사회적 행동장애

사회적 탈억제

사회적으로 부적절한 행동을 동반한 탈억제와 사회적 처신 능력의 저하는 행동변이형 전두측두치매의 주요 진단 기준 요소이다(Mendez et al., 2014; Rascovsky et al., 2011). 보호자들은 행동변이형 전두측두치매 환자들에게 '필터'가 없어, 자신의 행동이 다른 사람에게 미치는 영향에 무관심한 듯하다고 말한다. 전반적으로, 그들의 사회적 상호 작용과 행동은 사회적 규범을 무시하는 것처럼 보인다. 실제로 행동변이형 전두측두치매 환자는 사회적 규범에 대한 지식이 떨어지며, 사회적 규범 질문지와 같은 검사에서 대조군보다 낮은 점수를 받는다(Panchal et al., 2015; Strikwerda-Brown et al., 2020). 부끄러움과 같은 자의식 정서 역시 행동변이형 전두측두치매에서 감소한다. 참가자들이 자신이 노래방에서 노래를 부르는 영상을 보는, 부끄러움을 유발하는 실험에서 행동변이형 전두측두치매 환자는 대조군에 비해 생리적 반응과 정서 행동이 감소했다(Sturm et al., 2013a). 비록 보상 과정에 대한 더 광범위한 이상을 반영할 수 있으나(Perry et al., 2013; Wong et al., 2018), 사회적 피드백에 대한 민감성이 행동변이형 전두측두치매에서 감소하는 것으로 보인다(Grossman et al., 2010; Perry et al., 2015). 종합적으로, 사회적 규범 지식, 자의식 정서, 그리고 사회적 보상에 대한 민감성의 변화가 행동변이형 전두측두치매에서의 사회적 탈억제를 증가시키는 것으로 보인다.

정서적 무감동

무감동은 행동변이형 전두측두치매의 임상 진단에서 중요한 증상이다(Rascovsky et al., 2011). 무감동은 이전에는 단일 차원 구조로 간주되었으나, 최근의 개념에서는 무감동의 증상을 세 가지 차원, 즉 인지적 무감동, 정서적 무감동, 행동상의 무감동으로 세분화한다(Levy et al., 2006). 각 무감동의 하위 유형은 별도의 신경인지 과정 손상과 관련이 있다(Radakovic et al., 2018). 이 중 정서적 무감동은 감정이 무뎌지고 타인에 대한 관심과 염려가 감소된 모습으로 나타나며, 특히 알츠하이머병과 같은 다른 치매 유형에 비해 행동변이형 전두측두치매의 초기 단계부터 많이 발생한다(Kumfor, Zhen et al., 2018; Wei et al., 2019). 또한 앞에서 언급한 바와 같이 행동변이형 전두측두치매에서 사회적 및 감정적 자극의 보상(또는 불이익을 주는) 성격에 대한 민감성이 감소할 수 있으며, 이는 사회적 참여 및 타인에 대한 관심이 줄어드는데 영향을 줄 수 있다(Kumfor, Zhen et al., 2018; Wong et al., 2018).

사회친화적 행동 감소

병의 초기 단계부터 이미 사회친화적 기능의 변화가 명확하게 나타난다. 반사회적 행동에 대한 보고를 살펴보면, 사회적으로 적절한 행동의 감소와 거친 언어에서부터 도둑질, 무단 침입, 교통 법규 위반, 무분별한 성적 접근, 외설적인 노출, 물리적 폭력에 이르기까지 다양하다(Liljegren et al., 2015; Mendez, 2010; Mendez et al., 2005b). 환자들을 면담해 보면, 이들은 자신의 행동이 잘못되었음을 알고 후회하지만, 충동적 행동을 억제하거나 그 행동의 결과에 대해 신경 쓰지 못하는 것처럼 보인다(Mendez et al., 2005b). 행동변이형 전두측두치매 환자들은 도덕적 규칙과 표준에 대한 지식은 있지만, 트롤리 딜레마나 인도교 딜레마와 같은 도덕적 판단 과제에서 '공리주의적' 접근을 보일 가능성이 높다(Mendez et al., 2005a). 주목할 만한 점은, 공리주의적 방법을 선택하는 환자들의 정서 인식이 상당히 저하되어 있으며(Gleichgerrcht et al., 2011), 자율신경 활성화가 덜하고 자신의 결정에 대한 갈등과 주관적 불편함을 덜 호소한다는 것이다(Fong et al., 2016). 더 상세한 도덕적 판단 과제에서 행동변이형 전두측두치매 환자들은 대조군과 유사한 결정을 내리나, 이러한 결정에 대한 그들의 정서적 반응은 특히 비정상적이다(Strikwerda-Brown et al., 2020). 이는 이 환자군에서 죄책감, 후회, 부끄러움과 같은, 자신에 대한 도덕적 감정이 줄어들었다고 보고된 바와 일치한다(Darby et al., 2016; Sturm et al., 2006).

행동변이형 전두측두치매 환자들은 또한 '반사회적' 도덕적 감정, 예를 들어 타인의 불행에 대한 쾌감(Schadenfreude)과 질투심에서 높은 점수를 보인다(Santamaría-García et al., 2017). 개인적 이익이 없을 때 자원을 공유하거나 운이 없는 다른 사람에게 돈을 주는, 새로운 신경경제학 과제에서 사회친화적 행동의 감소가 입증되었다(O'Callaghan et al., 2016; Sturm et al., 2017). 이러한 결정을 하기 위해 사회적 상황 정보를 통합해야 할 때, 행동변이형 전두측두치매 환자들은 특히 이상을 보인다(O'Callaghan et al., 2016). 이와 유사한 맥락에서 행동변이형 전두측두치매 환자들은 일상생활에서 재정적 결정을 조율하기 위해 사회적 관련 정보를 적용하는 데 어려움을 겪는 것으로 보인다 (Wong et al., 2017). 타인의 의도, 생각, 감정을 추론하는 능력(마음 이론)에 이상이 있고, 사회적 상황 정보를 사용하여 의사결정을 하는 데 어려움이 있는 경우, 대인 관계에서 남의 요청이나 권유에 쉽게 속을 수 있는데, 이는 행동변이형 전두측두치매 환자들에게서 흔하게 발견되는 특징이다(Chiong et al., 2014).

행동변이형 전두측두치매 요약

행동변이형 전두측두치매는 전형적인 사회인지장애를 보이는 질환으로, 앞서 언급한 이상 소견이 환자의 일상생활에서뿐 아니라, 그 가족과 친구들의 생활에서까지 나타날 수 있다. 임상적 관점에서, 초기 행동변이형 전두측두치매 증상이 종종 정신과적 질환으로 오진되는 경우가 많기 때문에 조기 진단 방법에 대한 노력이 증가하고 있다(Woolley et al., 2011). 병원 환경에서는 환자가 매우 구조화된 환경에 놓여 있기 때문에 행동변이형 전두측두치매 환자들의 타인에 대한 행동이 가끔 감지되지 않을 수 있다. 사회인지 검사에서는 종종 환자가 실제 일상생활에서 겪는 전형적인 사회적 상호 작용과는 관련성이 적은 자극을 주고 이에 대한 반응을 관찰하는 경우가 있다. 따라서 자연스러운 관찰이나 '2인칭' 접근법을 사용하여 실제 사회적 행동의 변화를 확인하는 연구는 행동변이형 전두측두치매에서의 사회인지 이상의 본질에 대한 새로운 통찰력을 제공하였다(Mendez et al., 2014; Visser et al., 2020). 마지막으로, 행동변이형 전두측두치매에서의 사회인지장애를 검사하고 구분해 내기 위해 상당한 노력이 있었지만, 이러한 증상의 병리학적 특이성은 아직 모두 밝혀지지 못했다(Dodich, Crespi, Santi, Cappa, & Cerami, 2021). 또한 이러한 증상에 대한 개입 및 관리가 효과적인지 여부는 향후 연구의 중요한 분야로 남아 있다.

의미치매

앞서 언급한 바와 같이, 전두측두치매는 일반적으로 세 가지 하위 분류를 아우르는 용어이다. 전두측두치매의 하위 분류 중 두 가지 언어변이형은 원발성 진행성 실어증(primary progressive aphasia)이라는 더 넓은 개념에 포함된다. 그중 첫 번째 언어 유형으로는 의미치매(semantic dementia, SD)가 있으며, 이는 의미변이 원발성 진행성 실어증(semantic-variant primary progressive aphasia)으로도 알려져 있다. 의미치매는 단어 찾기 장애, 빈약한 언어, 그리고 개별 단어에 대한 이해 부족이 특징이지만, 발화 측면에서는 유창성, 억양 및 문법이 대체로 유지된다(Gorno-Tempini et al., 2011; Hodges et al., 2007; Hodges et al., 1992). 이러한 임상적 특성은 점진적인 앞쪽 측두엽의 위축과 관련된 의미 지식의 손상을 반영한다. 이 위축은 대체로 좌우 비대칭적이며, 뇌의 왼쪽 반구가 오른쪽 반구보다 더 영향을 받는다(Kumfor et al.,

2016; Mion et al., 2010). 초기에는 의미치매의 임상 증상에서 주로 언어적 특징을 강조하였으나, 현재까지의 많은 연구에서 이러한 환자들이 사회인지 측면에서의 이상을 보이고 있다는 것이 입증되었다(Fittipaldi et al., 2019).

의미치매에서의 정서 지각

많은 연구에서 의미치매 환자들이 심각한 정서 지각 손상을 보이는 것이 입증되었다. 이는 긍정적이고 부정적인 정서, 기본적인 정서부터 복잡한 정서(부끄러움, 자부심), 정적이고 동적인 자극에 대한 정서에서 모두 나타난다(Bertoux et al., 2020; Kumfor et al., 2011; Rosen et al., 2002; Rosen et al., 2004). 여러 연구에서 공통적으로 일치하는 부분은, 이러한 정서 지각 이상이 다른 인지장애, 주의력 또는 지각 이상, 또는 단순 언어 능력 자체만으로 설명될 수 없다는 것이다(Bertoux et al., 2020; Irish et al., 2013; Kumfor et al., 2011). 대신 이 환자들은 정서에 대한 개념적 지식이 점진적으로 광범위하게 상실되는 것을 경험하는 듯하다(Bertoux et al., 2020; Kumfor, Ibanez et al., 2018; Kumfor et al., 2016). 실제로 이 환자들의 경우 비언어적 정서 자극에 대한 심리생리적 반응조차 비정상적이다(Kumfor et al., 2019). 음악(Hsieh et al., 2012; Omar et al., 2011), 억양(Perry et al., 2001a), 비언어적 소리(Omar et al., 2011) 등 다른 유형의 자극에서도 정서 인식 손상이 보고되었다.

의미치매에서의 공감과 마음 이론

의미치매에서는 다양한, 주로 질문지를 사용한 측정 방법을 통해 공감 능력의 전반적 손상이 보고되었다(Binney et al., 2016; Hutchings et al., 2015;

Marshall et al., 2017; Sollberger et al., 2014). 주목할 점은, 의미치매 환자들은 자신의 저하된 공감 능력에 대한 통찰력이 부족하다는 점이다(Hutchings et al., 2015; Sollberger et al., 2014). 마음 이론에 관해서도, 과제 유형에 관계없이 폭넓은 이상이 관찰되는데, 정서 인식 영역에 비해 이를 뒷받침하는 연구들이 상당히 적은 편이다. 의미치매 환자들은 의도를 올바르게 추정하는 능력이 떨어졌고(Duval et al., 2012), 틀린 믿음 과제를 정확하게 해석하지 못했으며(Duval et al., 2012), 유머러스한 만화를 올바르게 해석하기 위해 다른 사람의 생각을 이해하는 능력이 부족했다(Irish et al., 2014), 또한 눈 표정 마음 읽기 검사에서 이상을 보였고 (Duval et al., 2012), 비꼬는 말을 이해하지 못했다(Rankin et al., 2009).

의미치매에서의 사회적 행동장애

의미치매에서의 사회인지장애는 심각하고 광범위하며, 대개 행동변이형 전두측두치매에서 관찰되는 것과 유사한 정도로 나타난다. 심각한 사회 행동 변화도 흔하며, 무감동, 탈억제, 공감 능력 손상 및 반사회적 행동을 보인다(Diehl-Schmid et al., 2013; Kamminga et al., 2015; Kumfor et al., 2016; Van Langenhove et al., 2016). 그러나 임상적으로, 또한 연구 측면에서도 강조되는 것은 여전히 언어장애이다. 따라서 보호자와 가족들은 종종 사회인지장애와 관련된 행동 변화에 갑작스럽게 직면할 수 있고, 이로 인해 돌봄 부담이 상당히 증가할 수 있는데(Hsieh et al., 2013b), 이에 대한 적절한 지원은 부족하다. 따라서 의미치매의 평가와 관리에서 의료진이 사회인지적 측면을 고려하는 것이 중요하다.

오른쪽 측두엽변이 전두측두치매

의미치매 증후군은 비교적 잘 특징화되어 있는데, 일부 환자의 경우 왼쪽에 비해 오른쪽에 치우친 측두엽 위축을 보인다. 이 증후군은 오른쪽 의미치매, 오른쪽 측두엽변이 전두측두치매(right temporal variant frontotemporal dementia, rtvFTD), 오른쪽 전두측두엽 변성(right-sided frontotemporal lobar degeneration) 등으로 다양하게 불린다. 여기서는 최근에 제안된 '오른쪽 측두엽변이 전두측두치매'라는 용어를 사용한다(Ulugut Erkoyun et al., 2020). 앞쪽 측두엽 위축을 동반한 신경퇴행성 질환을 보이는 환자 중 약 30%의 경우 왼쪽보다 오른쪽 반구의 침범이 더 두드러진다(Chan et al., 2009; Kumfor et al., 2016). 임상적으로, 이러한 환자는 얼굴실인증, 기억장애, 길 찾기 이상 및 행동 변화를 보인다(Chan et al., 2009; Kamminga et al., 2015; Thompson et al., 2003). 이러한 행동 증상은 심각할 수 있으며, 여기에는 탈억제, 강박, 무감동, 충동성, 공감 능력 감소 및 식욕 변화 등이 포함된다(Kamminga et al., 2015). 또한 이러한 환자들 중 일부는 과도한 종교적 믿음(hyperreligiosity)을 보인다(Chan et al., 2009). 많은 경우 오른쪽 측두엽변이 전두측두치매와 행동변이형 전두측두치매의 구별은 어려우며(Kamminga et al., 2015), 오른쪽 측두엽변이 전두측두치매에서 사회인지 이상이 어떻게 나타나는지가 점점 더 주목을 받고 있다. 사례 7.2에서 오른쪽 측두엽변이 전두측두치매의 사례를 소개한다.

사례 7.2

P의 사례: 오른쪽 측두엽변이 전두측두치매를 앓고 있는 성인

병력 P는 74세의 오른손잡이 여성으로, 9년 동안의 정규교육을 마친 다음 미용

사가 되었다. 비록 최근에는 고객이 크게 줄어들었지만 검사 시점까지 미용 전문가로 일했다.

진행 경과 P는 자신의 병력을 명확하게 설명하지 못했다. 그녀의 말은 반복적이고 빈약했으며, 어휘와 이해력은 저하되어 있었다. 2년 전부터 단어를 잘못 사용했고(예: '클럽'에 가자고 말하려는 상황에서 '수영장'에 가자고 말함), 두드러진 얼굴 실인증이 있었다. 예를 들어 최근 결혼식에서 P는 평생 동안 알고 지낸 사촌을 알아보지 못했다. 상점에서 도둑질을 하다가 신고 당하기도 했는데, 이는 그녀의 이전 성격으로는 이해되지 않는 증상이었다. 또한 그녀는 낯선 사람에게 스스럼없이 다가가 어디서 왔는지 말을 걸기도 했다. 가정 작업치료 평가 중에는, 그녀가 이전에 미용사로 일했음에도 불구하고, 샤워 중에 샴푸를 마시는 모습이 관찰되었다. 그녀는 거의 모든 식사 시간에 같은 음식을 먹어야 한다고 고집하는 강박적인 모습을 보였다. 다만, 기본적인 자기 관리는 양호했고, 검사를 위해 내원했을 때 눈에 띄게 잘 꾸민 상태였다. 그녀의 남편은 대략 3~4년 전부터 그녀의 일상생활에서 무언가 변화를 느꼈다고 이야기했다. 그러나 지난 12개월 동안 더 빠르게 악화되어 전반적인 기분이 전과 다르고, 때때로 매우 기분 나빠 하는 모습을 보인다고 말했다.

검사 결과 전반적인 인지 기능을 평가하는 애든브룩스 병원 인지 평가에서 P는 50/100점을 받았다. 신경심리 평가에서는 주의력, 언어 기억, 이름 대기 및 집행 기능에서 손상을 보였다. 시각 기억의 경우 상대적으로 보존되어 있었고, 에크만 60 검사(Ekman 60 Test)에서 $18/60$($z=-6.44$)점을, 사회적 추론 인식 검사 1부에서는 $11/28$($z=-4.99$)점을 받는 등 사회인지 면에서 두드러진 이상을 나타냈다.

요약 및 설명 P의 증상은 오른쪽 측두엽변이 전두측두치매와 일치한다. 증상은 최소한 4년 이상 지속되었고, 오른쪽 반구에서 왼쪽 반구로 진행된 것으로 보여, 환자가 보이는 언어 기능 저하를 설명할 수 있다. 오른쪽 측두엽변이 전두측두치매 환자들은 종종 병의 후기에 접어든 후에야 진단이 된다. 이는 초기의 얼굴실인증과 행동 변화 증상이 눈에 띄지 않을 수 있고, 이 상대적으로 드문 증후군에 대한 의료진의 인식이 부족하며, 표준 신경심리학적 평가에서 이상을 감지하기 어렵기 때문이다. 오른쪽 측두엽변이 전두측두치매 초기에 정확한 진단을 내리기 위해서는 전통적인 인지 영역의 평가에 사회인지와 얼굴 인식 평가를 보완하여 시행할 필요가 있다.

사회인지에 관한 초기 연구에서는 정서 인식과 정서 표현에 중점을 뒀다. Perry 등(2001a)은 앞쪽 전두엽 위축을 보이는 환자 4명을 소개하였다. 이 환자들 중 오른쪽 측두엽이 위축된 경우는 일반적으로 얼굴과 목소리의 정서를 인식하는 데 문제가 있었으며, 감소된 공감 능력과 비정상적인 대인관계 기술을 보였고, 정서 표현 또한 문제가 있었다. 이들은 굳은 얼굴 표정을 보이며 얼굴 광대 근육만 약간 움직여 경직된 웃음을 지었는데, 눈 근육이 움직이지 않는 뒤셴의 미소(Duchenne smile, 진짜 미소로 느껴지지 않는 미소)를 보였다.

이어진 연구들에서는 오른쪽 측두엽변이 전두측두치매 환자들이 의미치매 환자들보다 더 큰 사회인지장애를 보이는 것으로 나타났다. 오른쪽 측두엽변이 전두측두치매의 대표적인 특징으로 얼굴실인증이 있다. 따라서 이 환자들의 경우 얼굴에 대한 기억이 손상되어 있는데, 그 정도가 의미치매에서보다 심했다(Kumfor et al., 2015). 이들은 얼굴을 지각하고 누구인지 인식하는 과정이 손상되어 있었으며(Kumfor et al., 2016), 유명인 얼굴을 인식하고 이름 대기를 어려워했다(Luzzi et al., 2017). 의미치매 환자들과 비교했을 때, 오른쪽 측두엽변이 전두측두치매 환자들은 특히 분노와 행복을 나타내는 표정을 보고 감정을 지각하는 데 불균형적인 이상을 보였다. 표정과 그 의미를 처리하는 능력에 대한 문제를 고려해도, 특히 분노를 인식하는 데 두드러진 문제가 있었다(Irish et al., 2013). 또한 오른쪽 측두엽변이 전두측두치매 환자들은 대인 관계 반응성 척도에서 공감적 관심(empathic concern) 하위 항목의 점수가 감소하였다. 오른쪽 측두엽변이 전두측두치매의 명확한 진단 기준이 없고 명칭에 대한 합의가 이루어지지 않아서인지, 오른쪽 측두엽변이 전두측두치매에서의 마음 이론에 대한 구체적인 연구 결과는 없다. 따라서 많은 연구는 오른쪽 측두엽변이 전두측두치매를 왼쪽 의미치매 환자군의 일부, 또는 행동변이형 전두측두치매의 일부로 간주한다. 그러나 이 관련 질환에서 오른쪽 앞쪽 측두엽이 마음 이론과 관련된 부분임을 고려하면, 이 환자들에게서 마음 이론 또한 손상되어 있을 것으로 생각된다(Irish et al., 2014). 행동적 측면에서, 오른쪽 측두엽변이 전두측두치매 환자들은 무감동이 증가하며 알츠하이머병과 같은 다른 치매 증후군과 비교할 때 더 많은 이상 행동을 보인다(Kumfor et al., 2016). 이러한 이상 행동에는 즐겁지 않은 상황에서 크게 웃거나, 사회적으로 당황스러운 행동을 하거나, 무례하거나 비협조적이고, 폭발적으로 화를 내거나 충동적인 행동을 하는 것 등이 포함된다. 질병이 진행함에 따라 정서 지각 및 사회적 행동은 계속해서 악화된다(Kumfor et al., 2016).

　　다른 증후군과 마찬가지로 의미치매와 오른쪽 측두엽변이 전두측두치매의 증상 발현은 언어 기능의 편측화에 달려 있다. Perry 등(2001a)이 보고한 사례에서 오른쪽 측두엽 위축이 있었으며 왼손잡이였던 환자는 주로 사회인지장애를 보였지만, 오른쪽 반구의 위축을 보인 다른 왼손잡이 환자의 경우 주로 언어 기능 저하의 임상 양상을 나타냈다. 대략 15~30%의 왼손잡이 인구의 경우 언어 기능이 오른쪽 반구에 편측화되어 있다고 알려져 있다. 따라서 의미치매와 오른쪽 측두엽변이 전두측두치매는 뇌영상학적 근거만으로 구별할 수 없다. 임상 증후군을 분류할 때, 우세 손, 언어 기능의 편측성과 함께 임상 양상을 함께 고려해야만 한다. 의미치매와 오른쪽 측두엽변이 전두측두치매 모두 사회인지장애를 나타내지만, 행동장애는 질병이 진행하

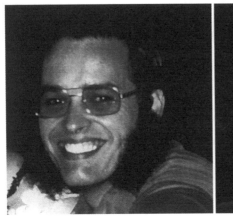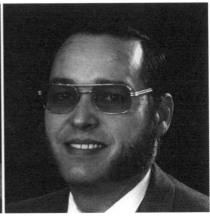

그림 7.1 오른쪽 측두엽변이 전두측두치매 환자의 1980년 사진(왼쪽) 과 1993년 사진(오른쪽)에서의 얼굴 표정.

출처: As depicted in Perry et al., (2001b).

면서 특히 의미치매에서보다 오른쪽 측두엽변이 전두측두치매에서 더 심각한 경향이 있다. 신경생물학적 관점에서 볼 때, 우측 측두엽의 침범 정도가 사회인지장애의 정도를 결정하는 주요 요인으로 나타난다(Kumfor et al., 2016).

진행성 비유창성 실어증

Gorno-Tempini 등(2011)에 의해 기술된 원발성 진행성 실어증의 비유창 또는 비문법 변이는 여기서 진행성 비유창성 실어증(progressive non-fluent aphasia, PNFA)으로 일컬으며, 이는 의미치매의 반대 양상으로 볼 수 있다. 진행성 비유창성 실어증 환자들의 경우 말하는 데 어려움이 있지만, 의미론적 지식은 일반적으로 잘 보존되어 있으며, 적어도 질병 초기에는 단어 이해가 온전하다. 지금까지의 연구들에서는, 다른 원발성 진행성 실어증 증후군에서처럼 언어장애의 특징을 밝히는 데 중점을 뒀다. 그러나 최근 연구에서는 진행성 비유창성 실어증에서도 사회인지가 어느 정도 영향을 받는다고 이야기하고 있다.

진행성 비유창성 실어증에서의 정서 지각

본 저자들은 진행성 비유창성 실어증에서 나타나는 정서 지각 이상을 약 10년 전에 소개한 적 있다. 진행성 비유창성 실어증 환자들은 슬픔, 분노, 공포를 인식하는 능력이 떨어졌지만, 긍정적인 정서는 정상적으로 인식했다(Kumfor et al., 2011). 후속 연구에서는 얼굴 정서 지각의 이상이 있음을 확인하였고(Couto et al., 2013; Hazelton et al., 2017; Johnen et al., 2018; Kumfor et al., 2013; Piguet et al., 2015), 기억의 정서적 강화 역시 손상되어 있음이 드러났다(Kumfor, Hodges et al., 2014). 다른 연구에서는 얼굴 인식, 주의력 결핍 또는 언어 등의 인지 능력이 이러한 정서 지각에 있어 저조한 수행을 보이는 데 기여할 수 있다는 결과가 있었다(Couto et al., 2013; Hutchings et al., 2017; Kumfor et al., 2011).

진행성 비유창성 실어증에서의 공감

진행성 비유창성 실어증에서 공감 능력이 얼마나 영향을 받는지에 대한 연구들은 다소 혼재되어 있으며, 주로 보호자가 평가한 설문지를 기반으로 한다. 건강한 노인과 비교하였을 때 정서적 공감은 보존되어 있는 것으로 보인다(Hazelton et al., 2017; Rankin et al., 2006; Sollberger et al., 2009). 그러나 환자의 현재 공감 수준을 회상하여 보고된 질병 발병 이전의 공감 수준과 비교하면, 다소 감소한 것으로 보인다(Hazelton et al., 2017). 종단 연구는 드물지만, 한 연구에서는 질병이 진행함에 따라 공감 능력이 점차 감소한다고 보고하고 있다(Van Langenhove et al., 2016). 이러한 연구들은 질병 초기에는 공감능력의 변화가 상대적으로 미미하나, 질병이 진행함에 따라 공감 능력이 손상될 수 있다고 이야기하며, 얼굴 정서 인식이 정서적 공감과 연관되어 있다는 점이 이러한 주장을 지지한다(Hazelton et al., 2017). 아직까지는 진행성 비유창성 실어증에서 정서 전염(예: 심리생리학적 측정을 통한) 또는 다른 객관적인 정서적 공감 수준을 측정한 연구가 부족하므로, 이에 대한 추가 연구가 필요하다.

진행성 비유창성 실어증에서의 마음 이론

마음 이론에 대한 연구도 상대적으로 적다. 한 연구에서는 눈 표정 마음 읽기 검사에서 대조군에 비해 진행성 비유창성 실어증 환자들의 수행이 저조하고, 이는 행동변이형 전두측두치매 환자들과 비슷한 수준임을 확인하였다(Couto et al., 2013). 두 번째 연구에서 사회적 추론 인식 검사를 사용했을 때, 빈정대는 내용인지, 진심을 담은 대화인지를 이해하는 데 있어 의미 있는 변화는 없다고 하였다(Rankin et al., 2009). 이렇듯 적은 수의 연구에서나마 진행성 비유창성 실어증 환자에서 마음 이론의 일부 측면이 손상될 수 있음을 이야기하고 있지만, 이와 관련하여 향후 추가 연구가 필요하다.

진행성 비유창성 실어증에서의 사회적 행동장애

사회인지에 대한 정식 평가를 떠나, 뚜렷한 사회행동 이상이 흔하지는 않지만, 진행성 비유창성 실어증 환자의 사회적 상호 작용은 손상되어 있고,

이는 언어 표현의 장애에 기인할 수 있다. 유창한 대화는 사회적 상호 작용의 필수 구성 요소이다. 임상적 관점에서, 진행성 비유창성 실어증 환자는 사회적 상호 작용에 참여하지 않으려 하는 경향이 있는데, 이는 사회적 상호 작용에 따른 엄청난 노력과 부끄러움 때문이다. 이로 인해 다른 인지 능력이 잘 보존되어 있음에도 불구하고 사회적 고립과 삶의 질 저하가 발생하는 것으로 보인다. 스크립트 훈련(script training)과 같은 사회적 상호 작용을 돕는 개입 요법이 환자들에게 도움이 될 것으로 생각된다(El-Wahsh et al., 2020; Henry et al., 2018).

알츠하이머병

알츠하이머병(Alzheimer's disease, AD)은 가장 흔한 치매의 원인이다. 임상적으로 환자는 일화 기억의 장애를 보이는데, 특히 새로운 정보를 학습하거나 무언가를 회상하는 데 이상을 나타낸다(사례 7.3 참조). 이러한 기억장애는 일반적으로 사건이나 약속을 기억하지 못하는 어려움, 물건을 잃어버리거나 친숙한 길에서 헤매는 현상, 반복적인 질문이나 대화의 형태로 드러난다. 또한 적어도 하나 이상의 다른 인지 영역에서의 손상이 나타난다. 예를 들어 추론과 판단(예: 안전성에 대한 위험을 이해하기 어려워함, 재정 관리와 의사 결정에 문제를 보임, 복잡하거나 여러 단계를 거치는 계획을 세우기 힘들어함), 시공간 능력(예: 시력이 좋음에도 불구하고 눈앞의 물체를 찾기 어려워함, 단순한 도구를 작동시키는 법이나 옷을 적절히 입는 것에 이상을 보임) 또는 언어 능력(예: 단어 찾기를 어려워함, 말하는 데 주저하고 오류가 있음, 맞춤법 오류를 보임)에도 이상이 있다(McKhann et al., 2011). 병이 진행함에 따라 이상 소견은 점차 여러 인지 영역으로 확산되고, 성격, 행동 및 처신의 측면에서도 변화가 나타난다(예: 초조, 무감동, 사회적 위축, 일부에서는 공감 능력 상실, 강박적이고 집착적인 행동, 사회적으로 부적절한 행동 등).

알츠하이머병의 가장 초기 단계는 안쪽 측두엽의 위축[특히 해마와 경내후각 피질(transentorhinal cortex)] 및 아래두정소엽(inferior parietal lobule)과 쐐기앞소엽의 대사 저하와 관련이 있다. 병이 진행함에 따라 위축은 안쪽 측두엽에서 가쪽 측두엽, 두정엽과 전두엽으로 확산되는데, 이는 대사 저하의 진행과 깊은 관련이 있다(Eskildsen et al., 2013; Thompson et al., 2007).

사회인지는 알츠하이머병에서 상대적으로 잘 보존되어 있으며, 특히 병의 초기 단계에서 그러하다. 사례 7.3에서 볼 수 있듯이, 사회 및 정서 기능의 변화는 일반적으로 주요 증상으로 보고되지 않으며, 보고될 경우 이러한 변화는 일반적인 인지 저하에 이어 2차적으로 나타난다. 다른 치매 유형(예: 행동변이형 전두측두치매)과 달리, 공감, 정서 인식, 사회적 순응, 비사회적 행동, 사교성 등 다양한 사회-정서적 기능은 보호자 및 가족들이 보기에 정상적으로 보인다(Hutchings et al., 2015). 그럼에도 불구하고, 알츠하이머병에서도 사회인지 검사에서 나타나는 이상 소견이 확인되어 있다. 이에 대해서는 이어지는 내용에서 좀 더 자세하게 논의할 것이다.

사례 7.3

R의 사례: 알츠하이머병을 앓고 있는 성인

병력 R은 59세의 남성으로 15년의 정규 교육을 받고 22년 동안 교사로 일했다. 그는 학생들의 이름을 기억하지 못하고 문서 작업을 적절하게 수행하지 못하는 등의 문제가 생기자, 약 3년 전 교직에서 은퇴했다.

진행 경과 문진에서 R은 예의 바르고 쾌활했다. 뚜렷한 발화 이상은 없었지만 적절한 단어를 생각할 때면 잠시 말을 멈추곤 했다. R은 주의력이 저하되었고, 복잡하거나 여러 가지 정보를 한꺼번에 처리하기 힘들어졌으며, 금전 관리에도 어려움을 겪고 있다고 보고했다.

R의 아내는 R에게 지난 4년 동안 기억력, 주의력, 계획 능력의 점진적 저하를 동반한 인지 기능 변화가 있었고, 그가 새로운 것을 배우는 속도가 느려졌다고 이야기했다. R은 요리를 즐겨 식사 준비를 도맡아 하곤 했으나, 지난 2년 동안 복잡한 레시피를 따라하기 어려워졌고 주방 용품을 제자리에 놓지 못하곤 했다. 그는 점차 단순하고 익숙한 레시피의 요리만 만들게 되었고, 결국 안전 문제로 인해 아내가 대부분의 요리를 맡게 되었다. 그는 지난 1년 동안 점점 더 사회적으로 위축되었으며, 주말에 찾아오는 십대 손주들과도 잘 어울리지 않았다. 대화 중 대화의 흐름을 읽지 못하거나 멍하니 허공을 응시하기도 하였다. 그 외에 다른 성격이나 행동의 변화는 없었다.

검사 결과 애든브룩스병원 인지 평가 3판에서 R은 74/100점을 받았으며, 주로 주의력 및 기억력의 이상과, 언어와 시공간 영역 일부에서 잘못된 수행을 보였다. 신경심리 평가에서는 작업 기억, 언어, 시각 정보 처리 및 정신적 유연성 과제에서 이상을 나타냈다. 그는 언어적 및 시각적 도구를 이용했을 때 모두, 새로운 정보를 배우고 유지하는 데 뚜렷한 문제가 있었다. 대조적으로 정적인 얼굴 정서 인식 검사(41/42) 및 사회적 추론 인식 검사(25/28)에서 모두 정상 소견을 보였다.

R의 신경학적 검사에서는 이상 소견이 없었고, 떨림이나 자세 불안, 안구 운동의 이상이나 이상 운동 반사 징후를 보이지 않았다. MRI에서는 해마와 안쪽 측두엽의 경도-중등도 위축을 보였으며, 이는 뒤쪽으로 쐐기앞소엽과 두정엽까지 이어졌다. 피츠버그 화합물 B 양전자방출 단층촬영(PiB-PET)에서는 아밀로이드 양성 소견을 보였다.

요약 및 의견 R의 증상은 알츠하이머병의 소견과 일치한다. 그의 증상은 최소 4년 동안 지속되었으며, 가족과 동료들에 의해 점진적인 저하가 확인되었다. MRI에서는 주로 안쪽 측두엽과 두정엽의 위축을 보였으며, PiB-PET은 알츠하이머병 진단을 시사하였다. R은 일부 사회적 활동의 감소를 나타냈는데, 이는 대화 및 사회적 상호 작용에 R의 현재 인지 기능 수준에서는 부담이 되는 높은 수준의 작업 기억과 언어 능력이 필요했기 때문일 것이다.

알츠하이머병에서의 정서 지각

알츠하이머병에 관한 대부분의 연구는 알츠하이머병 환자가 대조군보다 정서 지각 능력이 낮다고 보고하고 있지만, 이러한 문제의 양상과 범위에 대해서는 여전히 논란의 여지가 있다(De Melo Fádel et al., 2018). 일부 연구에서는 질병의 진행(Lavenu et al., 2005) 및 중증도(Bertoux et al., 2015b)와 다른 인지 영역의 저하(Spoletini et al., 2008)에 따라 정서 지각이 나빠진다고 이야기하지만, 다른 연구에서는 상대적으로 안정적이라고 보고하기도 했다. 특히 알츠하이머병에서의 정서 지각 능력에 대한 메타분석에서는 질병의 중증도, 과제의 유형이나 방법, 긍정적 또는 부정적인 정서의 양상, 또는 인지 상태에 관계없이 대조군에 비해 중대한 이상이 있음을 확인하였다(Klein-Koerkamp et al., 2012). 정서 지각의 손상은 알츠하이머병 전구 단계(prodromal stage), 즉 기억상실성 경도인지장애에서도 보고되었다(McCade et al., 2011), 이러한 이상은 임상적 알츠하이머병에서 나타나는 정도와 유사한 것으로 보인다(Kessels et al., 2020). 정서 지각 능력에 대한 장기 연구에 따르면, 초기 단계에서 알츠하이머병 환자가 대조군에 비해 더 낮은 수행을 보였으나, 이후 2년간 추적한 결과 더 이상의 유의한 저하는 없었다(Kumfor, Irish et al., 2014).

특히 알츠하이머병에서 두려움의 감정에 대한 인식장애는 환자가 눈 부분에 주의를 기울이면 개선된다(Hot et al., 2013). 이는 알츠하이머병에서의 정서 지각 문제가 부분적으로는 시지각적(visuo-perceptual) 이상에 의해 설명될 수 있음을 시사한다. 이와 관련해서, 청각 자극에서의 정서 지각은 손상되지 않은 것으로 나타났으며(Hsieh et al., 2013a), 부가적인 청각 및 상황적 단서가 정서 지각 이상을 보완하였다(Duclos et al., 2018; Goodkind et al., 2015). 종합적으로, 여러 문헌에서 나온 결과에 따르면 알츠하이머병 환자가 대조군에 비해 정서 지각 검사에서 낮은 수행을 보인다. 하지만 이러한 이상은 추가적인 상황적, 다른 자극에 의한 정보 제공을 통해 완화될 수 있다. 임상적 관점에서는 알츠하이머병에서의 정서 지각 이상은 행동변이형 전두측두치매에서 보이는 것만큼 심각하지 않다고 간주되고 있다(Bertoux et al., 2015a; Bora et al., 2016).

알츠하이머병에서의 공감

알츠하이머병에서 정서적으로 다른 사람과 공감하는 능력은 대체로 보존된다(Bartochowski et al., 2018). 설문지를 통한 평가에서는 보호자나 가족이 관찰하였을 때의 공감 능력은 대조군과 유사한 정도로 평가된다(Dermody et al., 2016; Hutchings et al., 2015). 환자의 얼굴 표정에 대한 관찰 연구에서는 대다수의 환자가 가족과 상호 작용하는 동안 정상적인 적절한 정서 반응을 보였다(Magai et al., 1996). 이와 같은 맥락에서, 알츠하이머병 환자는 슬프거나 행복한 영화를 보면서 격양된 정서 상태를 보이며, 이러한 정서 상태는 알츠하이머병 환자가 기억력 검사에서 실제 영화에 대해 의식적으로 잘 기억하지 못하는 경우에도 지속되었다(Guzmán-Vélez et al., 2014). 흥미롭게도 알츠하이머병에서는 정서 전염 정도가 증가하는 것으로 보이는데, 이는 질병이 진행됨에 따라 고차원적인 인지적 공감 능력이 저하될 때, 정서 공유를 위한 낮은 수준의 기전으로 정서 전염이 기능하기 때문일 수 있다(Sturm et al., 2013b).

알츠하이머병에서의 마음 이론

반면에, 마음 이론 과제에서의 수행 저조는 알츠하이머병 환자에게서 인지 저하와 밀접하게 연관되어 있다. 환자들은 이야기 기반 공감 과제 및 움직이는 모형 과제(Dodich et al., 2016; Synn et al., 2018) 등의 마음 이론 과제 및 보고자 보고의 관점 수용 검사(Dermody et al., 2016)에서도 뚜렷한 이상을 보인다. 알츠하이머병 환자는 1차 틀린 믿음 항목에서는 정상 범위에 있지만, 더 많은 인지가 요구되는 2차 틀린 믿음 항목에서는 더 저조한 결과를 보인다(Fernandez-Duque et al., 2009; Gregory et al., 2002). 또한 알츠하이머병 환자는 시나리오에서의 사회적 실수 식별은 가능하지만, 이해력을 평가하는 통제 질문에서 이상 소견을 보인다(Gregory et al., 2002). 따라서 알츠하이머병 환자의 마음 이론 과제 수행은 요구되는 인지 능력의 정도에 따라 변화되며, 전반적 인지 기능의 저하, 질환의 중증도와 진행 정도를 고려하면 마음 이론에서의 이상은 정상 수준으로 보정되었다(Dermody et al., 2016; Dodich et al., 2016; Synn et al., 2018). 이와 마찬가지로, 알츠하이머병 초기 단계에서 간접적 언어(예: 비꼬는 말)의 해석 능력은 온전할 수 있지만, 질병이 진행됨에 따라 유의미한 저하가 나타난다(Kumfor, Irish et al., 2014). 이러한 결과는 전구 단계의 알츠하이머병 환자에게서 정상적인 마음 이론 기능이 나타남을 지지하는 소견이다(Dodich et al., 2016; Yi et al., 2020).

알츠하이머병에서의 사회적 행동장애

심한 인지장애에도 불구하고, 일상적인 사회기능과 사회적 예절은 알츠하이머병에서 상대적으로 보존된다. 사회적 규범에 대한 환자들의 지식은 유지되어 있고(Panchal et al., 2015; Strikwerda-Brown et al., 2020), 사회적 피드백에 대한 민감성도 대조군과 비슷하다(Perry et al., 2015). 정서적 무감동 증상(예: 사회적 위축, 정서의 둔화)은 알츠하이머병에서 드물지만(Kumfor, Zhen et al., 2018), 후기 질병 단계에서는 발현될 수 있다(Wei et al., 2019). 이타적 행동 측면에서, 알츠하이머병 환자는 도덕적 판단(Fong et al., 2016; Strikwerda-Brown et al., 2020), 타인의 불행에 대한 쾌감, 질투(Santamaría-García et al., 2017) 및 이타적 나눔(Sturm et al., 2017) 평가에서 대조군과 유사한 행동을 보인다.

알츠하이머병 요약

요약하면, 알츠하이머병 환자는 정서 인식이나 마음 이론과 같은 사회인지의 일부 평가에서 이상소견을 보일 수 있지만, 이는 1차적인 사회인지의 손상보다는 일반적 인지 저하와 질병의 진행 때문에 일어난다.

이제, 전형적인 알츠하이머병과 달리, 질병 초기부터 사회인지 손상이 나타날 수 있는 전두엽형 알츠하이머병(frontal Alzheimer's disease)을 살펴보고자 한다.

전두엽형 알츠하이머병

대부분의 알츠하이머병 환자는 주로 기억장애를 보이지만, 일부 환자는 기억장애 이외의 증상을 보인다. 이러한 환자들에게서 초기에 가장 두드러진 인지기능장애는 언어, 시공간 또는 집행 기능에서 나타나고, 이는 질환 초기 단계에서의 뇌 위축 패턴에 따라 다르다(McKhann et al., 2011). 여기서 주목할 점은 알츠하이머병의 집행 기능 이상 또는 전두엽 관련 증상으로, 환자들은 추론, 판단, 문제 해결 능력에 있어 불균형적인 기능 저하를 보인다 (McKhann et al., 2011). 전두엽형 알츠하이머병 환자는 특징적인 병리학적 패턴을 보인다. 이는 기존 신경퇴행성 변화 순서와 다르게, 특히 전두엽을 더 침범하는 양상의 뇌 위축으로 나타난다(Blennerhassett et al., 2014; Johnson et al., 1999).

전형적인 알츠하이머병에 비해 전두엽형 알츠하이머병 환자들은 불균형적으로 치우친 집행기능장애 및 행동 변화를 보인다(사례 7.4 참조)(Lam et al., 2013; Ossenkoppele et al., 2015). 대부분의 연구는 전두엽형 알츠하이머병의 집행기능장애를 보이는 인지 관련 임상 양상을 강조하는데, 여기에는 작업 기억, 인지적 유연성, 계획 및 문제 해결 능력의 문제가 포함된다(Binetti et al., 1996; Johnson et al., 1999; Woodward et al., 2010). 그러나 점점 더 많은 연구 결과에서 무감동, 탈억제 및 사회인지장애를 포함하는 성격과 행동의 부가적인 변화를 나타냈다(Blennerhassett et al., 2014; Duclos et al., 2016; Larner, 2006; Taylor et al., 2008). 그러나 전두엽형 알츠하이머병에서의 사회인지에 대한 연구는 아직 부족하며, 대부분이 사례 연구를 기반으로 하고 있다. 사례 7.4에서 그 예를 볼 수 있다.

사례 7.4

P의 사례: 전두엽형 알츠하이머병을 앓고 있는 성인

병력 P는 15년간 정규 교육을 받은 57세 남성이다. 그는 경비원으로 일하다가 최근에 은퇴했다.

진행 경과 P는 말이 많고 유쾌한 성격의 남자였다. 그는 유창하게 말했고, 대화에서 뚜렷한 언어 이상을 보이지 않았다. 그는 자신에게 특별한 인지적, 행동적 문제가 없다고 보고했고, 병력에 관해 구체적이지 않은 모호한 사항만 나열했다.

P의 아내는 지난 2년간 그가 점점 더 기억력이 저하되어 여러 차례 지갑과 열쇠를 잃어버렸고, TV 프로그램의 줄거리를 따라가는 것을 어려워했다고 이야기하였다. 점차 위축되어 외부 모임에 참석하지 않으려 했고, 가족들에 대한 애정도 줄어드는 것 같다고 하였다. P는 때로는 상황에 적절하지 않게, 혹은 충동적으로 반응하거나 초조해했다. 간혹 보이던 이상한 모습 역시 점차 악화되었다. 이상한 습관(예: 물건을 반복적으로 두드리고 오래된 사진을 다시 정리하는 등)이 생겼고, 이를 일상생활에서 지나치게 반복하였다. 최근에는 문구류를 모으기 시작했고, 도서관이나 우체국에서 볼펜이나 연필과 같은 물건을 가져가는 모습이 관찰되었다. 식사 습관도 더 충동적이 되어 다른 사람들이 식사를 시작하기 전부터 먹기 시작해서 빠르게 입안 가득 음식을 먹었다.

검사 결과 P는 애든브룩스병원 인지 평가 3판에서 81/100점을 기록했고, 주로 주의력, 기억력, 언어 유창성에서 이상 소견을 보였다. 정식 신경심리 평가에서는 작업 기억, 언어적 통제 및 정신적 유연성의 손상이 있었다. 기억력 검사에서는 언어와 비언어적 정보 모두에서 회상 및 재인의 이상을 보였다. 대면 이름 대기, 따라 말하기 및 이해는 정상 소견이었다. 그는 정적 얼굴 정서 인식 검사에서 낮은 점수(23/42)를 받았으며 사회적 추론 인식 검사의 점수(13/28)도 낮았다. 신경학적 검사에서는 특이한 점이 없었다. 그는 실행증, 파킨슨증, 보행장애, 자세 불안정, 안구 운동 이상 또는 전두엽 유리 징후 등을 보이지 않았다. MRI에서는 두드러지는 전두엽 위축을 보였으며 PiB-PET 검사에서는 기저 알츠하이머병 병리를 시사하는 양성 소견이 확인되었다. 그 후 곧바로 도네페질(Donepezil: 알츠하이머병을 위한 약으로, 콜린에스터라아제 억제제)을 복용하기 시작했고, 뚜렷한 효과가 있었다.

요약 및 의견 2년간의 인지 저하 및 이상 행동을 고려할 때, P의 증상은 치매에 합당하다. 그의 임상 증상과 MRI 결과는 행동변이형 전두측두치매의 임상 증상 및 뇌영상학적 소견과 밀접하게 일치한다. 그러나 그의 PiB-PET 결과와 콜린에스터라아제 억제제 복용 후 증상이 개선된 점은 알츠하이머병 병리로 인한 치매 진단을 시사한다. 전두엽형 알츠하이머병과 행동변이형 전두측두치매 환자의 임상 및 신경심리학적 소견은 상당 부분 중첩될 수 있기 때문에 오진 위험이 높다. 이러한 경우에 추가적인 뇌영상 및 생체표지자 조사는 매우 유용하나, 임상 환경에서 흔히 사용되지는 않는다.

전두엽형 알츠하이머병에서의 정서 지각

전두엽형 알츠하이머병의 사례 모음 연구(de Souza et al., 2013)와 두 개의 단일 사례 연구(Duclos et al., 2016; Wong et al., 2019)에서는 정서 인식 검사에서 두드러진 이상이 보고되었고, 다른 사례 연구에서는 공포 정서에서만 뚜렷한 이상이 확인되었다(de Souza et al., 2019). 특히 한 사례에서는 초기 감정 인식은 정상이었지만, 1년 후에는 악화되어 유의미한 이상 소견이 나타났다(Duclos et al., 2016).

전두엽형 알츠하이머병에서의 공감과 마음 이론

현재까지 확인된 바로는 전두엽형 알츠하이머병 환자의 공감에 대한 연구는 이루어지지 않았다. 틀린 믿음 과제와 사회적 실수 과제 수행에서의 이상이 보고된 바 있는데(de Souza et al., 2013; Duclos et al., 2016), 이는 전두엽형 알츠하이머병에서 마음 이론의 손상이 있음을 시사한다.

전두엽형 알츠하이머병에서의 사회적 행동장애

전두엽형 알츠하이머병의 대부분에서 사회적 행동, 타인에 대한 행동의 이상 및 무감동의 과거력을 보였다(de Souza et al., 2013; Duclos et al., 2016; Wong et al., 2019). 한 사례 연구에서 새로운 시각적 과제를 이용하여 사회 규범에 대한 지식이 있는지 검사하였고, 초기 및 추적 검사 모두에서 두드러진 이상을 보였다(Duclos et al., 2016).

전두엽형 알츠하이머병 요약

전두엽형 알츠하이머병 환자의 사회인지에 관한 연구가 제한적이긴 하지만, 전반적으로 이 환자들에게서 사회인지 손상이 상당하다고 보고된 바 있다. 이러한 결과는 특히 생체표지자 검사가 어려운 경우, 전두엽형 알츠하이머병의 정확한 진단이 힘들 수 있음을 시사한다. 알츠하이머병에 대한 약물 치료 가능성을 고려하면 정확한 진단이 중요하다. 진단 및 치료를 개선하기 위해 전두엽형 알츠하이머병에서의 사회인지 손상 양상을 특징짓는 연구가 추후 필요하다.

결론

치매는 인지 기능의 점진적인 저하와 연관되어 있으며, 이는 사회인지에까지 영향을 미칠 수 있다. 표 7.1에서 요약한 것처럼, 사회인지 손상 양상은 치매의 각 유형에 따라 다르며, 이는 신경퇴행성 변화 패턴과 밀접하게 연관되어 있다. 중요한 점은 이러한 특징이 뇌 병리의 종류보다는 침범하는

표 7.1 치매 유형별 사회인지적 임상 양상

치매	임상 증상	뇌 위축	사회인지적 증상
행동변이형 전두측두치매	초기의 점진적인 행동 및 성격 변화. 대표 증상으로 무감동, 공감 상실, 탈억제, 보속증, 식습관 및 집행 기능의 변화가 있음	배쪽안쪽 및 안와 전두피질 및 뇌섬엽	❖ 정서 지각, 공감 및 마음 이론에서의 폭넓은 손상 ❖ 두드러지는 사회적 행동 장애
의미치매	의미 지식의 손상으로 이름대기장애(anomia) 및 단일 단어의 손상이 나타나지만, 발화는 유창해 보임	비대칭적인 왼쪽 앞쪽 측두엽	❖ 정서 지각, 공감 및 마음 이론에서의 폭넓은 손상 ❖ 양상은 행동변이형 전두측두치매와 유사함
오른쪽 측두엽변이 전두측두치매	얼굴실인증, 길찾기장애, 행동 변화, 다양한 정도의 일화기억장애	비대칭적인 오른쪽 앞쪽 측두엽	❖ 정서 지각 및 표현 손상 ❖ 얼굴보다 물체에 대한 기억력이 좋음 ❖ 공감 능력 감소 ❖ 사회적 행동 이상
진행성 비유창성 실어증	애써 노력하는 양상의 발화가 비문법적 이상을 보일 수 있고, 이때 언어적 이해는 보존됨	왼쪽 아래전두엽 및 실비안(sylvian) 틈새 주위	❖ 정서 지각 감소, 특히 표정 자극 시 두드러짐 ❖ 질환이 진행됨에 따라 공감 능력 저하가 두드러짐
알츠하이머병	일화 기억 손상이 초기에 발생하는데, 이는 최소 하나 이상의 다른 인지 기능 저하를 동반함(추론과 판단, 시공간 기능, 언어, 성격 및 행동)	안쪽 측두엽 및 두정엽	❖ 정서 지각 및 마음 이론 손상 ❖ 특히 질환 초기에는 사회적 품위가 유지됨
전두엽형 알츠하이머병	기억장애와 관련된 불균형적인 집행 기능 이상 및 행동 변화	안쪽 및 가쪽 전두엽	❖ 예비 연구에서 정서 지각, 마음 이론 손상 및 두드러지는 사회적 행동 이상을 보임

위치를 반영한다는 점이다. 사회인지 손상은 일부 치매 유형(특히 전두측두치매)의 임상 양상의 중심이지만, 이는 알츠하이머병 등의 다른 치매 유형에서도 전반적 인지 저하에 이어 2차적으로 발생하거나 뇌 위축이 사회인지 관련 영역까지 확장되면서 나타날 수 있다. 따라서 사회인지 평가는 치매 진

단을 위해 필수적이다. 임상적 관점에서 볼 때, 치매에서의 사회인지 손상의 본질에 대해 더 깊이 이해한다면, 개인 맞춤형 개입 전략을 세우는 데 도움이 될 것이다.

8 퇴행성 뇌질환에서의 사회인지:
헌팅턴병, 파킨슨병, 다발경화증

Katherine Osborne-Crowley 뉴사우스웨일스대학교
Cynthia Honan 태즈메이니아대학교 심리과학부
Helen Genova 케슬러재단 신경심리학 및 신경과학 연구센터

뇌의 피질하 영역 및/혹은 전두선조체 네트워크(frontal-striatal network) 와 관련된 신경 연결을 손상시키는 신경퇴행성 질환에서의 사회인지장애에 대한 관심이 점차 증가하고 있다. 이러한 질환에는 헌팅턴병(Huntington's disease, HD), 파킨슨병(Parkinson's disease, PD) 그리고 다발경화증(multiple sclerosis, MS)이 포함되는데, 이들의 신경 병리는 사회적 의사소통과 관련된 뇌 구조 및 네트워크에 영향을 미친다. 이 장에서는 이 세 가지 질환에서 가장 많이 연구된 사회인지장애의 유형을 비롯하여, 정서 인식 및 마음 이론과 관련된 어려움을 검토해 보고자 한다. 또한 이 장애에 영향을 주는 요인들을 살펴보고, 이 요인들이 일상생활 기능에 어떻게 영향을 미치는지 확인한다. 그런 다음 헌팅턴병, 파킨슨병, 다발경화증에서의 사회인지 연구의 미래 방향을 알아본다.

헌팅턴병, 파킨슨병, 다발경화증은 무엇인가?

헌팅턴병은 4번 염색체의 확장된 CAG 삼핵산(trinucleotide) 반복으로 발생하는 유전적인 신경퇴행성 운동질환이다. 진행성 운동기능장애, 인지능력 저하 및 정동장애 등의 특징을 보이며(Walker, 2007), 전세계적으로 유병률은 10만 명당 2.71명이다(Pringsheim et al., 2012). 효과적인 치료법은 아직 없으며, 환자들은 대개 질병 발병 후 15년 내에 사망한다(Folstein, 1989). 명확한 운동 징후가 나타날 경우 병의 발병을 알 수 있지만, 이러한 운동 징후가 나타나기 10~20년 전부터 미묘한 인지 및 정동 증상이 생길 수 있는데, 이를 전구 단계라고 할 수 있다(Paulsen et al., 2008). 평균 발병 연령은 40세이지만, 변동성이 커서 아동기나 고령기에 발병하기도 한다(Myers, 2004). 헌팅턴병 연구의 참가자 집단은 대개 명백한 운동 징후에 기반하여 헌팅턴병 진단을 받은 '증상이 발현된 헌팅턴병 집단'과 유전자 검사 결과는 양성이지만 아직 명백한 운동 징후를 보이지 않는 '증상이 나타나지 않은 헌팅턴병 집단'으로 나뉘기도 한다. 헌팅턴병에서의 신경 퇴행은 증상이 나타나기 수십 년 전부터 선조체에서 시작되며, 질병 초기부터 피질선조체 회로의 기능에 영향을 미친다(Aylward et al., 2000; Lawrence, Sahakian & Robbins, 1998). 질병이 진행되어도 선조체의 위축이 주된 특징으로 남지만, 피질하 영역 및 대뇌피질과 백질에 있어서도 기능장애 및 신경세포의 사멸이 점차 늘어난다(Vonsattel, Keller & Ramirez, 2011). 헌팅턴병의 임상 진단은 운동 증상이 나타나는 것에 따른다. 하지만 인지 및 행동 변화는 환자를 쇠약하게 할 뿐 아니라, 기능의 저하 및 가족에게 주는 부담의 증가와도 높은 연관성을 보인다(Hamilton et al., 2003; Williams et al., 2010).

파킨슨병은 경직, 떨림, 운동완만(bradykinesia) 및 자세반사장애와 같은 특징을 보이는 다양한 신경퇴행성 운동장애이다. 전통적으로는 주로 운동 기능에 영향을 미친다고 여겨졌다. 하지만 인지장애, 수면 문제 및 신경 정신 증상을 포함한 비운동 증상은 질병의 초기부터 나타나며, 일상생활 기능에 큰 영향을 미친다고 알려져 있다(Poewe, 2008). 파킨슨병은 대개 65~70세에 발병하지만, 약 5%는 40세 이전에 발병하기도 한다(Tysnes & Storstein, 2017). 유병률은 10만 명당 100~200명 사이이며, 남성에게서 좀 더 많이 발생한다. 유전적인 그리고/또는 환경적인 요인들이 질병 발병에 영향을 줄 수 있다.

파킨슨병은 흑질(substantia nigra)의 도파민성 신경세포 감소로 인해 발생하며, 이로 인해 흑질선조체(nigrostriatal) 및 중뇌피질의 도파민계에서 비정상적인 기능이 나타난다(McNamara & Durso, 2018). 흑질선조체계는 선조체에서 끝나지만, 중뇌피질계는 배쪽 선조체, 변연계, 그리고 특히 운동 영역과 전전두엽 영역의 피질에서 종결된다. 경도의 파킨슨병에서는 뇌의 도파민 매개 전두선조체 회로의 활동 감소로 인해 집행 기능 및 기억력에 장애가 발생할 수 있다(Chiaravalloti et al., 2014; Kudlicka, Clare & Hindle, 2011). 그러나 치매를 동반한 파킨슨병(파킨슨병치매)에서는 일반적으로 보다 광범위한 인지장애가 나타나는데, 첫 징후는 뒤쪽 피질 영역으로 확장되면서 침범된 영향에 기인한다(O'Callaghan & Lewis, 2017).

다발경화증은 탈수초화(demyelination)와 염증을 포함하는 중추신경계의 만성 자가 면역성 질환이다(Weinshenker, 1996). 질병의 경과가 매우 다양하며, 대부분의 환자들은 초기에 신경 병변 및 신경학적 결손이 발생한 뒤, 이후 질병 활동이 거의 없거나 적은 기간이 이어지는 재발-완화형 아형(relapsing-remitting disease subtype)으로 진단을 받는다. 그러나 많은 환자들은 중단 없이 신경학적 악화가 발생하는 진행성 경과로 전환된다. 또 다른 일부 환자들은 질병의 시작부터 신경학적 악화만이 발생하는 진행성 경과로 진단되기도 한다(Mahad, Trapp & Lassmann, 2015). 일반적인 발병 연령은 20대 후반에서 30대 중반이지만 아동기에도 발생할 수 있으며, 전세계적으로 220만 명 이상이 다발경화증을 앓고 있다(NMSS: Wallin et al., 2019). 다발경화증의 원인은 대부분 알려져 있지 않지만, 유전적 및 비유전적(환경적 혹은 바이러스 감염) 요인이 다발경화증 발병에 영향을 주는 것으로 추정된다. 다발경화증 환자들은 신체적, 인지적 및 정서적 증상을 겪게 된다. 많은 환자들에게서 첫 번째로 눈에 띄는 증상은 신체적 증상(경직, 마비 또는 약화)이며, 이 외에도 40~70%의 환자들이 인지장애를 겪는다(Chiaravalloti & DeLuca, 2008). 또한 대부분의 환자들이 심한 정신적·신체적 피로를 보고하는데, 이로 인해 그들의 일상생활이 더 큰 영향을 받을 수 있다. 마지막으로 많은 환자들이 질병의 경과 중 우울과 불안을 포함한 기분 증상이 악화되는 것을 보고하기도 한다.

　헌팅턴병, 파킨슨병 및 다발경화증에서는 운동, 인지 및 정동 증상 외에도 사회인지장애가 흔하게 나타난다. 이러한 장애에는 얼굴, 목소리 또는 몸으로 표현된 정서를 인지하는 데 있어서의 어려움(Bora, Velakoulis & Walterfang, 2016; Coundouris, Adams, Grainger & Henry, 2019; Cotter et al., 2016; de Gelder, Van den Stock, de Diego Balaguer & Bachoud-Lévi, 2008; Zarotti, Fletcher & Simpson, 2019), 마음이론장애(Coundouris, Adams & Henry et al., 2020; Eddy & Rickards, 2015), 정서를 경험하는 방식의 변화(Ille, Holl et al., 2011; Péron et al., 2012), 정서적 둔화(Craufurd et al., 2001; Leroi et al., 2014), 정서조절장애 및 정서인식장애(Ille et al., 2016; Zarotti, Simpson, Fletcher, Squitieri & Migliore, 2018; Zarotti et al., 2019) 그리고 사회적 상황에서 잘못된 추론을 하는 경향 (Pell et al., 2014; Snowden et al., 2003) 등이 있다. 헌팅턴병에서는 정서인식장애가 운동 증상이 나타나기 몇 년 전에 발생할 수 있는 병의 초기 징후 중 하나로 여겨지고 있다(Paulsen, 2011). 이러한 장애는 처음에는 미세하고도 선택적일 수 있으나, 질병이 진행됨에 따라 악화된다. 파킨슨병과 다발경화증 초기에도 사회인지장애가 발생할 수 있으며(Kraemer, Herold, Uekermann, Kis, Wiltfang et al., 2013; Palmeri et al., 2017), 질병의 중증도가 증가함에 따라 악화되는 경향이 있다는 증거도 있다(Coundouris et al., 2019; Dulau et al., 2017; Isernia et al., 2019).

퇴행성 뇌질환에서의 정서 인식

　헌팅턴병, 파킨슨병 및 다발경화증에서 사회인지에 대해 가장 널리 연구된 영역은 얼굴 표정에서 정서를 인식하는 능력이다. 최근의 메타분석은 이러한 질환들에서 정서 인식 능력이 손상된 정도에 대한 유용한 개요를 제공한다. Bora와 Velakoulis 등(2016)은 총 413명의 증상이 발현된 헌팅턴병 환자를 포함하는 18개의 연구 결과를 정리하였다. 이에 따르면 모든 기본 정서에 있어서의 수행 저하가 나타났으며, 특히 분노, 혐오, 두려움에서 효과 크기가 가장 컸다. 반면 증상이 나타나지 않은 헌팅턴병 환자(17개 연구에서 1,502명의 참가자)의 경우에는 분노, 혐오, 두려움 및 슬픔에 대해서 수행이 저하되었으며, 증상이 발현된 헌팅턴병 환자들의 경우보다 효과 크기가 훨씬 작았다. 한편 파킨슨병을 연구하기 위해 Coundouris 등(2019)은 4,148명의 참가자를 포함하는 79개의 연구 결과를 분석하였다. 연구자들은 모든 기본 정서 유형에서 수행의 저하를 관찰하였으며, 분노, 두려움, 슬픔 및 혐오에서 가장 효과 크기가 큰 것을 확인하였다. Cotter 등(2016)은 다발경화증 환자 473명을 포함하는 13개의 연구 결과를 정리한 끝에, 이들에게서 분노, 두려움 및 슬픔을 인식하는 능력이 감소함을 확인하였다. 그러나 다발경화증 환자를 대상으로 한 다른 연구에서 Bora와 Özakbaş 등(2016)은 596명의 참가자를 포함하는 17개의 연구 결과를 기반으로 모든 기본 정서 유형에서 수행이 저하됨을 관찰하였는데, 특히 분노, 두려움, 슬픔 및 놀람에서 가장 효과 크기가 큰 것을 확인하였다. 전반적으로 이러한 메타분석들은, 이 세 가지 질환의 주요 특징이 정서 인식의 어려움이라는 점을 강조하는 한편, 이러한 질환의 환자들에게서 부정적인 얼굴 정서를 인식하는 능력이 특히 더 손상되었음을 보여 준다.

많은 연구자가 이러한 질환을 앓는 환자들이 부정적인 정서를 나타내는 얼굴 표정 처리에 특정한 손상을 보인다고 주장하였는데, 이는 부정적인 정서를 인식하는 데 관여하는 뇌 영역이 긍정적인 정서를 인식하는 데 관여하는 영역보다 더 크게 영향을 받는다는 것을 의미한다(Chalah & Ayache, 2017; Coundouris et al., 2019; Kordsachia, abuschagne & Stout, 2017). 그러나 어떤 연구자들은 일반적인 정서 인식 작업에 있어서 부정적인 표정은 인식이 더 어렵기 때문에 부정적인 정서를 인식하는 데 더 큰 장애가 발생하는 것이라고 주장하기도 한다(Montagne, Kessels, De Haan & Perrett, 2007). 부정적인 정서들은 유사한 특징을 공유하여 각각을 구별하기 어려운 반면, 행복은 유일한 긍정적 정서라는 특수성 때문에 주목도가 높기 때문이다. 난이도의 차이를 설명하기 위해 일부 연구에서는 정서 표현의 강도를 다양하게 하였는데 결과는 엇갈렸다. 한 파킨슨병 연구에서는 행복한 표정이 낮은 강도로 표현되었을 때, 참가자들이 이를 인식하기 어려워했지만(Buxton, MacDonald & Tippett, 2013), 헌팅턴병 연구에서는 난이도를 고려한 뒤에도 이러한 손상이 발견되지 않았다(Montagne et al., 2006). 헌팅턴병, 파킨슨병 및 다발경화증에서 나타나는 정서 인식의 어려움이 부정적인 정서에만 국한되는지 확인하기 위해서는, 정서별 인식 난이도를 통제하거나, 정서 인식 검사에 보다 많은 긍정적인 정서를 포함하도록 하여 더 체계적으로 검토해야 할 것이다.

음성 어조와 몸짓 언어에 있어서도 정서 인식 능력이 손상되었다는 증거가 있다. 메타분석 결과, Bora와 Velakoulis 등(2016)은 증상이 발현된 헌팅턴병 환자들이 얼굴에서 정서를 인식하는 데뿐 아니라, 음성 어조를 통해 기본적인 정서 유형을 정확하게 감지하는 데도 능숙하지 못하다는 사실을 발견했다. 또한 분노, 혐오 및 공포에 대한 효과 크기가 가장 크고 놀란 목소리와 슬픈 목소리에 대한 효과 크기는 작으며, 행복한 목소리에 대한 효과 크기가 가장 작았다. 파킨슨병의 경우, 두 건의 메타분석에서 음성 어조를 통해 부정적인 정서를 인식하는 능력이 감소한 것으로 나타났으며, 긍정적인 정서에 대해서는 효과 크기가 더 작은 것으로 보고되었다(Coundouris et al., 2019; Gray & Tickle-Degnen, 2010). 초기 연구 결과에 따르면 다발경화증에서 음성 어조를 통해 정서를 감지하는 능력이 감소된 것으로 나타난다(Beatty, Orbelo, Sorocco & Ross, 2003; Kraemer, Herold, Uekermann, Kis, Daum et al., 2013). 한 연구에서는 이러한 손상이 분노와 공포에만 특정될 수 있음을 지적한 바 있다(Kraemer, Herold, Uekermann, Kis, Daum et al., 2013). 다발경화증에서의 몸짓 언어를 통한 정서 인식에 관한 연구는 거의 없지만, 헌팅턴병에서는 이러한 어려움에 대한 초기 연구 결과가 두 개의 소규모 연구들에서 나온 바 있다(de Gelder et al., 2008; Zarotti et al., 2019). 한 연구에서는 파킨슨병에 있어서 의사소통의 제스처를 묘사하는 능력이 감소되어 있지 않음이 확인되기도 하였다(Jaywant, Wasserman, Kemppainen, Neargarder와 Cronin-Golomb, 2016).

앞에서 살펴본 바와 같이, 세 가지 질환 모두에서 정서인식장애가 나타남을 보여 주는 증거가 많다. 그러나 이러한 소견들이 일관된 것은 아니다. 헌팅턴병에서는 증상이 발현된 후, 정서 인식 능력이 감소한 것이 지속적으로 확인되었지만(예: Kordsachia et al., 2017), 증상이 발현되기 전에 대한 결과는 일관적이지 않다. 일부 연구에서는 그러한 어려움이 없음을 보고하기도 하였다(예: van Asselen et al., 2012). 이는 아마도 초기 단계에서는 결손이 눈에 띄지 않을 수 있고 발병율이 낮을 것이기 때문이다. 여러 연구에서 주장한 바에 따르면, 파킨슨병에서는 정서 인식 능력이 온전하다(예: Wabnegger et al., 2015). 더 나아가 일부 연구에서는 어조 및 얼굴의 표정 모두에서 정서를 인식하는 데 어려움이 있음을 발견한 반면(예: Yip, Lee, Ho, Tsang & Li, 2003), 다른 연구에서는 어조에서만 선택적 어려움이 있음을 확인한 바 있다(예: Kan, Kawamura, Hasegawa, Mochizuki & Nakamura, 2002). 또 다른 연구에서는 얼굴 정서 인식에서 선택적 어려움이 있음을 보고하기도 하였다(예: Clark, Neargarder & Cronin-Golomb, 2008). 다발경화증의 경우, 지금까지 최소한 다섯 개의 연구에서 정서 인식의 능력이 온전하다고 보고하였다(예: Di Bitonto et al., 2011; Jehna et al., 2010, 2011; Passamonti et al., 2009; Pinto et al., 2012). 이러한 결과는 참가자들이 재발과 회복을 반복하는 질병 경과에 있거나 질병 진행 초기 단계에 있었다는 점에 기인했을 수도 있다. 이 혼재된 증거들은 이러한 질환이 있는 모든 사람이 정서를 인식하는 능력에 결손을 보이지 않을 수 있음을 나타낼 수도 있다. 또한 표본의 특성(예: 동반 우울증, 약물 사용 및 질병의 중증도/진행) 및 연구 방법론, 특히 사용된 정서 인식 과제의 유형과 같은 복잡한 요인들의 조합으로 인해 이처럼 혼재된 결과가 나타난 것일 수 있다. 이러한 질환들에서 정서인식장애의 유병률에 대한 보다 체계적인 증거가 필요한 상황이다.

피질하 질환에서의 정서 처리 문제의 기본 메커니즘은 무엇인가

정서인식장애는 헌팅턴병, 파킨슨병 및 다발경화증 환자들에 있어서 잘 알려져 있지만 그 기본 메커니즘은 아직 명확하지 않다. 다음으로 이 어려움의 잠재적인 메커니즘을 살펴보려고 한다.

질병의 진행, 일반적인 인지에 있어서의 어려움 및 일반적인 얼굴 처리 능력과의 관계

헌팅턴병에서 정서 인식의 어려움은 일반적으로 질병의 진행과 관련되어 있다(예: Tabrizi et al., 2013). Bora와 Velakoulis 등(2016)의 최근 메타분석에서도 정서 인식의 어려움이 질병의 기간, 질병의 부담, 운동 증상, 나이 및 CAG 반복 길이와 관련이 있다는 것이 확인되었다. 또한 헌팅턴병에서 증상이 나타나기 전에 정서 인식의 어려움이 나타나는 것은 향후 5년 내에 헌팅턴병의 운동 증상이 시작되는 것과 높은 연관성이 있다. 다발경화증에서는 질병 초기에 정서 인식의 결손이 발생할 수는 있지만, 질병의 진행이 정서 인식 능력에도 영향을 미쳐 질병 후기에 있는 사람들에게서 결손이 나타날 가능성이 보다 높다. 이는 다발경화증에서 신경 병리의 증가와 정서 인식 능력 사이의 관계를 보여 주는 연구를 통해서 확인된 바 있다(예: Pitteri et al., 2019). 또한 진행성의 질병 경과를 보이는 사람들은 재발-회복형 다발경화증 환자들과 비교하면 더 많은 어려움을 나타낼 것으로 보인다(Dulau et al., 2017). 다발경화증에서 정서 인식의 어려움이 신체적 장애의 증가와 연관되어 있다는 연구 결과도 있다(Prochnow et al., 2011).

파킨슨병의 중증도 역시 정서 인식 능력과 관련이 있을 것으로 보인다. Marneweck와 Hammond(2014)는 질병 진행에 민감한 지표를 사용하여 중증도가 높은 파킨슨병에서 정서 인식 능력이 구별 과제와 라벨링 과제 모두에서 크게 감소했으나, 중증도가 낮은 파킨슨병에서는 거의 감소하지 않았다는 사실을 확인하였다. Coundouris와 동료들(2019)의 메타분석에서는 질병의 기간이나 중증도가 정서 인식 능력의 차이에 대해서 설명하지 못하였다. 그러나 이전 연구들에서는 주로 경도에서 중등도의 운동 증상을 가진 개인들을 포함하였거나, 질병 진행에 덜 민감한 중증도 평가 척도를 사용했다. 따라서 이 메타분석에서의 질병 중증도와의 연관성이 드러나지 않았을 수 있다(Argaud, Vérin, Sauleau와 Grandjean, 2018).

헌팅턴병, 파킨슨병 및 다발경화증에서의 정서인지장애가 부분적으로나마 광범위한 인지장애로부터 영향을 받은 것인지에 대해서는 논쟁의 여지가 있다(Bäckman, Robins-Wahlin, Lundin, Ginovart & Farde, 1997; Paulsen, 2011). 헌팅턴병과 다발경화증을 앓는 사람들은 주의 집중력, 작업 기억, 집행 기능 및 억제 제어를 포함한 다양한 인지 기능에서 변화를 경험하기도 하는데(예: Chiaravalloti & DeLuca, 2008; Paulsen, 2011), 이것이 정서 인식 능력에 영향을 줄 수 있다. 실제로 메타분석에서는 헌팅턴병에서의 정서 인식이 구어 유창성과 관련이 있음을 보여 주었는데, 이는 헌팅턴병에서 초기 인지 저하에 민감한 기능 영역으로 생각된다(Bora, Velakoulis et al., 2016). 다발경화증에서의 다른 메타분석도 일반 인지 능력이 정서 인식 능력과 관련이 있음을 보였다(Bora, Özakbaş et al., 2016). 파킨슨병에서도 학습 및 기억, 구어 유창성 및 집행 기능과 같은 일반적인 인지 기능과 정서 인식 간의 관련성 증거가 발견되었다(예: Hipp, Diederich, Pieria & Vaillant, 2014). 이 세 가지 질환에서 일반적인 인지 저하가 정서 인식 저하에 얼마나 영향을 주는지를 명확하게 밝히는 연구가 향후 필요하다.

지각 이상과 연결된 일반적인 얼굴 처리에 있어서의 결함이 얼굴 정서 인식에 어려움을 초래할 수도 있다. 일반적인 얼굴 처리 능력은 주로 벤톤 얼굴 인식 검사(Benton Facial Recognition Test, BFRT)와 같은 얼굴 식별 인식 검사로 측정된다. 헌팅턴병과 다발경화증의 경우 일반 얼굴 처리 검사를 포함한 대부분의 정서 인식 연구에서, 이러한 검사상에서의 이상이 없다는 결과를 보였으나(예: Di Bitonto et al., 2011; Henley et al., 2012; Pinto et al., 2012), 정서 인식 능력은 벤톤 얼굴 인식 과제에서의 수행과 관련이 있는 것으로 나타났다(Beatty et al., 1989; Bora, Velakoulis et al., 2016; Di Bitonto et al., 2011). 파킨슨병의 경우 얼굴이 어떻게 구성되어 있는지에 대한 정보를 처리하는 능력이 손상되었으며, 이는 부정적인 정서를 인식하는 능력과 관련이 있는 것으로 밝혀졌다(Narme, Bonnet, Dubois와 Chaby, 2011). 최근의 연구에서는 파킨슨병의 경우 동적 정서 인식 과제에서 반응 시간이 더 느리고, 얼굴 식별 능력도 떨어짐을 보여 준 바 있다(Ho et al., 2020). 이러한 결과는 헌팅턴병, 파킨슨병 및 다발경화증에서 얼굴 처리의 어려움이 부분적으로나마 얼굴의 정서를 인식하는 능력에 영향을 줌을 시사한다.

게다가 헌팅턴병, 파킨슨병 및 다발경화증의 공통적인 특징인 눈운동장애를 고려하여, 일부 연구에서는 비정상적인 시각적 스캔 패턴이 정서 인식의 어려움에 기여하는지 조사하기 위해 시선 추적을 사용하였다. 헌팅턴병의 경우, van Asselen과 동료들(2012)은 헌팅턴병 환자와 대조군 사이에 정서를 표현하는 얼굴의 눈, 코, 입 부위에 대한 시고정이나 시고정 지속 시간에 있어서 차이가 없음을 확인하였다. 그러나 Kordsachia, Labuschagne 그리고 Stout(2018)는 헌팅턴병 참가자들이 눈과 코 또는 입 부위를 바라보는 시간이 줄어들었으며, 이러한 영역에 대한 시고정이 덜 했다는 것을 확인하였다. 더욱이 눈 부위에 대한 시각적인 스캔은 참가자들의 정서 인식 작업 수행을 예측할 수 있었다. 파킨슨병의 경우, 얼굴 정서 인식 능력의 손상이 시공간 능력과 연결되어 있음이 밝혀졌지만(예: Hipp et al., 2014), 시각 처리를 측정하기 위해 시선 추적을 이용한 연구는 단 하나뿐이다. 이 연구에서는 얼굴의 상단부에 대한 시고정 횟수와 시간의 감소가 슬픈 얼굴을 인식하는 능력 감소와 관련이 있다는 것을 확인하였다(Clark, Neargarder & Cronin-Golomb, 2010). 현재까지 다발경화증에서의 얼굴 정서 인식을 검사하기 위해 시선 추적이 사용된 경우는 없지만, 다발경화증에서 자주 보고되는 시각장애를 고려할 때 이러한 연구가 가치가 있을 것으로 보인다.

요약하면 비사회적 인지 기능의 장애와 지각 이상(즉, 얼굴 처리)이 헌팅턴병, 파킨슨병 및 다발경화증에서 나타나는 사회적 인지의 어려움에 영향을 줄 수 있지만, 이를 완전히 설명할 수는 없다.

운동장애의 역할

시뮬레이션 이론(또는 구체화 이론)에 따르면 정서 인식에 있어 얼굴과 몸에서의 정서 표현 방식과 다른 사람의 정서 해석 방식 사이에 상호 작용의 관계가 있다. 예를 들어 다른 사람의 정서 표현을 인식할 때 사람들은 그 표현을 미세하게 흉내 내며, 이러한 감각 운동 시뮬레이션이 다른 사람의 정서를 인식하는 데 도움을 줄 것이라는 주장이다(Hess & Fischer, 2013; Wood, Rychlowska, Korb & Niedenthal, 2016)(자세한 내용은 1장 참조). 운동장애는 헌팅턴병, 파킨슨병 및 다발경화증의 주요 특징 중 하나이므로, 이 흉내 내기 메커니즘을 방해함으로써 정서 인식을 악화시킬 수도 있다(Kordsachia et al., 2017; Prenger & MacDonald, 2018). 실제로 표정감소증(얼굴에서의 정서 표현 감소)은 파킨슨병의 가장 흔하고도 독특한 운동 증상 중 하나이다(Bologna et al., 2013). 헌팅턴병에서도 정서를 얼굴로 표현해 내는 데 장애가 있음이 밝혀졌다(Hayes, Stevenson & Coltheart, 2009). 또한 헌팅턴병에서의 여러 연구를 통해 얼굴로 정서를 표현하는 능력(예: 얼굴 표현의 자발적인 흉내 내기)과 정서 표현을 정확히 식별하는 능력 사이에 관계가 있음이 확인되었으며, 이는 정서 인식 메커니즘과도 연결될 수 있음을 보여 준다(Ricciardi et al., 2017; Trinkler, de Langavant & Bachoud-Lévi, 2013; Trinkler et al., 2017). 그러나 Bologna와 동료들(2016)은 파킨슨병 환자에게서 표현력과 인식 모두에 장애가 있음을 발견했지만, 둘 사이에 상관관계가 없음을 확인하였다.

헌팅턴병 및 파킨슨병과 관련한 몇몇 연구에서는 자발적인 얼굴 표정 흉내 내기와 정서 인식과의 관계가 조사된 바 있다. 자발적인 얼굴 표정 흉내는 관찰된 얼굴 표정에 해당하는 얼굴 근육이 자동적으로 활성화되는 것으로, 전기근전도(electromyography, EMG)를 통해 측정할 수 있다. 건강한 대조군에서는 관찰하고 있는 얼굴 표정 인식이 촉진되는 것으로 밝혀졌다 (Oberman, Winkielman & Ramachandran, 2007; Ponari, Conson, D'Amico, Grossi & Trojano, 2012). 파킨슨병 환자를 대상으로 진행된 두 개의 근전도 연구에서는 전반적으로 흉내 내기가 감소하였는데, 특히 웃는 얼굴의 광대(미소)근에서의 흉내 내기가 더 어려운 것으로 확인되었다(Argaud et al., 2016; Livingstone, Vezer, McGarry, Lang & Russo, 2016). Livingstone과 동료들(2016)은 행복한 얼굴 표정 흉내와 정서 평가를 위한 반응 시간 사이에 연관성을 발견했고, Argaud와 동료들(2016)은 행복한 얼굴 표정 흉내 내기와 정서 인식 사이의 관계를 확인하였다. 헌팅턴병의 경우 두 건의 연구에서 정서를 표현하고 있는 얼굴의 흉내 내기가 감소된 것이 관찰되었지만(Kordsachia, Labuschagne, Andrews & Stout, 2018; Trinkler et al., 2017), 이 중 하나의 연구에서만 정서 인식 능력과의 상관관계를 발견하였다(Trinkler et al., 2017). 다발경화증의 경우 얼굴의 정서 표현 능력 또는 다른 사람들의 표정을 자발적으로 흉내 내는 능력에 대해서는 조사된 바가 없다. 또한 정서 인식 시뮬레이션 이론은 생리적 반응성이 시뮬레이션 과정의 중요한 부분이며, 이것이 사람들이 타인의 정서를 식별하는 데 도움을 준다고 주장한다. 생리적 반응성(피부전도도, 심박수, 동공 확장 및 깜박임 반사를 통해 측정)과 정서 인식과의 관계는 다른 임상 집단에서 광범위하게 연구되었으나, 헌팅턴병, 파킨슨병 및 다발경화증 환자에 관해서는 널리 연구되지 않았다.

이 연구 결과는 얼굴로 정서를 표현하는 능력에 영향을 주는 운동장애가 파킨슨병과 헌팅턴병에서 정서인식장애에 영향을 주는 요인일 수 있다는 사실을 제시하고 있다. 그러나 이 연구 분야는 아직 초기 단계에 머물러 있다. 헌팅턴병과 관련하여 시뮬레이션 이론의 한 가지 문제점은 운동 증상이 나타나기 전에 발생할 수 있는 초기의 정서 인식 결함은 설명하지 못한다는 것이다(Yitzhak et al., 2020). 반면에 운동에 대한 심상의 장애는 뚜렷한 운동 증상이 나타나기 전에 발생할 수 있으므로, 초기 정서인식장애의 원인이 될 수 있다(Kordsachia et al., 2017). 이 가설에 대해서는 추가 연구가 필요하다.

신경정신 증상들과의 관계

정서 인식의 어려움은 무감동과 우울증 같은 일반적인 정서 기능에 영향을 주는 신경정신 증후군과 관련이 있을 수 있다. 사회적 보상과 감정적으로 연결되지 않는다면, 사회적 행동에 대한 동기가 감소하여 얼굴 표정과 같은 사회적 자극을 적절히 처리하지 못할 수 있다. 이 경우 정서 인식이 무감동과 메커니즘적으로 연결될 것이다(Osborne-Crowley et al., 2019). 실제로 파킨슨병에서 무감동과 정서 인식 사이의 관계가 입증되었고(Martínez-Corral et al., 2010), 헌팅턴병에서도 마찬가지이나(Kempnich et al., 2018; Osborne-Crowley et al., 2019), 다발경화증에서 무감동과 정서 인식 사이의 관계는 검토된 바가 없다. 일반적으로 정서 인식 능력의 저하와 관련된 것으로 알려진 우울증(Dalili, Penton-Voak, Harmer & Munafò, 2015)은 신경학적 환자군이 정서를 인식하는 데도 부정적인 영향을 줄 수 있다. 파킨슨병에서 Gray와 Tickle-Degnen(2010)은 정서 인식 과제를 통해 우울증 증상이 동반된 파킨슨병 환자의 수행과 보통의 우울증 환자의 수행을 비교하였다. 연구 결과 우울증 증상의 수준과 상관없이 정서 인식의 결함이 발생했다. 일부 연구에서는 다발경화증에서 우울증과 사회인지 능력 간의 상관관계를 보고했다(Ciampi et al., 2018; Genova, Lancaster et al., 2020). Bora와 Özakbaş 등(2016)의 메타분석에 따르면, 우울 상태와 상관없이 정서 인식의 어려움이 발생했다. 이러한 관계는 헌팅턴병에서는 체계적으로 조사된 바가 없다(Kordsachia et al., 2017). 따라서 정서 인식과 무감동 사이의 관계에 대한 증거는 있지만, 우울 증상과의 유사한 관계에 대한 증거는 거의 없다고 하겠다. 요약하면 헌팅턴병, 파킨슨병 및 다발경화증에서 정서인식장애의 원인이 될 수 있는 여러 메커니즘에 대한 연구가 진행되어 왔다. 일련의 비특정 요인(예: 인지기능장애, 시각 처리, 신경정신 증상)이 특정 뇌 병변 요인(이후 논의됨)과 결합하여 이러한 질환에서 정서인식장애를 유발할 가능성이 크다. 또한 이러한 요인들은 질병이 진행됨에 따라 심화되고 상호 작용할 것으로 예상되며, 정서 인식 능력을 악화시킬 가능성이 높다.

정서 인식 평가에서의 생태학적 타당성

대다수의 연구에서는 헌팅턴병, 파킨슨병 및 다발경화증 환자의 정서 인식에 대해 검사할 때, 전형적인 정서가 얼굴 표정에 최대 강도로 표현된 정적인 이미지를 사용하였다(예: Ekman faces; Ekman & Friesen, 1976). 그러나 실제 정서는 동적이며, 종종 일시적으로 나타나기도 하고, 정서를 해석하는 데 도움이 되는 다양한 신호가 사회적 맥락 내에서 발생한다(Osborne-Crowley, 2020). 또한 정서 인식 과제에서는 일반적으로 참가자가 한 가지 방식(얼굴, 목소리, 몸짓 언어)으로 정서를 평가하게 되는 반면, 일상생활에서는 사람들이 동시에 여러 방식의 정보에 접근할 수 있다. 생태학적으로 타당한 정서 인식 검사는 실제 사회 환경에서 정서가 표현되는 방식에 좀 더 가까이 다가가려고 시도한다. 이러한 과제에는 환자들의 지각을 이끄는 다양한 정보들이 있기 때문에 전형적인 정서 인식 과제에 비해 장애가 적게 나타날 수도 있다. 예를 들어 Baez와 동료들(2015)이 헌팅턴병 환자들을 대상으로 연구한 결과, 탈맥락화된 얼굴을 사용하는 작업에서는 이들의 정서 인식의 수행이 감소하지만, 사회적 추론 인식 검사(Flanagan & Rollins, 2017)라는 영상 기반 검사에서는 수행이 감소하지 않음을 확인하였다. 마찬가지로 Kan과 동료들(2002)은 파킨슨병 환자들이 정적으로 제시된 얼굴보다 동적으로 제시된 정서를 더 잘 인식한다는 사실을 확인하였다. 환자들이 동적, 다중 방식 및 맥락적 정보를 성공적으로 사용하여 정서인식장애를 보정할 수 있다면, 전형적인 정서 인식 과제에서 측정된 장애가 실제 사회 환경에서 크게 영향을 미치지 않을 수도 있다(Pell et al., 2014). 그러나 외부 단서를 사용한 보상이 어느 정도 이루어질 수 있는지는 추가 연구가 필요하다.

또한 생태학적으로 타당한 정서 인식 과제를 통해 확인된 결손이 실제 결손을 더 잘 예측할 수 있다고 가정하는 것이 합리적이지만, 헌팅턴병, 파킨슨병 또는 다발경화증에서 이를 실증적으로 검사한 바는 없다. 헌팅턴병의 경우, 몇몇 연구에서는 증상이 발현된 헌팅턴병 환자들을 대상으로 진행한 사회적 추론 인식 검사에서 정서 인식 손상이 발견되었으나(Larsen et al., 2015; Philpott, Andrews, Staios, Churchyard & Fisher, 2016), 다른 연구에서는 그렇지 않았다(Baez et al., 2015). 증상이 나타나지 않은 헌팅턴병 환자들을 대상으로 진행한 사회적 추론 인식 검사에서 정서 인식 손상은 발견되지 않았다(Larsen et al., 2015). 진행형 다발경화증에서는 손상이 확인되었지만(Geno-va & McDonald, 2020), 파킨슨병에서는 발견되지 않았다(Pell et al., 2014). 사회적 추론 인식 검사 결과를 기반으로 보면 정서 인식 손상이 파킨슨병과 다발경화증에서 현실 세계의 손상으로 확장될 수 있다는 일부 증거가 있지만, 추가 연구를 통해 이러한 연결을 명시적으로 찾아야 할 것이다.

퇴행성 뇌질환에서의 마음 이론

마음 이론은 다른 사람의 마음을 이해하는 능력을 의미한다. 이는 헌팅턴병, 파킨슨병 및 다발경화증에서 손상될 수 있는 사회인지 기능의 또 다른 중요한 측면이다. 마음 이론은 종종 인지적 마음 이론과 정동적 마음 이론으로 나뉜다. 인지적 마음 이론은 다른 사람의 믿음, 의도 및 욕망을 추론하는 데 사용되며, 정동적 마음 이론은 다른 사람의 감정 상태와 느낌을 이해하는 데 사용된다.

인지적 마음 이론

헌팅턴병, 파킨슨병 및 다발경화증 환자들이 인지적 마음 이론 검사에서 어려움을 보이는 것은 잘 알려져 있다(Bora, Velakoulis et al., 2016; Coundouris et al., 2020; Cotter et al., 2016). 인지적 마음 이론은 대개 단순한 그림이나 상황극을 포함하는 과제를 사용하여 평가된다. 이 과제에서는 등장인물이 상황에 대해 불완전하거나 잘못된 지식을 가질 수 있다는 것을 알고 등장인물에게 '틀린 믿음'을 부여하는 것이 필요하다. 특히 흔한 틀린 믿음 과제 중 하나는 사회적 실수 검사이다. 이 검사에서는 참가자가 주어진 사회적 상황을 이해하는 데 필요한 모든 정보를 받게 된다. 그러나 이야기의 등장인물은 똑같이 완전한 정보를 가지고 있지 않기 때문에 사회적으로 틀린 행동(의도하지 않게 어색하거나 상처를 줄 수 있는 말 또는 행동)을 하게 되고, 참가자들은 등장인물의 의도에 대한 판단을 내려야 한다. 메타분석에서는 증상이 발현된 헌팅턴병 환자에게서 사회적 실수 검사의 수행 저하가 확인되었으며(Bora, Velakoulis et al., 2016), 한 연구에서도 증상이 나타나지 않은 헌팅턴병 환자에게서 사회적 실수 검사의 수행 저하가 확인된 바 있다(Eddy & Rickards, 2015). 사회적 실수 검사는 파킨슨병에 관한 여러 연구에서 사용되었으며, 한 메타분석 연구에서는 수행 저하에 대한 중간 수준의 효과 크기를 보여 준 바 있다(Bora, Walterfang & Velakoulis, 2015). 흥미롭게도 여러 연구에서 파킨슨병 환자가 부적절한 발언을 감지할 수는 있지만, 올바르게 해석할 수는 없다는 사실이 밝혀졌다(Kawamura와 Koyama, 2007; Narme et al., 2013). 다발경화증에서는 일곱 개의 연구를 검토하여 수행 저하에 대해 작은 효과 크기(g=0.26)를 보고한 메타분석 결과를 기반으로, 다발경화증에서 사회적 실수 검사의 민감도에 대해 의구심이 제기되기도 하였다(Cotter et al., 2016). 그러나 최근에는 여러 연구가 다발경화증에서의 수행 저하를 보고하고 있다(예: Isernia et al., 2019). 흥미롭게도 Isernia와 동료들(2019)은 진행형 다발경화증 환자들만 과제에서 손상이 있으며, 재발-완화형 다발경화증 환자의 경우 손상이 없는 것을 확인하였다. 최근 Ignatova와 동료들(2020)은 장애 점수가 더 높은 사람들의 과제 수행이 보다 나쁨을 보고하였다. 질병의 진행과 사회적 실수 검사에서의 수행 저하 간의 연관성은 파킨슨병 환자를 대상으로 한 연구에서도 보고된 바 있다(Péron et al., 2009). 따라서 이 과제는 좀 더 진행된 질병 상태에 더 민감할 수 있다.

이러한 사회적 추론을 정확하게 이해하기 위해서는 마음 이론이 필요하며, 이는 성공적인 사회적 상호 작용에 있어서 매우 중요하다. 틀린 믿음 과제와 유사한 다른 과제들도 참가자의 사회적 추론을 이해하는 능력을 평가하는 데 사용된 바 있는데, 그 예로는 농담, 거짓말, 비꼼 또는 비유와 같은 것들이다. 부적절한 이야기 검사(Strange Stories Test, SST)(Happé, 1994)는 참가자가 특정 유형의 사회적 추론을 이해해야 하는 일련의 상황극으로 구성된다. 다발경화증 환자들의 경우 다양한 유형의 사회적 추론을 인식하는 능력이 감소되어 있다는 연구 결과가 보고된 바 있다(Isernia et al., 2019; Ouellet, 2010). 헌팅턴병에 관한 한 소규모 연구에 따르면 증상이 발현된 헌팅턴병 환자들은 부적절한 이야기 검사 수행 능력이 저하되어 있었다(Bayliss et al., 2019). 파킨슨병에 관한 한 연구에서는 파킨슨병 환자들 역시 이 과제에서 수행 능력이 저하된 것으로 확인되었지만(Díez-Cirarda, 2015), 최근의 연구들은 이러한 어려움을 확인하는 데 실패하였다(예: Del Prete et al., 2020).

요약하면, 틀린 믿음 과제 및 사회적 추론이 필요한 과제 등 여러 과제를 통해 평가한 결과, 세 가지 질환 모두에서 인지적 마음 이론 활용 능력이 감소한 것으로 나타났다. 이러한 검사들을 활용한 연구들은, 세 집단 모두에서 손상에 대한 혼합된 증거들이 제시되었지만, 인지적 마음 이론의 특정 요소들은 손상의 영향을 받으며, 신경학적 질병이 진행됨에 따라 이러한 능력이 악화될 수 있음을 시사한다.

정동적 마음 이론

정동적 마음 이론은 정서 인식 능력과도 관련이 있지만, 타인의 감정을 이해하는 능력 역시 포함하는 넓은 개념이다. 눈 표정 마음 읽기 검사(Baron-Cohen, Wheelwright, Hill, Raste & Plumb, 2001)는 눈 부위 사진을 보고 복잡한 정신 상태(예: 진지함, 부끄러움, 놀람, 화남)를 추론해야 하는 검사법으로 널리 사용되고 있다. 헌팅턴병 환자 159명을 대상으로 한 여덟 개의 연구 결과를 요약한 메타분석에서는, 눈 표정 마음 읽기 검사에서의 수행 감소에 대한 명백한 증거가 확인된 바 있다(Bora, Velakoulis et al., 2016). 또한 Mason과 동료들(2015)은 질병의 단계(초기, 중기 및 후기 헌팅턴병)에 따라 눈 표정 마음 읽기 검사의 수행이 크게 저하됨을 확인하였다. 이 메타분석 후에도 추가적인 연구들에서 증상이 발현된 헌팅턴병(Lagravinese et al., 2017) 및 증상이 나타나지 않은 헌팅턴병(예: Eddy & Rickards, 2015)에 있어서도 눈 표정 마음 읽기 검사의 수행 감소가 관찰되었다. 그러나 Mason과 동료들(2015) 및 Larsen과 동료들(2015)은 증상이 나타나지 않은 헌팅턴병 참가자에게서는 수행의 저하를 관찰하지 못하였으나, 눈 표정 마음 읽기 검사의 수행이 질병의 부담 및 운동 증상 발현까지의 예상 시간과 관련이 있음을 확인하였다. 파킨슨병의 경우, 열 개의 연구 결과를 요약한 메타분석에서 눈 표정 마음 읽기 검사의 수행 저하에 대한 증거가 있었지만, 질병의 중증도와의 관계는 확인되지 않았다(Bora et al., 2015). 마지막으로 다발경화증과 관련한 다섯 개의 연구를 요약한 메타분석에 따르면, 다발경화증 환자들은 대조군에 비해 눈 표정 마음 읽기 검사의 수행이 손상되어 있었다(Cotter et al., 2016). 따라서 눈 표정 마음 읽기 검사는 헌팅턴병, 파킨슨병 및 다발경화증에서 정동적 마음 이론 변화에 민감하다고 할 수 있다. 헌팅턴병에서는 파킨슨병에서와는 달리 질병의 진행과 관련이 있는 것으로 보인다.

공감

공감은 마음 이론과 관련된 구조로서 주로 자기 보고 질문지를 사용하여 측정되며, 대개 인지적 및 정서적 구성 요소로 나누어진다. 인지적 공감은 다른 사람이 어떻게 느끼는지 이해하는 능력을 나타내는 반면, 정서적 공감은 다른 사람이 느끼는 것을 공감하거나 느끼는 능력을 말한다. 헌팅턴병의 경우 공감의 변화에 관한 혼재된 증거들이 있다. 임상적으로 환자들은 종종 자기 중심적이라고 묘사되며 동정심이나 공감 능력이 부족하다고 설명되기도 한다(Snowden et al., 2003). 두 개의 연구에서 증상이 발현된 헌팅턴병 환자로부터 정서적 공감이 아닌 인지적 공감의 저하가 관찰된 바 있으나(Eddy, Mahalingappa & Rickards, 2014; Maurage et al., 2016), 다른 연구들에서는 이러한 저하가 관찰되지 않았다(예: Trinkler et al., 2013). 증상이 나타나지 않은 헌팅턴병 참가자의 경우 자기 보고상의 정서적 공감이 일부 저하됨이 확인되었지만, 가장 큰 저하가 보고된 것은 인지적 공감이었다(Eddy & Rickards, 2015). 흥미롭게도 이 연구에서 자기 보고상의 인지적 공감은 눈 표정 마음 읽기 검사 수행과 관련이 있었다. 그러나 다른 연구에서는 증상이 나타나지 않은 헌팅턴병에서 공감의 저하를 확인하지 못하였다(Maurage et al., 2016).

파킨슨병의 경우, 최근의 메타분석에서 전반적인 자기 보고상의 공감 저하가 관찰되지는 않았다(Coundouris et al., 2020). 그러나 진행된 파킨슨병 참가자를 대상으로 한 연구에서는 정서적 공감은 아니지만, 자기 보고상의 인지적 공감 저하가 확인되었다(Schmidt, Paschen, Deuschl & Witt, 2017). 다발경화증의 경우 공감상의 변화가 잘 파악되어 있지는 않으며, 공감을 조사한 연구들의 결과에 일관성이 없었다. 구체적으로 살펴보면, 일부 연구에서는 자기 보고상의 공감이 낮은 수준임을 보고하였으나(Kraemer, Herold, Uekermann, Kis, Wiltfang et al., 2013), 다른 연구에서는 자기 보고상의 공감이 높은 수준임을 확인한 바 있다(Banati et al., 2010).

이렇듯 헌팅턴병, 파킨슨병 및 다발경화증에서 공감이 감소한다는 결과가 일관되게 보고된 바는 없다. 자기 보고 척도를 사용할 때 중요하게 고려할 사항은, 환자들에게 병식이 결여되어 있을 수 있다는 점인데, 이는 세 질환 모두에서 보고되고 있다(예: Benedict, Priore, Miller, Munschauer & Jacobs, 2001; Ho et al., 2006; Sitek, Sławek & Wieczorek, 2008). 또한 감정표현불능증(자신의 감정을 이해하지 못하는 능력), 기분장애 및 인지장애가 있다면, 이는 모두 질문지 측정에서 부정확한 자기 반영에 영향을 줄 수 있다. 자신이 보고한 공감과 타인이 보고한 공감 사이의 불일치(예: Benedict et al., 2001)를 고려할 때, 과학자들은 공감을 평가하기 위한 객관적인 방법을 탐색하기 시작해야 할 것이다.

마음 이론과 집행 기능

헌팅턴병에서의 인지적 마음 이론은 일관되게 집행 기능과 연관되어 있었다(예: Eddy et al., 2014). 실제로 2016년의 메타분석에서는 헌팅턴병 환자들의 인지적 마음 이론과 구어 유창성 사이에 있는 유의미한 관계를 확인하였다(Bora, Velakoulis et al., 2016). 한 연구에서는 인지적 유연성의 결핍이 통제될 경우, 의도 귀인에 대한 어려움이 개선된다고 밝혀진 바 있다(Brüne et al., 2011). 그러나 출판된 사례 연구에 따르면, 인지 검사 수행이 정상 범위 내에 있는 헌팅턴병 초기 단계에서도 2차 인지적 마음 이론 손상이 나타날 수 있다고 확인되었다(Caillaud et al., 2020). 또한 Eddy와 Rickards(2015)는 증상이 나타나지 않은 헌팅턴병 참가자들을 관찰하였는데, 이들은 집행 기능이 보존되어 있음에도 세 가지의 마음 이론 과제에서 수행 저하를 보였다. 이러한 증거는 헌팅턴병의 경우 마음 이론의 장애 일부가 집행기능장애로부터 기인할 수 있는 반면, 질병 초기에는 독립적으로 나타날 수도 있으며, 특정 사회인지적 결핍을 나타낼 수 있음을 시사한다. 헌팅턴병과 마찬가지로 파킨슨병 환자와 관련한 메타분석에서 마음 이론의 저하는 구어 유창성의 저하와 관련이 있었다(Bora et al., 2015). 다른 연구들에서는 마음 이론과 작업 기억, 억제 및 인지 유연성 사이의 관계를 발견하였다(Del Prete et al., 2020; Monetta et al., 2009; Santangelo et al., 2012). 다발경화증 관련 연구에서는 억제 능력과 마음 이론 사이의 관계도 확인되었다(Dulau et al., 2017; Genova & McDonald, 2020).

집행 기능과 마음 이론 간의 상호 작용은 아마도 매우 복잡할 것이며, 사용되는 마음 이론 과제의 유형에 따라서 달라질 수 있다. 예를 들어 외상성 뇌손상의 경우 과제가 단순히 정보를 이해하는 것인지, 또는 정보를 판단하거나 사회적 상호 작용을 위한 발화가 필요한지에 따라 마음 이론과 집행 기능 간의 관계가 다르다는 사실이 확인되었다(Honan et al., 2015; McDonald et al., 2014). 헌팅턴병, 파킨슨병 및 다발경화증에서는 아직 이러한 연구가 진행된 바 없다. 사례 8.1은 자기 참조적 사고를 억제하는 능력과 다른 사람의 관점을 이해하는 능력(의사소통에 영향을 줄 수 있음) 사이에서 가능한, 독특한 상호 작용을 보여 준다.

사례 8.1
_____

LN의 사례: 다발경화증을 앓고 있는 성인

병력 LN은 1차 진행형 다발경화증을 앓고 있는 60세 여성이다. 그녀는 다발경화중 연구 참여 문의를 하기 위해 연구자에게 전화하였다.

진행 경과 연구자는 LN이 말을 많이 한다고 느꼈다. 그녀는 자신의 감별 진단의 어려움, 과거의 유방암 병력, 캐나다에서 유학 중인 아들에 대해 장황하게 말했다. 필수적인 스크리닝 질문에 대한 응답을 얻는 것이 쉽지 않았다. 4주 후 연구자는 다발경화증 지원자 집단에서 LN을 만났는데, LN은 "당신은 우리를 실험실 쥐로 사용하는 사람이다"라고 말했다. LN은 전에는 연구자에게 매우 '수다스럽고', 쉽게 좋은 관계를 형성할 수 있는 사람으로 보였지만, 현재는 오히려 '억제되지 않는' 사람으로 보였다. 그녀의 '무례한' 발언은 다발경화증 지원자 집단 세션이 진행되는 내내 계속되었다. LN은 자신의 부정적인 신념에 반하는 새로운 정보(예: 재활 전략이 도움이 될 것임)를 받아들이는 능력이 감소된 행동 패턴을 보였다. 또한 자신의 발언이 다른 사람들에게 어떻게 해석될지 판단하는 능력과 자신의 반응을 '사회적으로 받아들여질 수 있는' 방식으로 조절하는 능력에 있어서도 분명한 어려움이 있었다.

의견 LN의 행동은 마음 이론에 있어서의 어려움을 나타내는 증거라고 할 수 있다. 또한 그녀의 행동은 이러한 어려움이 집행 과정(예: 억제 및 인지 유연성)과 상호 작용할 가능성과 의미 있는 관계를 형성하는 능력을 약화시킬 가능성을 보여주었다.

마음 이론 평가의 생태학적 타당성

부적절한 이야기 검사와 같은 마음 이론 과제의 생태학적 타당성에 있어서는 실제 생활 맥락에서의 의사소통을 반영하지 않는다는 점이 지적될 수 있다. 비꼼을 이해하는 능력을 평가하는, 영상 기반 과제인 사회적 추론 인식 검사는 생태학적으로 타당한 사회적 추론 과제의 한 예이다. 증상이 발현된 헌팅턴병의 경우 사회적 추론 인식 검사에서 비꼼 항목의 수행 저하는 확인된 바 있으나, 증상이 나타나지 않은 헌팅턴병의 경우에는 그렇지 않았다(Larsen et al., 2015; Philpott et al., 2016). 파킨슨병에서도 사회적 추론 인식 검사 수행 저하가 관찰되었다. 그러나 이는 맥락이 풍부한 환경에서의 항목에서만 발견되었다(Pell et al., 2014). 재발-완화형과 진행형 다발경화증을 앓는 사람들 역시 사회적 추론 인식 검사에서 수행의 저하를 보였는데(Genova et al., 2016; Genova, Lancaster et al., 2020), 이는 해석을 더 쉽게 만들어 주는 맥락 정보가 제공되는 하위 검사뿐 아니라 관련 정보가 제공되지 않는 하위 검사 모두에서 확인된 바 있다. 또한 사회인지 평가를 위한 영상(Movie for the Assessment of Social Cognition)(Pöttgen et al., 2013)과 가상 정신화 능력 평가(Virtual Assessment of Mentalizing Ability)(Lancaster et al., 2019) 등 마음 이론을 평가하는 과제 중 생태학적으로 타당한 과제들에 대한 수행 능력도 감소한 것으로 나타났다. 즉 이러한 연구 결과들은 헌팅턴병, 파킨슨병 및 다발경화증을 앓는 사람들이 생태학적인 마음 이론 과제에서 수행 능력 저하를 보일 수 있음을 시사한다. 이는 일상적인 맥락에서 (문맥적 단서를 사용하는 능력 때문에) 어려움이 없을 것으로 보이는 정서 지각과는 달리, 마음 이론에서의 어려움은 일상적인 맥락에서 좀 더 뚜렷하게 드러날 수 있음을 나타낸다. 따라서 마음 이론의 손상은 헌팅턴병, 파킨슨병 및 다발경화증을 가진 사람들의 사회적 기능에 영향을 미쳐, 이들이 사회적 세상을 탐색하는 데 오해와 어려움을 초래할 수 있을 것으로 보인다.

헌팅턴병, 파킨슨병 및 다발경화증에 있어 사회인지의 신경생물학적 기초

헌팅턴병, 파킨슨병 및 다발경화증은 신경병리학적 메커니즘과 증상학적인 면에서는 서로 다르지만, 공통적인 사항은 일반적으로 '사회적 뇌 네트워크'로 불리는 영역에 교란이 있다는 사실이다. 이러한 교란에는 구조적(위축, 병변의 부하 및 백질 손상의 측정을 통해 평가됨) 또는 기능적(뇌 활동이나 기능적 연결성의 측정을 통해 평가됨) 특성이 있을 수 있다.

정서 인식의 기저에 있는 뇌 영역 중 가장 널리 연구된 것은 편도체이며, 세 가지 질환 모두에서 편도체에 대한 기능적·구조적 교란에 대해 연구가 진행되어 왔다. 먼저 기능적 교란을 살펴보면, 헌팅턴병, 파킨슨병 및 다발경화증의 경우 편도체의 비정상적인 활동 및 연결이 정서 인식과 관련이 있는 것으로 보인다(Dogan et al., 2014; Passamonti et al., 2009; Tessitore et al., 2002). 구조적 교란 측면을 살펴보면, 헌팅턴병 환자(Kipps et al., 2007)와 파킨슨병 환자(Ibarretxe-Bilbao et al., 2009)의 편도체 회색질의 감소는 표정 인식의 장애와 관련이 있다. 다발경화증의 경우 편도체의 피질 병변의 부피가 정서 지각 결손의 예측 인자로 보고된 바 있다(Pitteri et al., 2019). 따라서 편도체의 기능적·구조적 손상은 세 가지 질환 모두에서 정서 인식의 어려움에 작용하는 것으로 보인다.

다른 피질하 영역들의 손상도 정서 인식의 어려움에 영향을 줄 수 있다. 선조체의 활성 감소는 파킨슨병(Heller et al., 2018)뿐 아니라 증상이 발현된 헌팅턴병(Dogan et al., 2014) 및 증상이 나타나지 않은 헌팅턴병(Hennenlotter et al., 2004; Novak et al., 2012)에서의 정서 지각 결손과 관련이 있다. 선조체의 회색질의 부피도 헌팅턴병에서 정서 지각 결손과 관련이 있다(Harrington et al., 2014; Henley et al., 2008, Scahill et al., 2013). 마지막으로 선조체는 정서 인식에 관련된 다른 구조들과의 기능적 연결을 통해 헌팅턴병과 파킨슨병 모두에서 정서 인식과 관련하여 중요한 역할을 한다고 여겨진다(예: Argaud et al., 2018; Dogan et al., 2014).

기능적 전두엽 손상과 구조적 전두엽 손상 모두 세 질환에서 정서인식장애와 관련이 있다고 보고되었다. 다발경화증 환자 중 얼굴 정서 인식에 장애가 있는 환자들은 장애가 없는 환자들에 비해 배쪽가쪽 전전두피질(ventrolateral prefrontal cortex)의 활성이 감소된 것이 밝혀졌다(Krause et al., 2009). 흥미롭게도 증상이 나타나지 않은 헌팅턴병 참가자들은 묵시적 정서 지각 중에 전두엽 영역의 활성 증가를 보여 주었는데, 이는 저자들에 의해 보상 기전으로 해석되기도 하였다(Novak et al., 2012). 구조적으로 전두엽 영역(예: 안와전두피질 및 등쪽가쪽 전전두피질)의 위축은 헌팅턴병(Baggio et al., 2012; Henley et al., 2008; Ille, Schäfer et al., 2011), 파킨슨병(Ibarretxe-Bilbao et al., 2009) 및 다발경화증(Ciampi et al., 2018)에서 정서 인식이 잘 되지 않는 것과 관련이 있다. 또한 공포를 느끼는 능력의 저하는 파킨슨병의 오른쪽 아래 전두후두다발의 전두엽 부분의 분할 비등방도(fractional anisotropy) 수준과 관련이 있다고 보고되었는데(Baggio et al., 2012), 이는 전두엽 영역에서 나오거나 전두엽 영역으로 향하는 백질 연결의 구조적 손상을 나타낸다.

시각의 처리는 얼굴 특징 검사를 요하는 과제에 필수적이므로, 후두엽은 종종 사회적 뇌의 핵심적인 부분으로 간주되기도 한다. 따라서 각각의 질환에서 후두엽의 손상은 얼굴에 드러난 감정을 인식하는 능력에 특정한 역할을 하는 것으로 보인다. 예를 들면 Golde와 동료들(2020)은 다발경화증에서 방추형이랑의 연결성과 정서 인식 사이에 양의 관계가 있음을 보고하였는데, 이는 저하된 연결성이 좋지 않은 정서 인식과 관련이 있음을 나타낸다. 기능적 자기공명영상 연구는 감정적인 얼굴 표정을 처리할 때 증상이 발현된 헌팅턴병(Dogan et al., 2014) 및 증상이 나타나지 않은 헌팅턴병 참가자의 후두엽 영역에서 활동이 감소됨을 보여 주었다(Hennenlotter et al., 2004; Novak et al., 2012). 세 가지 질환 모두에서, 정서 인식의 어려움은 후두엽의 여러 영역의 위축과 관련이 있었다(Baggio et al., 2012; Harrington et al., 2014; Scahill et al., 2013).

이전의 연구들을 통해 체성감각피질이 얼굴에 드러난 정서를 인식하는 데 중요하다는 것이 밝혀진 바 있다. 해당 연구 결과는 우리가 다른 사람이 어떻게 느낄 것인지를 시뮬레이션하는 체성감각 표상을 내부적으로 생성함으로써 다른 사람의 정서 상태를 인식하게 된다는 발상과 일치한다(Adolphs, Damasio, Tranel, Cooper & Damasio, 2000). 파킨슨병의 경우, 수행 정확도가 감소한 것과 지각된 정서의 강도가 약해진 것 두 가지 모두가 혐오,

분노 및 공포에 대해 2차 체성감각피질에서의 활성이 감소된 것과 관련이 있다.

이와 마찬가지로, Dogan과 동료들(2014)은 헌팅턴병 환자가 정서를 인식하는 동안 감각운동피질 및 체성감각피질의 활성이 감소하는 것에 대한 증거를 확인하였다. 뇌섬엽(주관적 정서 인식과 관련된 체성감각 영역)에 있어서는 다발경화증 환자들 중 얼굴의 정동 인식에 장애가 있는 사람들이 장애가 없는 사람들에 비해서 활성이 감소하였다(Krause et al., 2009). 또한 증상이 발현된 헌팅턴병(Dogan et al., 2014) 및 증상이 나타나지 않은 헌팅턴병에서 묵시적 정서 인식 과제 중 뇌섬엽의 낮은 활성이 보고되었다(Hennenlotter et al., 2004; Novak et al., 2012). 구조적인 손상과 관련하여 뇌섬엽의 회색질 부피 감소는 헌팅턴병(Henley et al., 2008; Ille, chäfer et al., 2011; Kipps et al., 2007) 및 다발경화증(Ciampi et al., 2018)에서의 정서 인식 결손과 관련이 있다. 뇌섬엽은 파킨슨병에서도 정서 지각의 결손과 관련이 있다고 추정되었는데(Christopher et al., 2014; Ricciardi et al., 2017), 최소한 두 개의 연구에서는 구조적 또는 기능적인 영상을 통해 이 관계를 확인하지는 못하였다(Baggio et al., 2012; Wabnegger et al., 2015).

요약하면 '사회적 뇌' 영역에 있어서의 손상이 사회인지장애에서 중요한 역할을 하는 것으로 보인다. 세 가지 질환 모두에서 이러한 뇌 영역에 명백한 구조적 손상(예: 위축)이 발생하기 전에 질병 초기부터 기능적으로 신경망에 대한 교란이 관찰될 수 있음을 알 수 있다. 하나의 잠재적 가설은 헌팅턴병, 파킨슨병 및 다발경화증의 초기 단계에서 기능적인 교란이 시작된다는 것이다. 그러나 병리가 증가함에 따라, 뇌는 보다 넓은 연결망을 사용하여 사회적 인식의 어려움을 보상하는 것을 더 이상 할 수 없게 된다. 이때 사회적 뇌의 핵심 영역에 대한 구조적 손상이 사회인지장애와 연관되는 것이다.

사회인지적 결손의 심리사회적 결과

헌팅턴병, 파킨슨병 및 다발경화증에 있어서 사회인지장애가 일상적인 사회적 기능에 미치는 영향을 조사한 연구는 많지 않다. 문헌에서는 종종 정서 인식의 결손이 사회적 삶의 질이 저하하는 데 영향을 준다고 추정한다(예: Yitzhak et al., 2020). 예를 들면 주관적 정서 경험의 변화는 안녕감에 영향을 미칠 수 있고, 표현인식장애는 의사소통에 영향을 미칠 수 있으며, 사회적 동기의 변화는 사회적 기회에 영향을 미칠 수 있다(Kordsachia et al., 2017). 연구 결과 헌팅턴병 환자들은 흔히 사회적 삶의 질 감소, 사회적 고립, 사회적 위축, 관계의 붕괴 및 사회적 상호 작용에 있어서의 장애를 경험하게 된다(Hayden et al., 1980; Helder et al., 2001; Kempnich et al., 2018). 또한 이들은 정신적 또는 신체적 건강상의 문제보다 사회적 건강상의 문제가 더 자주 발생한다고 말한다(Carlozzi & Tulsky, 2013). 사례 8.2에 요약된 MT의 경우에서 볼 수 있듯이, 사회적 관계를 방해하는 행동 변화는 헌팅턴병 환자들과 가까운 사람들이 갖는 주된 불만 사항이 될 수 있다. 하지만 이러한 사회적 결과와 사회인지장애와의 관계에 대해서는 잘 알려진 바가 없다. 파킨슨병에서는 정서 인식의 손상이 사회적 관계에서의 좌절감, 사회적 연결 상실, 대인관계에서의 심적 고통 및 사회적 행동장애와 연결되어 있다(Clark et al., 2008; Narme et al., 2013). 다발경화증의 경우 사회인지 능력이 심리적·사회적 측면에서 삶의 질 저하(Phillips et al., 2011) 및 심리사회적 피로와 관련되어 있다(Genova, Lancaster et al., 2020). 헌팅턴병, 파킨슨병 및 다발경화증에서의 사회인지장애가 심리사회적 기능에 부정적인 영향을 미칠 수 있다는 증거들은 상당히 제한적으로만 존재한다. 중요한 것은 이러한 영향을 판단하기 위해서는 더 많은 연구가 필요하다는 사실이다.

MT의 사례: 헌팅턴병을 앓고 있는 성인

병력 49세 여성인 MT는 성공한 변호사이다. 그녀는 넓은 사회적 네트워크를 가졌으며, 다양한 신체 활동을 즐긴다. MT는 아버지를 모르기 때문에, 자신이 유전적으로 헌팅턴병에 걸릴 위험이 있다는 사실을 모르고 있었다.

진행 경과 MT는 남편의 의뢰로 일반의에게 진료를 받게 되었다. 남편은 그녀의 성공적인 경력에도 불구하고 그녀의 정신 건강이 악화되고 있으며, 최근에는 행동 역시 미묘하게 변했다고 느꼈다. MT는 기분 저하, 정서 불안, 수면 문제 및 집중력 저하를 포함하는 우울 증상을 가지고 있었다. 대화 중 그녀는 말이 많아졌고 종종 본론에서 벗어나기도 하였다. 과민성이 증가한 것과 가끔씩 화가 폭발하는 것이 가장 큰 변화였으며, 이는 그녀의 남편과 아이들을 고통스럽게 만들었다.

평가 MT는 신경과 의사에게 소개되었다. 신경과 의사는 그녀에게서 약간의 운동 이상을 발견하였다. MT는 가만히 앉아 있기 어려워하였다. 신경심리학자는 처리 속도와 부정적 정서 인식에서 경미한 결손이 있음을 보고했지만, 집행 기능 검사의 수행 능력은 정상 범위로 나타났다. MRI 검사의 결과는 정상이었다. 그녀가 아버지를 모른다는 사실을 알게 된 후, 신경과 의사는 그녀에게 헌팅턴병 유전자 검사를 권하였으며, 검사를 통해 헌팅턴병이 확진되었다. 미세한 운동 변화와 경미한 인지 감퇴 그리고 특별한 변화가 관찰되지 않는 MRI 검사 소견은 MT가 전구기 헌팅턴병의 후기 단계에 있을 가능성이 높음을 시사하였다.

요약 및 의견 이 사례 연구는 헌팅턴병의 초기 단계에서도 사회인지 기능이 손상될 수 있음을 보여 준다. 공식적인 신경심리학적 검사를 통해 확인될 수 있었지만, 그녀의 일상에서 사회인지적 문제가 어떻게 나타나는지를 보여 준 것은 가까운 가족과 친구들에 의해서였다. 그녀의 남편이 사회적 행동의 변화를 알아채지 못했다면 MT의 헌팅턴병 진단은 이루어지지 않았을 수도 있다.

요약 및 미래의 연구 방향

헌팅턴병, 파킨슨병 및 다발경화증에서 사회인지기능장애가 분명하게 나타나며, 이는 사회적 삶의 질 감소와 관련이 있어 보인다. 하지만 이 기능장애를 어떻게 치료할 수 있는지에 대한 연구는 매우 부족하다. 치료를 위해서는 여러 요소를 고려해야만 한다. 첫째, 치료하고자 하는 결손은 무엇인가? 명백한 대답은 '사회인지'이겠지만 이 장에서 확인된 것 중 하나는 사회인지에 기여하는 다른 요소들의 역할이다. 예를 들면 일반적인 인지의 어려움이 사회인지 능력을 약화시킬 수도 있다. 세 가지 질환에서 처리 속도는 가장 잘 정립된 인지장애 중 하나이다. 만약 처리 속도가 느리다면, 타인의 얼굴에서 잠깐 지나가는 정서를 인식하는 데 상당한 어려움을 겪을 것이다. 둘째, 최적의 치료 방법은 무엇인가? 예를 들어 처리 속도의 결손에 대한 재활 또는 정서 인식에 특화된 훈련 중 어느 것이 더 효과적일지 연구를 통해 밝혀 내야 한다. 또는 이 두 가지 재활 접근법을 조합하는 것이 가장 효과적일 수 있다. 사회인지 결손을 악화시킬 수 있는 기분장애의 동반 발병은 다른 가능한 치료 방향을 시사한다. 즉 기분 증상을 개선함으로써 사회인지 능력도 개선될 수 있을 것이다. 요약하면, 다발경화증, 파킨슨병 및 헌팅턴병을 가진 사람의 사회인지 결손을 치료하는 방법을 연구할 필요가 있으며, 이를 위해서는 잠재적으로 기여할 수 있는 여러 요인을 고려해야만 한다.

이러한 질환에서 나타나는 사회인지 문제를 연구하기 위해 혁신적인 기술을 도입하는 것 역시 미래의 또 다른 연구 방향이 될 수 있겠다. 앞에서 언급한 바와 같이, 실험실 기반 사회인지 측정법(예: 정적인 얼굴 표정 사용)을 주로 사용하는 경우, 이러한 연구에서 발견되는 어려움이 실제 일상적인 기능에서의 문제를 반영하는지 의문이 생긴다. 가상 현실과 같은 새로운 기술들은 참가자가 실제와 같이 시뮬레이션된 환경에서 자극에 더 몰입할 수 있게 하기 때문에, 향후 사회인지 능력 평가에 있어 흥미로운 방향을 제시하고 있다. 가상 현실을 사회인지 평가에 적용하는 기술은 아직 초기 단계에 있다. 하지만 이러한 과제는 현재 자폐증 및 조현병 분야에서 이용되고 있으며, 이러한 과제를 헌팅턴병, 파킨슨병 및 다발경화증에 적용하는 것은 탐구할 가치가 있다고 하겠다.

생태학적으로 타당한 새로운 사회인지 측정법의 개발도 중요하지만, 이 분야는 연구 간에 공유될 수 있는 공통의 측정 도구 묶음을 만드는 데 힘써야 한다. 현재 여러 연구에서 사회인지를 평가하기 위해 다양한 측정법이 사용되고 있는데, 대부분의 경우 이러한 대상 집단에서의 타당성, 신뢰성 또는 민감도에 대한 어떠한 심리 측정학적 자료도 제공하지 않고 있다. 인지기능을 평가하는 종합 심리 검사에 추가할 수 있도록 각 대상 집단의 결손에 민감하고 타당한 사회인지 측정법을 찾을 필요가 있으며, 이를 위해서는 공동의 노력이 필요하다(다발경화증의 경우 MACFIMS와 유사). 9장에서는 현재의 사회인지 측정법에 대해 전체적으로 논의하고자 한다.

9

성인의 사회인지 평가

Michelle Kelly 뉴캐슬대학교 심리학부
Skye McDonald 뉴사우스웨일스대학교 심리학부
Amy E. Pinkham 텍사스대학교 행동 및 뇌과학부

지금까지는 주의력, 억제 능력, 기억력, 집행 기능을 평가하는 신경심리 검사에서의 수행을 통해 사회인지장애를 추론해 왔다(Godfrey & Shum, 2000). 그러나 다양한 집단을 대상으로 한 연구에서 사회인지장애가 일반적인 인지장애와 독립적으로 발생한다는 설득력 있는 증거가 발견되고 있다(Shimokawa et al., 2000; Spikman et al., 2012). 이를 고려하여 자기 보고 및 정보 제공자 보고 질문지, 행동 관찰, 수행 기반 검사 등 모든 전통적인 측정 방법에 따른 도구들이 개발되고 있으며, 일부는 생리적 측정 및 뇌영상 기술로도 보강되고 있다. 사회인지의 다양한 측면을 평가하기 위해서는 다양한 종류의 평가가 필요하다(사회인지의 다양한 측면에 대한 전체 논의는 1장 참조). 예를 들어 공감은 종종 자기 보고 또는 각성 변화에 대한 생리적 측정을 통해 평가되는 반면, 정서 지각, 얼굴 식별, 귀인 편향(예: 모호한 사건을 적대적 의도로 귀인), 마음 이론은 일반적으로 수행 과제를 통해 평가된다. 평가 도구 개발이 급증하고 있음에도 불구하고, 임상가들은 여전히 사회인지장애를 평가하는 데 적극적이지 않은데, 이는 아직 그 중요성에 대한 인식이 부족하거나 평가 도구를 사용하는 데 다른 걸림돌이 있음을 시사한다(Kelly et al., 2017a; Kelly et al., 2017b). 이 장에서는 평가 도구와 기법, 여러 가지 임상 장면에서 평가할 수 있는 영역, 다양한 평가 도구의 심리 측정적 특징, 그리고 연구 및 임상 현장에서의 유용성에 대해 설명한다.

자기 보고 및 정보 제공자 보고 사회인지 평가

자기 보고 및 정보 제공자 보고 방식의 사회인지 평가 방법은 매우 매력적이라고 할 수 있다. 일반적으로 빠르고, 온라인 형식에도 쉽게 적용될 수 있으며, 연구 및 임상 장면 모두에서 저렴하게 사용할 수 있다는 장점이 있다. 이는 정보 제공자, 주로 가족에 의해 평가되는 방식으로, 임상적 장애를 가진 환자의 내적 상태(상황에 대한 감정)와 행동 모두를 측정하는 데 사용된다. 자기 보고 및 정보 제공자 보고 질문지를 사용하면 많은 이점이 있지만 단점도 있다. 첫 번째 문제는 통찰력 부족이다. 예를 들어 전두측두치매 환자의 경우, 보호자가 평가한 바에 따르면 공감 능력의 손상이 심각하지만, 환자 본인의 평가는 현저하게 다르다(Hsieh et al., 2013). 이는 평가가 자기 인식 부족에 강하게 영향을 받는다는 점을 보여 준다(예: Clare et al., 2012).

또한 자기 보고 측정 방법은 사회적 바람직성 편향(Schieman & Van Gundy, 2000; Watson & Morris, 1991)이나 소속 집단의 차이(Konrath et al., 2010; O'Brien et al., 2013)의 영향을 받기 쉽다. 게다가 메타인지, 즉 자기 성찰은 나이에 따라 변하므로 노년층의 자기 보고는 청년층의 자기 보고와 다를 것이다(Mecacci & Righi, 2006). 이뿐만 아니라 보호자의 반응에도 편향이 있을 수 있다. 보호자(주로 가족 및 친구)는 보호자 역할과 관련된 스트레스와 부담감을 경험할 수 있으며, 이로 인해 부정적 편향이 생겨 돌보는 대상자의 장애에 대해 더 심하게 보고하거나(Clare et al., 2011; Martyr & Clare, 2018; Martyr et al., 2019), 또는 반대로 축소하여 보고할 수도 있다. 이러한 문제들 때문에, 정보 제공자가 환자의 사회적 기능을 보고할 때는 그 시점에 환자와 가족에게 무슨 일이 일어났었는지를 함께 고려할 필요가 있다.

이러한 단점들에도 불구하고, 뇌손상 분야에서 사회인지와 행동에 대해 임상가가 가장 많이 사용하는 상위 다섯 개 도구 중 세 개가 자기 보고 및 정보 제공자 보고 평가 방식에 해당하며(Kelly et al., 2017a), 이는 뇌손상 연구에서 공감 및 사회적 의사소통을 평가하기 위해 가장 흔하게 사용하는 수단이다(Wallis et al., 인쇄 중). 다만, 자기 보고 평가 방법은 임상 집단과 건강한 성인 모두에서 행동 평가 결과와 유의미한 상관이 없는 경우가 많기 때문에(Francis et al., 2017; Healey et al., 2015; Kelly et al., 심사 중; Murphy & Lilienfeld, 2019), 측정의 객관성을 높이려면 수행 기반 평가 방식이 중요하다.

수행 기반 사회인지 평가

다른 신경심리 검사들과 마찬가지로, 사회인지에 대한 수행 기반 평가 방법은 개인이 수행한 과제의 결과를 규준과 비교한다. 정서 인식(또는 지각)은 대부분 Ekman과 Friesen의 흑백 사진 세트를 이용하여 평가하는데, 이 세트는 여섯 가지 기본 정서를 나타내는 표정과 중립적인 표정을 취하고 있는 배우들의 흑백 사진으로 구성되어 있다(Ekman & Friesen, 1976). 그러나 오늘날에는 이 외에도 다양한 정서 인식 자극을 사용할 수 있다. 플로리다 정동 종합 검사(Florida Affect Battery, FAB)(Bowers et al., 1991)나 종합 정서 검사 시스템(Comprehensive Affect Test System, CATS)(Froming et al., 2006)처럼, 정서 인식의 다양한 측면을 평가하여 음성에 담긴 정서(어조)와 신체 언어를 평가하는 검사들도 개발되었다. 또한 사회적 추론 인식 검사(The Awareness of Social Inference Test, TASIT)와 같이 동영상으로 촬영된 정서 상태를 자극으로 사용하는 검사들도 있다(McDonald et al., 2003). 이러한 검사들의 점수는 간단하고 객관적인데, 일반적으로 정확하게 답변된 자극의 수를 합산하거나, 경우에 따라서는 또 다른 영상 또는 목소리에 정확하게 짝지어진 자극의 수를 합산하여 구하기도 한다. 이와 마찬가지로 얼굴 재인 검사는 대상 얼굴을 다른 각도에서 보고 이와 동일한 얼굴을 선택하게 하거나, 친숙한(유명한) 얼굴을 인식하는지 평가하는 방식으로 시행된다(Benton et al., 1983; Duchaine

& Nakayama, 2006).

　마음 이론 검사는 원래 자폐스펙트럼장애를 가진 아동을 대상으로 만화나 인형을 사용하여 이야기 속 등장인물의 신념과 동기를 이해하는지 평가하기 위해 개발되었다(Wimmer & Perner, 1983). 성인의 평가에서도 만화 이야기가 사용될 수 있지만, 주로 다양한 등장인물의 생각, 신념 및 동기에 대한 질문을 포함한 문서 형태의 시나리오가 사용된다(Stone et al., 1998). 언어의 미묘한 차이, 즉 비꼼, 거짓말, 농담을 알아차릴 수 있는지 평가하는 행동 평가 방식도 있다(Happe, 1994; McDonald, Flanagan et al., 2011). 최근에는 검사의 생태학적 타당도를 높이는 것을 목표로 시청각 검사들과 가상 현실 기반 검사들도 개발되고 있다(Canty et al., 2017; Dziobek et al., 2006; McDonald, Flanagan et al., 2011; Samson et al., 2005).

　공감 능력을 평가하기 위해서는 다면적 공감 검사(Multifaceted Empathy Test, MET)와 같은 수행 기반 검사를 사용할 수도 있지만, 대부분 자기 보고식 질문지를 사용한다. 귀인 편향은 조현병스펙트럼장애 환자에게서 주로 언급되는 구성 개념인데, 일반적으로 편향이 들어 있는 상황을 글로 제시하고 피험자에게 고정 응답 또는 개방 응답 방식으로 이를 해석하는 과제를 수행하게 함으로써 평가한다(Combs et al., 2007a; Rosset, 2008). 이와 유사하게 사회지각과 도덕적 판단 과제는 대부분 글과 그림이 제시된 후 질문이 이어지는 방식으로 시행된다(Chiasson et al., 2017; Costanzo & Archer, 1989; Sergi et al., 2009).

생리적 기술 및 영상 기술을 통한 사회인지 평가 강화

　2장에서 논의한 바와 같이, 생리적 측정이나 뇌영상 기법 같은 다양한 기술을 사용하게 되면서 사회인지를 평가할 수 있는 새로운 방법들이 생겨났고, 자기 보고식 과제 및 행동 평가의 구성 타당도를 뒷받침할 만한 증거를 얻을 수 있게 되었다(Neumann & Westbury, 2011). 생리적 측정 방식은 자율신경계 활성화의 변화와 같이 정서적 경험과 연관성을 보이는 반응을 탐지하기에 유용한데(Cacioppo et al., 2007), 심박수, 호흡, 동공 수축 및 확장, 시선의 방향, 피부전도도, 피부 온도와 같은 것들이 그 지표가 될 수 있다. 정서 인식, 마음 이론, 공감 등 우리가 설명하는 대부분의 사회인지 개념에는 정서적 요소가 내재되어 있다. 연구 참가자의 생리적 반응을 측정함으로써, 우리는 참가자가 스스로 보고한 정서적 변화를 타당화할 수 있고, 참가자가 인식하지 못했거나 설명할 수 없던 정서적 각성의 변화도 발견할 수 있다.

피부전도성(피부전도도)은 여러 임상 집단에서 정서 지각, 공감, 신뢰성 판단 및 도덕적 범죄에 대한 반응을 평가하는 자기 보고 및 행동 평가 방식을 보강하는 데 사용되어 왔다(예: Cecchetto et al., 2018, de Sousa et al., 2012, Mathersul et al., 2013b, Neumann & Westbury, 2011 참조). 예를 들어 뇌손상을 입은 사람의 비전형적인 피부 전도 반응은 정서에 대한 공감 반응 저하와 관련이 있었으며, 이는 아마도 생리적 반응이 일반적으로 더 둔화되었기 때문일 것이다(de Sousa et al., 2011). 시선의 방향과 동공 확장은 이것이 정서지각 장애의 한 요인인지를 결정하기 위해 자폐스펙트럼장애 연구에서 자주 사용된다. 이를 통해 얼굴의 특정 부위에 주의를 기울이는 시간을 알 수 있으며, 이 경험이 얼마나 큰 보상을 주는지 또는 혐오스러운지 확인할 수 있다(예: Black et al., 2017; Sepeta et al., 2012).

이와 마찬가지로 근전도(EMG: 정서를 모방하거나 표현할 때 사용되는 얼굴 근육 측정) 역시 사회적 장애의 양상을 설명하기 위해 사용되었다. 자폐스펙트럼장애 환자와 후천적 뇌손상 환자는 연령이 일치하는 대조군과 비교했을 때 정서적 자극을 보고 얼굴로 따라 하는 과제에서 차이를 보였다(de Sousa et al., 2011; Mathersul et al., 2013a; McDonald, Li et al., 2011). 이러한 사회적 처리 과정에 대한 다양한 생리적 지표는 임상 환자들의 사회인지장애 기저에 있는 문제가 무엇인지 이해하는 데 도움이 된다. 이러한 정보는 개입의 목표가 무엇이어야 하는지, 그리고 어떤 유형의 개입이 가능한지를 결정하는 데 유용하다. 생리적 측정은 매우 중요한 연구 방법이지만, 이러한 측정은 임상 장면에서 필요한 개별 평가로는 그다지 유용하지 않다는 점을 주지할 필요가 있다. 생리적 측정은 본질적으로 가변성이 크기 때문에 피검자 내 평가로 일상적으로 사용하기에는 신뢰하기 어렵다는 문제가 있다.

구조적 및 기능적 자기공명영상, 양전자방출 단층촬영, 단일광자방출 전산화단층촬영과 같은 뇌영상 기술도 사회인지에 대한 평가와 이해를 발전시켰다(자세한 내용은 2장 참조). 사회신경과학 분야에서는 MRI를 통해 여러 과제와 패러다임을 개발할 수 있었는데, 이는 과제 수행에 대한 신경학적 기제를 명확하게 규명하여 진단 및 치료 과정에 유용한 정보들을 제공하였다. 최근 들어 연구자들은 이러한 과제 중 일부가 임상적으로도 유용한지 살펴본 바 있다(Green et al., 2013). 그 결과들이 처음에 기대했던 것만큼 긍정적이지는 않았지만, 이러한 노력을 통해 공감을 평가하는 유망한 방법을 다시 한번 확인할 수 있었다. 그중 하나인 공감 정확도 패러다임(empathic accuracy paradigm)은 조현병의 임상적 손상을 평가하는 데 민감하였고, 적절한 신뢰도를 보였으며(Kern et al., 2013), 기능적 수행과도 유의미한 연관성이 있었다(Olbert et al., 2013). 앞에서 언급한 바와 같이, 공감에 대한 행동 평가 방법 중에는 적절히 타당화된 것이 거의 없다. 따라서 사회신경과학의 측정 방식을 임상 영역으로 직접 들여온다면, 사회인지 평가 방법을 개선하고 확장하기 위한 전략에 로드맵을 제공할 수 있을 것이다.

평가에 대한 이러한 기여 외에도, 정상인 집단과 임상 환자 집단의 사회인지에 대한 뇌영상 연구들은 사회인지가 상대적으로 독립성을 가진 영역임을 뒷받침해 주고 있다. 즉 지각, 기억, 주의력과 같은 인지 기능에 중요한 여러 뇌 영역이 사회인지에도 관여한다는 사실이 인정되고 있지만, 사회인지에만 국한되어 특화된 뇌신경 영역이 있음을 보여 주는 뚜렷한 증거들도 있다(Adolphs, 2009). 이처럼 특화된 뇌신경 시스템을 확인하는 것은, 이러한 시스템의 기능장애가 사회인지 및 사회적 상호 작용의 장애에 원인이 될 수 있다는 가설을 세우기 위해 필요한 가장 기초적인 작업이다(예: Pinkham et al., 2003). 대체로 임상 집단을 대상으로 한 영상 연구들은 이런 환자들에게서 사회인지 네트워크의 활동과 기능적 연결성이 감소 또는 손상되어 있다는 점을 보여 주었다(Bjorkquist et al., 2016; Cusi et al., 2012; Taylor et al., 2012). 따라서 MRI는 약물 또는 신경 자극 치료의 목표가 될 수 있는 사회인지장애의 잠재적 기전을 파악하는 데 도움이 되었다. 뇌파 검사 역시 뇌 활동을 측정하는 좋은 방법이다. 예를 들어 조현병 진단을 받은 사람의 경우, 뇌파는 공동 작업(joint task) 중 뇌 기능의 전기생리학적 차이를 규명하는 데 유용하였다(De La Asuncion et al., 2015).

사회인지 검사에 필요한 심리 측정적 기준

정신생리학 및 뇌영상 기술이 인지 및 정서를 평가하는 전통적인 접근 방식에 부가적으로 적용될 수 있는 중요한 방법이기는 하지만, 연구와 임상 평가 장면 모두에서는 여전히 자기 보고 및 수행 기반 과제들이 중추적인 역할을 하고 있다. 이러한 평가 도구에 대한 확신을 가지려면 검사는 신뢰할 만하고(다양한 조건에서도 일관되게 검사) 타당해야(검사한다고 생각하는 것을 진짜로 검사) 한다. 또한 언어 및 집행 기능에 대한 요구는 최소한이어야 하고, 규준 자료를 갖추고 있으면서, 길이와 내용 측면에서 환자에게 임상적으로 사용하기 유용해야 한다(주요 검사들의 심리 측정적 특징들에 대해서는 표 9.1 참조). 현재까지 이러한 특징들에 대한 증거를 모두 적절하게 입증한 검사는 매우 드물다(Kelly et al., 2017b).

신뢰도는 검사가 목표한 구성 개념을 측정할 때 얼마나 일관적인지를 의미하는 것으로, 주로 다양한 상관 분석을 시행하여 확인하며, −1에서 1 사이의 통계적 수치로 표시된다. 양수인지 음수인지 상관없이 0에 가까운 점

표 9.1 사회인지 검사에 대한 심리 측정 기준

검사의 신뢰도를 위해, 검사가 다음 사항을 갖춘 것이 입증되어야 함
- ❖ 간단하고 명확한 채점 방법
- ❖ 주관적인 채점이 필요한 항목의 경우, 평가자 간 일치도[급내 상관 계수(intraclass correlation, ICC)와 같은 평가자 간 신뢰도]
- ❖ 모든 항목이 동일한 구성 개념을 평가함(알파 계수 또는 분할 검사 신뢰도와 같은 내적 신뢰도가 0.7 이상)(Nunnally & Bernstein, 1994).
- ❖ 시간 경과에 따른 일치도(검사-재검사 신뢰도, Pearson r 또는 급내 상관 계수가 0.7 이상) (Nunnally & Bernstein, 1994)).
- ❖ 동형 검사를 사용하는 경우, 두 병렬 검사 간의 높은 상관

검사가 타당하기 위해 다음 사항이 입증되어야 함
- ❖ 대상 집단에 대해 바닥 및 천장 효과를 최소화하여 적절한 점수 범위가 확보되어야 함
- ❖ 유사한 구성 개념에 대한 다른 평가 도구와 상관관계 있음(수렴 타당도)
- ❖ 유사하지 않은 구성 개념에 대한 다른 평가 도구와 상관관계 없음(확산 타당도)
- ❖ 사회인지장애가 있다고 알려진 사람과 그렇지 않은 사람을 구별함(판별 타당도)
- ❖ 실제 세상에서의 기능 수행을 예측할 수 있음(생태학적 타당도)

검사가 임상적 유용성을 갖기 위해서 다음을 충족해야 함
- ❖ 대상 임상 집단에 맞는 길이와 내용
- ❖ 언어 기능 및 집행 기능의 요구는 최소화되어야 함
- ❖ 비사회적 인지 기능을 분석하기 위한 통제 과제
- ❖ 평가 대상자와 인구통계학적으로 유사한 규준 자료

검사가 목적에 적합하기 위해서는 다음이 요구될 수 있음
- ❖ 개인의 호전 또는 저하를 나타내는 작은 변화에 대한 민감도
- ❖ 사회인지 과정의 개별 구성 요소를 분리할 수 있는 능력

수는 관련성이 적음을 나타낸다. 표 9.2에 항목별로 정리된 대부분의 검사들은 합리적인 내적 신뢰도를 보여 주고 있는데, 이는 검사 내의 항목들이 사회인지 구성 개념을 일관되게 측정한다는 것을 시사한다. 그러나 눈 표정 마음 읽기 검사(Reading the Mind in the Eyes Test, RMET)는 내적 신뢰도가 낮다는 비판을 지속적으로 받아왔다(Prevost et al., 2014; Voracek & Dressler, 2006). 표 9.2에 있는 대부분의 검사는 적절한 검사-재검사 신뢰도를 갖춘 것으로 보고되었다. 그러나 TASIT와 사회 귀인 과제(Social Attribution Task, SAT)만이 반복 측정이 가능한 동형 검사를 갖고 있으며, 대체하여 사용할 수 있는 동형 검사의 신뢰도는 단지 TASIT에서만 보고되어 있다(McDonald et al., 2006).

비록 검사가 신뢰할 수 있는 것으로 확인되더라도, 임상적 평가에서 상태의 악화(진행되는 질환을 가진 환자들의 경우) 또는 회복이나 치료로 인한 호전을 확인하기 위해 사용되려면 변화에 민감하다는 것 또한 입증되어야 한다. 그러나 사회인지 검사 중 변화에 대한 민감도가 입증된 검사는 TASIT(Born-hofen & McDonald, 2008b)를 제외하면 거의 없다.

　　신뢰도는 검사 채점 방식이 복잡하거나 모호하면 부정적인 영향을 받을 수 있다. 많은 사회인지 검사들은 범주형 응답(예 또는 아니오, 행복 또는 슬픔 같은)을 요구하기 때문에 채점이 간단하고 객관적이다. 그러나 일부 마음 이론 과제나 공감에 대한 검사들은 채점 기준에 주관성이 개입되기도 한다. 이런 경우에는 평가자 간 신뢰도 추정치가 필요하며, 이를 위해 평가자들은 사전에 교육을 받아야 할 수도 있다. 예를 들어 SAT(Klin & Jones, 2006)에서는 연구 참가자에게 한 장면에서 어떤 일이 일어나고 있는지 자신이 관찰한 것을 설명하도록 요청하고, 그 응답을 글로 기록한 다음 복잡한 기준에 따라 채점하는데, 이러한 방식은 자료의 신뢰도를 떨어뜨릴 가능성이 높다. SAT 개발자들은 이러한 위험을 줄이기 위해 다중 선택 유형의 항목들도 만들어 두었다(Bell et al., 2010). 부적절한 이야기 검사(Strange Stories Test, SST), 사회적 실수 인식 검사(Faux Pas Recognition Test, FPT), 사회인지 평가를 위한 영상(Movie for the Assessment of Social Cognition, MASC), 그리고 SAT는 모두 평가자 간 일치도가 적절한 것으로 확인되었다(Dziobek et al., 2006; Gregory et al., 2002; Klin & Jones, 2006; McKown et al., 2013).

　　사회인지 검사의 타당도는 해당 검사가 원래 측정하도록 설계된 구성 개념을 어느 정도 측정하는지를 반영한다. 이를 평가하는 한 가지 방법은 검사가 임상 집단과 인구통계학적으로 일치하는 대조군을 잘 구분하는지(판별 타당도) 살펴보는 것으로, 표 9.2에 제시된 대부분의 검사들은 이 기준을 충족하였다. 그러나 사회인지 평가에 사용되는 대부분의 도구는 지적 능력, 기억력, 언어 또는 집행 기능의 영향을 받기 때문에(Eddy, 2019) 확산 타당도가 낮다. 이는 조현병, 뇌손상 및 치매와 같이 사회인지 결함을 가진 것으로 알려진 환자 집단 대부분에서 문제가 된다(Rabinowitz & Levin, 2014; Tate et al., 1989). 이런 환자들은 모두 인지장애를 가지고 있으며, 아마도 다른 인지 기능의 영향을 받는다는 부가적인 요인 때문에 사회인지 검사에서 더 낮은 수행을 보일 수 있다. 이에 대한 한 가지 해결책은 과제에 '통제' 조건을 포함시키는 것이다. 이를 통해 사회인지 능력에서 기억력과 같은 인지 기능의 일반적인 역할을 분리해 낼 수 있다. 예를 들어 SST의 과제에서는 문자 그대로의 의미가 사실이 아니므로, 화자의 의도(예: 아이러니, 선의의 거짓말)를 설명해야 한다. 자폐스펙트럼장애를 가진 아동과 성인은 정신화 조건 과제에서 낮은 수행을 보였지만, 통제 조건 과제에서는 정상 범위 내의 수행을 보였다(Happe, 1994; Spek et al., 2010). 이와 마찬가지로 TASIT에서 동영상 삽화를 봤을 때, 뇌손상을 입은 사람들은 진지한 발언을 하는 배우의 의미와 의도는 잘 파악하였지만, 풍자와 거짓말은 이해하지 못하였다(McDonald & Flanagan, 2004).

검사 길이는 검사 도구의 타당도를 낮추기도 한다. 긴 검사는 인지적 피로감을 겪는 임상 집단 환자들에게 부담이 되고(Johnson et al., 1997; Schultz et al., 2018), 검사 점수에도 영향을 미칠 수 있다. TASIT(McDonald, Flanagan et al., 2011)와 MASC(Dziobek et al., 2006) 같은 검사는 수행에 45~75분이나 소요되며, 이렇게 긴 검사를 표준화된 종합 신경심리 평가와 함께 사용하는 것은 실용적이지 못하다. 사회인지 검사의 또 다른 '이상적인 특징'은 천장 및 바닥 효과가 없어야 한다는 것인데, 이는 임상 집단과 규준 집단에 따라 다를 수 있다. 예를 들어 기준 참조 검사는 참가자가 장애를 나타내는 특정 절단점(기준) 이하에 해당하는지 여부를 평가하는 것이다. TASIT(McDonald, Flanagan et al., 2011)나 치매 환자를 위한 간략형 사회적 기술 평가(Brief Assessment of Social Skills in Dementia, BASS-D)(Kelly & McDonald, 2020)는 이러한 방식으로 만들어졌기 때문에, 정상 성인은 최고점에 가깝거나 최고점

표 9.2 일곱 가지 사회인지 영역에 대한 검사 도구*

검사	요구되는 언어 형식	통제 조건	소요 시간	채점 용이성	내적 신뢰도	검사-재검사 신뢰도	수렴 타당도	생태학적 타당도	임상적 민감도	규준 연령
얼굴 식별/재인 검사										
BFRT(long & short)	얼굴 가리키기	없음	9분	✓	long ✗ short ✗	long ✓ short ✗	✓	정보 없음	✗	A ✓ 20~90세 / C 정보 없음
CFRT	얼굴 가리키거나 분류하기	없음	10~15분	✓	✓	✓	✓	✓	✓	A ✓ 20~88세 / C 정보 없음
정서 지각 검사										
FEEST	보기 중 선택하기	없음	10분	✓	✗	정보 없음	✓	정보 없음	✓	A ✓ 20~70세 / C 정보 없음
CATS	문장을 듣고 보기 중 선택하기	같은 것 (identity) 짝짓기	??	✓	✓	✓	✓	정보 없음	✓	A ✓ 20~79세 / C 정보 없음
ERT(long & short)	보기 중 선택하기	없음	20분 & 10분	✓	✓[1]	정보 없음	✓[1]	✓	✓	A ✓ <75세 / C ✓ >7세
TASIT & TASIT-S: Part 1	대화를 보고 보기 중 선택하기	없음	20분 & 10분	✓	✓	✓	✓	✓		A ✓ 16~75세 / C ✓ 13~19세
ER-40	보기 중 선택하기	없음	3.5분	✓	✓	✓	✓	✓	✓	A ✓ M: 39세 / C 정보 없음

마음 이론 검사

검사	반응 양식		소요 시간						연령
BLERT	보기 중 선택하기	없음	7분	✓	✓	✓	✓	✓	A ✓ / M: 39세 / C 정보 없음
RMET	보기 중 선택하기	없음	6.6분	✓	✗	✓	✗	정보 없음	A ✓ / M: 39세 / C 9~15세
SST	지문을 읽고 질문에 답하기	통제 이야기	15~20분	✓	✓	✓	✓	✓	A ✗ / C ✓ / 4~14세
FPT	지문을 읽고 질문에 답하기	기억력 질문	15~20분	✗	✓	✓	✓	✓	A ✓ / C ✓ / 18~35세 / 7, 9, 11세
HT	지문을 읽고 질문에 답하기	없음	6분	✓	✓	✓	✓	✓	A ✓ / M: 39세 / C 정보 없음
TASIT & TASIT-S: Pt 2 & Pt 3.	대화를 보고 네/아니오로 질문에 답하기	Part 2: 진심 항목	50분 & 20분	✓	✓	✓	✓	✓	A ✓ / C ✓ / 16~75세 / 13~19세
MASC	대화를 보고 네/아니오로 질문에 답하기	없음	45분	✗	✗	✗	✓	정보 없음	A ✓ / C 정보 없음 / 29~39세
SAT	말로 설명하기/객관식 문제 읽기	없음	10분	✓	정보 없음	정보 없음	✓	✓	A ✓ / M: 42세 / C 정보 없음
Yoni Task	질문을 듣고 답 가리키기	신체적 판단	??	✓	정보 없음	정보 없음	✓	정보 없음	A ✓ / M: 23세 / C 정보 없음

검사	요구되는 언어 형식	통제 조건	소요 시간	채점 용이성	내적 신뢰도	검사-재검사 신뢰도	수렴 타당도	생태학적 타당도	임상적 민감도	규준 연령
공감 검사										
IRI	28개 서술문 읽기	없음	3~5분	✓	✓	✓	✓	✓	✓	A ✓ M: 17세 C ✓ 11학년
QCAE	31개 서술문 읽기	없음	3~5분	✓	✓	✓	✓	✓	✓	A ✓ 17~65세 C 정보 없음
BEES	30개 서술문 읽기	없음	3~5분	✓	✓	✓	✓	✓	✓	A ✓ 25~45세 C 정보 없음
EQ	40개 서술문 읽기	없음	3~5분	✓	✓	✓	✓	✓	✓	A ✓ 18~75세 C ✓ 7~16세
MET(완본/단축형)	보기 중 선택, 리커트 척도 사용	없음	35분/3~5분	✓	✓	정보 없음	✓	정보 없음	✓	A ✓ 20~79세 C 정보 없음
개인 편향 검사										
AIHQ	상황을 읽고 반응을 서술	없음	5~7분	✗	✓	✓	✓	정보 없음	✓	A ✓ M: 19.6세 M: 39.2.세 C 정보 없음
사회적 의사소통 검사[2]										
LCQ	30개 서술문 읽기	없음	15분	✓	✓	✓	✓	✓	✓	A ✓ 16~39세 C 정보 없음

사회지각 검사

RAD	14개 상황을 읽고 네/아니오로 답하기	없음	16분	✓	✓	✓	✓	✓	✓	x	A ✓ M: 39세 C 정보 없음

*Haaland, K., Brown, G., Crossen, B., & King, T. (Eds) APA Handbook of Neuropsychology: Volume 2: Assessment: Emerging methods. APA에서 각색, 인용 허용됨

1 미출판된 자료 분석에 기초한 값: x=대부분의 자료에서 받아들일 수 없는 수준으로 확인됨: ✓=대부분의 자료에서 받아들일 수 있는 수준으로 확인됨: 수용 가능한 신뢰도(내적 일치도, 검사-재검사 신뢰도, 평정자 간 신뢰도)는 >.700이어야 함, 수용 가능한 타당도는 50명 이상으로 매뉴얼에 제시되거나 또는 독립적으로 출판되어야 함. A=성인: C=아동/청소년: C=아동/청소년에게 가진 임상군: 수용 가능한 수렴 타당도: 대부분의 연구에서 검사가 같은 구성개념을 측정하는 목적을 가진 다른 검사와 유의하게 연관이 있음이 밝혀져야 함. 수용 가능한 인정도: 검사가 사회인지장애를 가진 환자와 정상 피험자를 변별해 줄 수 있음이 확인되어야 함. 수용 가능한 생태학적 타당도: 검사가 기능적 수행을 예측한다는 증거가 있어야 함. 2 TASIT는 사회적 의사소통을 평가하는 검사이기도 하고, SST 또한 이러한 목적으로 사용되었음

BFRT=벤튼 얼굴 인식 검사(The Benton Facial Recognition Test)(Benton et al., 1983). 사용은 Psychological Assessment resources: PAR에서 가능함

CFRT=케임브리지 얼굴 인식 검사(Cambridge Face Recognition Task)(Duchaine & Nakayama, 2006). 얼굴 기억 검사(the Face Memory Test, CFMT)와 얼굴 인식 검사(the Face Perception Test, CFPT) 포함(Duchaine et al., 2007). 사용은 저자에게 문의

FEEST=얼굴 표정 정서: 자극 및 검사(Facial Expression of Emotion: Stimuli and Tests)(Young et al., 2002). 사용은 저자에게 문의

CATS=종합 정서 검사 시스템(The Comprehensive Affect Test System)(Froming et al., 2006). 사용 불가

ERT=정서 인식 검사(Emotion Recognition Test)(Kessels, Montagne, Hendriks, Perrett, & de Haan, 2014). 사용은 저자에게 문의

TASIT=사회적 추론 인식 검사(The Awareness of Social Inference Test)(McDonald, Flanagan et al., 2017b) & 단축형 사회적 추론 인식 검사(TASIT Short version, TASIT-S)(McDonald, Honan et al., 2017). 사용은 ASSBI Resources에 문의: www.assbi.com.au/ASSBI-Online-store

ER-40=펜 정서 인식 검사(The Penn Emotion Recognition Test)(Kohler et al., 2003). 사용은 저자에게 문의: https://penncnp.med.upenn.edu

BLERT=벨-라이사커 정서 인식 검사(The Bell-Lysaker Emotion Recognition Test)(Bryson et al., 1997b). 사용은 제1 저자에게 문의

RMET=는 표정의 마음 읽기 검사-개정판(Reading the Mind in the Eyes-Revised)(Baron-Cohen, Wheelright et al., 2001). 사용은 the Autism Research Centre에 문의: www.autismresearchcentre.com/arc_tests

SST=부적절한 이야기 검사(Strange Stories Test)(Happe, 1994). 사용은 저자에게 문의

FPT=사회적 실수 인식 검사(Faux Pas Recognition Test)(Stone et al., 1998). 사용은 the Autism Research Centre에 문의: www.autismresearchcentre.com/arc_tests

HT=힌트 과제(The Hinting Task)(Corcoran et al., 1995b). 사용은 제1 저자에게 문의. 개정된 채점 기준에 대해서는 Dr. A. Pinkham에게 문의: amy.pinkham@utdallas.edu

MASC=사회인지 평가를 위한 영상(Movie for the Assessment of Social Cognition)(Dziobek et al., 2006). 사용은 저자에게 문의

SAT=사회 귀인 과제(The Social Attribution Task)(Klin & Jones, 2006). 사용은 저자에게 문의

Yoni Task=요니 과제(The Yoni task)(Shamay-Tsoory & Aharon-Peretz, 2007). 사용은 저자에게 문의

IRI=대인 관계 반응성 척도(Interpersonal Reactivity Index)(Davis, 1980). 사용은 저자에게 문의

QCAE=인지적 공감 및 정서적 공감 질문지(Questionnaire of Cognitive and Affective Empathy)(Reniers et al., 2011) 사용은 저자에게 문의

BEES=균형 잡힌 정서 공감 척도(The Balanced Emotional Empathy Scale)(Mehrabian, 2000). 사용은 저자에게 문의

EQ=공감 지수(Empathy Quotient)(Baron-Cohen & Wheelright, 2004). 사용은 the Autism Research Centre에 문의: www.autismresearchcentre.com/arc_tests

MET=다면적 공감 검사(The Multifaceted Empathy Test)(Dziobek et al., 2008; Foell et al., 2018). 사용은 저자에게 문의

AIHQ=귀인 편향 및 적대감 질문지(Attributional Bias and Hostility Questionnaire)(Combs et al., 2007a). 사용은 저자에게 문의

LCQ=라트로브 의사소통 질문지(La Trobe Communication Questionnaire)(Douglas, Bracy, & Snow, 2007). 사용은 저자에게 문의

RAD=영역 간 관계(Relationship Across Domains)(Sergi et al., 2009). 사용은 저자에게 문의

에 이르는 수행을 보인다. 이러한 검사들은 뇌손상, 조현병, 치매 등 다양한 환자군에서 임상적 민감도를 보였지만(Bliksted et al., 2017; Kipps et al., 2009; McDonald & Flanagan, 2004), 점수 범위가 제한적이기 때문에 정상 집단에서는 수렴 타당도를 입증하기 어려울 수 있다.

개인차를 평가하기 위해 고안된 검사들은 정상인 내의 다양한 능력 수준에 민감해야 할 필요가 있기 때문에 타당도와 관련하여 또 다른 어려움이 있다. 난이도를 변화시키는 한 가지 방법은 과제의 지각적 부담을 늘려서 반응에 주어지는 시간을 줄이는 것이다. 예를 들어 얼굴을 한 방향에서만 보여 주거나, 머리카락이나 액세서리와 같은 불필요한 특징을 제거하거나, 보기 중 선택하기와 짝짓기를 전환시키는 방법이 있다(Matsumoto et al., 2000; Palermo et al., 2013). 마음 이론 과제는 개인차를 알아 보기 위해 설계하기가 더 어려웠던 것으로 알려져 있다. 대부분 이미 작업 기억에 많은 부하가 걸려 있기 때문에(Schneider et al., 2012), 제시된 시나리오의 복잡성이나 모호성을 증가시키거나 평가 질문을 늘림으로써 과제의 난이도를 높이면, 과제의 타당도와 신뢰도 모두가 저하될 수 있다. 이러한 문제는 사회인지의 다른 영역에도 해당된다.

사회인지 검사는 실생활에서의 수행과도 관련이 있어야 하는데, 이를 생태학적 타당도(ecological validity)라고 한다. 예를 들어 TASIT 수행은 동료와 실제로 마주치는 상황에서 나타나는 사회적 기술과 관련이 있다(McDonald et al., 2004). 그러나 표 9.2에 요약된 검사들 중 대부분은 생태학적 타당도에 관한 증거가 부족하다. 사회인지 검사의 목표 중 하나가 치료로 연결되게 하는 것임을 고려할 때, 검사가 생태학적 타당도를 갖추도록 더 높은 기준을 적용할 필요가 있다. 또한, 예를 들어 화난 음성만 분석하는 것처럼, 특정 과정만 따로 분리하여 확인할 수 있는 평가도 필요하다. 주요 과정을 분리하여 확인하는 것은 연구뿐 아니라 특정 과정을 치료적 개입의 목표로 삼을 때도 중요할 수 있다(Bornhofen & McDonald, 2008a). 그러나 사회적 상황을 과

정별로 분리하여 평가하면 과제의 중요한 특성이 제거되어 생태학적 타당도가 떨어질 수 있다. 우리의 실생활은 정지된 흑백 사진(예: Ekman과 Friesen의 사진) 속의 이미지와 달리, 역동적이며 빠르게 움직이고 시끄럽다. 움직이는 얼굴 표정을 처리하기 위해서는 정적인 사진을 처리할 때에 비해 신경계의 추가적인 활동이 필요하며(Adolphs et al., 2003), 이러한 사회적 상황이 발생하는 산만한 환경은 또 다른 어려움을 야기한다. 실제 정서 반응은 대체로 환경에 따른 사회적 기대에 영향을 받기도 한다. 예를 들어 어떤 사람은 화가 났음에도 불구하고, 직장 내 회의 자리에서는 화난 감정을 숨기고 부드럽거나 모호하고 복합한 표정을 지을 수 있다. TASIT나 벨-라이사커 정서 인식 검사(Bell-Lysaker Emotion Recognition Test, BLERT)(Bryson et al., 1997b)처럼 시청각 자극 또는 동적 자극을 사용하면 실제 사회적 상황과 같은 시나리오를 만들어 낼 수 있다. 또한 그 시나리오 안에서 사회적 과정을 시각적 또는 청각적 요소로 세분화하는 선택지를 사용할 수도 있기 때문에 이러한 한계를 일부 극복할 수 있다.

규준 자료

사회인지 검사가 임상 장면에서 효용성을 갖기 위해서는 적절한 규준 자료(normative data)가 있어야 한다. 즉 연령, 인종, 교육 수준, 경우에 따라서는 성별이 같은 규준 집단의 수행과 피검자의 수행을 비교할 수 있어야 한다. 문화는 사회인지 과제 수행에서 중요한 고려 사항이며, 이는 2장에서 자세히 다루었다. 많은 사회인지 검사들이 규준 자료를 제시하지 않는데, 규준 자료가 있다 하더라도 대학생(일반적으로 18~22세의 고학력자)을 대상으로 하는 경우가 많기 때문에 노년층이나 다양한 사회경제적 배경을 가진 사람들에게는 적합하지 않다. 균형 잡힌 정서 공감 척도(Balanced Emotional

Empathy Scale, BEES)(Mehrabian, 2000)가 그 좋은 예로, 대부분의 규준 자료가 18~40세 연령대에서 수집되었다(Dehning et al., 2013; Toussaint & Webb, 2005).

규준 자료를 사용할 수 있는 경우, 표본의 수가 적은 경우도 많아서, 대체로 25명 이하에서부터 수백 명 정도에 이르는데, 이는 검사가 대부분 노동집약적인 대면 검사이기 때문에 발생한 문제이다. 온라인으로 시행될 수 있게 개발되고 재구성된 검사들이 점차 늘어남에 따라, 일부 검사들은 수천 명의 규준 자료를 제공하고 있다[3,000명 이상의 규준 자료를 가진 케임브리지 얼굴기억 검사(Cambridge Face Memory Test, CFMT)(Wilmer et al., 2010)]. 이러한 대규모 샘플은 대부분 전 세계의 참가자가 접속하고 응답에 대한 보상을 받는 프롤리픽(Prolific)이나 메커니컬 터크(Mechanical Turk)와 같은 플랫폼을 통해 수집된다. 참가자는 완전히 익명으로 참가하여 심지어는 연구자에게도 알려지지 않는다(Goodman & Paolacci, 2017). 그렇기 때문에 진실하지 않거나 성실하게 응답하지 않는 응답자에 의해 자료가 왜곡될 수 있어서, 이 방법에도 나름의 문제가 있다

성인의 사회인지 평가 도구들

다양한 임상 분야의 수많은 종설에서 매우 다양한 사회인지 측정 방법들이 다루어졌다. 신경정신의학 분야에서는 48개의 연구를 검토한 결과(Eddy, 2019), 78개의 측정 방법이 확인되었다. 이 중 12개는 10% 이상의 연구에서 사용되었는데, 주로 정서 지각과 마음 이론을 평가하는 것들이었다. 뇌손상 분야에서는 367개의 연구를 검토한 결과 200개 이상의 측정 방법이 확인되었으며, 주로 정서 지각, 마음 이론, 사회적 의사소통, 정체성 인식 및 공감에 중점을 두는 것들이었다(Wallis et al., 출판 중). 조현병스펙트럼장애

(Pinkham et al., 2014; Pinkham et al., 2016)와 초기 정신병(Ludwig et al., 2017)에 대한 연구에서는 정서 처리, 사회지각, 마음 이론 및 귀인 양식을 평가하는 108개의 측정 방법이 확인되었으며, 조현병 관련해서는 일곱 개의 사회인지 평가 도구가 추천되었고, 초기 정신병과 관련해서는 한 개의 평가 도구가 권장되었다. 자폐스펙트럼장애에서는 정서 지각과 마음 이론에 초점을 둔 여덟 개의 사회인지 평가 도구가 적절한 심리 측정적 특성을 가진 것으로 확인되었다(Morrison et al., 2019). 마지막으로 치매, 특히 전두측두치매와 관련해서는 정서 지각, 마음 이론 및 공감이 문헌에서 가장 자주 검토되는 영역이었다(예: Bora et al., 2016; Bora et al., 2015; Carr & Mendez, 2018). 요약하면, 얼굴 식별, 정서 지각, 마음 이론, 공감, 귀인 편향, 사회적 의사소통, 사회지각 등 일곱 가지 사회인지 영역에 대한 측정 도구가 보고되었다. 이러한 다양한 종설을 통해 검사의 인기 정도, 타당도 및 신뢰도에 대한 자료가 보고된 바 있다. 이 절에서는 확인된 일곱 가지 영역 각각에 대해 선별한 측정 도구들에 관한 연구 및 임상 적합성에 대한 개요를 살펴본다.

선별은 발표된 종설, 전문가 추천 및 자체 연구를 기반으로 이루어졌다. 이에 대한 요약은 표 9.2에서 확인할 수 있으며, 자세한 내용과 추가 도구는 부록에서 확인할 수 있다.

얼굴 식별

얼굴 식별(face identification) 과제는 다양한 각도에서 바라본 얼굴을 짝 짓거나, 사진을 보고 친숙하거나 유명한 인물의 이름과 특징을 기술하도록 하는 방식으로 시행된다. 얼굴 지각 자체를 평가하는 데 가장 오랫동안 널리 사용되어 온 도구는 벤톤 얼굴 인식 검사(Benton Face Recognition Test, BFRT: Benton et al., 1983)이다. 원래는 플립 차트 형식으로 만들어졌는데, 한 면에는 대상이 되는 얼굴이 흑백 사진으로 제시되고, 다른 면에는 조금씩 다르게 보이는 여러 얼굴들이 나와 있어, 이 중에서 대상과 같은 얼굴을 찾아야 한다. 최근에는 컴퓨터를 이용한 양식도 만들어졌다(Rossion & Michel, 2018). BFRT가 선천성 얼굴실인증을 탐지하지 못한다는 비판도 있었으나, 반응 시간까지 점수화할 경우 탐지 성능이 향상될 수 있다(Busigny & Rossion, 2010). 좀 더 새롭게 개발된 케임브리지 얼굴 인식 검사(Cambridge Facial Recognition Test, CFRT)(Duchaine & Nakayama, 2006)에서는 지각과 기억 요인도 확인할 수 있다. CFRT에서 피험자는 조금씩 변형된 얼굴 이미지들 중에서 같은 것들끼리 짝짓는 한편, 여러 방해 자극 속에서 이전에 본 적이 있는 사람을 찾아내야 한다. CFRT는 신뢰도가 높은 검사이며, BFRT보다 얼굴실인증을 탐지하는 데 더 민감하고(Albonico et al., 2017), 규준 자료도 매우 잘 갖춰져 있다(예: Wilmer et al., 2010). 얼굴에 대한 기억력은 웩슬러 기억 검사 3판(Wechsler Memory Scale III, WMS-III)(Wechsler, 1997) 및 리버미드 행동 기억 검사(Rivermead Behavioral Memory Test)(Wilson et al., 2008)와 같은 종합 신경심리 검사의 소검사를 통해 검사하기도 한다. 종합 사회인지 검사에는 더 새롭고 간단한 과제들도 포함되어 있다(Kelly & McDonald, 2020). 뇌손상 환자에 관한 논문 중 14%(53개 독립적인 연구)에서 얼굴 식별 재인 과제를 시행했는데, BFRT가 가장 많이 사용되었고(62%), WMS-III가 그 뒤를 이었다. 또한 얼굴 재인 과제는 치매 환자를 대상으로 한 연구 및 임상 장면에서 흔하게 사용된다(Greene & Hodges, 1996; Kelly & McDonald, 2020; Snowden et al., 2004). 이뿐만 아니라 Griffin과 동료들(Griffin et al., 2020)은 112개 연구에 대한 메타분석을 통해 (전 생애에 걸쳐) 자폐스펙트럼장애를 가진 사람들이 얼굴 식별 재인 과제(Hedge's g = 0.86)와 변별 과제(Hedge's g = 0.82) 모두에서 규준 비교 집단보다 1 표준편차 가까이 낮은 수행을 보인다는 점을 보고하였다.

정서 지각

얼굴 정서 지각 검사에서는 주로 정지된 사진을 사용하지만, 최근에는 다양한 동적 자극이나 시청각 자극을 사용하기도 한다. 대부분의 도구는 문화권에 관계없이 보편적인 것으로 여겨지는 여섯 가지 정서(슬픔, 행복, 두려움, 분노, 놀람, 혐오)를 평가한다(Ekman & Friesen, 1971). 일반적으로 피험자는 여러 선택지 사이에서 하나를 고르거나, 그 정서가 무엇인지 말하는 방식으로 과제를 수행한다. 피험자가 특정 정서를 다른 정서와 짝짓거나 여러 얼굴 표정 사이에서 변별해야 하는 경우도 있다. 가장 일반적으로 사용되는 도구는 Ekman과 Friesen이 개발한 얼굴 정서 사진 검사(Ekman and Friesen Pictures of Face Affect)(Ekman & Friesen, 1976)이다. 이는 이후 정서를 구별하여 명명하는 표준화된 검사로 발전하였는데, 이 검사가 바로 얼굴 표정 정서: 자극 및 검사(Facial Expression of Emotion: Stimuli and Test, FEEST)(Young et al., 2002)이다. FEEST는 여섯 가지 기본 정서 각각에 대해 이를 표현하는 흑백 얼굴 사진 10장씩을 포함하고 있다. FEEST는 타당도와 신뢰도가 확인되었고, 20~70세 성인을 대상으로 한 규준 자료를 갖추고 있다(표 9.2). 또한 얼굴 정서 사진 검사는 13개의 하위 검사를 통해 얼굴 및 음성의 정동 재인, 비정서적 어조, 그리고 의미적 단서를 해석하는 능력을 평가하는데, 이는 이후 종합 정서 검사 시스템(Comprehensive Affect Test System, CATS)(Froming et al., 2006)이라는 검사로 발전하게 된다. 이 검사는 이런 기능들을 개별적으로 평가한 뒤 통합하여 평가한다. CATS는 단축형도 개발되어 있으며(Schaffer et al., 2009), 사용자는 검사 신뢰도에 대한 정보뿐 아니라 원형 검사의 규준 자료까지 검사 매뉴얼에서 확인할 수 있다. Ekman의 얼굴 정서 자극들은 치매 및 뇌손상 환자 연구에서도 자주 사용되었으며(Bora et al., 2016; Wallis et al., 심사 중), 일부 하위 검사들은 조현병스펙트럼장애에서 임상적 민감도를 갖춘 것으로 확인되었다(Martins et al., 2011).

조현병스펙트럼장애와 자폐스펙트럼장애 전문가들은 또 다른 정서 지각 검사를 지목하였는데, 바로 펜 정서 인식 검사(Penn Emotion Recognition Test: ER-40)(Kohler et al., 2003)이다. 이 검사는 네 가지 감정(행복, 슬픔, 분노, 두려움)에 대한 표정을 두 가지 강도 수준으로 보여 주는 사진과 중립적인 얼굴 표정을 보여 주는 사진 총 40장으로 구성되어 있다. 또한 ER-40는 다양한 연령과 인종을 대표하는 얼굴의 현대적인 컬러 사진을 사용하였다. 이 검사 도구는 조현병 연구에는 적합하지만 임상 시험 결과 측정 도구로는 적합하지 않으며(Pinkham et al., 2014; Pinkham et al., 2016), 자폐스펙트럼장애 환자에게도 사용이 권장된다(Morrison et al., 2019). 또한 규준 자료도 사용할 수 있다(Pinkham et al., 2018; Pinkham et al., 2016). 보통 생태학적 타당도가 높은 검사 도구는 시청각 자극을 사용하여 정서 지각을 평가하는데, BLERT(Bryson et al., 1997a)는 남자 배우가 일곱 가지 정서 상태를 보여 주는 21개의 동영상(각각 약 10초)을 제시한다. 이 검사는 타당도, 신뢰도가 확인되었고, 조현병스펙트럼장애(임상 시험에도 적합) 및 자폐스펙트럼장애 환자의 정서지각장애를 평가하는 데 충분히 유용하고 민감하였다(Morrison et al., 2019; Pinkham et al., 2014; Pinkham et al., 2016).

정서 인식 검사(Emotion Recognition Test, ERT)(Kessels et al., 2014)는 중립적인 얼굴 표정에서 여섯 가지 정서 중 하나로 변환하는 얼굴을 보여 주는 동영상 클립 96개로 구성된다. 다양한 난이도를 갖추기 위해 각 항목이 여러 정서 강도(40%, 60%, 80%, 100%)에 맞춰 변환되게 만들어졌다. 예비 연구에서 이 과제의 타당도와 신뢰도를 입증하였고, 8~75세 373명을 대상으로 규준 자료를 수집하였다(Kessels et al., 2014). 또한 전두측두치매(Kessels et al., 2007), 조현병스펙트럼장애(Scholten et al., 2005), 뇌손상(Rosenberg et al., 2015), 자폐스펙트럼장애(Evers et al., 2015), 헌팅턴병(Montagne et al., 2006), 뇌졸중(Montagne et al., 2007) 환자를 대상으로 임상적 민감도도 확인되었다.

TASIT(McDonald, Flanagan et al., 2011, 2017a)와 TASIT-S(Honan et al., 2016)는 뇌손상 환자의 정서 지각과 마음 이론(또는 사회적 추론)을 평가하기 위한 검사로, 생태학적 타당도를 갖추도록 만들어졌다. TASIT는 음성 언어의 미묘함뿐 아니라 얼굴, 몸짓, 어조로부터 사회적 단서를 얻을 수 있는 실제 사회적 상호 작용과 유사하다는 점에서 생태학적 타당성도가 높다고 할 수 있다. 따라서 정지된 사진을 사용하는 검사들에 비해 상당한 이점이 있다. 1부(대체형 포함)에서는 피험자가 짧은 시청각 영상을 보고 장면에 등장하는 배우가 표현하는 정서에 대한 선다형 문제를 풀어야 한다. TASIT는 광범위하게 사용되어 왔으며(Eddy, 2019; Wallis et al., 인쇄 중), 자폐스펙트럼장애(Mathersul et al., 2013c; Morrison et al., 2019), 뇌졸중(Cooper et al, 2014), 치매(Kipps et al., 2009; Kumfor et al., 2017), 후천적 뇌손상(McDonald & Flanagan, 2004), 조현병스펙트럼장애(Green et al., 2011), 다발경화증(Genova et al., 2016), 파킨슨병(Pell et al., 2014) 등 성인의 다양한 임상질환에서 민감한 것으로 확인되었다. 뇌손상에 대한 종설에서는 조기 회복, 결과 및 중재에 대한 연구에 사용하도록 권장하고 있다(Honan, McDonald et al., 2017; Wallis et al., 출판 중). 또한 이 검사는 조현병스펙트럼장애(Morrison et al., 2019)와 자폐스펙트럼장애(Pinkham et al., 2016)의 평가에도 권장되는데, 다만 대체 검사로 활용될 수 있는 동형 검사 과제는 결과 측정 도구로서 신뢰도가 다소 낮다(Pinkham et al., 2014). 단축형 검사와 원형 검사 모두 13~75세 이상에 대한 규준이 있으며(McDonald, Flanagan et al., 2017a; McDonald, Honan et al., 2017), 측정의 타당도와 신뢰도에 대한 증거가 충분하다(표 9.2).

마음 이론

마음 이론(사회적 추론 또는 정신화라고도 함)을 평가하는 검사는 글로 된 지문 방식부터 만화 및 시청각 자료에 이르기까지 그 형태가 매우 다양하며, 일반적으로 등장인물의 신념에 대해 묻는 간단한 질문(1차적 마음 이론)부터 한 등장인물이 다른 등장인물의 생각이나 감정에 대해 가지는 신념과 관련된 복잡한 질문에 이르기까지 다양한 질문을 통해 평가가 이루어진다.

힌트 과제(Hinting Task, HT)(Corcoran et al., 1995a)는 의도를 추론하는 개인의 능력을 평가하는 과제이다. 한 등장인물이 다른 등장인물에게 힌트를 주는 열 개의 짧은 이야기가 구두로 제시되고, 피험자는 그 등장인물이 진짜 의미하는 바가 무엇인지 묻는 질문을 받게 된다. 첫 번째 답변이 부정확할 경우 피험자에게 추가 힌트가 제공된다(총점 0~20점). Eddy(2019)의 종설에 따르면, HT는 확인된 연구들 중 10% 이상에서 사용되었다. 이 과제는 특히 조현병스펙트럼장애 환자에게 권장되며(Pinkham et al., 2014), 임상적 결과에 대한 측정 방법으로 유용하고(Pinkham et al., 2016), 생태학적 타당도, 즉 기능적 수행 결과와도 관련이 있었으며(Pinkham et al., 2017), 정신병(Ludwig et al., 2017) 및 자폐스펙트럼장애(Morrison et al., 2019)에도 사용이 권장된다. 또한 적당한 수준의 규준 자료를 이용할 수 있다(Corcoran et al., 1995a; Pinkham et al., 2017; Pinkham et al., 2016).

사회인지에 대한 광범위한 문헌(Eddy, 2019)과 뇌손상 환자들에서(Wallis et al., 인쇄 중), FPT(Stone et al., 1998)는 마음 이론을 검사하는 데 흔히 사용되는 검사 도구이다. 피험자는 20개의 짧은 글을 읽어야 하는데, 그중 절반은 의도하지 않은 실수 혹은 잘못된 점이 담긴 이야기이며, 나머지 절반은 잘못된 점이 없는 이야기(통제 조건)이다. 후속 질문들은 피험자가 실수를 인지하였는지, 그게 왜 실수였는지, 그리고 그 실수의 대상이 어떻게 느낄지 알고 있는지 평가한다. 마지막 질문은 일반적인 내용에 대한 이해 능력을 평가한다. FPT는 자폐스펙트럼장애(Zalla et al., 2009), 치매(Gregory et al., 2002), 후천적 뇌손상(Martin-Rodriguez & Leon-Carrion, 2010) 및 조현병스펙트럼장애(Pijnenborg et al., 2013)에서 손상에 민감한 것으로 확인되었다. FPT는 간행된 연구 논문의 20% 이상에서 사용되었고(Eddy, 2019), 뇌손상 연구에서도 자주 사용되었지만(Wallis et al., 인쇄 중), 전문가들은 조현병스펙트럼장애(Pinkham et al., 2014) 또는 뇌손상 환자(Honan, McDonald et al., 2017)에게 이 검사를 사용하는 것을 특별히 권장하지는 않았다. 이 검사는 행동변이형 전두측두치매 환자에게 사용되었을 때 대조군에 비해 매우 큰 효과 크기(d= 2.28)를 보였고, 메타분석 결과, 알츠하이머병 환자에서는 손상이 없는 것으로 확인되었다(Bora et al., 2015). 피검자가 답하는 동안 글로 쓰여진 짧은 이야기를 계속 볼 수는 있지만 그럼에도 불구하고 과제를 수행하는 데 기억력과 주의력이 필요하며(Gregory et al., 2002), 사회적 규범에 대한 지식이 검사 수행에 매우 중요하다(Bora et al., 2015). FPT는 비록 규준을 제공하고 있지는 않지만, 여러 언어로 번역되어 활용되고 있다.

RMET(Baron-Cohen, Wheelwright et al., 2001)는 종설에서 검토된 연구의 20% 이상에서 사용되었다(Eddy, 2019). 피검자는 잡지에서 가져온 36장의 눈 부위 사진을 보고, '장난기 있는,' '멍한' 등의 보기 중에서 눈으로 드러나는 감정 상태가 어떤 것인지를 선택해야 한다. RMET는 자폐스펙트럼장애(Baron-Cohen et al., 2015), 뇌손상(Muller et al., 2010), 조현병스펙트럼장애(Pinkham et al., 2016), 그리고 행동변이형 전두측두치매(Bora et al., 2015; Gregory et al., 2002)에서 임상적으로 민감한 것으로 나타났다. 이 검사는 간행된 연구 논문의 20% 이상에서 사용되었지만(Eddy, 2019), 뇌손상(Honan, McDonald et al., 2017), 초기 정신병 또는 조현병(Ludwig et al., 2017; Pinkham et al., 2016) 환자에게는 결과 측정 방법으로 권장되지 않았고, 다만 자폐스펙트럼장애(Morrison et al., 2019) 환자에게는 사용할 만하다고 보고되었다. 이 검사는 저자가 무료로 제공하고 있으며, 여러 연구를 통해 어느 정도의 규준 자료를 활용할 수 있다. RMET는 FPT와 마찬가지로 사회적 인지 기능 외 다른 인지 기능, 특히 어휘력을 상당히 필요로 하며(Olderbak et al., 2015; Pinkham et al., 2017), 다른 마음 이론 평가 검사와는 상관관계가 없었다(Ahmed & Miller, 2011; Duval et al., 2011).

TASIT(McDonald, Flanagan et al., 2011, 2017a)와 TASIT-S(Honan et al., 2016)도 마음 이론을 평가한다. 2~3부(대체형 포함)에서 피검자는 짧은 시청각 영상을 본 후에 문제를 풀어야 하는데, 영상에는 진지한 대화나 거짓말이 담긴 대화, 비꼬는 대화를 하는 배우들이 등장하며, 피험자는 이를 본 후 영상 속 화자들의 감정, 생각, 의도에 관한 객관식 문제를 풀어야 한다. 위와 같이 TASIT는 광범위하게 사용되어 왔으며(Eddy, 2019; Wallis et al., 인쇄 중), 많은 임상질환에 민감하고, 규준도 잘 마련되어 있다.

아직까지 심리 측정적 정보가 충분하지 않지만, 새롭게 부각되고 있는 마음 이론 과제도 있다(Eddy, 2019). MASC(Dziobek et al., 2006)에서 피검자는 사람들이 상호 작용하는 장면이 담긴 시청각 영상을 시청한다. 영상은 주기적으로 일시 정지되는데, 이때 피검자는 등장인물의 신념과 의도에 대한 질문에 답해야 한다. MASC는 원래 자폐스펙트럼장애 환자를 대상으로 사용하기 위해 개발되었지만, 조현병스펙트럼장애 환자에게도 사용되었다(예: Martines et al., 2017). MASC는 영어, 독일어, 프랑스어, 이탈리아어 등 여러 언어로 제공된다. 요니 과제(Yoni Task)(Shamay-Tsoory & Aharon-Peretz, 2007)에서는 컴퓨터 화면 중앙에 여러 개의 도식화된 얼굴이 나타나는데, 피검자는 시선, 입 모양, 이미지 사이의 거리 정보에 기초하여 정신 과정과 대상과의 관련성을 묻는 질문에 답해야 한다. 요니 과제를 이용한 첫 번째 연구는 뇌 병변이 있는 사람들을 대상으로 진행되었으며(Shamay-Tsoory & Aharon-Peretz, 2007), 그 다음 연구는 조현병스펙트럼장애를 가진 사람들을 대상으로 진행되었다(Shamay-Tsoory et al., 2007). 또한 요니 과제는 경도 인지장애, 파킨슨병(Shamay-Tsoory et al., 2007), 헌팅턴병(Adjeroud et al., 2015)을 가진 사람들과 건강한 대조군을 잘 변별할 수 있었다. 과제 수행에 어느 정도 언어 기능이 필요하며, 프랑스어나 이탈리아어 등으로 번역되기도 하였다. 마지막으로, SAT(Klin, 2000)와 움직이는 모형 과제(Animated Shapes Task)(Abell et al., 2000)는 피검자가 기하학적 도형이 나오는 애니메이션을 보고, 이 도형들의 동작을 해석하는 과제이다. 해당 과제에 나오는 도형은 무작위로 움직이거나, '밀기' 같은 단순한 동작을 보여 주기도 하고, 때로는 한 도형이 다른 도형을 '구슬리는' 것처럼 보이기도 한다. SAT는 여러 도형이 다른 도형과 '동시에 같이' 움직이거나, '반대'하거나 또는 '반응'하는 것처럼 보이는 복잡한 상호 작용을 보여 준다. 채점은 다소 복잡하기 때문에 여러 명의 블라인드 평가자가 필요할 수 있다. 이러한 과제는 자폐스펙트럼장애 연구에서 개발되었지만 헌팅턴병(Eddy & Rickards, 2015)과 조현병스펙트럼장애(Horan et al., 2009)를 비롯한 여러 다른 임상 집단에까지 사용되고 있다.

공감

공감 능력은 피검자의 주관적인 정서 반응을 얻기 위해 자기 보고식 측정 방법으로 평가하는 것이 가장 일반적이다. 공감은 일반적으로 인지적 판단과 정서적 판단 모두를 의미하지만, 앞에서 살펴본 검사들 중 많은 검사는 마음 이론이나 관점 수용과 같은 인지적 공감을 평가하는 것이었다. 공감에 대한 대부분의 연구는 자기 보고식 평가 도구를 사용한다.

대인 관계 반응성 척도(Interpersonal Reactivity Index, IRI)(Davis, 1980, 1983)는 공감의 네 가지 측면, 즉 관점 수용(perspective taking), 공감적 관심(empathic concern), 개인적 고통(personal distress), 상상하기(fantasy)를 측정한다. 검사자는 28개의 항목을 읽고 각 항목을 5점 리커트 척도로 평가한다. IRI는 뇌손상(Zupan et al., 2018), 자폐스펙트럼장애(Mathersul et al., 2013c), 행동변이형 전두측두치매(가족 및 주변인 보고 기준)(Sollberger et al., 2014)에 민감하였다. 이 평가 도구는 정신건강의학 분야(Eddy, 2019) 및 뇌손상(Wallis et al., 인쇄 중) 분야에서 간행된 연구의 20% 이상에서 사용되었으며, 특히 뇌손상의 결과에 대한 연구(Honan, McDonald et al., 2017)에서 사용이 권장되었다. 조현병스펙트럼장애에 대한 메타분석에서 IRI는 가장 자주 사용된 평가 도구였으며, 특히 공감적 관심 척도(Empathic Concern Scale)는 대조군과 조현병스펙트럼장애를 가진 사람들을 변별할 수 있는 것으로 나타났다(Bonfils et al., 2016). 타당도 문제(Davis, 1983) 때문에 개인적 고통과 상상하기 하위 척도는 제외할 것이 권장되었으며(Cliffordson, 2001; De Corte et al., 2007), 많은 연구자가 공감적 관심 및 관점 수용 척도만 사용하기도 하였다. 규준 비교를 위한 자료는 정상인을 대상으로 시행된 많은 연구 논문에서 얻을 수 있다.

인지적 또는 정서적 공감에 대한 다른 자기 보고식 질문지도 많다. BEES(Mehrabian, 2000)는 공감의 정서적 요소에 초점을 맞추고 있으며, 뇌손상 환자 연구에서 두 번째로 많이 사용되는 도구이다(Wallis et al., 인쇄 중). 30개의 항목으로 이루어져 있으며, (주로 젊은 연령의 표본 집단에서 얻은) 규준 자료가 매뉴얼에 포함되어 있다. 공감 지수(Empathy Quotient, EQ)(Baron-Cohen & Wheelwright, 2004)는 60개 문항(40개는 공감 항목, 20개는 필러 항목)으로 이루어져 있으며, 요인 분석 결과 세 개의 요인, 즉 인지적 공감, 정서적 공감, 그리고 사회적 기술이 확인되었다(Lawrence et al., 2004). 성인용과 아동용이 있으며(Auyeung et al., 2009), 프랑스어, 이탈리아어, 한국어 등으로 번역되었다. 규준은 남성과 여성에게 따로 적용할 수 있도록 되어 있으며, 대규모 표본(예: 18~75세 총 5,490명)(Cassidy et al., 2016)을 통해 마련되었다. EQ는 주로 자폐스펙트럼장애 연구에 사용되었다. 인지적 공감 및 정서적 공감 질문지(Questionnaire of Cognitive and Emotional Empathy, QCAE)(Reniers et al., 2011)는 인지적 공감과 정서적 공감을 모두 평가하는 도구로, 총 31개 항목으로 구성되어 있는데, 이 항목들은 IRI를 포함해 이미 잘 만들어져 있는 기존의 다른 척도들에서 가져온 항목들을 요인 분석하여 추출한 것이다. QCAE(인지적 공감)는 조현병스펙트럼장애의 손상에 민감하였으며, 지역사회에서의 수행을 잘 예측하는 것으로 나타났다(Horan et al., 2015). 규준 자료는 타당도를 검증한 본래의 연구와 온라인에서 시행된 후속 연구에서 상대적으로 큰 표본으로 구성되었는데, 대부분 대학생을 포함하고 있어 다소 편향된 점이 있다(Powell, 2018).

공감 능력을 평가하는 검사 중에는 수행 기반 측정 방식의 새로운 검사들도 있다. MET(Dziobek et al., 2008)는 사회적 장면에 등장하는 사람들의 여러 사진을 보고, 등장인물의 감정 상태, 그들이 등장인물에 대해 느끼는 관심(공감적 관심) 및 그것이 피검자에게 어떻게 영향을 미치는지 판단 내리도록 한다(아래 참조).

귀인 편향

귀인 편향은 한 개인에게 있어 사회적 세상을 바라보는 렌즈와 같은 역할을 하며, 사건의 원인을 귀인하는 방식을 말한다. 예를 들어 적대감 편향은 편집증적 사고의 특징이다(Combs et al., 2007a). 귀인 편향은 주로 조현병 진단을 받은 사람들을 대상으로 연구되었으며(Pinkham et al., 2014 참조), 뇌 손상 환자들을 대상으로도 일부 평가가 이루어졌다(Neumann et al., 2020). 모호한 의도 및 적대감 질문지(Ambiguous Intentions and Hostility Questionnaire)의 단축형(Combs et al., 2007b)이 자주 사용되는데, 피검자는 부정적인 결과를 초래하는 다섯 가지 모호한 상황에 대해 읽고, 가해자의 행동이 고의적이었는지, 얼마나 화가 났는지, 비난의 정도와 어떻게 대응할 것인지에 대해 리커트 척도 방식으로 평가해야 한다. Pinkham과 동료들(Buck et al., 2016, Pinkham et al., 2014)은 이 도구가 조현병스펙트럼장애의 귀인 편향을 평가하는 데는 적합하지만, 임상 시험에서 결과 측정 방법으로 사용하기에는 민감도가 충분하지 않다고 보고하였다(Pinkham et al., 2016). 또한 귀인 편향은 모호한 얼굴에 대해 신뢰성을 평가하는 것처럼 행동적 측정 방식으로 평가될 수 있는데, 84장의 친숙하지 않은 흑백 사진으로 구성된 신뢰성/접근성 과제(Trustworthiness/Approachability Task)(Adolphs et al., 1998)가 그런 방식을 사용한다. 이러한 신뢰성에 대한 평가는 편도체 병변이 있는 환자들(Adolphs et al., 1998)과 조현병스펙트럼장애(Pinkham et al., 2008)에서 '사회적 뇌'(1장 참조)에 속한 영역과 관련이 있었다. 그러나 이 과제를 비롯해 다른 유사한 과제들은 치매, 조현병스펙트럼장애, 자폐스펙트럼장애 등 임상질환들을 가진 사람들을 확실하게 구분하지는 못하였다(Blessing et al., 2010; Mathersul et al., 2013b; Morrison et al., 2019; Pinkham et al., 2008; Pinkham et al., 2016).

사회적 의사소통

인지적 의사소통 능력 또는 실용적 언어 능력이라고도 하는 사회적 의사소통 능력은 비꼼, 유머, 아이러니를 이해하는 것과 같이 맥락에 맞게 언어를 사용하는 능력을 말하며, 마음 이론 평가와 중복되는 면이 있다. 뇌손상 연구에서는 라트로브 의사소통 질문지(La Trobe Communication Questionnaire, LCQ)(Douglas et al., 2007)와 TASIT가 가장 자주 사용되며(Wallis et al., 인쇄 중), 두 검사 모두 조기 회복, 결과 및 중재 연구에 사용하도록 권장되었다(Honan, McDonald et al., 2017 참조). TASIT는 치매 환자에게도 이러한 목적으로 사용되는데(Kumfor et al., 2017), 이는 다른 도구와 함께 행동변이형 전두측두치매 및 알츠하이머병 환자들의 뚜렷한 장애를 보여 주었다(Luzzi et al., 2020). 치매 연구에서는 속담과 은유에 대한 이해 과제도 자주 사용된다(이에 대한 리뷰는 Rapp & Wild, 2011 참조). 자폐스펙트럼장애에서는 SST(Happe, 1994)가 자주 사용되었다(Loukusa & Moilanen, 2009).

사회지각

조현병에 대한 문헌을 보면, 사회지각이란 사람이 성공적으로 상호 작용하기 위해 필요한 사회적 지식과 가정을 의미한다. 대인 지각 과제(Interpersonal Perception Task)(Mah et al., 2004)는 사회적 지위, 친밀감, 연대감, 경쟁 및 속임수에 대한 지식을 평가하는 과제이며, 영역 간 관계(Relationships Across Domains, RAD)는 네 가지 관계 모델[공동 공유 관계, 권위적 서열 관계, 평등한 대응 관계, 시장 가격 관계(사회적 상호 작용 및 이익에 기여함)]에 관한 암묵적 지식을 평가할 수 있다(Sergi et al., 2009). RAD는 정신분열증 평가(결과에 대한 측정은 아님)(Pinkham et al., 2014; Pinkham et al., 2016)와 자폐증 연구(Morrison et al., 2019)에 사용하도록 권장되었다. 도덕 추론도 이 영역과 관련이 있는데, 뇌 병변을 가진 사람들은 도덕 추론에 결함을 보이는 것으로 확인되었다. 하지만 성인을 대상으로 하는 평가 도구가 '트롤리' 과제 하나에 국한되어 있다는 것이 문제이다(Mendez et al., 2005). 다만, 발달과 관련된 문헌들 중에는, 개인 평가를 위해 특별히 개발된 사회-도덕적 추론 과제(So-Moral Task)도 있다(10장 참조).

종합적 검사

한 검사로 여러 사회인지 영역을 평가할 수 있는 측정 도구가 몇 개 있다. 이런 방식은 여러 검사를 받을 필요성을 줄이고, 관심 있는 영역에 집중할 수 있게 하며, 검사 시간을 단축한다. 다음에 소개되는 검사들은 신뢰도와 타당도에 대한 증거가 다소 제한적이지만, 새롭게 부각되고 있는 검사들이다.

사회인지 및 정서 평가(Social Cognition and Emotional Assessment, SEA) (Funkiewiez et al., 2012)는 행동변이형 전두측두치매의 감별 진단을 위해 만들어졌다(Bertoux, Delavest et al., 2012; Bertoux, Volle et al., 2012). SEA는 기존에 있던 다섯 가지 사회인지 평가 도구들을 약간 변형하거나 목적에 맞게 단축하여 합친 것이다. 평가되는 영역에는 얼굴 정서 지각(Ekman과 Freisen의 사진들), 마음 이론(FPT), 행동 통제 및 역전 학습(컴퓨터 시행 과제), 보호자가 평가한 무감동 척도가 포함된다(Starkstein et al., 1992). 시행 시간은 SEA의 경우 약 60분, 단축형(정서 지각과 사회적 실수만)의 경우 약 30분이다.

간략형 사회적 기술 평가(Brief Assessment of Social Skills, BASS)(Kelly & McDonald, 2020)는 치매 환자를 평가하기 위해 개발된 짧은 선별 도구이다. BASS는 얼굴 정서 인식, 얼굴 식별, 공감/마음 이론, 사회적 억제, 사회적 추론 및 새로운 얼굴에 대한 기억력을 측정한다. 자극은 사진과 사회적 장면들의 조합이다. BASS는 치매 환자와 대조군을 변별할 수 있었고, 사회인지의 여섯 개 영역 중 다섯 개 영역에서 우수한 수렴 타당도가 시사되었다. 임상적 사용을 위해 만들어진 비교적 새로운 도구이므로 아직 규준 자료는 마련되지 못했다. 전 연령대에 걸친 성인을 대상으로 한 규준 자료를 모으고 있으며, 뇌손상 및 조현병 환자와 같은 다른 임상 집단에 대한 민감도를 파악하기 위한 연구가 진행 중이다. 또한 BASS가 원격 시행에도 적합한지 여부를 결정하기 위한 연구도 진행되고 있다.

사회인지 관련 기타 영역

자기 인식 자기 인식은 일반적으로 사회인지 평가에 포함되지 않지만, 양호한 사회적 인식에 매우 중요하며, 실제로 사회인지 능력 하나만 측정할 때보다 자기 인식을 함께 측정할 때 개인의 기능 수준을 더 잘 예측할 수 있는 것으로 나타났다(Silberstein et al., 2018). 감정표현불능증과 같은 장애, 예를 들어 정서와 내적 상태에 대한 인식이 손상된 경우(Larsen et al., 2003), 자기 인식의 장애는 정서적 공감에 직접적으로 영향을 미친다. 자신의 정신적 과정에 대한 성찰을 어렵게 만드는 메타인지의 장애(Boake et al., 1995; Godfrey et al., 1993)도 관점 수용과 공감에 영향을 미친다.

감정표현불능증은 주로 20개 항목으로 구성된 토론토 감정표현불능증 척도(Toronto Alexithymia Scale, TAS)를 사용하여 평가한다(Taylor et al., 2003). 자기 인식과 관련해서는 일반적으로 네 가지 척도가 권장되고 있다(Tate, 2010). 그중 하나는 환자 역량 평가 척도(Patient Competency Rating Scale, PCRS)(30문항)(Prigatano & Altman, 1990)이다. PCRS는 세 가지 양식(본인, 가족 및 주변인, 임상가 시행)으로 이뤄져 있으며, 현재의 기능을 인지, 대인 관계 기능 수준, 정서적 행동 및 생활 수행 능력 측면에 따라 5점 리커트 척도(1=할 수 없음, 5=쉽게 할 수 있음)로 평가한다. 이때 자신과 정보 제공자 간의 불일치가 자기 인식 부족의 지표로 활용된다. 자신과 정보 제공자 사이의 불일치가 사용되는 유사한 도구로는 인식 질문지(Awareness Questionnaire, AQ)(17문항)와 메이오 포틀랜드 적응성 지표(Mayo Portland Adaptability Index, MPAI-4)(12문항)가 있는데, 이는 운동과 감각, 인지, 의사소통 및 정서와 행동 영역에서의 변화를 평가한다. 그 외에 자기 인식 결함 인터뷰(Self-Awareness of Deficits Interview, SADI)(Fleming et al., 1996)가 있는데, 이는 반구조화된 면담으로 기능 수준, 관련된 영향, 그리고 현실적인 목표 설정 능력에서의 변화를 개인이 인식할 수 있는지 평가한다. 임상가는 동시에 평가해 0점(장애 없음)에서 9점(심각한 장애)까지의 점수를 매긴다. 일반적으로 이러한 측정 방법들은 일치도가 좋은 것으로 알려져 있다(Ownsworth et al., 2019).

사회적 행동

사회인지장애가 있는 사람은 사회적 신호에 대한 민감성과 대처 능력이 떨어지기 때문에 이러한 사회인지장애는 행동에도 영향을 미친다. 뇌 병리로 인해 직접적으로 발생하는 사회적 행동장애도 있다(1장 참조). 만약 어떤 사람이 예절을 지키지 않거나(예: 대화 시 자기가 말할 차례까지 기다리지 못하고 끼어듦), 탁자 위에 발을 올려놓는 등 사회적 관습에 맞지 않게 행동하거나, 대인 관계의 경계가 불분명하거나, 무관심하고 냉담한 태도를 보인다면, 이는 비정상적인 사회적 행동이라고 할 수 있다. 이러한 행동에 대한 평가는 일반적으로 정보 제공자 보고 방식으로 시행되며, 사용되는 질문지 중 상당수는 특정 집단을 위해 개발되었지만 다른 집단에도 사용될 수 있다. 가장 널리 사용되는 질문지로는 전두엽계 행동 척도(Frontal Systems Behavior Scale)(Grace et al., 2001), 전두엽 행동 검사(Frontal Behavioral Inventory)(Kertesz et al., 2000), 외현적 행동 척도(Overt Behavior Scale)(Kelly et al., 2006), 집행기능장애 질문지(Dysexecutive Questionnaire)(Burgess et al., 1996), 성인용 집행 기능 행동 평가 목록(Behavior Rating Inventory of Executive Function-Adult)(Roth, Isquith, & Gioia, 2005)이 있다. 행동의 사회적 측면을 파악하기 위해 특별히 고안된 새로운 질문지들도 있다. 여기에는 사회인지를 반영하는 질문지들도 포함된다. 치매 환자를 위한 사회기능 척도(Social Functioning in Dementia Scale)(Sommerlad et al., 2017)와 외상성 뇌손상 환자용 사회기술 질문지(Social Skills Questionnaire-TBI)(Francis et al., 2017)는 각각 치매와 외상성 뇌손상 환자를 평가하기 위해 고안된 것들이다.

앞에서 설명한 자기 보고 및 정보 제공자 질문지는 내재적 한계를 갖기 때문에, 수행 기반 측정 도구들을 개발하고자 하는 움직임이 있어 왔다. 수행 기반 검사를 사용하는 경우, 특히 의사 결정상의 장애와 낮은 행동 억제력과 같은 잘못된 사회적 행동을 포착할 수 있기 때문이다. 의사 결정은 주로 아이오와 도박 과제(Iowa Gambling Task, IGT)와 같은 실험 과제를 사용하여 측정한다(Bechara et al., 2005)(Damasio et al., 1991). IGT는 널리 사용되기는 했지만 개념적으로 많은 단점이 있으며 실제로는 사회적이지 않은 검사라는 비판도 제기되어 왔다(Torralva et al., 2013; Torralva et al., 2007). 이를 대체하기 위해 사회적 의사 결정 과제(Social Decision Making Task)가 뇌손상 환자를 위해 개발되었지만, 현재까지 많은 주목은 받지 못하였다(Kelly et al., 2014). 사회적 억제력을 평가하기 위해서도 여러 과제가 개발되었다. 인터뷰 동안 부적절하게 자기를 공개하는 정도를 관찰하고 점수화하는 관찰 측정 방식의 과제(Osborne-Crowley et al., 2016), 사회적 시나리오의 이미지와 질문으로 구성된 과제(Honan, Allen et al., 2017), 그리고 치매 환자를 대상으로 하며 사회적으로 관련된 내용으로 구성된 간단한 스트룹형 과제(BASS: Kelly & McDonald, 2020) 등이 여기에 속한다.

성인 임상 집단에서 사회인지 평가의 장점

이 장에서 자세히 설명한 사회인지 평가들은 신경심리적 장애를 평가하고 이해하는 새로운 방법을 제시하고 있다. 사회인지는 대인 관계 능력에 가장 중요한 역할을 하므로, 이에 대한 평가는 일상생활에서의 기능 수행과 치료 목표 설정에 직접적으로 관련이 있다. 얼굴, 어조, 자세에서 정서를 읽는 데 어려움이 있는 경우, 의사소통 대상의 정서와 생각 이면에 숨은 복잡성을 이해하지 못해, 상대방의 말에 적절히 대응하거나 공감할 수 없게 된다. 이러한 어려움이 심해질수록 사회적으로 부적절하거나 무례한 말을 비롯하여, 노골적으로 성적인 행동이나 기타 상황에서의 부적절한 행동에 이르기까지, 탈억제된 행동들이 훨씬 더 분명하게 나타날 것이다. 이 모든 사회적 장애는 환자 본인뿐 아니라 주변 사람들에게도 심각한 영향을 미친다.

사회인지 평가는 환자의 권리와 혜택에 직접적으로 영향을 미치며, 적절한 상황에서는 가족이나 공식적 또는 비공식적 간병인에게 그들이 돌보고 있는 환자의 상태와 증상 및 예후에 대해 더 많은 것을 알려 줄 수 있다 (Kiser et al., 2012; Shinan-Altman, & Werner, 2017). 진단을 이해하면 사회적 낙인이 줄어들고(Herrmann et al., 2018) 공식적 또는 비공식적 간병인이 더 오랫동안 연민 어린 돌봄을 제공할 수 있다(Quinn et al., 2019). 사례 9.1과 사례 9.2에 기술된 바와 같이, 증상에 대한 단순한 인정, 이러한 증상을 구분하여 명명하는 것, 그리고 증상이 가족 보호자에게 미치는 영향과 경험을 정규화 (normalizing)해 주는 것만으로도 환자와 가족 보호자에게 유익한 결과를 가져올 수 있으며, 이러한 의사소통은 병의 의학적 특징에 대한 것을 넘어 심리적, 사회적 특징까지 확장될 필요가 있다.

사례 9.1

L의 사례: 파킨슨치매를 앓고 있는 성인

병력 L은 진행성 파킨슨치매를 앓고 있으며, 재혼한 부인 및 어린 자녀를 둔 딸과 함께 살고 있었다.

진행 경과 딸은 아버지가 새어머니의 기분에 대해 더 이상 신경 쓰지 않는 것 같아서 새어머니가 괴로워한다고 보고하였다.

개입 임상가는 L이 겪고 있는 사회인지장애에 대해 딸과 논의하였다. L은 다른 사람의 정서를 인식하는 능력을 상실하였으며, 이러한 변화가 다른 사람의 느낌을 이해하는 능력과 공감을 보이는 능력에도 영향을 미치고 있었다.

임상가는 L의 가족들에게 이러한 장애를 잘 설명해 주었고, 이러한 장애를 사람이 아닌 질병 때문이라고 생각하는 것이 가족의 대처에 어떻게 도움이 될 수 있는지에 대해서도 논의하였다. 이후 임상가가 L의 딸과 이야기했을 때, 그녀는 새어머니에게 "이제 아버지는 공감을 표현하기가 매우 어렵고, 이러한 변화가 치매에서는 드물지 않다"고 말하며 환자의 사회적 행동 변화를 설명해 주었다고 보고했다.

L의 딸은 이런 변화를 설명할 수 있는 용어가 있다는 것, 그리고 다른 사람들도 이런 변화를 경험하며 이것이 질병의 일부라는 것을 아는 것만으로도 새어머니의 얼굴에 안도감이 눈에 띄게 드러났다고 전했다.

의견 현 단계에서 치매 환자의 사회인지장애를 개선하기 위해 많은 것을 할 수는 없지만, 이러한 변화가 실제로 증상의 일부라는 사실을 가족에게 알려 주는 것만으로도 간병 역할과 관련된 스트레스를 어느 정도 줄일 수 있었다.

사례 9.2

J의 사례: 치매 진단을 받은 성인

병력 J는 73세 남성으로 67세 때 치매 진단을 받았다. 가족력은 없었고, 교육받은 연수는 10년이며, 정육점 주인으로 일하다가 65세에 은퇴하였다.

진행 경과 J는 집에서 아내와 함께 살고 있었다. J의 아내는 J가 집에서 점점 더 안절부절 못하고, 아내나 다른 사람의 감정에 대해 더 이상 신경 쓰지 않는다고 말했으며, J의 무관심이 가족 관계에도 영향을 주고 있다고 걱정하였다. 그의 아내는 친구들이 더 이상 J 부부를 초대하지 않기 때문에 의기소침해졌고, 외로우며, 더 이상 남편과 어떻게 소통해야 할지 모르겠다고 이야기하였다.

평가 처음 치매 진단을 받고 5년이 지난 후, J는 치매 환자를 위해 고안된 사회인지 선별 도구인 BASS(Kelly & McDonald, 2020)를 수행하였다. J는 얼굴 정서 지각(규준보다 2.5 SD 낮음), 사회적 추론(규준보다 3.5 SD 낮음), 공감 및 마음 이론(규준보다 2 SD 낮음)에 장애가 있는 것으로 나타났다.

의견 이러한 사회인지장애는 J의 아내와 가족이 일상적으로 겪고 있는 많은 문제를 설명할 수 있다. 만약 이러한 평가가 (1) 진작 가능하였고, (2) 진단 당시 또는 진단 후 진행된 치료 동안에 시행될 수 있었으며, (3) 질병 과정 초기에 이러한 피드백과 교육이 제공되었더라면, 가족들은 J의 사회인지상의 변화를 다룰 준비를 더 잘 할 수 있었을 것이고, J의 변화를 질병에 의한 것이라고 생각할 수 있었을 것이다.

이 장에서 많은 검사를 자세히 살펴보았지만, 사회인지 평가 분야는 아직 걸음마 단계에 있다. 대부분의 검사는 임상적 적용보다는 연구용으로 만들어진 것이다. 따라서 임상 장면에서는 임상적 유용성, 신뢰도 및 규준이 잘 갖추어진 다양한 사회인지 측정 도구가 부족한 실정이다. 특히 2장에서 논의한 바와 같이, 사회인지 평가를 위해서는 문화적 영향을 깊이 이해할 필요가 있다. 따라서 연구자들은 복잡한 환경에서 발생하는 사회인지를 실시간으로 평가하고 생태학적 타당도가 높은 측정 도구를 개발하도록 더욱 노력해야 한다. 이에 대한 보다 자세한 논의는 2장에서 다루었다.

10 아동의 사회인지 평가

Louise Crowe 머독아동연구소, 멜버른대학교 심리과학 및 소아과
Simone Darling 머독아동연구소, 멜버른대학교 심리과학 및 소아과
Jennifer Chow 머독아동연구소

사회적 기능은 사회인지뿐 아니라 사회적 행동 표현(개인이 나타내는 사회적 행동을 비롯하여 사회적 기술과 상호 작용)을 아우르는 개념이다(Beauchamp & Anderson, 2010). 사회인지 기술, 즉 '사회 정보 처리'는 사회적 행동 기능, 즉 '사회적 상호 작용'을 뒷받침하며, 언어, 억양, 비언어적 단서(예: 얼굴 표정, 신체 언어, 몸짓, 눈맞춤)와 같은 다양한 사회적 단서를 부호화하고 해석하는 등 사회적 자극을 처리하는 데 특화된 사회적 감정 처리를 포함한다(McDonald, 2013; Beauchamp & Anderson, 2010). 이러한 사회인지는 집행 기능(예: 억제 조절)과 강하게 연관되어 있으며, 이는 목표 지향적 행동(Anderson, 2002)과 사회적 문제 해결(사회적 자극에 반응하면서 사회인지와 집행 기능을 통합하는 것을 포함)에 필요한 인지적 정보 처리 과정이다(그림 10.1 참조).

사회인지 기술은 아동기 전반에 걸쳐 나타나며 청소년기부터 성인기 초기에 걸쳐 성숙해 가는 발달 궤적을 따른다(Choudhury, Blakemore, & Charman, 2006; Tonks, Williams, Frampton, & Yates, 2007). 사회인지 기술의 발달은 얼굴 정서 인식 및 정보 처리 속도와 같은, 보다 기본적인 기술에 근간을 두고 있으며, 이들은 이후 도덕 추론 및 마음 이론과 같은 좀 더 복잡한 사회인지 기술의 토대가 된다(Beaudoin & Beauchamp, 2020). 사회인지 기술(그림 10.1 참조)은 외부 환경 요인(예: 양육 방식, 가족 기능), 뇌손상 및 뇌질환 관련 요인(예: 손상 유형, 손상의 중증도), 아동 내부 요인(예: 기질) 등 다양한 요인의

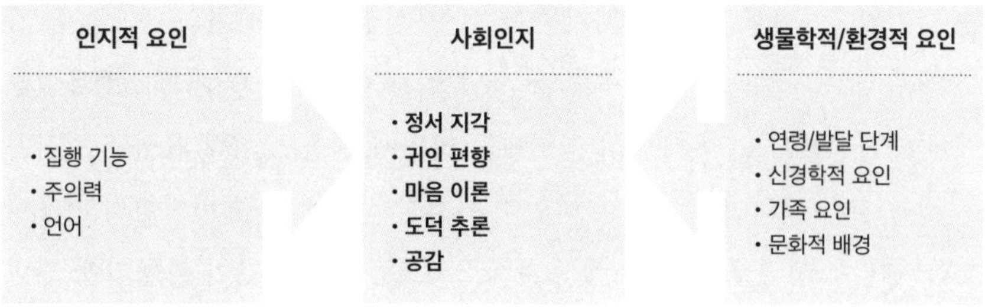

그림 10.1 사회인지 평가

영향을 받는다(Beauchamp & Anderson, 2010; Yeates et al., 2007).

사회성 역량은 사회행동 기술, 사회인지 및 상황적 요인들이 매우 복잡하게 서로 얽혀 있는 복합적인 요소로 구성된다(Beauchamp & Anderson, 2010). 따라서 사회인지 측정은 아동의 사회성 곤란에 영향을 줄 수 있는 기저의 특정 사회인지적 처리 과정을 확인하기 위해 사회성 역량을 세밀하게 파악하도록 해 준다는 점에서 매우 중요하다(Beauchamp, 2017; Crowe, Beauchamp, Catroppa, & Anderson, 2011). 사회인지를 측정함으로써 핵심적인 사회인지적 과정들을 추출하고, 이러한 과정들을 객관적으로 정량화할 수 있다(Bierman & Welsh, 2000). 이 정량화를 통해 어떤 특정 영역에서 장애가 발생할 수 있는지를 감지하여 사회성 곤란을 해결하기 위한 개입 방법을 효과적으로 관리하고 적용할 수 있다(Bierman & Welsh, 2000). 또한 사회인지 측정은 발달이나 임상적 개입과 관련하여 시간이 지남에 따라 사회인지적 처리가 어떻게 변화하는지를 파악하는 데에도 사용할 수 있다(Beauchamp, 2017).

사회인지 평가

소아과에서 일하는 임상심리학자, 신경심리학자, 교육심리학자는 다양한 의뢰 사안에 대한 심리 평가를 실시한다(사례 10.1 참조). 『DSM-5』에서는 신경발달장애에 대한 사회기능 또는 '사회성 영역' 평가의 중요성을 강조한다(American Psychiatric Association, 2013). 지적장애 및 자폐스펙트럼장애에 대한 『DSM-5』의 사회성 영역에는 타인에 대한 사회적 단서를 지각하는 것과 같은 사회인지 기술과 타인의 사회적 접근에 대한 비전형적 반응이 포함된다(표 4.1 참조)(APA, 2013). 자폐스펙트럼장애와 같이 아동기에 진단되는 일부 심리장애는 사회인지 결함이 핵심 특징이지만, 아동기에 흔히 발생하는 심리장애 및 신경학적 장애에서 사회인지의 역할이 항상 명확한 것은 아니다. 사회성 문제가 아닌 다른 의뢰 사안이나 발현 양상의 경우에 사회인지의 문제가 즉각적으로 나타나지 않을 수 있다. 하지만 연구에 따르면 사회인지 결함은 학습장애(Kavale & Forness, 1996), ADHD(Uekermann et al., 2010), 품행장애(Happe & Frith, 1996) 및 행동문제(Toblin, Schwartz, Gorman, & Abou-ezzeddine, 2005)와 흔히 공발하는 경향이 있다. 또한 사회인지 문제는 뇌졸중(Lo et al., 2020), 외상성 뇌손상(McDonald, 2013), 미숙아(Marleau, Vona, Gagner, Luu, & Beauchamp, 2020), 뇌전증(Operto et al., 2020)과 같은 신경학적 장애들과도 관련되어 있다.

사회인지 평가 프로토콜을 개발할 때 고려해야 할 주요 영역에는 정서 지각, 귀인 편향, 마음 이론, 도덕 추론, 공감 등이 포함되며, 대부분의 평가 도구는 이러한 영역에 중점을 둔다(McDonald, 2017). 평가 방법에는 학교 또는 가정에서의 아동 관찰, 아동의 수행 측정, 아동과 부모/교육자용 질문지 등이 있다. 이 장에서 언급하고 있는 2000년 이후에 발표된 평가 도구에 대한 정보는 표 10.1을 참조하라.

정서 지각

얼굴 표정, 신체 언어, 말 등에서 단서를 포착하여 타인의 정서를 이해하는 것은 사회기능의 기본 기술이다. 얼굴 표정으로 타인의 정서를 가늠하는 능력은 생후 첫해에 발달하며, 아기는 부모의 얼굴 표정에 따라 자신의 행동을 조절한다(Walker-Andrews, 1998). 보다 복잡한 정서를 이해하고 다듬는 능력은 청소년기까지 지속적으로 발달한다(Tonks, Williams, Frampton, & Yates, 2007). 정서 인식을 평가하기 위해 많은 과제가 개발되었다. 미네소타 감정 처리 검사(Minnesota Tests of Affective Processing)(Shaprio, Hughes, August, & Bloomquist, 1993), 비언어적 정확도에 대한 진단 분석 2판(Diagnostic Analysis of Nonverbal Accuracy-Second Edition, DANVA-2)(Nowicki & Duke, 1994; Nowicki & Duke, 2001), 아동용 정서 표현 척도(Emotion Expression Scale for Children, EE-C)(Penza-Clyve & Zeman, 2002), 정서 인식 척도(Emotion Recognition Scales, ERS)(Dyck, Ferguson & Shocet, 2001) 등은 정서 인식에 특별히 초점을 맞춘 평가 도구들이다. 사회 지능 평가 양식(Schedules for the Assessment of Social Intelligence, SASI)(Skuse, Lawrence & Tang, 2005), 아동용 정서, 대인 관계 및 사회화 평가(Paediatric Evaluation of Emotions, Relationships and Socialisation, PEERS)(Thompson et al., 2018), 청소년용 사회적 추론 인식 검사(The Aware-ness of Social Inference Test for Adolescents)(McDonald, Fisher, Togher & Tate, 2015) 등은 정서 인식을 평가하는 소검사들과 함께 다른 사회인지 영역들도 평가하는 도구들이다.

이러한 도구들이 정서 인식을 평가하는 가장 일반적인 방법 중 하나는 아동 또는 청소년에게 사진 속 인물의 얼굴 표정을 보고 정서를 해석하도록 요청하는 것이다. 아마도 이러한 유형의 평가에서 가장 초기의 사례는 1970년대에 출판된 얼굴 정서 사진 검사(Pictures of Facial Affect)(Ekman & Friesen, 1976)일 것이다. 이것은 발달신경심리 평가 2판(NEPSY-II)의 하위 소검사인 정서 재인(Affect Recognition)(Korkman, Kirk, & Kemp, 2007)이나 DANVA-2의 아동 얼굴 표정 검사(Child Facial Expressions)(Nowicki & Duke, 1994, 2001) 등과 같은 유사한 평가 방법들로 발전했다.

말과 어조 또한 정서를 이해하는 데 중요한 요소이지만, 이를 측정할 수 있는 도구는 많지 않다. DANVA-2(Nowicki & Duke, 1994, 2001)가 많이 인용

표 10.1 사회인지 및 사회기술에 대한 아동용 검사 도구

검사	요구되는 언어 형식	통제 조건	소요 시간	채점 용이성	내적 신뢰도	검사-재검사 신뢰도	수렴 타당도	생태학적 타당도	임상적 민감도	규준 연령
정서 인식 검사										
AR-NEPSY-II	질문을 듣고 답 가리키기	x	10분	✓	✓	✓	✓	x	✓	3~16세
NEPSY-II DANVA(아동용 하위 소검사)	질문을 듣고 말로 응답하기	x	20분	✓	✓	✓	x	x	x	6~10세
EE-C	질문을 듣고/읽고 리커트 척도로 응답하기	x	<10분	✓	✓	✓	✓	x	✓	6~10세
RMFT	질문을 듣고 말로 응답하기	x	20분	✓	x	x	✓	x	✓	8~11세
마음 이론 검사										
IT	질문을 듣고 말로 응답하기	x	20분	x	x	x	✓	x	x	5~9세
ToM-NEPSY-II	질문을 듣고 말로 응답하기	x	<10분	✓	✓	✓	✓	x	✓	3~16세
공감 검사										
ERS	서면 응답이 포함된 사진과 서면 질문	x	30분	x	x 이해 < .70	x	✓	x	✓	9~16세
귀인 편향 검사										
SCAP-R	짧은 이야기를 듣고 말로 응답하기	x	20분	x	x 귀인 < .70	✓	✓	✓	✓	2~4학년

사회적 의사소통 검사

검사	조건		소요 시간					연령
SLDT	질문을 듣고 답문 응답하기	✗	45분	✓	✓	✓	✓	6~17세

사회인지 및 사회기술에 대한 종합 검사

검사	조건		소요 시간					연령
SASI	반응 읽기	✗	30분	✗ 마음 이론 검사는 교육필요	✓	✓	✗	6~60세
PEERS	질문과 반응을 듣거나 읽기	✓	하위검사별 1~10분	✓	✓	✗	✓	4~18세
SSIS Student	질문과 반응 읽기	✗	10분	✓	✓	✓	✗	8~18세

통제 조건=사회인지가 요구되지 않은 조건; ✓ 는 '충족', ✗ 는 '불충족/없음'을 의미함; ✓ 는 이를 일종한 후속 발견물이 있음을 의미하며, 그 외 항목이 ✓ 는 관련 참고 문헌에서 발췌한 정보에 의함; 소요 시간은 검사에서 명시되지 않은 경우 검사 설명으로부터 추정된 시간임.

DANVA=비언어적 정확도에 대한 진단 분석 2판(Diagnostic Analysis of Nonverbal Accuracy-Second Edition, DANVA-2)(Nowicki & Duke, 2001)
EE-C=아동용 정서 표현 척도(Emotion Expression Scale for Children)(Penza-Clyve & Zeman, 2002)
ERS=정서 인식 척도(Emotion Recognition Scales)(Dyck, Ferguson, & Shocet, 2001)
SASI=사회 지능 평가 양식(Schedules for the Assessment of Social Intelligence)(Skuse, Lawrence, & Tang, 2005)
PEERS=아동용 정서, 대인 관계 및 사회화 평가(Paediatric Evaluation of Emotions, Relationships and Socialisation)(Thompson et al., 2018)
AR-NEPSY-II=발달신경심리 평가 2판의 정서 재인(Affect Recognition) 소검사(Korkman, Kirk, & Kemp, 2007)
ToM-NEPSY-II=발달신경심리 평가 2판의 마음 이론(Theory of mind) 소검사(Korkman, Kirk, & Kemp, 2007)
RMFT=영화 장면 마음 읽기 검사(Reading the Mind in the Films Test)(Golan, Baron-Cohen, & Golan, 2008)
IT=아이러니 검사(Irony Task)(Filippova & Astington, 2008)
SLDT=사회 언어 발달 검사(Social Language Development Test)(Bowers, Huisingh, & LoGiudice, 2010)
SCAP-R=사회인지 평가 프로파일 개정판(Social Cognitive Assessment Profile-Revised)(Hughes, Webster-Stratton, & Cavell, 2004)
SSIS=사회기술 향상 시스템 평가 척도(Social Skills Improvement System)(Gresham & Elliott, 2008)

되어 왔는데(Crowe et al., 2011), 여기에 아동 수용 준언어 검사(Child Receptive Paralanguage Test)가 포함되어 있다. 이 검사에서는 아동 배우가 높은 정서 강도 혹은 낮은 정서 강도로 문장을 읽어 주는데, 아동들은 이를 듣고 '행복, 슬픔, 분노 또는 두려움' 중에 어디에 해당하는지를 보고하게 된다. 영화 장면 마음 읽기 검사(Reading the Mind in the Films Test, RMFT)는 이 아이디어를 기반으로 정적인 사진이 아닌 단편 영화를 사용하며, 정서 재인의 해석에 있어 시각, 청각 및 문맥 단서를 사용하여 정서를 구별하도록 하였다(Golan et al., 2008). 다른 사람의 정서를 구별하는 능력은 마음 이론과 구분되는 기술이다.

마음 이론

마음 이론은 유아기에 처음 발달한다(Cutting & Dunn, 1999). 마음 이론이란, 간단히 말해 다른 사람의 정서, 느낌 또는 생각이 자신과 다를 수 있음을 이해하는 것이다. 다른 사람이 나와 다른 생각, 정서, 믿음을 가질 수 있다는 1차 믿음을 이해하는 것부터 3인칭 시점을 포함하는 3차 믿음까지 마음 이론의 복잡성은 증가한다(Liddle & Nattle, 2006). 마음 이론을 측정하는 과제에는 다른 아동의 생각이나 믿음이 자신과 다를 수 있다는 사실을 이해해야 해결할 수 있는 틀린 믿음 과제가 포함된다. 마음 이론을 다루는 다른 측정 도구에는 DANVA-2의 마음 이론 하위 소검사(Korkman, Kirk, & Kemp, 2007), RMFT(Golan et al., 2008), 부적절한 이야기 검사(Strange Stories Test, SST)(Happe, 1994), 아이러니 검사(Irony Task, IT)(Filippova & Astington, 2008), 사회 언어 발달 검사(Social Language Development Test, SLDT)(Bowers, Huisingh, & LoGiudice, 2010) 등이 있다.

귀인 편향

귀인 편향, 즉 의도적 귀인이란 타인의 행동이 해석되는 '필터' 또는 렌

즈를 말한다(McDonald, 2017). 이는 아동의 공격 행동에 대한 연구에서 자주 언급되는데, 공격 행동을 보이는 아동은 애매한 상황을 적대적인 것으로 해석할 수 있다. 귀인 편향 평가에서는 시나리오를 제시한 후 사회적 문제 해결과 관련한 질문을 제시한다. 예를 들어 아동에게 다른 사람이 자신을 자극하거나 문제를 일으킬 수 있는 사회적 상황을 묘사한 삽화를 보여 주거나 읽어 준다. 그런 다음 아동에게 상대방의 의도를 설명하도록 묻는다. 그 의도는 부정적으로도 애매한 것으로도 해석될 수 있다. 그 결과, 아동이 상대방의 의도를 선의 또는 적대적인 것으로 해석하는 정도는 다양하다. 귀인 편향의 측정은 일반적으로 미묘하거나 애매한 사회적 단서를 고려해야 하는 일상적인 사회적 상황에서 적절한 결정을 내리는 데 초점을 맞추기 때문에, 집행 기능(억제 능력, 인지적 유연성)과 사회인지 기술(정서 인식, 공감, 마음 이론, 의도 귀인 편향)을 통합적으로 측정한다. 이러한 평가의 예로는 언어 시나리오를 사용하는 사회인지 평가 프로파일-개정판(Social Cognitive Assessment Profile – Revised, SCAP-R)(Hughes et al., 2004)과 사회 정보 처리 평가 인터뷰(Social Information Processing Interview)(Quiggle, Garber, Panak, & Dodge, 1992), 그리고 영상 삽화를 사용하는 PEERS의 사회적 의도 하위 소검사(Social Intent Subtest)(Thompson et al., 2018; Dooley, Anderson, & Ohan, 2006)가 있다.

도덕 추론

도덕 추론은 정서 인식, 마음 이론, 공감 등 생애 초기에 성숙된 사회인지 기술에 의존하는 복잡한 기술이다. 이는 옳고 그름에 대한 도덕적 판단을 포함하며 사회기능 및 대인 관계 성공과 관련이 있다(Moll et al., 2005). 도덕 추론은 타인에게 해를 끼치는 것과 관련된 개념에서 시작해, 갈수록 정의와 평등에 대한 보다 복잡한 이해로 발전해 나간다(Vera-Estay, Seni, Champagne & Beauchamp, 2016).

도덕 추론을 측정하는 전통적인 척도는 성인에게 적용되어 왔다. 잘 알려진 것은 트롤리 딜레마인데, 여기서 연구 참가자는 이야기에 등장하는 사람들에게 해가 될 수 있는 상황에서 한 가지 결정을 내려야 한다. 그러나 최근의 연구에 따르면, 원래의 이야기처럼 참가자가 방관자의 입장이 아닌, 상황에 더 개인적으로 관여된 입장이 되게끔 이야기를 구성하면 참가자의 반응이 달라진다는 사실이 밝혀졌다(Dooley, Beauchamp, & Anderson, 2010). 또한 참가자가 결과에 개인적으로 관여되어 있을 때, 방관자였을 때와는 다른 뇌 영역이 활성화되었다(Greene, Somerville, Nystrom, Darley, & Cohen, 2001). 이런 결과들을 바탕으로 PEERS 종합 검사의 다중 도덕성 과제(Multiple Morals Task)와 같은 새로운 방식으로 도덕 추론을 측정하게 되었다(Dooley et al., 2010). 이 영역에 초점을 맞춘 다른 평가 도구로는 사회도덕성 반영 검사(Sociomoral Reflection Measure)(Gibbs, Basinger, & Fuller, 1992)와 친사회적 도덕 추론 목표 검사(Prosocial Moral Reasoning Objective Measure)(Carlo, Eisenberg, & Knight, 1992)가 있다.

공감

공감은 다른 사람의 관점, 정서, 생각을 상상하는 능력으로, 마음 이론과 밀접한 관련이 있다. 공감은 정동적 공감과 인지적 공감이라는 두 가지 유형으로 나뉜다. 정동적 공감은 다른 사람의 느낌을 공유할 수 있는 능력으로, 여기에는 다른 사람의 정서를 있는 그대로 반영하는 것(mirroring)이 포함된다. 인지적 공감은 다른 사람의 정서를 식별하고 이해하는 능력이다. 타인에 대한 공감은 종종 질문지를 통해 측정되며, 사회기술 향상 시스템 평가 척도(Social Skills Improvement System, SSIS)(Gresham & Elliott, 2008), 사회적 역량과 학교 적응력 측정을 위한 워커 맥코넬 척도(Walker McConnell Scales of Social Competence and School Adjustment)(Walker & McConnell, 1988) 등과 같은 광범위한 사회기능 질문지에 포함되는 한 요소이다. 특히 아동의 공감 능력에 초점을 맞춘 측정 도구에는 부모 질문지인 그리피스 공감 척도(Griffith

Empathy Measure)가 있다(Dadds et al., 2008).

부모 및 교사 질문지

심리 평가에는 일반적으로 행동과 기능을 평가하는 질문지들이 사용된다. 이러한 질문지로는 아동 행동 평가 척도(Child Behavior Checklist, CBCL)(Achenbach & Rescorla, 2001), 아동용 행동 평가 척도(Behavior Assessment Scale for Children, BASC)(Reynolds & Kamphaus, 2004), 강점 약점 평가 질문지(Strengths and Difficulties Questionnaire, SDQ)(Goodman, 1997, 2001), 적응 행동 평가 척도(Adaptive Behavior Assessment Scale, ABAS)(Harrison & Oakland, 2015) 등이 있으며, 이 질문지들은 모두 사회성 영역을 포함하고 있다. 이 측정 도구들은 본질적으로 매우 포괄적이다. 하지만 몇 가지 문항에 대한 부모나 교사의 응답을 자세히 살펴보면 사회인지기능장애에 대한 단서를 얻을 수 있다. 예를 들어 CBCL의 사회성 문제 척도(Social Problems Scale)에는 "[우리 아이는] 다른 사람들이 자신을 잡으려고 밖에 나와 있다고 느낀다"와 같이 아동의 귀인 경향성을 평가하는 항목이 포함되어 있다. ABAS의 사회성 영역(social domain)에도 사회인지를 측정하는 것으로 해석될 수 있는 항목들이 포함되어 있다. 이 항목들은 "[우리 아이는] 다른 사람이 기뻐하거나 슬퍼하거나 무서워하거나 화난 것처럼 보일 때 그것에 대해 언급한다", "[우리 아이는] 다른 사람이 슬프거나 화가 났을 때 동정심을 나타낸다"와 같은 정서 인식 및 공감, "재미있는 말이나 농담에 반응하여 웃는다"와 같은 농담과 아이러니에 대한 이해, "[우리 아이는] 다른 사람을 당황하게 하거나 상처 줄 수 있는 말을 삼간다"와 같은 기타 정신 상태에 관한 내용이다. BASC와 SDQ 같은 평가 도구는 다른 사람을 돕고 격려하고 함께 나누는 등의 행동에 더 관심을 두고 있으며, 사회인지 과정을 다루는 항목들은 그다지 눈에 띄지 않는다.

사회적 기능 평가 질문지로 많이 인용되는 것으로 사회기술 평가 척도

(Social Skills Rating Scale)(Gresham & Elliott, 1990)의 새 버전인 SSIS(Gresham & Elliott, 2008)가 있다. SSIS는 아마도 사회적 기술 조사용으로 가장 널리 사용되는 도구이며(Crowe et al., 2011), 사회적 기술에 초점을 맞추고 있긴 하지만 사회인지를 측정하는 것으로 해석할 수 있는 몇 가지 항목도 포함하고 있다. 사회인지를 측정하는 것으로 생각되어 이 영역에 관심이 있는 임상가라면, "[우리 아이는] 부모의 기분을 이해하려고 노력한다", "[우리 아이는] 다른 사람의 정서를 이해하려고 노력한다"와 같은 타인의 정서 이해 관련 항목과 "[우리 아이는] 다른 사람의 기분을 나아지게 하려고 노력한다", "[우리 아이는] 다른 사람을 위로하려고 노력한다", "[우리 아이는] 다른 사람에게 관심을 보인다" 등의 공감 관련 항목을 활용할 수 있다. 임상가는 이 질문지의 특정 항목에 대한 응답을 검토함으로써 얼굴 정서 인식 또는 마음 이론과 같은 특정 인지 영역에 초점을 맞춘 평가 도구를 취합해 나갈 수 있다.

고려해야 할 생물학적 요인과 환경적 요인

생물학적 요인과 환경적 요인 모두 아동의 사회인지 기술에 영향을 미친다. 생물학적 변수에는 연령과 발달 단계뿐 아니라 신경학적 요인들도 포함된다. 연령과 발달 단계 측면에서 사회인지 기술은 아동기 내내 발달하므로, 임상의는 예상되는 사회인지 기술 수준에 대한 기대치를 설정할 수 있어야 한다. 또한 연령 규준 자료가 있는 평가 도구를 사용하는 것이 중요하다. 신경학적 장애 또는 후천적 뇌손상의 존재 여부도 고려해야 한다. 외상성 뇌손상(Dooley et al., 2010; McDonald, 2013), 뇌졸중(Lo et al., 2020), 미숙아(Marleau, Vona, Gagner, Luu, & Beauchamp, 2020) 및 뇌전증(Operto et al., 2020) 아동의 경우 사회인지에 어려움이 있는 것으로 확인되었다. 사회인지는 여러 뇌 구조와 연관되어 있으므로 뇌의 완전성과 손상 여부가 반드시 고려되어야 한다(Frith & Frith, 2007).

사회인지와 관련된 환경 및 가족 요인에는 어머니의 교육 수준과 사회경제적 지위가 있으며, 이들은 아동의 도덕 추론(Hinnant, Nelson, O'Brien, Keane, & Calkins, 2013)과 마음 이론(Cutting & Dunn, 1999)에 영향을 미치는 것으로 밝혀졌다. 또한 사회인지 평가에서 문화의 역할은 거의 고려되고 있지 않다. 문화가 개인의 신념, 인지 및 행동을 형성하는 데 중요한 역할을 한다는 것은 이제 널리 알려져 있지만, 이러한 개념은 일반적인 사회인지 측정에 사용되는 언어와 자극에 거의 반영되어 있지 않다(Wang, 2016). 예를 들어 NEPSY-II의 마음 이론 하위 소검사에서는 "꼬투리 속의 완두콩 두 개처럼(like two peas in a pod)"이라는 문구가 사용된다(Korkman et al., 2007). 이 문구는 많은 서구 영어권 문화에서는 익숙한 것이지만 영어를 모국어로 사용하지 않는 아동은 잘 이해하지 못할 수 있다. 또한 백인의 얼굴만을 제시하는 눈 표정 마음 읽기 검사(Reading the Mind in the Eyes Test, RMET)와 같은 검사의 수행 능력은 인종 및 민족에 따라 다른데, 백인 응답자가 비백인 응답자보다 우수한 수행 능력을 보일 가능성이 높은 것으로 나타났다(Dodell-Feder et al., 2020). 이러한 문화적 감수성 부족은 많은 사회인지 측정에 어려움을 야기하는 중요한 문제이며, 향후 새로운 평가판에서는 주요 문화적 고려 사항들이 취합되어야 할 것이다.

인지적 고려 사항

집행 기능, 주의력, 언어 능력 등의 인지 능력들과 사회인지 사이에는 분명한 연관성이 있다. 사회인지를 평가할 때는 주의력, 기억력, 언어 및 집행 기능의 역할을 고려하고 평가 과정에 포함시켜야 한다. 집행 기능 측면에서 사회인지는 개념 추론, 인지 유연성 및 언어 유창성과 관련이 있다는 연구 결과가 있다(Vera et al., 2016; Hinnant et al., 2013). 집행 기능과 밀접하게 연관되어 있는 주의력 또한 사회인지와 관련이 있다. 이러한 능력들이 사회인지에 어떤 영향을 미치는지 보여 주는 한 가지 예는 ADHD 아동의 경우이다. ADHD 아동의 사회인지장애는 부분적으로 부주의뿐 아니라 억제 조절 곤란과 같은 집행기능장애를 반영할 가능성이 높다(Uekermann et al., 2010). ADHD 아동의 예는 사례 10.1을 참조하라.

표현 언어와 수용 언어를 포함한 아동의 언어 능력도 사회인지와 관련이 있다(Cutting & Dunn, 1999). 아이러니 검사(Filippova & Astington, 2008)와 같이, 특히 언어 기능을 더 많이 요구하는 일부 사회인지 측정 도구의 경우 그 관련성은 더 뚜렷하게 나타난다. 이러한 결과들은 아동의 사회인지가 연령에 맞는 수준인지 판단할 때 언어 평가가 중요하다는 것을 의미한다.

아동의 사회인지 평가와 관련된 문제들

아동의 사회인지 평가에 대한 급속한 발전과 관심 증가에 따라 많은 사회인지 평가 도구가 지속적으로 개발되어 제공되고 있다(Bruneau-Bhérer et al., 2012). 그러나 이 분야에 대한 관심이 높아졌음에도 불구하고 아동의 사회인지 측정은 생태학적 타당도, 발달 적합성 및 평가의 임상적 유용성을 제한하는 심각한 문제들로 인해 어려움을 겪고 있으며, 이는 결국 아동의 사회인지 기능에 대한 이해를 저해하고 있다.

교실이나 놀이 공간에서 아동을 관찰하는 것과 같은 자연 관찰은 임상 평가에 일반적으로 사용되고 있으며, 이는 아동의 기능에 대한 귀중한 정보를 제공한다. 이 방법은 일부에서는 사회성 평가의 '표준(gold standard)'으로 불리며 찬사를 받고 있지만(Merrell, 2001), 상당한 단점도 있다. 예를 들어, 시간과 노력은 상당히 많이 들지만 관심 대상 행동을 관찰할 수 있다는 보장이 없다. 또한 아동이 자신이 관찰되고 있다는 사실을 알게 되면, 호손 효과 (Hawthorne Effect)로 인해 평소와는 다르게 행동하거나 반응할 가능성이 있다(Oswald, Sherratt, Smith, 2014). 공식적인 관찰 기록 방법을 거의 사용하지 않는 경우는 객관성이 문제가 될 수 있다(Crowe et al., 2011). 일반적으로 관찰은 사회인지에 대해 형식을 좀 더 갖춘 평가나 규준이 있는 평가와 결합되는 것이 가장 이상적이다. 또한 자연 관찰을 하는 동안 아동이 배려하는 행동 등 사회적으로 적절하게 행동할 수 있는데, 이런 행동이 높은 수준의 공감 능력을 나타내는 것인지, 아니면 관찰되는 동안 사회적으로 바람직한 방식으로 행동하려는 욕구를 나타내는 것인지는 판단하기 어렵다.

마음 이론, 정서 지각과 정서 인식, 귀인 편향과 같은 다양한 프로세스를 포착하기 위해 실험실 환경에서 수행 기반으로 사회인지를 측정하는 여러 방식이 사용되어 왔다. 이러한 측정법 중 다수는 사회인지를 직접적으로 평가하고 사회기능장애에 대해 보다 명확한 평가를 제공하기 위해 고안되었지만, 현존하는 많은 수행 기반 측정 방법들은 신뢰도(내적, 검사-재검사, 평가자 간 신뢰도 등), 변화 민감도 및/또는 타당도 측면에서 아직 심리 측정 기준을 입증하지 못했다(이러한 문제에 대한 자세한 논의는 9장 참조). 특히 아동에게 사용되는 대부분의 사회인지 검사는 자극 선택과 일상생활 기능에 대한 수행의 일반화 가능성 모두에서 외적 타당도가 부족하다는 한계가 있다(Bruneau-Bhérer et al., 2012). 얼굴 정서 사진 검사(Ekman & Friesen, 1976), NEPSY-II의 정서 재인 하위 소검사(Korkman, Kirk, & Kemp, 2007), DANVA-2의 아동 얼굴 표정 검사(Nowicki, 2001)와 같은 대다수의 수행 기반 사회인지 측정 도구들이 얼굴 사진을 사용하고 있긴 하지만, 여기에는 역동적인 실제 사회 상황에 존재하는 중요하고도 미묘한 사회적 단서가 생략되어 있고(McDonald, 2017), 이 자극들이 발달적으로 적절한지 여부도 의문이다 (Crowe et al., 2011). 예를 들어 이전 연구에 따르면 아동은 그림에 비해 사진에서 정서를 인식하는 것을 더 어려워하며, 또래의 얼굴에 비해 성인의 얼굴을 인식하는 능력이 더 떨어진다고 한다(Brechet, 2017; Rhodes & Anastasi, 2012).

이러한 사실을 고려하여 연구자들은 성인을 대상으로 개발된 많은 측정 도구를 아동에게 사용하기 위해 간단히 수정하거나 단순하게 일반화하였다 (Crowe et al., 2011). 예를 들어 일반적으로 사용되는 트롤리 딜레마 패러다임 은 처음에는 성인의 도덕 판단과 추론을 이해하는 데 적용되었지만, 이 패러 다임이 아동의 언어 이해력과 기억력에 인지적 혼란을 줌에도 불구하고, 현 재 아동들에게 널리 사용되고 있다. 즉 많은 측정 도구가 적절한 개발 틀을 갖추고 있지 않으며, 이는 아동의 사회인지에 대한 보편적인 이해를 저해하 는 요인으로 작용하고 있다(Cordier et al., 2015).

일반적으로 사회인지 또는 사회기능을 평가하는 데 보다 널리 사용되는 접근 방식은 아동의 자기 보고 또는 부모와 교사의 2차 보고에 의존하는 지 필 질문지를 사용하는 것이다. 이러한 척도들은 아동의 기능적인 사회기술 (예: 또래와의 관계 및 다양한 사회적 맥락에서의 사회 적응력)을 평가함으로써 생태 학적으로 유효한 방식으로 사회기능을 파악할 수 있다고 여겨진다(Cordier et al., 2015). 이 접근법은 실제 환경에서 아동의 수행을 포착하기 때문에 사 회기능을 평가하는 데 생태학적으로 더 유효한 접근법 중 하나일 수 있지만, 지필 질문지는 사회적 수행의 근간이 되는 복잡하고 미묘한 사회인지 기능 을 드러내지 못하는 둔감한 도구이다. 또한 보고자 편향 효과도 문제가 된다 (Crowe et al., 2011). 예를 들어 SSIS(Gresham & Elliott, 2008)와 같이 널리 사용 되는 질문지에는 의사소통 및 공감과 같은 하위 척도를 비롯하여, 사회인지 와 관련된 특정 질문이 포함되어 있다. 하지만 포함된 항목 수가 적어 예비적 이고 피상적인 평가만을 제공하기 때문에, 더 포괄적인 평가를 위한 시작점 으로 사용하는 것이 적절하다. 아동의 사회성 역량 평가에 대한 아동 자신의 평가와 다른 사람의 평가 간 상관이 낮아서, 아동이 자신의 능력을 정확하게 평가할 수 있는지에 대해서도 논쟁의 여지가 있다(Frankel & Feinberg, 2002).

부모는 종종 평가자 입장에 서지만, 부모가 자녀의 사회적 능력이나 무엇이 '전형적인' 것인지 등을 항상 잘 알고 있지는 않다. 교사는 아동이 학교에서 또래들과 어떻게 상호 작용하는지에 대한 귀중한 정보를 제공할 수 있으며, 같은 연령대의 다른 아동들의 사회기능을 잘 알고 있다. 그러나 부모 또는 교사의 보고를 사용할 경우 다양한 맥락에서의 아동의 사회기능을 제대로 포착하지 못하며, 평가자의 주관적인 견해에 영향을 받을 수 있다 (Cordier et al., 2015). 따라서 지필 질문지에만 의존하는 것으로는 불충분하며, 아동의 사회인지 능력을 보다 종합적으로 평가하기 위해서는 아동의 수행을 직접 측정하는 평가가 함께 이뤄져야 한다.

아동의 사회인지 평가에 있어 가장 큰 문제 중 하나는 적절한 연령 규준이 부족하다는 점인데, 모집단 규준이 있는 경우라도 많은 검사 도구들의 규준 규모가 그다지 크지 않다(Henry et al., 2016). 여러 실험실 과제가 개발되어 연구에 사용되어 왔지만, 임상 환경에서 유용하게 사용할 수 있는 규준 자료와 심리 측정법이 부족하다(Crowe et al., 2011). 적절한 모집단 및 임상 규준을 갖춘 표준화된 평가의 부재는 사회인지 평가의 임상적 유용성을 크게 저해한다(Beauchamp, 2017). 이는 성장 중인 이 분야에서 현재 이용 가능한 양질의 사회인지 평가 도구들이 더 큰 유용성을 가지기 위해 향후 개발되어야 할 중요한 영역이 무엇인지를 제시한다.

사회인지 분야의 급속한 성장과 발전은 사회인지를 측정하는 새로운 검사 도구들이 지속적으로 진화하고 있음을 의미한다. 앞서 논의한 바와 같이, 기술의 혁신으로 인해 역동적이고 생태학적으로 유효한 자극을 특징으로 하는 사회인지 측정이 컴퓨터 또는 태블릿 기반 과제를 통해 점점 더 간단하게 수행 가능해졌다(Beauchamp, 2017; Crowe et al., 2011). 이러한 새로운 기술적 이점은 향후 더 높은 외적 타당도와 임상적 유용성을 자랑하는 사회인지 검사 도구들의 개발에 낙관적 전망을 제공한다.

크리스티안의 사례: ADHD가 의심되는 아동

병력 ADHD가 의심되는 크리스티안은 교실과 놀이 공간에서 행동 문제를 보여 의뢰된 8세 남아이다.

신경심리 및 사회인지 평가 공식적인 평가 결과 크리스티안의 지능은 평균 범위에 속했고, 주의력 평가에서는 지속 주의에 결함이 있는 것으로 나타났다. 임상의 는 평가 총집의 일부로 부모에게 CBCL과 ABAS를 작성하도록 요청했다. CBCL 부모 보고서의 공격 행동 영역에서 크리스티안은 임상적 범위에 해당하는 점수 를 받았다. ABAS 부모 보고서에서는 자기 관리와 사회성 영역에서 낮은 점수를 받았다. ABAS의 부모 응답을 보다 자세히 살펴본 결과, "재미있는 말이나 농담 에 반응하여 웃는다"와 "다른 사람을 당황하게 하거나 상처를 줄 수 있는 말을 삼간다" 항목에 대해 '전혀 아니다'로 표시되어 있었다. 또한 임상의는 CBCL에 서 "다른 사람들이 자신을 잡으려고 밖에 나와 있다고 느낀다"라는 항목에 '매 우 자주 그렇다'라고 표시되어 있는 것에 주목했다. 임상의는 이를 통해 크리스 티안이 농담이나 비꼼같이 자신을 당황하게 만들 수 있는 상황에서 다른 사람 의 의도를 이해하는 데 어려움을 겪고 있으며, 그로 인해 다른 사람들이 자신에 게 적대적이라고 단정한다고 여겼다. 임상의는 사회인지장애가 시사됨에 따라 NEPSY-II의 정서 재인과 마음 이론 하위 소검사를 실시했고, 크리스티안은 두 하위 소검사에서 평균 이하의 점수를 받았다. 사회인지에 대한 다른 인지 능력 의 기여도를 이해하기 위해 기억력과 집행 기능을 검사하도록 평가가 조정되었 다. 검사 결과 크리스티안은 반응을 억제하는 데 어려움이 있는 것으로 나타났 다. 교사와의 전화 면담을 통해 크리스티안은 놀다가 공에 맞거나 다른 아이들 이 단체로 웃으면 아이들이 자신을 놀린다고 생각해, 화를 내고 공격적이 된다 는 사실을 알아냈다.

평가 소견 및 제언 공식적인 평가, 질문지, 교사 면담 등의 결과를 종합하여 임상의는 크리스티안이 ADHD 진단에 적합하다는 소견을 내놓았다. 또한 임상의는 부모와 교사에게 크리스티안이 사회인지에도 약간의 어려움이 있다고 설명했다. 특히 다른 아이들이 자신을 배제하거나 괴롭힌다고 느끼는 경향이 있어 다른 사람의 의도를 이해하는 데 어려움을 겪고 있고, 또한 사회적 단서를 알아차리는 데 어려움이 있어 오해를 야기한다고 설명했다. 크리스티안이 다른 사람의 정서와 관점을 이해하려고 노력할 수 있도록 학교 상담사의 협조를 구하도록 권고했다. 임상의는 집과 교실에서 정서에 대해 토론하고, 크리스티안이 자극에 즉각적으로 반응하기보다는, 반응하기 전에 시간을 갖게 할 것을 권장했다.

혁신적인 사회인지 평가 도구

사회인지 평가 도구들의 한계는 잘 알려져 있다. 성인 대상의 검사들은 아동의 상황에 부적절하게 일반화되어 있고, 생태학적 타당도가 부족하며, 정적인 자극을 사용하고, 사회성 역량의 단일 구성 요소만 평가하여 평가 범위가 좁은 경우가 많다. 이러한 한계 중 일부를 해결하기 위한 시도와 함께 디지털 소프트웨어 및 하드웨어(예: 노트북, 휴대전화, 태블릿, 인터넷, 가상 현실, 클라우드 기반 데이터 스토리지)에 대한 접근성이 높아짐에 따라, 보다 실용적인 사회인지 측정 도구를 제공하기 위한 디지털 접근법이 모색되고 있다. 터치스크린이나 웨어러블 기기와 같은 디지털 기술은 수백만 개의 실시간 자료 캡처를 용이하게 하여 사회인지에 대한 보다 미묘한 탐색을 촉진하는 플랫폼을 제공하며, '게임화된' 평가가 가진 흥미 유발 특성은 소아과 맥락에서 특히 매력적이다(Shute & Ke, 2012). 기술 덕분에 평가를 채점하고 임상 보고서를 작성하여 다른 의료 제공자와 공유하는 부담도 크게 줄었다. NEPSY와 같이 검증된 기존 도구의 디지털화는 임상의의 검사 실시 부담을 최소화해 주었다. Pearson에서 개발한 큐-글로벌(Q-Global)은 웹 기반 플랫폼으로, 여기서는 검사 시행, 보고서 작성 및 채점을 간편하게 실시할 수 있다. 웹 기반 플랫폼을 사용하여 이러한 작업을 수행함으로써 임상의는 사회인지 평가와 관련된 관리 작업에 드는 시간과 비용을 절약할 수 있다.

모범적인 사회성 평가는 '생태학적으로 민감하고 타당성 있게', 즉 가능한 한 실제 경험에 가깝게 이루어져야 한다(Dooley, Anderson, Hemphill, & Ohan, 2008; Elliot, Malecki, & Demaray, 2001; John, 2001; van Overwalle, 2009). 가상 현실 애플리케이션과 잘 제작된 영상은 실제 사회 상황을 묘사하고 '피험자'가 사회 상황의 일부가 될 수 있도록 하여 과제에 대한 정서적 참여를 향상시키는 데 사용되었다. 예를 들어 TASIT(McDonald, Flanagan, Rollins, & Kinch, 2003)는 생각, 의도, 느낌 및 의미를 얼굴의 정서 표현과 어조에 담아 전달하기 위해서 영상 삽화를 사용한다. 이와 유사한 접근 방식인 가상 현실은 평가자가 고안한 가상의 3차원 상황으로 참가자가 들어가는 몰입형 경험을 제공한다. 동적 자극이나 몰입형의 사회적 상황을 제공하는 이러한 혁신적인 접근 방식은 사회인지 평가 시 정적 자극(예: 얼굴 정서 그림 검사)을 사용했을 때, 현실 세계의 사회적 상호 작용을 정확하게 표현하지 못하는 한계를 해결해 준다. 이뿐만 아니라 평가자는 사회적 단서를 포함하여 사회적 상황의 모든 요소를 통제하고 조작할 수 있다(Parsons, Gaggioli, & Riva, 2017).

또한 자동화된 '중지 규칙'이나 기계 학습 알고리즘을 갖춘 디지털 제품들은 평가 과정을 각 참가자의 개별 능력 수준에 맞게 수정해 나감으로써 과도한 검사 요구 및 검사 피로도로 인한 혼란스러움을 줄여 준다. 조작이 용이한 사회성 문제 해결 컴퓨터 게임인 〈주 유〉(Zoo U)는 적응형 개인 맞춤 게임 방식을 통해 정서 조절, 충동 조절, 의사소통, 공감, 협력 및 주도성을 목표로 사회기술을 평가하고 개입을 제공한다(DeRosier, Craig, & Sanchez, 2012). 〈주 유〉의 독창성은 참가자의 실시간 수행 성과 자료를 기반으로 시나리오의 자극과 복잡성을 수정하는 적응형 개인 맞춤 게임 방식에 있다.

가장 포괄적인 사회인지 디지털 평가 도구 중 하나는 PEERS 종합 검사(Thompson et al., 2018)로, 아이패드로 제공되는 사회인지 아동 평가(PEERS 임상 또는 간이 PEERS 선별)와 웹 기반의 자가 보고형 사회기능 척도(PEERS-Q 부모, 교사 및 자기 보고 질문지)로 구성되어 있다. PEERS 종합 검사는 아동의 전반적인 사회성 역량을 측정하여 아동의 사회적 기술을 종합적으로 평가하는데 사용할 수도, 보다 미묘한 방식으로 특정 문제 영역을 탐색하는 데 사용할 수도 있다. PEERS는 사회적 기능, 특히 사회인지를 평가하는 방식의 혁신적인 변화를 대변한다. 이는 유아에서부터 청소년에 걸친 대상자에 대해 즉각적이고 상세하면서도 포괄적이고 실행 가능한 '사회성 프로파일'을 제공한다.

PEERS는 생물심리사회 이론 틀인 SOCIAL 모형(SOCIAL model)(Beauchamp & Anderson, 2010)을 기반으로 개발되었다. SOCIAL 모형은 사회성 발달의 근간을 이루는 세 가지 인지 영역인 주의력 및 집행 기능, 사회적 의사소통, 사회-정서적 기술을 포함한다. PEERS의 목적은 사회성 곤란에 처할 위험이 있으면서 맞춤형 개입을 통해 도움을 받을 수 있을 것으로 확인된 아동의 사회성 프로파일을 제공하는 것이다. PEERS 임상은 12개의 기본 및 복합 하위 소검사로 구성되어 있으며, 각 검사는 SOCIAL 모형에 자세히 설명된 세 가지 인지 영역 중 하나에 중점을 둔다(Beauchamp & Anderson, 2010). 모든 하위 소검사는 사회신경과학의 실험 패러다임에서 도출되었으며, 실생활 상황과 발달 기대치를 반영하도록 수정되었다. 기본 하위 소검사들은 정서 인식이나 정서 지각과 같은 기본적인 사회기술을 파악하기 위해 고안된 반면, 복합 하위 소검사들은 도덕 추론이나 마음 이론과 같은 고차원적 사회기술을 평가하도록 구성되었다.

PEERS는 전체(모든 하위 소검사)를 시행하여 사회성 종합 점수(global social compsite)[평균(M)=100, 표준편차(SD)=15] 및 영역 점수(domain scores)(M=100, SD=15)를 도출하거나, 특정 영역의 문제가 의심되는 경우에는 검사

자가 하위 소검사들(M=10, SD=3) 중 일부를 시행하여 임상 가설을 효율적이고 직접적으로 검증해 볼 수 있다. 모든 채점은 자동으로 이루어지며, 결과 화면에서 하위 소검사 항목들에 대한 아동의 개별 응답을 검토할 수 있다. PEERS 총점에 대한 내적 일관성(α=0.665)과 복합 신뢰도(CR=0.754)는 모두 양호했다(Anderson et al., 2020). PEERS 질문지는 부모, 교사 또는 아동(12세 이상) 스스로가 작성하는 질문지 기반 사회성 역량 측정 도구로, 총점뿐 아니라 연령으로 구분된 여섯 개의 하위 척도 점수(관계, 참여, 행동, 사회적 규칙, 사회적 의사소통, 사회인지)를 제공한다. PEERS 질문지는 대규모 표준화 연구(Hearps et al., 2020)를 통해 타당도가 검증되었으며, 우수한 신뢰도를 보였다 [내적 일관성을 나타내는 크론바흐 알파(Cronbach's Alpha) 범위는 하위 척도의 경우 0.78~0.89, PEERS 질문지 총점의 경우 0.95].

사회인지 평가에 디지털 플랫폼을 사용하면 상당한 이점을 얻을 수 있지만 극복해야 할 과제도 있다. 첫째는 접근성의 문제이다. 인터넷 연결 문제나 하드웨어(아이패드, 컴퓨터)에 손쉽게 접근할 수 없다는 점은 특히 사회경제적 지위가 낮은 가정의 경우 기존의 의료 불평등을 악화시킬 수 있다(Hardiker & Grant, 2011). 감각 결함이 있는 환자의 경우, 감각 결함 자체가 디지털 평가에 참여하는 데 큰 장벽이 될 수 있다는 점을 고려해야 한다(Caldwell et al., 2008). 또한 하드웨어와 소프트웨어가 정기적으로 변경된다는 것은 디지털 기술을 활용한 측정의 신뢰성과 유효성을 주의 깊게 점검해야 한다는 것을 의미한다. 이러한 지속적인 모니터링 없이는 이전에 검증된 측정 도구들이 비교적 단기간에 유효하지 않게 될 수 있다. 마지막으로, 많은 사용자가 온라인 데이터 수집 및 개인 정보 보호, 그리고 보안 위험에 특히 민감하다(Bradway et al., 2017). 디지털 기술이 임상의와 환자에게 혜택을 제공하려면 이러한 우려들을 관리해야 한다.

고객과 환자의 치료 과정 전체에 걸쳐 디지털 해법을 구현하는 데 어려움이 있음에도 불구하고, 디지털 기술이 향후 평가 접근 방식의 중심이 될 것임은 분명하다. 정보 기술 소프트웨어 및 하드웨어의 기술 발전과 이론 및 실증 과학에 기반한 해법을 활용하고, 아동 및 청소년에게 흥미를 유발하는 방식으로 현실 세계를 구현하는 방법을 채택한다면, 디지털 해법은 높은 수준의 과학적 엄격성과 평가의 적절성을 갖출 뿐 아니라, 전문가들에게는 편리하고 실용적이며 해석하기 쉬운 평가 도구를 제공해 줄 것이다. 추가적인 타당도 검증과 광범위한 검사를 통해 디지털 평가 방식은 사회인지 평가 및 이후의 개입 접근 방식에서 모든 임상가에게 필수적인 도구가 될 것이다.

11

사회인지 개선 요법

Jacoba M. Spikman 흐로닝언대학교 행동 및 사회과학 학부
Herma J. Westerhof-Evers 흐로닝언대학교 행동 및 사회과학 학부
Anneli Cassel 뉴사우스웨일스대학교 심리학부

외상성 뇌손상이나 뇌졸중 등 급성 신경계질환에서 발생하는 뇌손상, 뇌종양이나 다발경화증과 같이 서서히 발생하는 신경계 이상, 전두측두치매와 같은 신경퇴행성 질환은 사회적 행동의 변화를 일으킬 수 있다. 이는 특히 전전두엽과 관련된 회로가 침범된 경우에 그러하다. 이와 유사한 사회행동 증상은 자폐스펙트럼장애와 같은 다양한 신경발달장애와 조현병스펙트럼장애와 같은 신경정신질환에서 관찰 가능하다.

1990년, 뇌손상의 후유증을 연구한 Neil Brooks는 "물리적, 인지적, 행동적 영역의 손상 중 행동 이상이 가장 오래 지속되며, 치료하기도 어렵고, 성공적인 사회 및 직업 재활에 가장 부정적인 영향을 미친다"라고 말한 바 있다. 그는 이 인용문에서 행동 변화가 파괴적 성격뿐만 아니라 치료에 대한 면역성이 있음을 강조했다. 그럼에도 오랫동안 임상신경심리학은 뇌질환에서의 사회행동 문제를 중요하게 여기지 않았으며, 적절한 평가와 치료 방법이 필요했지만 개발되지 못했다. 그러나 이는 사회신경과학 분야가 등장하며 변하기 시작했다. 사회신경과학자들에 따르면 인간은 복잡한 사회에서 살아가야 하므로, 뇌의 해부학적 구조와 기능이 사회적 상호 작용을 촉진하기 위한 최적의 상태로 함께 진화했다(Brothers, 1990). 즉 우리 인간은 사회적 정보를 처리하는 데 최적화된 영역이 있는 사회적 뇌를 갖고 있다.

사회인지 정보 처리는 일련의 단계를 거친다(Adolphs, 2001; Beer & Ochsner, 2006). 먼저 사회적으로 중요한 정보, 예를 들어 타인의 얼굴이나 목소리(어조)에서 나타나는 정서 표현 같은 부분에 주의를 기울여, 이를 지각해야 한다. 다음으로, 이렇게 지각된 정보를 사회적 규칙 및 관습에 대한 지식과 결합하여 해석함으로써 타인의 생각, 기분, 신념을 이해해야 한다. 이러한 처리 과정을 통해 개인은 타인의 마음에 대한 이론을 만들고(마음 이론), 타인의 관점을 이해할 수 있다(정신화)(Frith & Frith, 2012). 이런 사회적 단서를 인식하고 해석하는 것은 인지 및 귀인 편향, 즉 사람들이 삶에서 일어나는 사건의 인과 관계를 추정하는 방법의 영향을 받을 수 있다(Peterson, 1988, 1991). 또한 이러한 정신화는 여러 경로를 통해 이뤄질 수 있다. 즉 효율적인 인지 기능과 함께 빠르고 자동적으로 일어날 수도, 보다 큰 인지적 부담과 함께 느리고 통제된 방식으로 나타날 수도 있는 것이다(Happé, Cook, & Bird, 2017).

사회적으로 중요하고 정서적인 정보의 인식은 공감, 즉 타인의 감정을 공유하는 것으로 이어질 수 있다. 다른 사람의 감정을 느끼는 것은 거울 시스템(mirror system)과 같은 전이 과정을 통한 사회인지 처리 과정이 있음을 시사한다(Frith & Frith, 2012). 타인의 감정을 공유하는 능력은 자신의 감정을 인식하는 능력과 밀접하게 관련되어 있다. 자신의 정서 상태를 자각하지 못하는 문제를 감정표현불능증이라고 한다. 인지적·정서적으로 타인을 이해하는 능력은 사회적 상황에서 적절한 행동을 하는 데 중요하다. 이를 사회행동 '출력(output)'이라고 하는데, 적절한 사회적 의사소통 기술을 적용하여 자신의 행동을 사회적 상황에 맞추는 것을 의미하며, 이는 더 나아가 되풀이되는 사회인지 처리 사이클에 영향을 미친다.

따라서 뇌손상으로 인한 사회적 문제 행동과 신경정신병적 및 발달 관련 상태는, 사회적 정보 인식과 이해에 관여하는 이런 '입력(input)' 단계의 손상으로 발생할 수 있다. 이 사회인지 체계에 따라, 지난 10년 동안 임상신경심리학 분야에서는 정서 인식과 마음 이론과 같은 사회인지의 여러 측면

에서의 손상을 평가하는 다양한 도구가 개발되었다(9장, 10장 참조)

2013년 『DSM-5』에서 뇌질환 평가 시 포함되어야 하는 여섯 가지 신경인지 영역 중 하나로 사회인지가 포함되었다. 많은 연구는 행동 문제가 흔히 관찰되는 신경학적 및 신경정신학적 질환에서 사회인지 문제가 흔하다고 말한다(Henry, Von Hippel, Molenberghs, Lee, & Sachdev, 2016). 실제로 여러 연구에서 이러한 사회인지 손상은 일상생활에서의 특정 사회적 행동 문제와 관련되어 있음을 확인하였다. 본 저자들의 연구에서도 외상성 뇌손상이나 뇌졸중 등의 후천적 뇌손상 이후 발생하는 사회인지장애는 다양한 범위의 행동 지표와 관련이 있음을 발견하였다(Buunk et al., 2016; Nijsse, Spikman, Visser-Meily, de Kort, & van Heugten, 2019b; Spikman, Timmerman, Milders, Veenstra, & Van Der Naalt, 2012). 정서 인식 문제와 마음 이론 기술은 보호자가 평가한 자기 인식 부족, 정서적 무관심, 공감 부족, 탈억제 등과 관련이 있었다(Buunk et al., 2017; Jorna et al., 2021; Nijsse, Spikman, Visser-Meily, de Kort, & van Heugten, 2019a; Spikman, Milders et al., 2013). 또한 치료에서 학습하는 능력이 감소하고(Spikman, Boelen et al., 2013) 직업적 · 사회적 참여 수준이 낮아지는 것(Meulenbroek & Turkstra, 2016; Westerhof-Evers, Fasotti, van der Naalt, & Spikman, 2019)과도 연관되어 있었다. 사회적 정보에 대한 초기 인지 처리의 중요성과, 이것이 적응 행동과 관련 있다는 사실을 아는 것은 사회인지 및 사회적 행동 문제에 대한 치료법을 개발하는 데 새로운 방향을 제시한다.

이 장에서는 이러한 새로운 치료법의 개발이 이 분야에 어떤 변화를 가져왔는지 소개하려 한다. 신경심리학적 재활 방법을 개략적으로 소개하고, 뇌질환이 있는 환자의 사회인지와 사회행동 측면을 개선시키기 위한 신경심리학적 개입을 리뷰할 것이다. 특히 외상성 뇌손상으로 인한 뇌손상 환자에 중점을 두고, 특정 임상질환군인 자폐스펙트럼장애와 조현병스펙트럼장애 환자에 대해 추가적으로 논의하고자 한다.

신경심리학적 재활: 목적, 목표 및 방법

신경심리학적 재활은 뇌질환 환자의 인지적, 정서적, 행동적 문제를 개선하는 것으로, 궁극적 목표는 환자가 여러 면에서 더 잘 기능할 수 있도록 하는 것이다. 이를 이해하기 위해서는 세계보건기구(WHO)의 2001년 국제기능장애건강분류 시스템(the International Classification of Functioning, Disability and Health system, ICF system)을 활용하는 것이 도움이 된다. 이 시스템은 질병 결과를 세 단계로 분류한다.

첫 번째 단계는 신체적 기능으로, 여기에는 정신적 및 신경심리학적 기능이 포함된다. 두 번째 단계는 행동의 구성 요소로 활동(activity)을 일컫고, 세 번째 단계는 사회적 역할의 수행, 사회 참여를 나타낸다. 치료를 통한 기능 개선은 신경심리학적 수행에만 적용되는 것이 아니라 일상생활에서의 활동과 사회적 역할 수준에서의 개선을 모두 포함할 수 있다.

뇌손상의 경우, 모든 종류의 기능 개선이 회복으로 평가될 수 있다. 즉 손상 전 기능으로 완전히 복귀하는 것만을 회복이라 말하지 않는다. 그보다는 뇌손상 당시의 기능에서 어떠한 진전(progress)이라도 있다면, 이를 회복으로 간주한다. 회복은 신경학적(뇌) 수준과 심리학적(행동 및 경험적) 수준 등 두 단계에서 이루어질 수 있다. 여기서 말하는 진전은 개인이 인식하는 최적의 신체적, 심리적, 사회적 기능에 가까워지는 모든 종류의 변화로 개념화될 수 있다.

치료적 접근법

치료적 접근법은 두 가지로 구분되며, 이는 앞에서 살펴본 서로 다른 회복 수준과 관련이 있다. 전통적으로, 복원 모형(restorative model)은 치료를 통해 기능 손실을 되돌릴 수 있다고 가정하며, 이는 손상된 인지 기능과 기저의 뇌 구조가 복원될 수 있다는 것을 전제로 한다. 이론적으로, 이는 집중적이고 반복적인 연습을 통해 손상된 인지 기능을 자극하는 치료적 접근법을 사용한다. 운동을 하면 근육이 강해지는 것처럼, 특정 인지 기능을 활성화하기 위해 설계된 과제(기억을 자극하기 위한 게임)를 통해 뇌 기능이 개선될 것이라 생각하는 것이다. 이러한 유형의 훈련은 기능 훈련(function training)이라 하며, 손상된 기능이 회복되는 것을 기대하게 한다. 만일 손상된 뇌 기능이 회복될 수 있다면, 이 같은 방식은 일상 속 다양한 상황에서 일반화될 것으로 예상된다.

반면, 보상 모형(compensatory model)은 뇌손상이 비가역적일 것이라 가정하고, 환자의 남은 온전한 기능과 능력을 활용하고 사용함으로써 이를 보상하는 것을 목표로 한다(Spikman & Fasotti, 2017). Barbara Wilson(1997)의 정의에 따르면, 보상 모형은 "뇌손상으로 인한 인지 기능 문제가 있는 환자와 그 가족이 문제에 대처하고, 함께 사는 법을 배우고, 이러한 문제를 극복하거나 완화하는 데 도움이 되는 모든 개입 전략 및 기술"을 포함한다. 이는 보상 모형에 환자의 기능 향상을 위한 모든 방법이 포함된다는 것을 의미한다. 보상 모형은 손상 자체보다는 환자가 일상에서 마주치는 제약을 줄이는 것에 중점을 둔다. 따라서 치료 목표가 환자 개인에게만 국한되지 않고, 물리적·사회적 환경에까지 확장될 수 있다(Spikman & Fasotti, 2017).

보상적 치료라는 이름 아래 다양한 접근법이 구분될 수 있다. 기술 훈련(skills training)은 기능 훈련과 마찬가지로 환자가 특정 작업을 반복하여 연습하게끔 하는 훈련을 말한다. 하지만 기능 훈련과 달리, 기술 훈련의 목표는 기저 신경심리학적 기능을 자극하는 것이 아니다. 그보다는 상황이 바뀔 것이라 기대하지 않은 채, 특정 상황과 관련된 행동 루틴을 배우는 것이다. 만약 환자의 집행 기능이 충분히 좋다면, 전략 훈련(strategy training)이 도움이 될 것이다. 이런 유형의 훈련은 다양한 상황에서 기능을 개선하는 것을 목표로 이뤄진다. 일반적인 하향식 접근법을 사용하며, 보통 여러 단계로 구성되어 있다. 전략 훈련에서는 환자가 취해야 할 행동을 다소 추상적으로 제시해 주기 때문에, 이 접근법을 상황에 맞게 조정하는 것은 환자에게 달려 있다.

학습

치료적 접근법이 뇌 기능을 복원하기 위함이든, 환자가 행동 루틴이나 전략을 적용할 수 있게 하기 위함이든, 이 모든 것은 환자의 행동에 변화를 가져오려는 목적의 학습(learning)을 포함한다. 학습은 여러 복잡한 단계를 거쳐 일어난다. 특정 자극에 특정 반응을 지속적으로 연결시키면 단순 연상 학습을 통해 강한 연결이 형성될 수 있다. 가령 반복 연습을 통해 자전거 타기와 같은 복잡한 운동 기술을 절차적으로 학습하거나, 암기식 학습을 통해 교과서의 지식을 기억에 저장할 수 있다. 이 예시들은 모두 비사회적 학습의 형태를 포함하고 있다. 하지만 우리가 사회적인 존재임을 고려하면, 우리의 학습은 대부분 사회적 학습, 즉 타인을 관찰하거나 타인과 상호 작용함으로써 촉진되는 학습이라 할 수 있다.

아동의 경우, 학습은 주변 사람의 행동을 따라하는 것으로 시작된다. 하지만 자라면서 단순히 다른 사람의 행동을 따라하는 것이 늘 현명한 방법이 아니라는 것을 알게 된다. 따라서 사회적 학습을 잘 활용하기 위해서는 더 나은 사람들로부터 올바른 행동을 배울 필요가 있는데, 이는 사회적 학습 전략(social learning strategies, SLSs)(Heyes, 2016)을 통해 이루어진다. 하지만 적응적인 사회행동을 성공적으로 배우기 위해 누구를 따라할지 결정하는 것은 사회인지 과정에 크게 의존하며, 여기에는 거울 시스템과 정신화 시스템(mentalising system)이 관여한다. 그러므로 사회인지에 이상이 있는 환자들은 사회적 상황에서 이러한 기술을 배우는 것이 당연히 더 어려울 것이다.

실제로 집행 기능 관련 재활 치료에 참가한 뇌손상 환자들에게서 이러한 어려움이 발견되었다. 정서 인식이 손상된 환자들의 경우, 정서 인식이 보존된 환자들에 비해 집행 능력이 더 떨어지지 않았음에도 불구하고, 치료 효과를 얻기가 더 어려웠다(Spikman, Boelen et al., 2013). 타인의 정서를 인식하는 데 문제가 있을 경우, 학습에 방해를 받는 것은 분명하다. 이를 고려하면, 사회인지 과정이 심각하게 손상되어 있는 경우, 사회인지와 사회행동을 개선하기 위한 치료에서 사회 학습이 심지어 더 중요한 역할을 할 것임을 어렵지 않게 짐작할 수 있다. 이는 사회인지 손상을 치료하기 위한 개입 계획을 매우 어렵게 만드는 요인이다.

사회인지 영역에서 사용 가능한 개입 요법을 개괄할 때 다음 사항을 고려해야 한다. 첫째, 치료 목표, 즉 개입의 정확한 목표가 무엇인지 확인해야 한다. 정서 지각, 마음 이론, 공감 혹은 사회행동 중 한 가지 측면만을 개선하는 접근법이 있는가 하면, 다양한 측면을 개선하고자 하는 접근법이 있으므로, 두 접근법을 구분해야 한다. 둘째, 저자들이 치료 목표가 달성된 것을 어떻게 판단했는지 살펴봐야 한다. 이는 개입의 효과를 검증하기 위해 수행된 연구에서 사용된 결과 측정과 관련되어 있다. 비록 치료가 주로 사회인지 측면을 개선하기 위한 것이라 해도, 결과가 일상생활에서의 더 적절한 사회행동으로 이어질 때만 생태학적으로 유효하다고 할 수 있다. 따라서 치료의 효과를 확인하기 위해서는 단순히 사회인지 검사 결과와 같은 '근접(near)' 효과뿐 아니라, 일상적인 사회행동과 관련된 잠재적인 '원거리(far)' 효과도 측정해야 한다. 셋째, 연구 방법론의 질은 어떤지 고려해야 한다. 여기에서는 Cicerone 등(Cicerone et al., 2000; Cicerone et al., 2019)이 적용한 세 가지 수준의 구분을 따른다. 첫 번째 수준(Class I)은 전향적 무작위 대조 연구(RCTs)이고, 두 번째 수준(Class II)은 전향적 코호트 연구, 후향적 환자-대조군 연구, 통제된 임상 사례집이며, 세 번째 수준은(Class III)은 통제되지 않은 임상 사례집 및 단일 사례 보고를 포함한다. 첫 번째 수준의 결과만이 확실한 증거로 간주될 수 있지만, 낮은 수준의 방법론을 이용한 연구에서 나온 증거 역시 이 분야에서 새로운 발전을 부각시킬 수 있으므로, 무시할 수는 없다.

개입

단일 목표 접근법

사회-정서 정보의 인식 얼굴, 어조, 몸짓을 통한 정서 표현은 중요한 사회 정보 출처 중 하나이다. 정서 지각 이상은 다양한 신경학적, 신경발달학적, 신경심리학적 인구 집단에서 흔하게 나타난다. 이는 외상성 뇌손상(Babbage et al., 2011; Bornhofen & McDonald, 2008b), 뇌졸중(Buunk et al., 2017; Nijsse et al., 2019b), 다발경화증(Cotter et al., 2016), 뇌종양(Goebel, Mehdorn, & Wiesner, 2018), 자폐스펙트럼장애(Velikonja, Fett, & Velthorst, 2019), 조현병스펙트럼장애(Barkl, Lah, Harris, & Williams, 2014) 환자들에게 영향을 미친다. 조현병스펙트럼장애 환자와 자폐스펙트럼장애 환자를 비교한 연구에서는 자폐스펙트럼장애 환자들에게서 정서지각장애가 더 심한 것으로 나타났다(Fernandes et al., 2018). 전반적으로, 이러한 모든 환자군에서 정서 지각은 치료 목표로 간주될 수 있다.

뇌손상 분야에서 사회인지를 향상시키기 위한 첫 연구들은 얼굴 정서 지각에 중점을 두었다. Guercio, Podolska-Schroeder, Rehfeldt(2004)와 호주의 McDonald 팀, 미국의 Neumann 팀에서 선도적인 연구를 이끌었다. 이러한 연구를 바탕으로 정서 지각을 개선하기 위한 다양한 접근법을 구분할 수 있다. 그중 하나는 외부 전략 없이 다양한 정서를 인식하는 연습을 반복적으로 수행하는 기능 훈련의 한 형태이다. 사용되는 자료에는 정서 표현 사진, 정서적 상호 작용을 보여 주는 영상 등이 있다. 가급적 쉬운 것부터 연습을 시작하여, 성공하면 점차 난이도를 높인다. 가령 정지된 사진과 같은 단순한 단서를 제시하며 정서 인식 과제를 실시한 뒤, 역할극이나 영상을 사용한 복잡하고 역동적인 정서 지각 훈련으로 점차 나아가는 식이다. 이러한 개입은 대개 오류 없는 학습 접근법으로 시행한다. 오류 없는 학습 접근법(errorless learning approach)이란 환자가 다양한 정서 표현에 주의를 집중하게 독려하고, 확실할 때만 반응하도록 한 뒤 즉각적인 피드백을 줌으로써 실수할 가능성을 최소화하는 개입 방법이다.

또한 메타인지 전략 접근법은 정서적 또는 인지적 방법을 통해 적용되었다. 예를 들어 이전에 경험한 정서적인 일화를 되돌아보는 것은 타인의 정서를 인식하는 데 도움이 되므로, 환자에게 이전에 두려움을 느꼈던 사건을 기억하는지, 그 기분을 다시 느끼며 이에 걸맞은 얼굴 표정을 지어 보도록 할 수 있다. 이러한 자아 성찰은 타인의 정서 표현에 공감하고 이를 이해하는 데 도움이 되므로, 이 전략을 다른 상황에서도 적용하는 것이 환자에게 권장된다. 이 전략은 정동적 경로를 통한 훈련으로 볼 수 있지만, 인지적 전략도 적용될 수 있다. 얼굴 정서 지각과 관련하여, 인지적 접근법에서는 환자에게 눈, 눈썹, 입의 위치에 주의를 집중하여, 이 얼굴 특징들을 논리적으로 분석하도록 가르친다. 특정 정서와 관련된 얼굴의 전형적인 위치에 대한 지식과 이 정보를 비교함으로써, 관찰된 내용이 어떤 정서에 가장 적합한지 추론할 수 있다.

거울 시스템을 이용하여 정서 인식을 돕는 방법도 설명되어 왔다. 이는 자신의 정서 표현을 사용하여 타인의 얼굴에 나타난 정서를 지각하는 방법이다. 가장 직접적인 방법은 환자가 타인의 얼굴 표정을 모방함으로써, 타인이 느끼는 감정을 알아차리게 하는 것이다. 때로는 모방한 표정을 거울을 통해 직접 보게 하는 것이 도움이 될 수 있는데, 이러한 모방은 관찰자에게 실제 정서적 변화를 가져오는 것으로 나타났다(Moody, McIntosh, Mann, & Weisser, 2007).

방법론적으로 훌륭한 여러 연구에서 뇌손상 환자의 정서 인식을 개선하기 위한 다양한 치료법을 비교했다. Bornhofen과 McDonald(2008a)는 오류 없는 학습을 통한 반복 연습 접근법과 자기 지시(self-instruction)를 포함하는 전략적 접근법을 비교하였다. 이에 따르면 정서 인식 검사 결과는 두 접근법 모두에서 좋아졌지만, 사회적 행동 개선은 오류 없는 학습 접근법에서만 나타났다. McDonald, Bornhofen, Hunt(2009)는 얼굴 특징의 처리 및 분석과 모방을 비교했는데, 두 전략 모두 얼굴 정서 지각을 향상시키지는 못했다. 하지만 뇌손상 환자를 대상으로 한 연구의 전반적인 결론은 사용된 방법과 관련없이 훈련 후 정서 지각이 개선되었다는 것이다(Bornhofen & McDonald, 2008a, 2008c; Guercio et al., 2004; Radice-Neumann, Zupan, Tomita, & Willer, 2009; Neumann, Babbage, Zupan, & Willer, 2015). 어조나 몸짓에 대한 이해를 목표로 하는 연구는 적었는데, McDonald 등(2013)은 뇌손상 환자에서 어조 인식에 대한 반복 연습 접근법이 효과적일 수 있는지 조사했지만, 이는 목소리의 정서 표현을 더 잘 인식하는 데는 도움이 되지 않았다.

신경발달학 및 신경정신의학 분야에서도 정서 지각 훈련이 평가되었다. 가장 일반적으로 사용된 접근법은 주의력과 얼굴 특징 정보 처리에 중점을 둔 것이다. 이러한 치료법은 조현병스펙트럼장애와 자폐스펙트럼장애 환자에게서 모두에게서 얼굴 정서 인식을 개선하는 데 효과적임이 밝혀졌다(Cassel, McDonald, Kelly, & Togher, 2019; Nijman, Veling, van der Stouwe, & Pijnenborg, 2020; Pallathra, Cordero, Wong, & Brodkin, 2019). 실제로, 이 환자들에게 적용한 정서 지각 훈련 프로그램을 평가한 결과, 큰 개입 효과(중간에서 큰 효과 크기)가 관찰되었다(Roelofs, Wingbermühle, Egger, & Kessels, 2017). 그러나 치료 효과가 사회적 기능 개선으로 연결되는지는 확실하지 않고(Pallathra et al., 2019; Roelofs et al., 2017), 이러한 개입이 해당 과제를 연습하는 데는 효과적이지만 사회적 행동으로 일반화되는 것은 아닐 수 있다는 우려도 제기되고 있다.

정서적 자기 인식과 정서적 공감

의미 있는 관계를 유지하기 위해서는 공감 능력이 중요하다. 그러나 뇌손상, 조현병스펙트럼장애와 자폐스펙트럼장애 환자들의 공감 능력에 이상이 있음에도 불구하고, 자기 정서 처리(self-emotional processing)와 공감 능력을 향상시키기 위한 시도는 많지 않았다(Cassel et al., 2019). Neumann와 Malec, Hammond(2017)는 처음으로 뇌손상 환자들의 감정표현불능증을 대상으로 한 치료 프로토콜을 개발했다. 이 치료에서 환자들은 진행자와 함께 여덟 개의 전산화된 수업을 수강하였다. 수업은 정서적 자기 인식(emotional self-awareness)에 대한 심리 교육과 정서 이해 레퍼토리(어휘, 정서 구별, 신체적 감각 인식) 능력을 향상시키는 내용으로 구성되었다. 이 사례 연구에서는 치료 전후 환자들의 정서적 자기 인식과 정서 조절이 긍정적으로 변한 것을 확인하였지만, 이 효능에 대한 결론을 내리기 위해서는 추가 연구가 필요하다.

자폐스펙트럼장애와 조현병스펙트럼장애 외의 다른 신경정신질환에서도 자기 정서 처리 능력 향상을 위한 치료를 시도하였다(Cameron, Ogrodniczuk, & Hadjipavlou, 2014의 종설 참고).

마음 이론

'마음 이론'이라는 용어는 자폐스펙트럼장애와 가장 밀접하게 연관되어 있다. 이 주제에 대한 초기 연구들에서는 다른 사람의 관점과 생각, 지식, 정서를 이해하는 능력의 문제가 자폐증의 핵심 특성임을 확인하였다. 이러한 초기 연구들은 뇌손상 환자뿐만 아니라 조현병스펙트럼장애 환자들이 정신적 요인을 파악(정신화)하는 데 있어 이상이 있음을 보여 주는 수많은 연구로 이어졌다. 타인을 잘 이해하지 못하는 것이 대인 관계에 부정적인 영향을 미치고 사회적·직업적 참여를 위축시키는 것은 당연해 보인다. 하지만 뇌손상 환자를 위한 마음 이론 치료법을 다룬 연구는 아직까지는 부족한 실정이다(Cassel et al., 2019). Gabbatore 등(2015)은 사회적 의사소통 훈련을 통해 외상성 뇌손상 환자의 소통 능력 및 정신화 능력 개선을 목표로 하는 치료 프로그램인 인지 실용적 치료(cognitive pragmatic treatment, CPT)를 개발하였다. 인지 실용적 치료에서는 환자들이 타인의 정신 상태가 자신의 정신 상태와는 다름을 인식하여, 타인의 말 뒤에 숨은 잠재적, 비언어적 의미를 알아채 추론한 뒤 응답하도록 가르친다. 실제로 치료 후 3개월간 환자군의 사회적 의사소통 기술이 향상된 것으로 확인되었지만, 이 효과는 대조군이 없는 15명 대상의 사례 연구에서만 검증되었다

반면, 자폐스펙트럼장애 환자의 경우, 마음 이론 손상을 치료하기 위한 다양한 프로그램이 개발·평가되었다. 초기에는 보다 기능적 접근법을 사용하였는데, 참가자들은 잘 알려진 샐리-앤 과제(Baron-Cohen, Leslie, & Frith, 1985)와 같은 1차 믿음 과제를 반복적으로 연습했다. 연구에서는 피드백을 제공하거나, 캐릭터의 생각을 명시적으로 나타내는 말풍선을 만들거나, 다른 사람의 믿음을 정신적 이미지로 시각화하는(Cassel et al., 2019) 등 학습을 촉진하기 위해 다양한 접근법을 사용하였다. 이러한 연구들에서 참가자들은 대체로 주어진 과제에서 수행 능력 향상을 보였으나, '원거리' 효과가 입증된 바는 없다. 즉 해당 훈련을 통해 새로운 과제를 더 잘 수행할 수 있게 되거나, 실생활에서 타인의 관점을 수용하는 데까지 이어지진 않았다. 실제로 앞서 언급한 접근법을 현실 세계에 적용하여 환자들이 실제 사람들이 잘못된 믿음을 가질 수 있음을 이해하도록 하는 연구는 하나뿐이었으나, 큰 성과는 없었다(McGregor, Whiten, & Blackburn, 1998).

조현병스펙트럼장애 분야에서는 다양한 전략 기반 접근법을 적용하여 정신화를 개선하기 위한 여러 치료법이 개발되었다. 예를 들어 현실적인 사회적 상황을 다룬 짧은 이야기가 1차적 및 2차적 정신 상태 추론을 통해 마음 이론 기술을 훈련하는 데 활용되었다. 그러나 여러 등장인물이 나오는 사회적 상황을 설명하다 보니, 스케치나 만화 같은 인위적인 자료에 의존하는 경향이 있었고, 등장인물들의 생각과 의도가 불확실성이 거의 없을 만큼 단

순하였다(e.g. Bechi et al., 2013; Choi & Kwon, 2006).

보다 현실적인 자료(영상을 통한 짧은 이야기, 역할극을 통한 체험)를 사용한 경우, 관점 수용 능력을 개선하는 데 더 큰 효과가 있었다. 타인의 관점에 대한 이해를 개선하기 위해 사용되는 기술에는 신체적 특징이나 장소, 시간 등 상호 작용에서의 분명하고 구체적인 맥락적 요인에 주목하기, 소크라테스식 질문을 통해 다른 사람의 정신 상태를 가정하고 이에 대해 자세히 논의·설명하기, 인지행동치료 모형을 사용하여 다른 사람의 생각과 감정 등을 더 잘 구별하기 등이 있다(예: Fernandez-Gonzalo et al., 2015; Hogarty et al., 2004; Marsh et al., 2013). 인지 왜곡과 귀인 편향 역시 조현병스펙트럼장애 환자 집단에서 뚜렷하게 나타나는데, 이러한 편향은 타인의 의도에 대한 믿음에 영향을 미친다(Green et al., 2008). 일반적인 경우 이러한 편향을 바로잡기 위해 인지-행동 전략을 활용한다. 이를 통해 편향된 사회적 추론을 재구성할 수 있게 하는 것이다. 예를 들어 메타인지 훈련(Moritz & Woodward, 2007)이 여기에 해당한다. 전반적으로, 마음 이론에 대한 개입은 큰 개입 효과(작은 것부터 큰 효과 크기까지)를 보였지만(Roelofs et al., 2017) 이러한 훈련이 사회기능에 있어 얼마나 일반화되는지는 명확하지 않다(Cassel et al., 2019).

사회적 행동과 사회적 의사소통

심각한 뇌손상의 흔한 결과 중 하나가 사회적 기능 손상이라는 것은 오래 전부터 알려져 있었다. 따라서 이 환자들에게 처음 설계된 치료법은 행동 개선을 직접적인 목표로 하였다. Helffenstein와 Wechsler(1982)는 뇌손상 환자들의 사회적 기술을 알아보기 위해 무작위 대조 연구를 수행하였다. 이들은 8명의 뇌손상 환자가 각각 참여하는 대인 관계 과정 회상(interpersonal process recall, IPR) 훈련과 비치료적 주의 집중을 비교하였다. 대인 관계 과정

회상 훈련에서 환자들은 역할극을 수행한 뒤, 이에 대한 피드백을 받아 성찰과 통찰력을 개선하는 방법을 통해 사회적 기술을 훈련하였다. 연구 결과, 관찰자가 평가하는 사회적 기술에서는 다소 호전이 있었지만, 이것이 사회적 행동이나 사회적 참여로 일반화되는지, 치료 효과가 추적 시 유지되는지에 대한 증거는 없었다. 다른 연구들은 사회적 의사소통(욕구 표현 능력, 경청, 비언어적 의사소통) 훈련에 집중하였다. Dahlberg 등(2007)은 52명의 만성 뇌손상 환자를 대상으로 무작위 대조 연구를 시행하였고, 그 결과 의사소통 행동을 관찰하는 평가 척도를 사용하였을 때 의사소통 기술이 개선됨을 확인하였다. 이는 추적 평가에서도 유지되었다.

이러한 초기 연구에도 불구하고 이후 치료법의 개발은 제한적이었다. Helffenstein과 Wechsler의 연구가 발표된 지 약 30년 뒤, Driscoll과 Dal Monte, Grafman(2011)은 뇌손상 환자를 대상으로 한 문헌 검토에서 사회기술 훈련에 중점을 둔 첫 번째 수준 무작위 대조 연구가 단 세 개뿐이라고 보고했다. 이렇듯 오로지 뇌손상 환자들의 사회기술 훈련에 중점을 둔 치료의 효과와 그 일반화 가능성에 대한 증거는 여전히 제한적이다.

자폐스펙트럼장애 환자들을 대상으로 한 사회기술 훈련은 제한적 효과만 보였다. Gates와 Kang, Lerner(2017)의 메타분석에 따르면, 사회기술 훈련을 통해 자폐스펙트럼장애 환자들의 관련 과제 수행 능력이 개선되었으며, 환자들은 그 결과에 매우 만족하였다. 그러나 역시 일반화 여부는 뚜렷하지 않았다. 학습된 사회기술은 가정이나 학교 환경 같은 다른 상황에서 행동으로 나타나지 못했고, 부모와 교사의 보고 결과 사회기능은 개선되지 않았다. 또한 신경 다양성을 가진 집단에서 사회기술을 개선시키려는 시도들, 특히 일반적인 사회 규칙을 '가르치려고' 하는 접근법을 사용할 때 잠재적인 위험이 있을 수 있다는 사실도 주목할 만하다(Randall, 2020; Vance, 2020). 조현병스펙트럼장애의 경우, Turner 등(2018)에 의한 메타분석에서, 사회기술 훈련이 조현병스펙트럼장애 환자들의 심리사회적 결과를 개선하는 데 효과적일 수 있음이 확인됐다. 하지만 이는 무관심이나 사회적 흥미 결여 등의 음성 증상에서만 나타나고, 환각 등의 양성 증상에 대해서는 그렇지 못했다.

다면적 접근법

지금까지는 사회인지의 특정 측면에 대한 단일 목표 치료법을 살펴보았다. 앞으로는 넓은 범위의 사회인지 과정을 개선하기 위해 여러 방법을 결합한, 다면적 접근법(multifaceted approach)을 소개하려 한다.

이러한 다면적 접근법에 대한 최초 연구 중 하나는 McDonald 등(2008)이 뇌손상 환자를 대상으로 시행한 연구이다. 사회기술 치료 프로그램이라고 명명된 프로토콜에서 이들은 사회지각 집단 훈련, 사회행동 집단 훈련, 그리고 정서적 적응을 위한 개별 치료 활동이라는 세 가지 유형의 개입 요법을 결합하였다. 훈련은 12주간 주 1회, 집단 훈련 3시간과 개별 치료 1시간으로 구성되었다. 이 사회지각 치료에서는 표정, 목소리, 몸 동작 등을 통한 정서 표현을 해석하는 연습과 사회적 추론을 이해하는 학습이 이루어졌다.

해당 연구에서는 단계적 연습법이 사용되었다. 그림이나 사진 같은 단순한 자료에서 시작해서 영상이나 복잡한 역할 놀이, 사회기술 문헌에서 나온 게임과 같은 더 역동적인 정서 표현까지 이어졌다. 연구자들은 환자들이 관련된 특징에 주목하도록 가르치고, 거울 연습을 통해 다양한 표현 방식을 반복해서 연습하게 했다. 사회행동은 모든 회기에서 동일한 구조로 훈련되었는데, 몸 풀기 게임으로 시작해서 숙제를 검토하고, 목표 기술을 소개한 뒤, 잠재적인 문제와 그 해결책에 대해 논의하였다. 또한 적절하거나 부적절한 행동에 대해 치료사가 예시를 주고, 사회기술을 개발하기 위해 역할극을 진행하였다.

각 회기에서는 인사, 자기소개, 듣기, 칭찬하기, 대화 시작하기, 주제 선정, 단호하게 행동하기, 의견 충돌에 대처하는 방법 등과 같은 사회적 행동의 다양한 측면을 다뤘다. 이렇게 보다 넓은 틀 안에서, 각 환자가 뇌손상으로 인해 겪는 구체적인 어려움과 관련하여 개별 목표가 설정되었다. 모든 회기에서는 나는 무엇을 하고 있는가(What am I doing), 최선의 전략이 무엇인가(What is the best Strategy), 시도하기(Try it), 확인하기(Check it out)의 머리글자인 WSTC를 사용했는데, 이는 환자가 자신의 행동을 계획하고 모니터링하는 데 도움을 주는 메타인지 전략을 나타낸다. 또한 학습을 강화하는 핵심 요소로 즉각적인 피드백과 사회적 강화(social reinforcement)가 이루어졌다.

McDonald 등(2008)은 무작위 대조 연구에서 이 치료법을 두 가지 대조군(사회 활동만 있는 참가자 집단과 대기 중인 참가자 집단)과 비교하였다. 각 조건마다 환자 13명씩, 총 39명의 환자가 연구에 참여하였다. 연구자들은 사회기술 훈련이 사회행동 측면에서는 약간의 개선을 보였지만, 사회 인식에 대한 치료 효과는 없었다고 결론 내렸다.

사회인지 및 사회정서 조절 치료(Treatment of Social cognition and Emotion regulation, T-ScEmo) 프로그램은 Westerhof 등(Westerhof-Evers et al., 2017; Westerhof-Evers, Visser-Keizer, Fasotti, & Spikman, 2019)에 의해 고안된 것으로, 뇌손상 환자를 대상으로 하는 또 다른 다면적 치료법이다. 이 치료법은 이전에 효과적이거나 유망하다고 평가된 여러 접근법을 결합하였다. 이 프로토콜은 총 20회기, 회기당 1시간 동안 진행되며 (1) 정서 지각, (2) 관점 수용 및 마음 이론, (3) 사회적 행동 조절 등 세 가지 모듈을 포함한다.

해당 프로그램의 전반적인 치료 목표는 사회인지를 개선하고, 사회적 행동을 조절하며, 일상생활에 더 활발히 참여할 수 있게 하는 것이다. 주요 요소로는 과제와 중요한 타인의 참여 등이 있으며, 치료 회기에서는 숙련된 치료사의 치료가 더해진다. 치료를 시작하기 전, 두 차례의 심리 교육 회기에서 환자들은 사회인지가 무엇인지, 이것이 사회행동과 어떤 관련이 있는지에 대해 교육받는다. 또한 신경심리 평가 결과를 바탕으로 환자의 구체적인 사회인지장애가 변화된 사회행동에 미치는 영향에 대한 개별 피드백이 제공된다.

첫 번째 모듈에서 환자는 얼굴 특징 처리, 모방 및 정서적 경험 활용 등 다양한 정서 인식 전략을 학습한다. 이는 모두 얼굴에 나타난 정서, 어조, 몸짓 등을 이해하기 위한 것으로, 이를 통해 각 환자에게 가장 효과적이고 개인화된 전략을 찾아 낸다.

두 번째 모듈에서는 정서 표현을 인지하는 것이 타인을 이해하는 중요한 전제 조건이며, 이를 위해서는 타인의 생각과 기분이 나와 다를 수 있음을 인식하는 능력이 중요하다는 사실을 설명한다. 관점 수용 및 마음 이론을 훈련하기 위해, 인지행동치료의 원칙을 사용하여 단순화된 생각-기분-행동(thought-feeling-behaviour, T-F-B)의 삼각형을 소개한다. 이 삼각형은 자기 자신과 다른 사람의 관점에 모두 적용 가능하다. 이는 귀인이나 인지 왜곡을 재설정하는 것보다는, 자신 및 타인의 생각과 기분에 대한 뚜렷한 의사소통에만 초점을 맞춘다. 이 방식은 역할극, 가까운 타인의 참여, 실제 비디오 클립 등 다양한 연습 상황에 적용된다. 환자들이 학습하는 전략 중 하나는 관점 수용, 공감, 사회적 의사소통을 개선하기 위해 질문하는 것이다. 예를 들어 상대가 느끼는 감정이 무엇인지, 생각이 어떠한지, 내가 상대방에게 어떻게 영향을 미칠 수 있는지, 상대방은 어떻게 반응할 것인지 등을 물어볼 수 있다.

세 번째 모듈에서는 자기 인식 수준을 높이고, 부적절한 행동을 억제하며, 사회적으로 요구되는 행동을 보일 수 있도록 특정 목표를 세운 후 치료한다. 몇 가지 기본적인 기술은 다음과 같다. 듣기, 차례 기다리기, 칭찬하기, 비판에 대처하기 등 의사소통의 규칙을 배우는 것과 같은 일반적 기술. 타인의 개인 공간 존중하기, 사회적 갈등 해결하기, 부적절한 행동의 전구 증상을 인식하여 화를 다루기 등 환자의 장애와 관련된 특정 기술이다.

60명의 외상성 뇌손상 환자 및 사회인지장애 환자를 대상으로 한 무작위 대조 연구에서, 사회인지 및 사회정서 조절 치료 프로토콜은 전산화 인지 기능 훈련(Cogniplus) 등의 대조 치료법과 비교되었다. 그 결과 사회인지 및 사회정서 조철 치료는 기능적 수준(정서 지각, 마음 이론)에서의 개선뿐만 아니라 일상 생활 행동에도 일반화된 효과를 보였는데, 이는 보호자에 의해 평가된 높은 공감 능력 수준과 사회 참여 수준 등에 의해 입증되었다. 치료의 다면적인 특성상, 이 연구 설계를 통해 어떤 특정한 치료적 요소가 사회인지와 사회행동을 개선했는지, 이러한 요소들을 결합한 최종적인 결과가 효과적이었는지는 판단할 수 없었다.

사례 11.1

존의 사례: 일상적인 사회기능 문제로 사회인지 및 사회정서 조절 치료를 받은 심각한 외상성 뇌손상 환자

병력 존은 39세 기혼 남성으로, 어린 자녀가 셋 있고, 인사팀에서 컨설턴트로 일했다. 사회인지 및 사회정서 조절 치료에 참여하기 2년 전, 자전거를 타다 차에 치여 중증 외상성 뇌손상(글래스고 혼수 척도 8점, 외상 후 기억 상실 21일)을 입었다. MRI에서는 전전두피질의 손상이 확인되었다. 2주간의 급성기 치료를 받은 후 재활 치료를 위해 전과되었고, 3주간의 재활 치료 후 집으로 퇴원하였다. 하지만 뚜렷한 행동 변화가 확인되었으며, 특히 사회기능적 문제가 두드러졌다. 이로 인해 전문 재활 시설로 연결되었다.

진행 경과 존과 그의 아내는 임상신경심리학자와 면담을 시행했다. 주된 호소는 피로감, 충동성, 잦은 분노 표출이었다. 그의 아내는 존이 정서를 통제하는 데 문제가 있어 매일 갈등이 발생한다고 말했다. 존의 성격은 상당히 변했는데, 뇌손상 전에는 사려 깊고 사회적이며 유순한 사람이었지만, 이제는 배우자나 아이들을 포함한 다른 사람의 정서에 무관심해졌으며 정동이 둔해졌고, 배우자나 아이들에게 더 이상 애정을 보이지 않는다고 했다. 또한 그는 상황에 부적절하거나(낯선 사람에게 지나치게 살갑게 행동하거나), **다소 유치한 행동**(쇼핑 중 아들과 숨바꼭질을 하는 등)을 보였다.

평가 결과 신경심리 검사에서는 일반적인 인지장애(주의력과 계획성, 기억력은 정상) 외에도 얼굴 정서 지각, 관점 수용의 문제, 공감 능력 부족, 정서 통제 문제 등의 사회인지장애를 보였다.

개입 이러한 결과를 바탕으로 존은 사회인지 및 사회정서 조절 치료 프로그램에 적합한 후보로 생각되었다. 그는 자신이 어떻게 변했는지에 대한 통찰력은 없었지만, 배우자가 그의 변화를 진심으로 원한다는 것을 진지하게 받아들여 치료를 시작하기로 결정했다.

치료 시작 시 존은 치료자 및 배우자와 함께 다음과 같은 세 가지 치료 목표를 설정하였다. (1) 나는 내 분노를 통제하고 싶다. (2) 나는 아내의 감정에 반응하고 이를 지지하고 싶다. (3) 나는 내 행동을 상황에 맞게 조절하고 싶다. 사회인지 및 사회정서 조절 프로토콜을 따라 존과 그의 아내는 먼저 존의 신경심리학적 평가를 기반으로 한 심리 교육을 받았다. 교육에서는 그의 사회인지 문제가 행동 변화에 미친 영향을 중점적으로 다뤘고, 이를 통해 그는 뇌손상이 사회 정보 처리, 다른 사람에 대한 이해, 사회적 상황에 따라 행동을 조절하는 능력에 어떤 문제를 야기하였는지 더 잘 이해할 수 있었다고 이야기하였다.

첫 번째 모듈에서는 사회-정서 정보 인식 능력을 향상시키는 것에 집중했다. 존이 다른 사람들의 얼굴 표정에 주의를 기울일 수 있도록 훈련을 진행했고, 실생활에서 다른 사람들의 정서적 신호를 주의 깊게 관찰하도록 독려하였다. 그는 어린 딸과의 흉내 내기 놀이를 통해 딸의 정서 표현을 더 주의 깊게 주시하게 되었고, 그 결과 딸의 요구에 맞춰 더 적절하게 행동할 수 있었다. 더 나아가, 안전하고도 비대면적인 방식으로, 존의 부적절한 행동들을 예시로 들어주며 이것이 어떻게 다른 사람들을 당황하게 만드는지 되돌아보게끔 했다. 또한 존의 정서적 자기 인식을 돕기 위해 사고 이전의 정서적인 상황을 회상하도록 하였다. 그는 이렇게 유발된 감정을 다시 느끼고 새로운 정서적 상황을 해석하는 데 이용할 수 있었다. 존은 처음에는 이러한 전략을 적용하는 것이 매우 어렵고 힘들었지만, 치료가 진행됨에 따라 다른 사람들의 감정에 대해 더 많이 주의를 기울이기 시작했다는 것을 깨닫고 그 노력이 가치 있다고 느꼈다. 그는 가족과 적절한 의사소통을 하며 함께할 수 있다고 믿기 시작했다.

두 번째 모듈에서는 마음 이론과 공감 능력의 향상에 중점을 뒀다. 존은 자신이 가까운 사람들의 생각과 감정을 이해하는 데 어려움을 겪고 있으며, 이것이 상호 간의 불편함과 갈등의 원인이었음을 점차 깨달았다. 생각-감정-행동 회로를 통해 그는 다른 사람들의 기대, 감정, 그리고 요구를 추측하는 법을 배웠다. 그의 아내는 존이 그녀의 실제 생각과 감정에 대해 물어보는 연습을 하는 역할극에 참여했다. 존은 아내를 지지하기 위해 열심히 노력했지만, 예전처럼 그녀를 이해하는 능력은 부족했다. 이에 의사소통 능력을 더 향상시키기 위해, 그의 아내는 자신의 정서 상태와 기대에 대해 더 명확하게 표현하는 방법을 배웠다.

세 번째 모듈에서는 사회적 행동을 향상시키는 것을 목표로, 역할극을 통해 공감을 나타내 보았다. 치료가 진행됨에 따라, 존이 아내와 함께 더 복잡한 정서적 문제도 다루며 서로를 다시 이해하고 연결되도록 했고, 이는 잘못된 해석으로 인해 존이 분노를 표출하는 것을 막는 데 도움이 되었다. 또한 존이 자신의 피로감과 기분의 변화를 스스로 살피게끔 했다. 그는 오후 늦게 피곤할 때 자주 분노를 표출했으므로, 활동을 시작하기 전에 자신의 피로도를 탐색하는 방법을 배웠다. 그는 스스로에게 다음과 같은 질문을 시작했다. "내 기분이 어때?", "내 얼굴색이 어때(창백하거나 피곤한가)?", "이 시점에 이렇게 복잡하고 스트레스 받는 활동을 시작하는 것이 합리적일까?" 그는 이런 방법으로 순간적인 인지 부담이나 좌절감을 초래할 수 있는 활동을 피하기 위해 자기 인식 수준을 높였다.

또한 존은 화가 나기 시작할 때 즉시 물리적인 휴식을 취함으로써, 자신의 줄어든 참을성을 다루는 방법을 배웠다. 첫 번째 단계는 그가 휴식을 취하고 싶을 때 큰소리로 "나 휴식이 필요해"라고 말하되, 그냥 문 밖으로 나가 버리지는 않는 것이었다. 가끔 그의 아내는 존에게 "존, 당신 목소리가 너무 커. 휴식이 도움이 될 것 같아"라는 구체적인 피드백으로 휴식을 취하게끔 했다. 존은 아내와 함께하는 역할극에서 피드백을 통해 연습하며 이러한 피드백을 받아들이는 방법을 배웠다. 또한 존은 아내가 짜증 나거나 화가 났을 때, 그녀 역시 휴식을 취하는 데 동의했다. 부부는 둘 다 편안하고 충분하게 휴식을 취한 상태에서 갈등에 대해 더 효과적으로 이야기할 수 있음을 알게 되었고, 이러한 상태에서 생각-감정-행동 회로를 사용해 다툼이 확대되는 것을 방지하기도 했다. 존의 아내는 존이 너무 화가 났던 상황에서도 사과하는 모습에 고마워했다. 그녀는 존이 아내의 감정을 진지하게 받아들이고 있고 좋은 관계를 유지하는 것이 그에게 중요하다고 느꼈다. 세 번째 모듈의 마지막 단계로, 다른 사람들에게 감사의 표시와 칭찬을 하는 것이 중요한 사회적 기술로 다루어졌다.

한 회기에서 존의 아내는 포옹과 같은 신체적인 애정 표현이 그립다고 말했다. 존은 이를 맞춰 주고자 하였지만, 사실 그 자신은 더 이상 친밀감에 대한 명확한 필요성을 느끼지 못했다. 그는 아내에게 키스하거나 포옹하는 것을 상기할 수 있도록 휴대 전화에 알람을 설정하였다. 그의 아내는 처음에는 이러한 시도가 부자연스럽다고 생각했지만, 그가 자신의 부족한 점을 메꾸기 위해 열심히 노력할 의향이 있다는 것에 고마워했다. 그녀는 점차 다시 존에게 사랑받고 있다고 느끼게 되었고, 그들이 미래에도 관계를 잘 이어 나갈 수 있다는 자신감이 점차 커지고 있다고 보고했다. 결론적으로, 이러한 결과는 추적 검사에서 치료 만족도(치료 만족도 척도, 4/5점), 관계의 질(8/10점) 등 여러 척도에서 점수로 뒷받침되었다. 또한 존과 그의 아내 모두 존이 목표를 달성했음에 동의하였고, 이는 치료 목표 달성 척도(1= 전혀 아님, 10= 완전함)로 측정되었다. 존의 점수는 초기 평가 때는 4-1-5를 기록했지만, 추적 평가에서는 7-8-8로 증가했다.

사회인지 및 사회정서 조절 치료 프로토콜과 유사하게, Cassel, McDonald, Kelly(2020)는 시프트 잇(SIFT IT)이라는 인지행동치료 기반의 사회인지 집단 치료 프로토콜을 설계했다. 이 프로토콜은 (1) 사회인지적 신호의 지각, (2) 인식된 사회적 신호의 해석, (3) 사회 적응 행동으로의 전환이라는 사회인지의 세 가지 과정을 폭넓게 다룬다. 이러한 목표들은 (1) 사회인지에 대한 전반적 소개와 사회인지 심리 교육, (2) 자신과 타인의 정서에 대한 인식과 이해 향상, (3) 자신과 타인의 생각과 의도(관점 수용)에 대한 인식과 유연성 향상, (4) 사회 적응적인 반응 선택, (5) 종료(돌아보기와 치료 계획)라는 다섯 개의 모듈에서 다루어진다. 사회적 관계에 대한 참가자들의 만족도를 확인한 후, 사회적 가치에 기반한 목표들이 매주 개발되고 평가된다.

중증 외상성 뇌손상 환자 2명을 대상으로 원리 검증 연구를 수행한 결과, 이들은 사회인지 측정에서 신뢰할 만한 개선을 보였고, 일상적인 사회기능이 향상되었다고 스스로 평가하였다. 해당 접근법은 이러한 연구 결과를 고려할 때 집단 치료로서 유명하다고 할 수 있지만, 아직 그 효능성이 평가되지는 않았다.

자폐스펙트럼장애 환자를 대상으로 많은 다면적 치료 프로그램이 개발되고 평가되었다. Bishop-Fitzpatrick, Minshew, Eack(2013)와 Pallathra 등 (2019)은 문헌을 종합적으로 검토하여, 사회기술에 중점을 두고 정서 인식과 마음 이론을 다룬 여러 치료법을 설명했다. 그러나 견고한 방법론적 설계를 적용한 연구는 드물었고, 이런 연구 중 대다수는 사회인지의 특정 측면만을 대상으로 한 개입이었다.

이와 마찬가지로 최근에는 조현병스펙트럼장애 환자들을 대상으로 한 치료 프로그램을 평가하는 두 개의 메타분석이 발표되었다(d'Arma et al, 2021; Nijman et al, 2020). 이 연구들은 사회인지의 여러 측면을 대상으로 한 다면적 치료 프로그램이 단일 요소만을 목표로 하는 프로그램보다 더 효과적이라고 지적했다. 특히 치료 효과를 일상의 상황에 연결시키기 위한 활동적인 훈련이 프로그램에 포함되어 있을 때 더욱 그러하였다.

조현병스펙트럼장애에서 가장 연구가 많이 이루어진 다면적 사회인지 치료 프로그램 중 하나는 사회인지와 대인 관계 훈련(Social Cognition Interaction Training, SCIT)이다. 이는 인지행동치료에 기반을 둔 집단 방식 접근법으로, (1) 정서의 이해를 돕고, (2) 사회인지 편향(social cognitive bias)에 대한 인식을 높이고 이에 도전하며, (3) 사회적 행동에 통합시킨다(Penn et al, 2005). 이 프로그램은 귀인 양식과 마음 이론 해석에서의 편향에 초점을 맞추며, 귀인 편향 캐릭터[예: "비난하는 빌(Blaming Bill)"을 통해 개인이 외재화-개인화 귀인(externalizing-psrsonalising attribution)을 했을 때를 예시를 듦]를 활용한다. 이러한 캐릭터들은 대안적 관점을 만들 때 외재화된 비계(externalised scaffolds)로 작용한다. 최소한 12개의 사회인지와 대인 관계 훈련 시험에서, 임상적 중증도나 연구 설계와 상관없이 정서 지각과 마음 이론이 개선되었다고 보고되었다(Fiszdon & Davidson, 2019). 관점 수용을 위한 외부화 귀인 편향의 활용은 다른 임상 집단에도 적용되었다. 예를 들어, 자폐스펙트럼장애(Turner-Brown et al, 2008)와 앞서 설명한 뇌손상 환자를 위한 시프트 잇 프로토콜(Cassel et al, 2020)에서도 이러한 방법이 응용되었다.

흥미로운 새로운 발전 중 하나는 가상 현실(virtual reality, VR)의 사용이다. 가상 현실 플랫폼은 주로 조현병스펙트럼장애를 가진 사람들을 위해 개발되어(예: SocialVille: Nahum et al., 2014; Rose et al., 2015; DISCoVR: Nijman et al., 2019), 현재 초기 테스트 단계에 있다. 이 프로그램들은 다면적 접근법을 사용하며, 여기에는 신경 가소성 기반 학습의 원칙에 근거한 핵심 사회인지 과정(예: 정서 인식, 사회적 신호 인식, 마음 이론, 귀인 양식, 공감)을 훈련하는 컴퓨터 연습이 포함된다. 치료사나 대면 약속이 필요하지 않고 원격으로 제공될 수 있다는 점이 매력적이다. SocialVille과 DISCoVR 모두 실행 가능성에 대한 예비 증거를 보였지만, 효능을 확인하기 위한 추가 연구가 필요하다.

결론

사회인지는 신경심리학 분야에서 중요 영역으로 부상했으며, 이에 대한 효과적인 신경심리학적 치료법이 반드시 필요하다. 특히 지난 10년 동안 사회인지장애를 치료하기 위한 다양한 개입법이 개발되었고, 이들은 방법론적 질이 다양한 연구 설계를 통해 평가되었다. 이러한 치료법 대부분은 뇌손상, 자폐스펙트럼장애, 조현병스펙트럼장애 환자를 위해 개발되었다. 일부 개입법은 정서 지각이나 마음 이론과 같은 사회인지의 단일 측면을 대상으로 하지만, 사회인지보다 더 넓은 범위를 다루는 다면적 접근법도 있다.

목표 지향적이고 종합적인 다면적 중재는, 정서 인식이나 마음 이론과 같은 관련 사회인지 결과 척도에서 중간~큰 효과 크기를 보였던 것과 같이, 대개 비슷한 크기의 개입 효과를 보여 준다. 그러나 목표 지향적 개입법은 일반적으로 이러한 '근접(near)' 결과 척도에 대해서만 효과가 입증된 반면, 다면적 접근법은 일상적인 사회행동을 개선하는 데도 더 많은 일반화 증거를 보여 주었다. 이러한 일반화의 효과는 작은 효과 크기부터 큰 효과 크기까지 다양하였다(Roelofs et al., 2017). 이는 다양한 임상 집단에서 반영되었고, 이 분야의 다른 리뷰들에서도 언급되고 있다(예: Bishop-Fitzpatrick et al., 2013; Cassel et al., 2019; Pallathra et al., 2019).

분명한 것은 이러한 장애를 가진 환자 모두에게 사회인지장애 치료법이 절실하게 필요하다는 사실이다. 지금까지의 치료법 개발 역시 매우 희망적이긴 하지만, 더 많은 연구가 필요하다. 치료의 매개 변수와 조절 변수를 파악하고, 치료 효과가 일상적인 사회행동과 관련이 있는지 확인하며, 새로운 기술을 활용하여 치료를 손쉽게 할 수 있도록 지원할 수 있다면, 앞으로의 치료법 개발에도 흥미로운 길이 열릴 것이다.

부록

검사 도구 요약

1. 얼굴 인식 검사

검사	심리 측정 통계량	임상적 민감도	규준 자료	장점	단점
벤톤 얼굴 인식 검사(Benton Facial Recognition Test, BFRT)[1] parinc.com에서 사용 가능함. 1부: 제시된 6개 얼굴 중 대상 얼굴과 같은 것을 고름 2부: 머리방향이 다른 조명이 다른 8개 항목에 따라 제시된 6개 얼굴 중 대상 얼굴과 같은 것을 고름. 12개 항목만 검사하는 것은 단축형도 있음. 검사 시간: 9분(완전형 검사).	내적 신뢰도: 완전형: α: 0.61[3], 0.69[4], 0.72[5], 단축형: α: 0.41~0.53[3,5]. 컴퓨터화 버전 r_{sh}: 0.61(정확도), 0.88(반응 시간)[6]. 검사-재검사 신뢰도(1년): 완전형: 0.71[5] 단축형: 0.60[2]. 수렴 타당도: CFMT(0.49)[4] 및 TASIT의 정서 지각 하위 검사 (0.45)[7]와 관련이 있음. 성인에서 얼굴 기억에 대한 자가 평가와는 관련이 없음[4].	얼굴실인증이 있는 다수예서는 수행이 떨어지지 만[8,9], 모든 경우에 그런 것은 아님[10,11]. 그러나 수행이 가능한 얼굴실인증 환자의 경우에도 반응 속도가 지나치게 떨어져 있어서 다른 전략을 이용하고 있다는 것을 나타낼 보정된 점수를 사용하거나[3] 반응속도에 대한 측정이 감도가 향상됨[12].	원래 절단값은 40 점임[1]. Albonica 팀에서(N=272, 19~31세 학생) 절단값 41.71이 더 적절하고 민감하다고 보고함 (즉 평균으로부터 2 표준 편차 미만)[13,14]. 성인에서의 표준화 값은 인종(N=349, 60~90+)[5]	수많은 연구와 관련된 표준화임. 사용됨이 있음. 널리 사용되고 있으며 다양한 인증에서 적절하게 사용할 수 있음[3].	정확도가 얼굴실인증을 파악하는데 가장 적합한 지표가 아님. 반응 속도를 고려해야 함. 대조적 임이 존재하지 않음.
케임브리지 얼굴 인식 검사 (Cambridge Face Recognition Tasks)[10] www.testable.org/library에서 사용 가능함. 얼굴 기억 검사(Face Memory Test, CFMT) 1부: 피험자는 같은 얼굴이 다른 이미지에 노출된 여러 얼굴 중에서 이전에 보았던 얼굴과 같은 얼굴을 선택함. 2부: 같은 얼굴의 다른 이미지에 노출된 여러 방해물 중에서 이전에 보았던 얼굴의 새로운 이미지를 선택함. 3부: 강한 시각적 잡음이 있는 이	내적 일관성: CFMT: α: 0.74(바로 놓인 얼굴), CFPT: α: 0.89~0.92: CFPT: 0.50(거꾸로 놓인 얼굴)[3,4,16,17]. 검사-재검사 신뢰도(6개월): CFMT: 0.7[16]. CFPT: N/A. 수렴 타당도: CFMT는 CFPT와 상관관계가 있음(바로 놓인 얼굴) r= -0.61[17], r=0.67[18, 얼굴에 대한 장기 기억(r=0.72[18], r=0.51[16]). 확산 타당도: CFMT 점수와 주상적 시각[16] 또는 언어 기억[16,17] 사이에는 상관관계가 없음.	판별타당도: 얼굴실인증이 있는 32점 중 25점이 CFMT에서 절단값이 미만의 수행을 보였으며 BFRT에서는 32명 중 6명만이 절단값이 미만의 수행을 보였음[3]. CFPT: 얼굴실인증 환자들은 CFMT에 비해 CFPT에서 경미한 손상을 보이는 경향이 있음[17].	규준 자료: N=3000+ 인터넷을 통해 수집되었으며[16, 미국(N=50), 이스라엘(N=49), 독일(N=153), 호주(N=117, 241)[3,4,17 등 여러 나라의 젊은 성인들로부터 수집되었음. 35~79세 성인을 대상으로 한 데이터도 있음[17].	CFMT는 얼굴실인증에 대하여 차별적으로 민감함. 잘 교육받은 표본에서는 교육 수준이 점수에 영향을 주지 않았음[17]. 그럼에도 여성은 남성보다 더 좋은 성적을 내는 경향이 있음[3].	대상 항목과 피험자 사이의 인종 유사성이 점수에 영향을 줌[17]. CFPT는 언어 기억과 상관관계가 있는 것으로 나타나 낮음[17]. 이는 지능이 점수에 영향을 미칠 수 있음을 나타냄.

미지 중에서 이전에 보였던 얼굴을 선택함. 검사 시간: 10~15분 **얼굴 인식 검사(Face Perception Test, CFPT)[15]** 피험자는 (1) 바로 놓인 상태 (upright)와 (2) 거꾸로 놓인 상태 (inverted)의 대상 이미지와 비슷한 6개의 이미지를 정렬함. 검사 시간: 8~12분.	생태학적 타당도: CFMT는 얼굴 인식에 대한 자기 보고 문제와 상관관계가 있음(r=0.14)[4].	CFPT에 대해서는 젊은 성인과 고령(65~88세)에서 비슷한 데이터가 이용 가능함(N=125)[17].

a=Cronbach's Alpha (크룬바흐 알파); r_sh=반분 신뢰도(Split Half Reliability)

1. Benton, A. L., et al. (1983). Facial recognition: Stimulus and multiple choice pictures. In A. L. Benton, et al., Editors. *Contribution to Neuropsychological Assessment.* Oxford University Press: New York. 30-40.
2. Levin, H. S., K.d. S. Hamsher, and A. L. Benton (1975). A short form of the test of facial recognition for clinical use. *The Journal of Psychology, 91,* 223-228.
3. Albonico, A., A. M. Malaspina, and R. Daini. (2017). Italian normative data and validation of two neuropsychological tests of face recognition: Benton facial recognition test and Cambridge face memory test. *Neurological Sciences, 38*(9), 1637-1643.
4. Palermo, R., et al. (2017). Do people have insight into their face recognition abilities? *The Quarterly Journal of Experimental Psychology. 70*(2). 218-233.
5. Christensen, K. J., et al. (2002). Facial recognition test in the elderly: Norms, reliability, and premorbid estimation. *The Clinical Neuropsychologist, 16*(1), 51-56.
6. Rossion, B. and C. Michel. (2018). Normative accuracy and response time data for the computerized Benton facial recognition test (BFRT-c). *Behavior Research Methods. 50*(6), 2442-2460.
7. McDonald, S., et al. (2006). Reliability and validity of the awareness of social inference test (TASIT): A clinical test of social perception. *Disability and Rehabilitation: An International, Multidisciplinary Journal, 28*(24), 1529-1542.
8. Barton, J. J. S., J. Zhao, and J. P. Keenan. (2003). Perception of global facial geometry in the inversion effect and prosopagnosia. *Neuropsychologia, 41*(12), 1703-1711.
9. Gauthier, I., M. Behrmann, and M. J. Tarr, (1999). Can face recognition really be dissociated from object recognition? *Journal of Cognitive Neuroscience, 11*(4), 349-370.
10. Quchaine, B. and K. Nakayama. (2006). The Cambridge face memory test: Results for neurologically intact individuals and an investigation of its validity using inverted face stimuli and prosopagnosic participants. *Neuropsychologia, 44*(4), 576-585.
11. Duchaine, B. C. and K. Nakayama. (2004). Developmental prosopagnosia and the Benton facial recognition test. *Neurology, 62*(7), 1219-1220.
12. Busigny, T. and B. Rossion. (2010). Acquired prosopagnosia abolishes the face inversion effect. *Cortex, 46*(8), 965-981.
13. Yerys, B. E., et al. (2018). Arterial spin labeling provides a reliable neurobiological marker of autism spectrum disorder. *Journal of Neurodevelopmental Disorders, 10*(1), 32.
14. Vettori, S., et al. (2019). Reduced neural sensitivity to rapid individual face discrimination in autism spectrum disorder. *NeuroImage: Clinical, 21,* 101613.
15. Duchaine, B. L. Germine, and K. Nakayama. (2007). Family resemblance: Ten family members with prosopagnosia and within-class object agnosia. *Cognitive Neuropsychology. 24*(4), 419-430.
16. Wilmer, J. B., et al. (2010). Human face recognition ability is specific and highly heritable. *Proceedings of the National Academy of Sciences of the United States of America. 107*(11), 5238-5241.

17. Bowles, D. C., et al. (2009). Diagnosing prosopagnosia: Effects of ageing, sex, and participant-stimulus ethnic match on the Cambridge face memory test and Cambridge face perception est. *Cognitive Neuropsychology, 26*(5), 423-455.
18. Russell R., B. Duchaine, and K. Nakayama. (2009). Super-recognizers: People with extraordinary face recognition ability. *Psychonomic Bulletin & Review, 16*(2), 252-257.

2. 마음 이론 검사

검사	심리 측정 통계량	임상적 민감도	규준 자료	장점	단점
눈 표정 마음 읽기 검사(Reading the Mind in the Eyes Revised, RMET)[1, 2] www.autismresearchcentre.com/arc_tests에서 사용 가능함. 잡지에서 가져온 얼굴의 눈 부위 사진 36장을 사용함. 피험자는 '긴장한(nervous)', '장난스러운(playful)', '깊은 생각에 잠긴(pre-occupied)' 등 네 가지 정신 상태 용어 중 눈 부위 사진에 가장 잘 어울리는 것을 선택함. 검사 시간: 6.6분.	내적 신뢰도: α: 0.37[3], 0.53~0.77[4], 0.58[5], 0.6~0.63[6], 0.64[7]. tetrachloric 상관 계수의 평균값은 0.08임(허용 범위 0.15~0.58)[8, 9]. 검사-재검사 신뢰도: 집단 내 상관성=0.83(12개월)[10], 0.63(12개월)[11] 수렴 타당도: 증거는 엇갈림. 두 연구에서 RMET과 상관관계가 있음을 밝혔지만[12, 13], 다른 연구에서는 그렇지 않았음[14-16]. 공감과의 상관 관계가 없음[17, 18], 어휘와의 상관 관계가 있음(예: r=0.62)[19, 20].	많은 임상장애에서 수행이 좋지 않음. 여기에는 자폐스펙트럼장애[17, 조현병스펙트럼장애[21, 22, 가식증 23, 뇌손상 12, 24-27, 경조증 및 양극성장애[28, 그리고 치매 12, 27]가 포함됨.	문헌의 수많은 보고에서 상당히 큰 표본을 포함한 규준 자료를 제공함(예: 건강한 성인 320명, 평균/표준 편차=40/12[17, 중년 성인 98명)[21]. 또한 아동이 수행을 보고하는 연구도 하나 있음(9~15세 아동 67명)[29].	매우 널리 사용되며, 운동 기능이나 말에 대한 요구가 거의 없음.	증거에 따르면 RMET는 내적으로 신뢰할 수 없으며 마음 이론의 유효한 검사도 아님. 이는 어휘 능력을 강력하게 예측함.
부적절한 이야기 검사(Strange Stories Test, SST)[30] 자료로부터 얻을 수 있음 글자 그대로가 아닌 거짓말, 농담, 적 등으로 끝나는 24개의 짧은 글과 대조 이야기(control stories)들이 포함되어 있음. 피험자는 마지막 문장이 참인지 아닌지, 그 이유는 무엇인지 답해야 함. 검사 시간: 20~60분.	이야기들에는 수용 가능한 내적 일관성(α: 0.74~0.75)이 있으며, 평가자 간 신뢰도, 검사-재검사 신뢰도가 타당함[31] 수렴 타당도: 마음 이론의 다른 척도와 상관관계가 있음[31-34].	정신화 작업(하지만 대조 이야기는 아님)은 일반적으로 아동기부터 성인기까지 자폐스펙트럼장애에서 수행이 떨어짐 30, 32, 33, 35-39.	5개 이상의 다양한 마음 이론 이야기를 바탕하여 아동과 성인을 위한 규준 자료(보통 30명 또는 그 이하)인 작은 표본)가 있음.		

검사	심리 측정 통계량	임상적 민감도	규준 자료	장점	단점
사회적 실수 인식 검사(Faux Pas Recognition Test, FPT)[40]. www.autismresearchcentre.com/arc_tests에서 사용 가능함. 짧은 이야기들의 연속(보통 10개 또는 20개). 이 중 대략 절반이 등장인물이 의도치 않은 사회적 실수를 저지르는 상황을 묘사함. 이야기를 소리 내 읽으면, 이해를 평가하기 위해 관련 질문을 던짐. 검사 시간: 약 22분.	내적 신뢰도: α: 0.91 [7, 42]. 검사-재검사 신뢰도: r_{12}=0.83(3개월)[43], r_{12}=0.76(4주)[42]. 평가자 간 신뢰도: 0.76[43]~0.98[27]. 수렴 타당도: RMET와 상관관계가 있지만[7,12], 항상 그런 것은 아님[42]. SST[32, 42](각각 r=0.29, 0.36) 및 건강 언어[26]와 상관관계가 있음. 동시 타당도: 조현병스펙트럼장애[43]에서 사회기능 및 외상성 뇌손상을 입은 사람들의 행동 문제[44]와 관련이 있음.	FPT는 자폐스펙트럼장애[45], 신경정신의학적 질환[46~48], 외상성 뇌손상[49], 치매[12,27]를 포함한 많은 종류의 임상장애에서 수행이 저하됨.	FPT이 많은 임상 연구[44, 46, 48, 50, 51]는 중년기의 건강한 대조군에 대한 데이터를 제공함(각각 N 41, 36, 152, 33, 88). 이는 기준 비교를 도출하는데 유용할 수 있음. 또한 아동을 위한 표준값도 있음[52](N=59: 7세, 9세, 11세).	빠르고 쉽게 검사를 진행할 수 있음. 무료로 이용할 수 있음. 많은 번역본이 있음[7, 42, 45, 48, 53].	읽기/듣기가 필요하며, 작업 기억/기억에 의존해야 함.
힌트 과제(The Hinting Task, HT)[54]. 지시로부터 연을 수 있음. 두 등장인물 간의 상호 작용을 모사하는 10개의 짧은 이야기가 있음. 모든 이야기는 한 캐릭터가 암시를 주는 것(hinting)으로 끝남. 각 이야기의 끝에서 피험자에게 그 암시가 무엇을 의미하는지 질문함. 검사 시간: 6분.	내적 신뢰도: α 0.56[21], 정상인에서 0.57[55], 조현병스펙트럼장애인에서 0.73[21]. 검사-재검사 신뢰도: r_{12}(2~4주)=0.42~0.51(정상인), 0.64~0.70 (조현병스펙트럼장애)[19, 21]. 수렴 타당도: 다른 마음 이론 측정치와 상관관계가 있음[56,57]. 다른 마음 이론 검사(FPT[58] 및 TASIT[59])와 하나의 요인에 로드되며, 정서 인식 및 인지와는 별도임. 동시 타당도: 조현병스펙트럼장애에서 실제 사회기술 및 기능 결과와 관련이 있으나[19, 21, 56], 항상 그런 것은 아님[60].	HT는 조현병스펙트럼장애인[19, 21, 61]에서, 환자, 강박장애인[62] 환자와 건강한 성인을 구분함. 또한 자폐스펙트럼장애인[59]를 가진 성인들을 구분하는 여러 사회인지 측정 중 가장 민감한 검사 중 하나임.	중년 성인을 대상으로 한 HT의 규준 자료 출처는 여러 가지[59,19,21,54,63,61]가 있음(각각 N=95, N=154, N=104, N=30, N=30, N=32). 또한 10~15세 아동을 위한 성인으로 한 규준 자료도 일부[64] 있음(N=20).	간단하고 빠르게 검사를 진행할 수 있음. 무료로 이용할 수 있음.	다른 어려움이 원인을 판단하기 위한 대조 조건이 없음.

검사	신뢰도 및 타당도	검사 대상 구성	검사 집단	비고
사회적 추론 인식 검사(The Awareness of Social Inference Test, TASIT)[65] & 사회적 추론 인식 검사 단축형(The Awareness of Social Inference Test-Short, TASIT-S):[66] 2부(최소의 사회적 추론), 3부(중부한 사회적 추론) www.assbi.com.au/TASIT-S-The-Awareness-of-Social-Inference-Test-Short에서 사용 가능함. 영상 속 배우들이 진지하거나 비꼬는 대화(2부), 또는 비꼬거나 거짓 말하는 대화(3부)를 나눔. 피험자는 각 항목에 대한 네 가지 질문에 답하여 배우들의 생각, 감정, 의도를 밝힘. 검사 시간: 약 40~50분(완전형), 약 20분(단축형).	검사-재검사 신뢰도: 2부: r=0.88; 3부: r=0.83(1주) 대체 형식 신뢰도: 2부: r=0.62; 3부: r=0.78(5~26주) 내적 일관성: 단축형: Rasch 항목 신뢰성 추정치는 >0.89임. 수렴 타당도: 새로운 학습, 실행 처리 및 실험적 사회 과제와 상관관계가 있음[67]. 구조 타당도: TASIT-S는 원래 형태와 매우 높은 상관성을 보임(all r's > 0.87)[68] 동시 타당도: 실제 생활에서 저조한 사회적 의사소통 능력과 상관관계를 보임[69].	TASIT의 2부와/또는 3부는 다음과 같은 조건에서 마음 이론 손상을 민감하게 감지하였음: 조현병스펙트럼장애[70-73], 주요우울장애[74], 외상성 뇌손상[75], 다발경화증[76, 77], 파킨슨병[78], 전전두치매[73]	TASIT: 270명의 호주 성인(16~74세)과 150명의 청소년(13~16세)이 포함되어 있음[65]. TASIT-S: 616명의 호주 인에 대한 데이터가 있으며, 이 중에는 226명의 청소년(13~19세)과 390명의 성인(20~75세 이상)이 포함되어 있음. 또한 180명의 미국인(20~74세)도 포함되어 있음[79].	영상을 사용하며, 실제 세계의 정서 처리를 모방하는 임상적인 대화 유형을 사용함. 다양한 형태의 검사가 있음. TASIT는 작업 기억 및 처리 속도 측정치와 상관관계가 있지만, 비사회적 집행 기능 및 학습 작업과는 상관관계가 없음[67]. 전체 버전은 상당히 긺.

검사	심리 측정 통계량	임상적 민감도	규준 자료	장점	단점
사회인지 평가를 위한 영상(Movie for the Assessment of Social Cognition, MASC)[34] 저자로부터 얻을 수 있음. 15분 동안 4명이 상호 작용하는 영상. 정기적으로 일시 정지되며 관련된 등장인물의 생각, 감정, 또는 의도에 관한 질문이 제기됨. 선다형 형태로도 있음. 검사 시간: 45분.	내적 신뢰도: 전체 척도=0.84~0.86[34, 80]. 평가자 간 신뢰도: 집단 내 상관성=0.99[34] 검사-재검사 신뢰도(1년)=0.67[81] 수렴 타당도: 자폐스펙트럼장애에서 SST와 상관관계가 있음[34, 80]. 건강한 대조군에서 정서 인식 및 RMET와 상관관계가 있음[34, 80, 82].	건강한 성인과 자폐스펙트럼장애[80], 조현병스펙트럼장애에[83, 84], 반사회성 성격장애에 [85]를 가진 사람들을 구분함[85]. 과소 정신화(under-metalising; 타인의 의도, 생각, 느낌을 충분히 이해하지 못하는 것) 오류를 포함한 대부분의 점수에서는 진실이나, 과잉 정신화(over-mentalising; 타인의 행동 또는 상황에 대해 과도하게 복잡한 정서적 상태나 의도를 추론하는 경향)에서는 아닐 수 있음.	젊은 성인을 대상으로 한 다양한 기준값이 있음. 첫 번째 연구에서는 표본 크기가 71명이며, 평균 연령은 29.3세, 표준 편차는 7.7임[84]. 두 번째 연구에서는 표본 크기가 80명이며, 평균 연령은 39.1세, 표준 편차는 10.7임[83]. 세 번째 연구에서는 표본 크기가 42명이며, 평균 연령은 37.5, 표준 편차는 15.9임[85]. 네 번째 연구에서는 표본 크기가 다시 71명이지만 평균 연령은 29.3, 표준 편차는 7.7임[82]. 다섯 번째 연구에서는 표본 크기가 26명이며, 평균 연령은 27.2, 표준 편차는 4.7임[80].	생태학적 타당성이 있는 평가로서, 구어적 신호와 비구어적 신호를 결합함. 다양한 정신 상태 추론을 샘플링함.	모든 질문이 정신 상태 용어를 샘플링하지는 않음. 과도하게 정신 상태를 추론하는 오류는 유효성이 부족함. 아직 점수나 오류가 어떻게 분류되는지에 대한 일관된 합의가 이루어지지 않았음.

사회 귀인 과제(The Social Attribution Task, SAT)[86, 87]					
자료로부터 얻을 수 있음. Himme과 Siedler의 60초짜리 기하학적 도형 만화를 수정한 것임. 도형의 움직임에 대한 설명으로 작점성, 현저성(salience), 마음 이론, 정동적 마음 이론, 애니메이션, 사람, 그리고 문제 해결에 따라 평가됨. 선다형 형식[88]과 별칭 버전[19]도 있음. 검사 시간: 10분	내적 신뢰도: α: 0.74[19] 및 0.83[88] (선다형 버전). 평가자 간 신뢰도: 집단 내 상관성(2명의 평가자)=0.76~0.90[86]. 검사-재검사 신뢰도(2주 후): 병렬 선다형 버전에 대해 0.55[19] (ES=0.49). 수렴 타당도: BLERT(r=0.47) 및 HT(r=0.37)과 상관이 있으나, IQ 와는 상관이 없음[86, 87]. 조현병스펙트럼장애[88]에서 신경심리학적 검사 점수와 관련이 있음. 동시 타당도: 조현병스펙트럼장애에서 금융, 의사소통 사회기술과 연관되어 있지만 실제 세계 기능과 다른 측정과는 연관되어 있지 않음[19].	SAT도 자폐스펙트럼장애에, 조현병스펙트럼장애에, 정상인을 구별함[19]. 평가 선다형 버전에서 86~88.	중년기 성인 154명[19]과 85명[88]에 관한 준호 자료가 선다형 버전에서 제공됨.	최소한의 언어 이해가 필요함. 주관식 문제와 선다형 문제 모두에 대한 채점 절차 있음. 두 가지 채점 시스템 모두에 대해 높은 IRR이 보고되었음.	심리 측정 통계량의 잘 정립되지 않았음. 주관식 문제 채점 시스템은 세부적이고 복잡함.
요니 과제(The Yoni Task)[89]					
자료로부터 얻을 수 있음. 얼굴 윤곽 그림 'Yoni'를 사용함. 중앙에 배치된 Yoni 얼굴에서 눈동자의 움직임이 변함. Yoni 주변의 모서리에는 객체(1차 마음 이론) 또는 다른 얼굴(2차 마음 이론) 있음. 질문은 'Yoni는 …을(를) 생각하고 있다', 'Yoni는 …을(를) 좋아한다'(1차) 또는 'Yoni는 …을(를) 좋아한다'. 또한 'Yoni는 파일을 원한다', 'Yoni는 좋아하는 파일을 생각하고 있다'(2차)와 같은 형태임. 통제 항목은 물리적 판단을 평가함. 검사 시간: 다양함.	내적 일반성: 해당 없음. 검사-재검사 신뢰도: 해당 없음. 조현병스펙트럼장애를 가진 성인은 18개월 후의 검사에서 성능이 개선되었고, 이는 연습의 효과를 시사함: n2=0.193[90]. 구조 타당도: 요니 과제 점수는 몇몇 연구에서[91, 92] 인지 능력과 관련이 있으나, 모든 연구에서 그렇지는 않음[93]. 요니 과제-2차 마음 이론(이론적 마음 이해)은 비꼼의 이해와 연관되어 있음[89]. 동시 타당도: 건강 관련 삶의 질 측면에서 파킨슨 병과 연관이 있고[93], 조현병스펙트럼장애에서 양성 증상 및 음성 중상 모두와 연관이 있으나[94, 95], 항상 그렇지 않음[96]. 정신병도 관련이 있음[97].	1차 과제는 여러 임상 집단을 구별하는 데 효과가 미약하다는 것이 여러 연구에서 나타남. 반면 2차 과제는 뇌 병변, 파킨슨병, 경도인지장애, 강박장애, 헌팅턴병, 조현병스펙트럼장애를 민감하게 구별함. 또한 조 감히 구분함[94, 자폐스펙트럼장애에, 정신병에도 민감하다고 나타났음.	준호 자료도 제한적이며 시행 횟수에 따라 달라 짐. 원래의 64개 항목 버전을 사용한 몇몇 연구 89, 90, 97, 99는 성인의 작은 표본(각각 43, 44, 20, 30명이 건강한 성인)에 대한 정확도 추정치 및 표준 편차를 제공함. 54개 항목 버전을 사용한 한 연구에서는 316명이 정상 성인에 대한 원점수를 제공하며, 이들의 나이의 평균/표준 편차는 23.3/7.8년으로 나타났음.	단순하며 언어적 요구가 제한적임. 여러 연구에서 사용되었고 임상장면에 인정함. 인지적 및 정서적 마음 이론을 살펴볼 수 있으며, 일부 임상 상황에서 이러한 것들이 분리될 수 있다는 증거가 있는 것으로 보임.	심리 측정 통계량의 타당성이 확립되지 않았음. 적어도 일부 연구에서는 인지 능력과 상관관계가 있음. 연구마다 시도 횟수가 다르기 때 면서 시도 유형(까지) 다르기 때 문에 일반화의 한계가 있음. 준호 자료가 거의 없음.

α=Cronbach's Alpha (크론바흐 알파); r$_{sh}$=반분 신뢰도(Split Half Reliability); r$_{12}$=검사-재검사 신뢰도(Test-Retest Reliability)

1. Baron Cohen, S., et al. (1997). Another advanced test of theory of mind: Evidence from very high functioning adults with autism or Asperger syndrome. *Journal of Child Psychology & Psychiatry & Allied Disciplines*, 38(7), 813-822.

2. Baron-Cohen, S., et al. (2001). The "reading the mind in the eyes" test revised version: A study with normal adults and adults with Asperger's syndrome or high functioning autism. *Journal of Child Psychology and Psychiatry*, 42, 241-251.

3. Khorashad, B., et al. (2015). The "reading the mind in the eyes" test: Investigation of psychometric properties and test-retest reliability of the Persian version. *Journal of Autism and Developmental Disorders*, 45.

4. Prevost, M., et al. (2014). The reading the mind in the eyes test: Validation of a French version and exploration of cultural variations in a multi-ethnic city. *Cognitive Neuropsychiatry*,19(3), 189-204.

5. Harkness, K. L., et al. (2010). Mental state decoding in past major depression: Effect of sad versus happy mood induction. *Cognition and Emotion*, 24(3), 497-513.

6. Voracek, M. and S. G. Dressler. (2006). Lack of correlation between digit ratio(2D:4D) and Baron-Cohen's "reading the mind in the eyes" test, empathy, systemising, and autism-spectrum quotients in a general population sample. *Personality and Individual Differences*, 41(8), 1481-1491.

7. Soderstrand, P. and O. Almkvist. (2012). Psychometric data on the eyes test, the faux pas test, and the dewey social stories test in a population-based Swedish adult sample. *NordicPsychology*, 64(1), 30-43.

8. Clark, L. A. and D. Watson. (1995). Constructing validity: Basic issues in objective scale development. *Psychological Assessment*, 7(3), 309-319.

9. Olderbak, S., et al. (2015). A psychometric analysis of the reading the mind in the eyes test: Toward a brief form for research and applied settings. *Frontiers in Psychology*, 6,1503-1503.

10. Vellante, M., et al. (2013). The "reading the mind in the eyes" test: Systematic review of psychometric properties and a validation study in Italy. *Cognitive Neuropsychiatry*, 18(4), 326-354.

11. Fernández-Abascal, E. G., et al. (2013). Test-retest reliability of the 'reading the mind in the eyes' test: A one-year follow-up study. *Molecular Autism*, 4(1), 33.

12. Torralva, T., et al. (2009). A neuropsychological battery to detect specific executive and social cognitive impairments in early frontotemporal dementia. *Brain*, 132 (Pt 5), 1299-1309.

13. Ferguson, F. J. and E. J. Austin. (2010). Associations of trait and ability emotional intelligence with performance on theory of mind tasks in an adult sample. *Personality and Individual Differences*, 49(5), 414-418.

14. Ahmed, F. S. and L. Stephen Miller. (2011). Executive function mechanisms of theory of mind. *Journal of Autism and Developmental Disorders*, 20(3), 667-678.

15. Duval, C., et al. (2011). Age effects on different components of theory of mind. *Consciousness and Cognition*, 20(3), 627-642.

16. Gregory, C., et al. (2002). Theory of mind in patients with frontal variant frontotemporal dementia and Alzheimer's disease: Theoretical and practical implications. *Brain*, 125(4), 752-764.

17. Baron- Cohen, S., et al. (August 2015). The "reading the mind in the eyes" test: Complete absence of typical sex difference in 400 men and women with autism. *PLoS One*, 10(8), ArtID e0136521.

18. Spreng, R. N., et al. (2009). The Toronto empathy questionnaire: Scale development and initial validation of a factor analytic solution to multiple empathy measures. *Journal of Personality Assessment*, 91(1), 62-71.

19. Pinkham, A. E., P. D. Harvey, and D. L. Penn. (2018). Social cognition psychometric evaluation: Results of the final validation study. *Schizophrenia Bulletin*, 44(4), 737-748.

20. Peterson, E. and S. Miller. (2012). The eyes test as a measure of individual differences: How much of the variance reflects verbal IQ? *Frontiers in Psychology*, 3(220).

21. Pinkham, A. E., et al. (2016). Social cognition psychometric evaluation: Results of the initial psychometric study. *Schizophrenia Bulletin*, 42(2), 494-504.

22. Savla, G. N., et al. (2012). Deficits in domains of social cognition in schizophrenia: A meta-analysis of the empirical evidence. *Schizophrenia Bulletin*, 39(5), 979-992.

23. Russell, T. A., et al. (2009). Aspects of social cognition in anorexia nervosa: Affective and cognitive theory of mind. *Psychiatry Research*, 168(3), 181-185.

24. Geraci, A., et al. (2010). Theory of mind in patients with ventromedial or dorsolateral prefrontal lesions following traumatic brain injury. *Brain Injury*, 24(7-8), 978-987.

25. Havet-Thomassin, V., et al. (2006). What about theory of mind after severe brain injury? *Brain Injury*, 20(1), 83-91.

26. Muller, F., et al. (2010). Exploring theory of mind after severe traumatic brain injury. Cortex: A Journal Devoted to the Study of the Nervous System and Behavior, 46(9), 1088-1099.

27. Gregory, C., et al. (2002). Theory of mind in patients with frontal variant frontotemporal dementia and Alzheimer's disease: Theoretical and practical implications. Brain, 125(4), 752-764.

28. Bora, E., et al. (2005). Evidence for theory of mind deficits in euthymic patients with bipolar disorder. Acta Psychiatrica Scandinavica, 112(2), 110-116.

29. Tonks, J., et al. (2007). Assessing emotion recognition in 9-15-years olds: Preliminary analysis of abilities in reading emotion from faces, voices and eyes. Brain Injury, 21(6), 623-629.

30. Happe, F. (1994). An advanced test of theory of mind: Understanding of story characters' thoughts and feelings by able autistic, mentally handicapped, and normal children and adults. Journal of Autism & Developmental Disorders, 24(2), 129-154.

31. McKown, C., et al. (2013). Direct assessment of children's social-emotional comprehension. Psychological Assessment, 25(4), 1154-1166.

32. Spek, A. A., E. M. Scholte, and I. A. Van Berckelaer-Onnes. (2010). Theory of mind in adults with high-functioning autism and Asperger syndrome. Journal of Autism and Developmental Disorders, 40, 280-289.

33. Lahera, G., et al. (2013). Social cognition and interaction training (SCIT) for outpatients with bipolar disorder. Journal of Affective Disorders, 146(1), 132-136.

34. Dziobek, I., et al. (2006) Introducing MASC: a movie for the assessment of social cognition. Journal of Autism and Developmental Disorders, 36(5), 623-636.

35. White, S., et al. (2009). Revisiting the Strange Stories: Revealing Mentalizing Impairments in Autism. Child Development, 80(4), 1097-1117.

36. Rogers, K., et al. (2007). Who cares? Revisiting empathy in Asperger syndrome. Journal of Autism and Developmental Disorders, 37, 709-715.

37. Jolliffe, T. and S. Baron-Cohen. (1999). The strange stories test: A replication with high-functioning adults with autism or Asperger syndrome. Journal of Autism and Developmental Disorders, 29(5), 395-406.

38. Kaland, N., et al. (2005). The strange stories test - a replication study of children and adolescents with Asperger syndrome. European Child & Adolescent Psychiatry, 14(2), 73-82.

39. Baron-Cohen, S., S. Wheelwright, and T. Jolliffe. (1997). Is there a "language of the eyes"? Evidence from normal adults, and adults with autism or Asperger syndrome. Visual Cognition, 4(3), 311-331.

40. Stone, V., S. Baron-Cohen, and R. T. Knight. (1998). Frontal lobe contributions to theory of mind. Journal of Cognitive Neuroscience, 10(5), 640-656.

41. Yeh, Z., M. Hua, and S. Liu. (2009). Guess what I think? The reliability and validity of Chinese theory of mind tasks and performance in the elderly. Chinese Journal of Psychology, 51, 375-395.

42. Chen, K.-W., et al. (2017). Psychometric properties of three measures assessing advanced theory of mind: Evidence from people with schizophrenia. Psychiatry Research, 257, 490-496.

43. Zhu, C.- Y., et al. (2007). Impairments of social cues recognition and social functioning in Chinese people with schizophrenia. Psychiatry and Clinical Neurosciences, 61(2), 149-158.

44. Milders, M., S. Fuchs, and J. R. Crawford. (2003). Neuropsychological impairments and changes in emotional and social behaviour following severe traumatic brain injury. Journal of Clinical & Experimental Neuropsychology, 25(2), 157-172.

45. Zalla, T., et al. (2009). Faux pas detection and intentional action in Asperger syndrome. A replication on a French sample. Journal of Autism and Developmental Disorders, 39, 373-382.

46. Ibáñez, A., et al. (2014). From neural signatures of emotional modulation to social cognition: Individual differences in healthy volunteers and psychiatric participants. Social Cognitive and Affective Neuroscience, 9(7), 939-950.

47. Ibanez, A., et al. (2012). Neural processing of emotional facial and semantic expressions in euthymic bipolar disorder (BD) and its association with theory of mind (TOM). PLoS One, 7(10), e46877.

48. Negrão, J., et al. (2016). Faux pas test in schizophrenic patients. Jornal Brasileiro de Psiquiatria, 65, 17-21.

49. Martin-Rodriguez, J. F. and J. Leon-Carrion. (2010). Theory of mind deficits in patients with acquired brain injury: A quantitative review. Neuropsychologia, 48, 1181-1191.

50. Spikman, J. M., et al. (2012). Social cognition impairments in relation to general cognitive deficits, injury severity, and prefrontal lesions in traumatic brain injury patients. Journal of Neurotrauma, 29(1), 101-111.

51. Westerhof-Evers, H., et al. (2017). Effectiveness of a treatment for impairments in social cognition and emotion regulation (TScEmo) after traumatic brain injury: A randomized controlled trial. Journal of Head Trauma Rehabilitation, 32(5), 296-307.

52. Baron-Cohen, S., et al. (1999). Recognition of faux pas by normally developing children with Asperger syndrome or high-functioning autism. *Journal of Autism & Developmental Disorders, 29*(5), 407-418.

53. Altamura, A., et al. (2015). Correlation between neuropsychological and social cognition measures and symptom dimensions in schizophrenic patients. *Psychiatry Research, 230*(2), 172-180.

54. Corcoran, R., G. Mercer, and C. D. Frith. (1995). Schizophrenia, symptomology and social inference: Investigating "theory of mind" in people with schizophrenia. *Schizophrenia Research, 17*, 5-13.

55. Campos, D., et al. (2019). Exploring the role of meditation and dispositional mindfulness on social cognition domains: A controlled study. *Frontiers in Psychology, 10*, 809.

56. Canty, A. L., et al. (2017). Evaluation of a newly developed measure of theory of mind: The virtual assessment of mentalising ability. *Neuropsychological Rehabilitation, 27*(5), 834-870.

57. Wastler, H. M. and M. F. Lenzenweger. (2019). Self- referential hypermentalization in schizotypy. *Personality Disorders: Theory, Research, and Treatment, 10*(6), 536-544.

58. Fernandez-Modamio, M., et al. (2019). Neurocognition functioning as a prerequisite to intact social cognition in schizophrenia. *Cognitive Neuropsychiatry*, No Pagination Specified.

59. Morrison, K. E., et al. (2019). Psychometric evaluation of social cognitive measures for adults with autism. *Autism Research, 12*(5), 766-778.

60. Mailawaarachchi, S. R., et al. (2019). Exploring the use of the hinting task in first-episode psychosis. *Cognitive Neuropsychiatry, 24*(1), 65-79.

61. Park, S. (2018). A study on the theory of mind deficits and delusions in schizophrenic patients. *Issues in Mental Health Nursing, 39*(3), 9-274.

62. Tulaci, R. G., et al. (2018). The relationship between theory of mind and insight in obsessive-compulsive disorder. *Nordic Journal of Psychiatry, 72*(4), 273-280.

63. Sanvicente-Vieira, B., et al. (2017). Theory of mind impairments in women with cocaine addiction. *Journal of Studies on Alcohol and Drugs, 78*, 258-267.

64. Saban-Bezalel, R., et al. (2019). Irony comprehension and mentalizing ability in children with and without autism spectrum disorder. *Research in Autism Spectrum Disorders, 58*, 30-38.

65. McDonald, S., S. Flanagan, and R. Rollins. (2017). *The Awareness of Social Inference Test*(3rd ed.). Sydney: ASSBI Resources.

66. McDonald, S., C. Honan, and S. Flanagan. (2017). *The Awareness of Social Inference Test-Short*, Sydney: ASSBI Resources.

67. McDonald, S., et al. (2006). Reliability and validity of the awareness of social inference test (TASIT): A clinical test of social perception. *Disability and Rehabilitation: An International, Multidisciplinary Journal, 28*(24), 1529-1542.

68. Honan, C. A., et al. (2016). The awareness of social inference test: Development of a shortened version for use in adults with acquired brain injury. *Clinical Neuropsychologist, 30*(2), 243-264.

69. McDonald, S., et al. (2004). The ecological validity of TASIT: A test of social perception. *Neuropsychological Rehabilitation, 14*(3), 285-302.

70. Bliksted, V., et al. (2017). The effect of positive symptoms on social cognition in first episode schizophrenia is modified by the presence of negative symptoms. *Neuropsychology,31*(2), 209-219.

71. Chung, Y. S., J. R. Mathews, and D. M. Barch. (2011). The effect of context processing on different aspects of social cognition in schizophrenia. *Schizophrenia Bulletin, 37*(Suppl 5), 1048-1056.

72. Green, M. F., et al. (2012). Social cognition in schizophrenia, part 1: Performance across phase of illness. *Schizophrenia Bulletin, 38*(4), 854-864.

73. Kern, R. S., et al. (2009). Theory of mind deficits for processing counterfactual information in persons with chronic schizophrenia. *Psychological Medicine*, 645-654.

74. Ladegaard, N., et al. (2014). Higher-order social cognition in first-episode major depression. *Psychiatry Research, 216*(1), 37-43.

75. McDonald, S. and S. Flanagan. (2004). Social perception deficits after traumatic brain injury: interaction between emotion recognition, mentalizing ability, and social communication. *Neuropsychology, 18*(3), 572-579.

76. Genova, H. M., et al. (2016). Dynamic assessment of social cognition in individuals with multiple sclerosis: A pilot study. *Journal of the International Neuropsychological Society, 22*(1), 83-88.

77. Genova, H. M. and S. McDonald. (2019). Social cognition in individuals with progressive multiple sclerosis: A pilot study using TASIT. *Journal of the International Neuropsychological Society*, 1-6.

78. Pell, M. D., et al. (2014). Social perception in adults with Parkinson's disease. *Neuropsychology, 28*(6), 905-916.

79. McDonald, S., et al. (2017). Normal adult and adolescent performance on TASIT-S, a short version of the assessment of social inference test. *The Clinical Neuropsychologist*, 1-20.

80. Lahera, G., et al. (2014). Movie for the assessment of social cognition (MASC): Spanish validation. *Journal of Autism and Developmental Disorders, 44*(8). 1886-1896.

81. Vonmoos, M., et al. (2019). Improvement of emotional empathy and cluster B personality disorder symptoms associated with decreased cocaine use severity. *Frontiers in Psychiatry, 10*, 213-213.

82. Vaskinn, A., et al. (2018). Emotion perception, non- social cognition and symptoms as predictors of theory of mind in schizophrenia. *Comprehensive Psychiatry, 85*, 1-7.

83. Montag, C., et al. (2011). Different aspects of theory of mind in paranoid schizophrenia: evidence from a video-based assessment. *Psychiatry Research, 186*(2-3). 203-209.

84. Engelstad, K. N., et al. (2019). Large social cognitive impairments characterize homicide offenders with schizophrenia. *Psychiatry Research, 272*, 209-215.

85. Newbury-Helps, J. J. Feigenbaum, and P. Fonagy. (2016). Offenders with antisocial personality disorder display more impairments in mentalizing. *Journal of Personality Disorders, 31*(2), 232-255.

86. Klin, A. (2000). Attributing social meaning to ambiguous visual stimuli in higher-functioning autism and Asperger syndrome: The social attribution task. *Journal of Child Psychology and Psychiatry, 41*(7), 831-846.

87. Klin, A. and W. Jones. (2006). Attributing social and physical meaning to ambiguous visual displays in individuals with higher-functioning autism spectrum disorders. *Brain and Cognition, 61*(1), 40-53.

88. Bell, M. D., et al. (2010). Social attribution test – multiple choice (SAT- MC) in schizophrenia: Comparison with community sample and relationship to neurocognitive, social cognitive and symptom measures. *Schizophrenia Research, 122*(1-3), 164-171.

89. Shamay-Tsoory, S. G. and J. Aharon-Peretz. (2007). Dissociable prefrontal networks for cognitive and affective theory of mind: A lesion study. *Neuropsychologia, 45*(13), 3054-3067.

90. Ho, K. K., et al. (2018). Theory of mind performances in first-episode schizophrenia patients: An 18-month follow-up study. *Psychiatry Research, 261,* 357-360.

91. Liu, W., et al. (2017). Disassociation of cognitive and affective aspects of theory of mind in obsessive-compulsive disorder. *Psychiatry Research, 255,* 367-372.

92. Li, D., et al. (2017). Comparing the ability of cognitive and affective theory of mind in adolescent onset schizophrenia. *Neuropsychiatric Disease and Treatment, 13,* 937-945.

93. Bodden, M. E., et al. (2010). Affective and cognitive theory of mind in patients with Parkinson's disease. *Parkinsonism & Related Disorders. 16*(7), 466-470.

94. Wang, Y. Y., et al. (2018). Theory of mind impairment and its clinical correlates in patients with schizophrenia, major depressive disorder and bipolar disorder. *Schizophrenia Research, 197,* 349-356.

95. Zhang, Q., et al. (2016). Theory of mind correlates with clinical insight but not cognitive insight in patients with schizophrenia. *Psychiatry Research, 237,* 188-195.

96. Shamay-Tsoory. S. G., J. Aharon-Peretz, and Y. Levkovitz. (2007). The neuroanatomical basis of affective mentalizing in schizophrenia: Comparison of patients with schizophrenia and patients with localized prefrontal lesions. *Schizophrenia Research. 90*(1), 274-283.

97. Shamay-Tsoory, S. G., et al. (2010). The role of the orbitofrontal cortex in affective theory of mind deficits in criminal offenders with psychopathic tendencies. *Cortex, 46*(5), 668-677.

98. Hu, Y., et al. (2016). Impaired social cognition in patients with interictal epileptiform discharges in the frontal lobe. *Epilepsy & Behavior, 57*(Pt A). 46-54.

99. Tin, L., et al. (2018). High-functioning autism patients share similar but more severe impairments in verbal theory of mind than schizophrenia patients. *Psychological Medicine, 48*(8). 1264-1273.

100. Rossetto, F., et al. (2018). Cognitive and affective theory of mind in mild cognitive impairment and Parkinson's disease: preliminary evidence from the Italian version of the Yoni task. *Developmental Neuropsychology, 43*(8), 764-780.

101. Adjeroud, N., et al. (2016). Theory of mind and empathy in preclinical and clinical Huntington's disease. *Social Cognitive and Affective Neuroscience, 11*(1), 89-99.

102. Ho, K. K., et al. (2015). Theory of mind impairments in patients with first-episode schizophrenia and their unaffected siblings. *Schizophrenia Research, 166*(1-3). 1-8.

103. Terrien, S., et al. (2014). Theory of mind and hypomanic traits in general population. *Psychiatry Research, 215*(3), 694-699.

3. 정서 지각 검사

검사	심리 측정 통계량	임상적 민감도	규준 자료	장점	단점
얼굴 표정 정서: 자극 및 검사(Facial Expression of Emotion: Stimuli and Tests, FEEST)[1] 이전에 Tahmes/Pearson Assessment를 통해 사용할 수 있었던 두 가지 정서 식별 검사임. (1) 에크만 60가지 얼굴 자극 검사(The Ekman 60 Faces Test, 60 Faces), (2) 헥사곤 정서 검사(The Emotion Hexagon Test, Hexagon Test). 검사 시간: 약 10분.	내적 신뢰도: 60 Faces: r_{sh}=0.62(총점), 0.21~0.66(개별 정서): Hexagon Test: r_{sh}=0.92(총점), 0.18~0.92(개별 정서) 수렴 타당도: 60 Faces는 TASIT(1부: 0.69)[2], 목소리에 나타나는 정서(0.65), 자세에(0.70) 및 자폐스펙트럼장애를 가진 사람들의 사회적 판단과 상관이 있음.	측두엽 뇌전증은 60 Faces 점수를 감소시킴[4]. 두려움을 특히 뇌의 편도체 손상으로 약화됨[5-7]. 전두측두치매도 능력 저하를 초래함[8]. 반면 얼굴 인식 능력은 보존됨[9]. 자폐스펙트럼장애에 조현병스펙트럼장애를 가진 사람들은 60 Faces에서 수행이 저조하지만[10], 이들의 얼굴 인식 능력이 반드시 떨어지는 것은 아님[3].	매뉴얼에는 60 Faces(N=227, 20~70세), Hexagon Test(N=125, 20~75세)에 대한 데이터가 있음[1]. 다른 연구 11~14에서도 60 Faces에 대한 정상 범위에 이터를 제공함(각각 N=33, 88, 51, 58).	에크만 얼굴 자극은 정서 인식 연구에서 가장 널리 사용되는 이미지임.	에크만 얼굴 자극은 구식이며 흑백이고 정지되어 있음.
종합 정서 검사 시스템(The Comprehensive Affect Test System, CATS)[15] 단축형도 사용 가능함. 현재 매뉴얼에는 접근할 수 없음.* 이 시스템에는 얼굴, 음성, 그리고 교차-모달 정동을 검사하는 13개의 하위 검사가 있음 검사 시간: 약 20분.	내적 신뢰도: α 값이 -0.15에서 0.76까지 변화하며, 이는 아동[17,18] 및 성인[19]에게 적용. 검사-재검사 신뢰도: 아동에서의 하위 검사11: r_{t2}=0.7(12개월)[17]. 구조 타당도: 하위 검사 5와 6은 서로 상관관계가 있음(r=0.61)[19]. 하위 검사 11은 DANVA, SST, 아동의 자세 인식과 연관되어 있으며, 이는 발달 추세를 반영함17.	조현병스펙트럼장애에 및 경계성 성격장애에서 얼굴 식별에 미흡하며[20], 명명과 갈등 판단(음성 강조) 그리고 이름/감정 일치도가 부족함[20-22]. 전두측두치매, 알츠하이머, 혈관성 치매에서 대면 혈관성 치매에서 소리와 얼굴 정서에서 미흡함23. (왼쪽으로 측면화된) 파킨슨병 환자들은 음성 강조에서는 여러움을 겪지만, 얼굴 정서(CATS-A)에서는 그렇지 않음24	CATS의 규준 자료는 20~79세용 매뉴얼에 있음. CATS-A의 경우 개별 하위 검사(N=48, 18~60세)의 평균과 표준 편차가 보고된 논문 25 및 종합 척도(N=60, 20~79세)의 평균과 표준 편차가 보고된 논문 26이 있음.	성인의 경우 단순한 정서와 복잡한 정서가 나이의 영향을 받지 않지만, 여성이 남성보다 더 높은 점수를 얻음. 별도의 모달리티를 평가할 수 있음.	점수는 유동적 추리 능력(MR)과 나이의 영향을 받음26. 얼굴 자극이 구식이며 흑백이고 정지되어 있음.

| 정서 인식 검사(The Emotion Recognition Test, ERT)[27]

저자로부터 얻을 수 있음 (r.kessels@donders.ru.nl).
정서를 표현한 얼굴 영상 96개를 사용함. 정서의 강도는 40%, 60%, 80%, 100%로 구분됨.
검사 시간: 20분(완전형), 10분(단축형). | 내적 신뢰도: 54명의 참가자(외상성 뇌손상과 건강한 대조군을 포함)를 대상으로 한 연구[28]에 따르면, 정서에 대한 α계수는 0.51(행복)에서 0.84(분노)까지 다양함.
구조 타당도: 기존에 발표된 데이터[28]를 다시 분석한 결과, ERT는 TASIT 1부와 높은 상관관계($r=0.78$)를 보임.
동시 타당도: ERT는 외상성 뇌손상을 겪은 후의 의사소통 문제에 대한 정보 제공자의 견해와 상관관계를 보임[29]. | ERT는 다양한 임상 상태에 민감하게 반응한다고 여러 연구에서 나타났음:
외상성 뇌손상[28-31]
조현병스펙트럼장애[32]
치매스펙트럼장애[33, 34]
강박장애[35]
경계성 성격장애 (Gray 등, 2006)
외상후 스트레스장애[36]
비인격화장애[37]
코르사코프 기억상실증[38]
편도절제술[39]
헌팅턴병[40]
전두측두치매[41]
사회불안장애[42]
누난 증후군[43]
뇌졸중[44] | 최귀 기반 기준치는 호주, 아일랜드, 유럽의 8~75세 건강한 참가자 373명의 샘플로부터 사용할 수 있음[27]. 또한 많은 임상 비교 연구 [29, 34, 43]가 있음(각각 N=42, 50, 40). | 여러 언어로 번역되어 있음. | 심리 측정 통계량이 제한적임. |

검사	심리 측정 통계량	임상적 민감도	규준 자료	장점	단점
사회적 추론 인식 검사(TASIT)[45] 사회적 추론 인식 검사 단축형 (TASIT-S)[46]: 1부(정서 평가 검사) www.assbi.com.au/TASIT-S-The-Awareness-of-Social-Inference-Test-Short에서 사용 가능함. 전문 배우들이 참여한 28개의 영상 참가자는 영상에서 나타나는 정서를 분류함. 검사 시간: 20분(완전형), 10분(단축형).	내적 신뢰도: 단축형의 경우, Rasch 항목 신뢰도 추정치가 모두 0.89 이상으로 나타났음[47]. 검사-재검사 신뢰도: 1주 동안의 검사-재검사 신뢰도는 r_{12}=0.74로 측정되었음. 대체 형식 신뢰도: 5~26주 동안의 신뢰도는 0.83으로 나타났음[48]. 구조 타당도: 이 검사는 새로운 학습 과 실행 처리, 그리고 실험적인 과제와 상관관계가 있음[48]. 단축형과 완전형의 상관관계: 단축형은 완전형과 높은 상관관계를 보이며, 모든 상관 계수(r)가 0.87 이상임[47]. 동시 타당도: 이 검사는 실제 상황에서의 저조한 사회적 의사소통 능력과 상관관계가 있음[49].	TASIT 1부는 여러 임상 군에서 정서인식장애에 민감하게 반응하는 것으로 입증되었음. 여기에 는 뇌졸중[2], 후천적 뇌 손상[50], 다발경화증[51], 알츠하이머병[52] 등이 포함됨. 이러한 결과는 TASIT 1부가 이러한 다양한 임상 상황에서 정 서 인식 능력의 손상을 정확하게 측정할 수 있 는 유용한 도구임을 나타냄.	TASIT와 TASIT-S는 다양한 연령대와 인구에 대한 규준 자료를 보유하고 있음. TASIT: 16~74세 호주 성인 270명과 13~16세 호주 청소년 150명을 대상으로 한 데이터가 있음. TASIT-S: 더 넓은 범위의 규준 자료를 가지고 있음. 이는 13~19세 청소년 226명과 20~75세 이상 성인 390명으로 구성된 616명의 호주인, 그리고 20~74세 미국인 180명에 대한 데이터를 포함함.	일상적인 대화를 담은 영상을 사용하여 실제 세계의 정서 처리를 더 잘 모방함. 대체 형식이 있음.	TASIT은 작전 기억 및 처리 속도 척도와 연관 이 있지만, 비사회적 집 행 기능 및 학습 과제와 는 연관이 없음[48]. 완전형은 김.
펜 정서 인식 검사(The Penn EmotionRecognition Test, ER-40)[54] 개발자로부터 얻을 수 있음. 네 가지 얼굴 정서(행복, 슬픔 분노, 두려움)를 고밀도와 저밀도 그리고 중립 상태에서 촬영한 40장의 컬러 사진 사용. 검사 시간=3.5분.	내적 신뢰도: α: 0.56~0.65(정상인), 0.75~0.81(조현병스펙트럼장애)[55,56]. 검사-재검사 신뢰도(2~4주): r_{12}=0.68~0.75(환자와 대조군)[55,56]. 수렴 타당도: BLERT와 상관관계(r= 0.59)가 있음[55]. 동시 타당도: 조현병스펙트럼장애를 가진 사람들에게서 기능적 및 사회적 결과를 예측함: 신뢰도 등급/반응시 간은 신경인지 척도를 조월하여 기능 적 결과를 예측함[56].	ER-40은 중간에서 큰 효과 크기(d=0.71)로 조 현병스펙트럼장애와 건 강한 대조군을 구분함[55].	규준 자료는 Pinkham 의 두 논문[55,56]에서 사 용 가능함[각각 N=104, N=154, 39.2세(13.70), 41.95세(12.42)].	빠르고 간단하게 적용할 수 있음. 각 정서 범주에 걸쳐 성 별, 나이, 인종이 다양하 고 균형 잡혀 있음.	

빨-라이사커 정서 인식 검사 (The Bell-Lysaker Emotion Recognition Test, BLERT)[57] 저자로부터 얻을 수 있음(morris.bell@yale.edu). 남성 배우가 얼굴, 목소리, 상반신 움직임을 통해 여섯 가지 정서와 중립 상태를 표현하는 10초짜리 영상 21개를 사용함.	내적 신뢰도: α: 0.74~0.78(조현병스펙트럼장애), 0.57~0.63(정상인)[55, 56]. 검사-재검사 신뢰도(2~4주): 0.70~0.81(조현병스펙트럼장애)[55, 56]. 수렴 타당도: 인지 측정과 관련이 있음[58]. ER-40과의 상관성(r= 0.59)[55]. 동시 타당도: TASIT, ER-40 모두 RMET보다 SD에서 기능적 및 사회적 결과를 더 강하게 예측함[55].	BLERT는 중간에서 큰 효과 크기(d=0.76)로[55, 60] 조현병스펙트럼장애와 건강한 대조군을 구별함[59].	Pinkham의 논문[55]에서 중간기에 대한 규준 자료를 사용할 수 있으며, 샘플 크기는 N=0.98임. 다른 논문들[56, 58]에서는 각각 N=148, N=63의 샘플 크기로 데이터가 있음.	빠르고(7분) 간단하게 시행할 수 있으며, 조현병 환자에서 기능적 결과를 잘 예측함. 즉 생태학적 타당도가 높음.

α=Cronbach's Alpha (크론바흐 알파): r_{sh}=반분 신뢰도(Split Half Reliability): r_{i2}=검사-재검사 신뢰도(Test-Retest Reliability)

* 작성자에 따르면 해당 매뉴얼은 더 이상 사용할 수 없음.

1. Young, A., et al. (2002). *Facial Expression of Emotion-Stimuli and Tests(FEEST)*. Bury St Edmunds, England: Thames Valley Test Company.
2. Cooper, C. L., et al. (2014). Links between emotion perception and social participation restriction following stroke. *Brain Injury*, 28(1). 122-126.
3. Philip, R. C., et al. (2010). Deficits in facial, body movement and vocal emotional processing in autism spectrum disorders. *Psychological Medicine*, 40(11), 1919-1929.
4. Amlerova, J, et al. (2014). Emotion recognition and social cognition in temporal lobe epilepsy and the effect of epilepsy surgery. *Epilepsy & Behavior*, 36, 86-89.
5. Broks, P., et al. (1998). Face processing impairments after encephalitis: Amygdala damage and recognition of fear. *Neuropsychologia*, 36(1). 59-70.
6. Calder, A. J., et al. (1996). Facial emotion recognition after bilateral amygdala damage: Differentially severe impairment of fear. *Cognitive Neuropsychology*, 13(5). 699-745.
7. Sprengelmeyer, R., et al. (1999). Knowing no fear. *Proceedings of the Royal Society of London. Series B: Biological Sciences*, 266(1437), 2451-2456.
8. Kumfor, F., et al. (2011). Are you really angry? The effect of intensity on facial emotion recognition in frontotemporal dementia. *Social Neuroscience*, 6(5-6). 502-514.
9. Keane, J., et al. (2002). Face and emotion processing in frontal variant frontotemporal dementia. *Neuropsychologia*, 40(6), 655-665.
10. Sparks, A. (2010). Social cognition, empathy and functional outcome in schizophrenia. *Schizophrenia Research*, 122(1-3). 172-178.
11. Spikman, J. M., et al. (2012). Social cognition impairments in relation to general cognitive deficits, injury severity, and prefrontal lesions in traumatic brain injury patients. *Journal of Neurotrauma*, 29(1). 101-111.
12. Westerhof-Evers, H., et al. (2017). Effectiveness of a treatment for impairments in social cognition and emotion regulation (T-ScEmo) after traumatic brain injury: A randomized controlled trial. *Journal of Head Trauma Rehabilitation*, 32(5). 296-307.
13. Trepácová, M., et al. (2019). Differences in facial affect recognition between non-offending and offending drivers. *Transportation Research Part F: Traffic Psychology and Behaviour*, 60, 582-589.

14. Rowland, J. E., et al. (2013). Adaptive associations between social cognition and emotion regulation are absent in schizophrenia and bipolar disorder. *Frontiers in Psychology*, January 3.

15. Froming, K., et al. (2006). *The Comprehensive Affect Testing System*. Psychology Software, Inc.

16. Schaffer, S. G., et al. (2006). *Emotion Processing: The Comprehensive Affect Testing System User's Manual*. Psychology Software Inc.

17. McKown, C., et al. (2013). Direct assessment of children's social-emotional comprehension. *Psychological Assessment*, 25(4), 1154-1166.

18. McKown, C., et al. (2009). Social-emotional learning skill, self-regulation, and social competence in typically developing and clinic-referred children. *Journal of Clinical Child and Adolescent Psychology*, 38, 858-871.

19. Albuquerque, L., et al. (2014). STN-BS does not change emotion recognition in advanced Parkinson's disease. *Parkinsonism & Related Disorders*, 20(2), 166-169.

20. Martins, M. J., et al. (2011). Sensitivity to expressions of pain in schizophrenia patients. *Psychiatry Research*, 189(2), 180-184.

21. Rossell, S. L., et al. (2013). Investigating affective prosody in psychosis: A study using the comprehensive affective testing system. *Psychiatry Research*, 210(3), 896-900.

22. Rossell, S. L., et al. (2014). Investigating facial affect processing in psychosis: A study using the comprehensive affective testing system. *Schizophrenia Research*, 157(1), 55-59.

23. Shany-Ur, T., et al. (2012). Comprehension of insincere communication in neurodegenerative disease: Lies, sarcasm, and theory of mind. *Cortex: A Journal Devoted to the Study of the Nervous System and Behavior*, 48(10), 1329-1341.

24. Ventura, M. I., et al. (2012). Hemispheric asymmetries and prosodic emotion recognition deficits in Parkinson's disease. *Neuropsychologia*, 50(8), 1936-1945.

25. Hulka, L., et al. (2013). Cocaine users manifest impaired prosodic and cross-modal emotion processing. *Frontiers in Psychiatry*, 4, 98.

26. Schaffer, S. G., et al. (2009). The comprehensive affect testing system – abbreviated: Effects of age on performance. *Archives of Clinical Neuropsychology*, 24(1), 89-104.

27. Kessels, R. P. C., et al. (2014). Assessment of perception of morphed facial expressions using the emotion recognition task: Normative data from healthy participants aged 8-75. *Journal of Neuropsychology*, 8(1), 75-93.

28. Rosenberg, H., et al. (2015). Emotion perception after moderate- severe traumatic brain injury: The valence effect and the role of working memory, processing speed, and nonverbal reasoning. *Neuropsychology*, 29(4), 509-521.

29. Rigon, A., et al. (2018). Facial-affect recognition deficit as a predictor of different aspects of social-communication impairment in traumatic brain injury. *Neuropsychology*, 32(4). 476-483.

30. Rosenberg, H., et al. (2014). Facial emotion recognition deficits following moderate-severe traumatic brain injury (TBI): Re-examining the valence effect and the role of emotion intensity. *Journal of the International Neuropsychological Society*, 20(10), 994-1003.

31. Byom, L., et al. (2019). Facial emotion recognition of older adults with traumatic brain injury. *Brain Injury*, 33(3), 322-332.

32. Scholten, M. R. M., et al. (2005). Schizophrenia and processing of facial emotions: Sex matters. *Schizophrenia Research*, 78(1), 61-67.

33. Law Smith, M. J., et al. (2010). Detecting subtle facial emotion recognition deficits in high- functioning Autism using dynamic stimuli of varying intensities. *Neuropsychologia*, 48(9), 2777-2781.

34. Evers, K., et al. (2015). Reduced recognition of dynamic facial emotional expressions and emotion-specific response bias in children with an autism spectrum disorder. *Journal of Autism and Developmental Disorders*, 45(6), 1774-1784.

35. Montagne, B., et al. (2008). Perception of facial expressions in obsessive-compulsive disorder: A dimensional approach. *European Psychiatry*, 23(1), 26-28.

36. Poljac, E., B. Montagne, and E. H. de Haan. (2011). Reduced recognition of fear and sadness in post-traumatic stress disorder. *Cortex*, 47(8), 974-980.

37. Montagne, B., et al. (2007). Emotional memory and perception of emotional faces in patients suffering from depersonalization disorder. *British Journal of Psychology*, 98(3), 517-527.

38. Montagne, B., et al. (2006). Processing of emotional facial expressions in Korsakoff's syndrome. *Cortex*, 42(5), 705-710.

39. Ammerlaan, E. J. G., et al. (2008). Emotion perception and interpersonal behavior in epilepsy patients after unilateral amygdalohippocampectomy. *Acta Neurobiologiae Experimentalis*, 68(2), 214-218.

40. Montagne, B., et al. (2006). Perception of emotional facial expressions at different intensities in early- symptomatic Huntington's disease. *European Neurology*, 55(3), 151-154.

41. Kessels, R. P. C., et al. (2007). Recognition of facial expressions of different emotional intensities in patients with frontotemporal lobar degeneration. *Behavioural Neurology*, 18(1), 31-36.

42. Montagne, B., et al., Reduced sensitivity in the recognition of anger and disgust in social anxiety disorder. *Cognitive Neuropsychiatry*, 11(4), 389-401.

43. Roelofs, R. L., et al. (2015). Alexithymia, emotion perception, and social assertiveness in adult women with Noonan and Turner syndromes. *American Journal of Medical Genetics, Part A, 167(4)*, 768-776.

44. Montagne, B., et al. (2007). The perception of emotional facial expressions in stroke patients with and without depression. *Acta Neuropsychiatrica, 19(5)*, 279-283.

45. McDonald, S., S. Flanagan, and R. Rollins. (2017). *The Awareness of Social Inference Test(3rd ed.)*. Sydney: ASSBI Resources.

46. McDonald, S., C. Honan, and S. Flanagan. (2017). *The Awareness of Social Inference Test-Short*. Sydney: ASSBI Resources.

47. Honan, C. A., et al. (2016). The awareness of social inference test: Development of a shortened version for use in adults with acquired brain injury. *The Clinical Neuropsychologist, 30(2)*, 243-264.

48. McDonald, S., et al. (2006). Reliability and validity of the awareness of social inference test (TASIT): A clinical test of social perception. *Disability and Rehabilitation: An International, Multidisciplinary Journal, 28(24)*, 1529-1542.

49. McDonald, S., et al. (2004). The ecological validity of TASIT: A test of social perception. *Neuropsychological Rehabilitation, 14(3)*, 285-302.

50. McDonald, S. and S. Flanagan. (2004). Social perception deficits after traumatic brain injury: Interaction between emotion recognition, mentalizing ability, and social communication. *Neuropsychology, 18(3)*, 572-579.

51. Genova, H. M. and S. McDonald. (2019). Social cognition in individuals with progressive multiple sclerosis: A pilot study using TASIT-S. *Journal of the International Neuropsychological Society*, 1-6.

52. Kumfor, F., et al. (2014). Degradation of emotion processing ability in corticobasal syndrome and Alzheimer's disease. *Brain: A Journal of Neurology, 137(11)*, 3061-3072.

53. McDonald, S., et al. (2017). Normal adult and adolescent performance on TASIT-S, a short version of the assessment of social inference test. *The Clinical Neuropsychologist*, 1-20.

54. Kohler, C. G., et al. (2003). Facial emotion recognition in schizophrenia: Intensity effects and error pattern. *American Journal of Psychiatry, 160(10)*, 1768-1774.

55. Pinkham, A. E., et al. (2016). Social cognition psychometric evaluation: Results of the initial psychometric study. *Schizophrenia Bulletin, 42(2)*, 494-504.

56. Pinkham, A. E., P. D. Harvey, and D. L. Penn. (2018). Social cognition psychometric evaluation: Results of the final validation study. *Schizophrenia Bulletin, 44(4)*, 737-748.

57. Bryson, G., M. Bell, and P. Lysaker. (1997). Affect recognition in schizophrenia: A function of global impairment or a specific cognitive deficit. *Psychiatry Research, 71(2)*, 105-113.

58. Bryson, G., M. Bell, and P. Lysaker. (1997). Affect recognition in schizophrenia: A function of global impairment or a specific cognitive deficit. *Psychiatry Research, 71(2)*, 105-113.

59. Cornacchio, D., et al. (2017). Self-assessment of social cognitive ability in individuals with schizophrenia: Appraising task difficulty and allocation of effort. *Schizophrenia Research, 179*, 85-90.

60. Fiszdon, J. M. and J. K. Johannesen. (2010). Functional significance of preserved affect recognition in schizophrenia. *Psychiatry Research, 176(2-3)*, 120-125.

4. 기타 사회인지 능력 검사: 귀인 편향, 사회적 의사소통, 사회적 지각, 자기 인식, 사회적 행동, 종합 검사

검사	심리 측정량 통계량	임상적 민감도	규준 자료	장점	단점
귀인 편향 **모호한 의도 및 적대감 질문지(The Ambiguous Intentions and Hostility Questionnaire, AIQ)** 자기보고로 얻을 수 있음 우연한, 모호한, 의도적인 사건을 보여 주는 15개의 짧은 이야기(단축형에는 5개)를 사용함. 피험자가 작성한 행동이 이유의 반응 체일이 추후 적대 편향(Hostility Bias, HB)과 공격 편향(Aggression Bias, AB) 지수(1~5로 평가됨) 세 가지 추가적인 평가로 비난 점수(Blame Score, BS)를 도출함. 검사 시간: 5~7분.	내적 일관성: 비난 점수(평균 3점 리커트 척도): α: 0.84~0.86[1]과 0.34~0.85[2]. 평가자 간 신뢰도: 집단 내 상관성 0.91~0.99(적대 편향), 0.93~0.99 (공격 편향)[1] 검사-재검사 신뢰도: r_{12}(2~4주) 0.57(적대 편향), 0.70(공격 편향), 0.76(비난 점수)[2]. 수렴 타당도: 의도성 vs. 모호/우연한 사건에 대해 점수가 높음[1]. 비난 점수는 SCID 편집증 부분 척도와 관련이 있음(특히 모호한 시나리오에서 r=0.25~0.26)[1]. 동시 타당도: 비난 점수(그 외에는 아니는 조현병스펙트럼장애에서의 실제 세계 기능(SLOF)과 연관이 있음[2]	판별 타당도: 조현병스펙트럼장애와 정상인에서는 적대 편향에서 비난 점수에서 성능이 떨어지지만 공격 편향에서는 그렇지 않음[2].	대학생 322명[1], 건강한 지역 성인 104명[2]에 대한 규준 자료가 있음. Pinkham 등(2016)에 근거한 건강한 성인의 평균(표준 편차)은 다음과 같음. 적대 편향: 1.99(0.60), 공격 편향: 1.83(0.26), 비난 점수: 7.02(2.31).	조현병스펙트럼장애를 가진 사람들과 건강한 사람들을 구별할 수 있으며, 다른 형태의 편집증 측정과 연관되어 있음	조현병스펙트럼장애를 가진 사람들에서 기능적 결과를 예측하지 못함.
사회적 의사소통 **라트로브 의사소통 질문지(Latrobe Communication Questionnaire, LCQ)[3]** 자기보고로 얻을 수 있음. 30개의 문항(6개는 역채점)이 있으며, 각 문항에 대해 1점(전혀)부터 4점(항상)까지 4점 척도로 답함. 총 점수는 30~120점이며, 점수가 높을수록 더 큰 장애를 의미함.	내적 일관성: α: 0.85~0.86(정상인), 0.91~0.92(외상성 뇌손상) 검사-재검사 신뢰도: 기준 표준(8주 후) r_{12}= 0.48(정보 제공자), 0.76(자가성); 후천성 뇌손상(2주 후): r_{12}=0.87(정보 제공자), 0.81(자가성). 동시 타당도: 실행력 결과[4] 및 사회 지각 결과[5]과 관련이 있음.	판별 타당도: 뇌손상을 가진 사람들과 건강한 성인을 구별함[4, 5].	젊은 성인 147명 및 이들과 가까운 사람 109명이 연구에 참여했음[6].	구조 타당도가 좋고 내적 일관성이 높으며, 후천적 뇌손상 생활에서 좋은 안정성을 보임[7]. 자가보고부터 무료로 이용할 수 있으며, 관리하기 쉽고 언어도 단순함.	길고, 역채점이 혼란스러울 수 있으며, 인지장애가 있는 사람들은 완료하기 위해 사람들의 도움이 필요함.

6개의 하위 점수가 있으며, 이들은 어조, 효과성, 흐름, 참여도, 상대방에 대한 민감성, 대화 중 주의/집중도를 평가함. 정보 제공자 버전과 자가 작성 버전이 있음. 검사 시간: 15분(정보 제공자), 30분(자가 작성).				

사회적 지각

영역 간 관계(The Relationships Across Domains, RAD)[8]

자기로부터 얻을 수 있음.

단축형에는 15개의 짧은 이야기가 있으며, 남성-여성 부부가 네 가지 관계 모델(공동 공유 관계, 권위적 서열 관계, 평등한 대응 관계, 시장 가격 관계) 중 하나를 연출함.

피험자는 이야기를 읽고 설명된 관계를 고려할 때 미래의 행동이 발생할 가능성에 대한 세 가지 예/아니오 질문에 답함. 올바른 응답당 합계(0에서 45가지 범위)로 점수가 매겨짐[8].

검사 시간: 14~16분.

내적 일관성: α: 0.72(조현병스펙트럼장애), 0.81(자폐스펙트럼장애)[2,9]. 0.63~0.70(건강한 대조군)[2,9].

검사-재검사 신뢰도(2~4주): r_{12}=0.75l(조현병스펙트럼장애), 0.756(건강한 대조군)[2].

수렴 타당도: 자폐스펙트럼장애에서 TASIT, HT와 함께 '사회적 평가' 요인에 로딩되며, 건강한 대조군에서 TASIT과 연관되어 있음[9].

동시 타당도: 조현병스펙트럼장애에서 RAD는 실제 세계 기능(SLOF; r=0.202), 재정적 의사소통 능력(UPS A: r=0.439) 및 사회적 기술(SSPA: r=0.243)과 상관관계가 있음[2].

판별 타당도: 조현병스펙트럼장애와 건강한 조군을 구별하며(코헨의 d=0.93)[2], 자폐성 장애와도 구별(코헨의 d=0.41)[9].

지역사회 출신 건강한 대조군 104명[2].

조현병스펙트럼장애와 정상인을 구별할 수 있음.

사용 가능한 사회 인식 측정 도구 중 하나임.

높은 비율의 환자가 우연한 수준의 수행을 보이는 바닥 효과를 보임. 인지기능 수준이 고려될 경우 가능도를 축소하지 못함. 상대적으로 시간이 오래 소요됨. 이러한 이유로 Pinkham 등에 의해 2016년에 추천되지 않았음.

검사	심리 측정 통계량	임상적 민감도	규준 자료	장점	단점
자기 인식					
토론토 감정표현불능증 척도 (Toronto Alexithymia Scale, TAS)[10] 저자로부터 얻을 수 있음. 20개의 문항으로 3개의 하위 척도가 있음: 감정을 묘사하기 어려움(DDF) 감정을 파악하기 어려움(DIF) 외향적 사고(EOT) 모든 항목은 1=매우 동의하지 않음부터 5=매우 동의함까지 평가됨. 5개의 항목은 역으로 점수가 매겨짐. 검사 시간: 3~5분.	내적 일관성: 전체 점수의 α값은 0.81~0.86으로 높은 내적 일관성을 보임. DDF와 DDI의 부분 척도 역시 0.71~0.78의 α값을 가지고 있어 각 절한 내적 일관성을 보임[10,11]. EOT 부분 척도는 α값이 0.66~0.80으로 다소 낮음[10-12]. 검사-재검사 신뢰도: 우울증 환자 들을대상으로 5년 동안 조사했을 때, 0.46(전체), 0.35(DDF), 0.49(DDI), 0.57(EOT)의 신뢰도를 보였음[13]. 건선 환자를 대상으로 10주 동안 조사 했을 때는 0.69(전체)의 신뢰도를 보였음[14]. 건강한 청소년을 대상으로 4년 동안 조사한 결과 0.50~0.64의 신뢰도를 보였으며[15], 건강한 성인을 대상으로 11년 동안 조사했을 때는 0.51~0.63의 신뢰도를 보였음[16]. 수렴 타당도: TAS-20은 Bermond 와 Vorst의 감정표현불능증 질문지 (Bermond and Vorst Alexithymia Questionnaire)[17] 및 관찰자 감 정표현불능증 척도(Observer Alexithymia Scale)[12]와 잘 상관됨. 동시 타당도: 높은 TAS-20 점수는 4년 후의 11년 후의 우울증[16], 청소년 의 사회적 지원 부족[15], 알코올 사용[12] 을 예측하는 것과 관련되어 있음.	판별 타당도: TAS-20은 여러 임상질환을 구별할 수 있음. 이에는 외상성 뇌손상[18-21], 자폐스펙 트럼장애[17], 불안과 우울 증[22-24], 식품섭취장애[25-27]가 포함됨.	TAS-20은 감정표현불 능증 평가를 위해 널리 사용함. 절단값은 51점 이하=감정 표현불능증이 아님, 52 ~60점=감정표현불능증 가능성 있음, 61점 이상= 감정표현불능증	감정표현불능증을 평가 하기 위해 널리 사용되 고 있음(3000회 이상 인 용). 이 척도는 시간에 걸 쳐 놀라울 만큼 일관되 게 나타나는데, 이는 감 정표현불능증이 성격 변 수로서 상대적으로 안정 된 특성을 측정한다는 것과 잘 일치함.	EOT 부분 척도가 다른 두 부분 척도인 DDF 및 DIF보다 일관성이 떨어 짐.

측정도구	신뢰도/타당도	민감도/반응성		간결성/활용성	한계점
인식 질문지(Awareness Questionnaire, AQ)[28] Combi 사이트에서 사용 가능함 (tbims.org). 17개 항목으로 구성되어 있으며, 환자의 기능에 대한 인식을 측정하기 위해 의료진, 정보 제공자, 또는 환자 자신이 응답함. 다음 세 가지 주요 기능면을 측정함: 운동/감각(4개 항목), 인지(7개 항목), 행동/정서(6개 항목). 등급은 1(훨씬 나쁨)에서 5(훨씬 좋음)까지로, 부상 이전의 기능 상태에 비교하여 평가됨. 환자의 응답과 정보 제공자의 응답 간의 차이는 환자의 인식 수준을 측정하는 데 사용됨. 검사 시간: 약 10분.	내적 일관성: 환자 자신과 정보 제공 자의 α=0.88(총점). 검사-재검사 신뢰도: N/A. 구조 타당도: 요인 분석을 통해 인지, 운동/감각, 인지, 행동/정서 등 3개의 하위 척도를 지원함. 수렴 타당도: 유사한 평가(환자와 높은 상관관계를 보임. 의료진 vs. 정보 제공자: r=0.44, 의료진 vs. 장애 등급 척도(Disability Rating Scale, DRS): r=-0.46, 의료진 vs. 기능적 독립 척도(Functional Independence Measure, FIM): r=0.35.	민감도/반응성: 인식 개선 후 차이 점수가 감소함[29].	없음.	간결성(단: 177개 항목). 강한 심리 측정학적 특성. 외상성 뇌손상 입원 환자 및 외래 환자, 지역 사회 환자에게 널리 사용되고 있음 COMBI 사이트에 공개되어 있음.	보조 평가에 대한 의존성 및 그 신뢰도에 영향을 미치는 일반적인 문제 (친지/의료진)가 있음 검사-재검사 신뢰도 추정치가 없음.
메이오 포틀랜드 적응성 지표 (Mayo-Portland Adaptability Inventory: 4, MPAI-4)[30] COMBI 사이트에서 사용 가능함 (tbims.org). MPAI-4는 의료진, 정보 제공자 또는 본인에 의해 작성되며, 29개의 핵심 항목과 6개의 추가 항목이 있음. 핵심 항목: 두뇌 손상으로 일반적으로 나타나는 신체, 인지, 정서, 행동, 그리고 사회적 영역에서의 후유증을 3개의 하위 척도로 평가함: 능력(12개	내적 일관성: α=0.89. 평가자 간 신뢰도: N/A. 검사-재검사 신뢰도: N/A. 구조 타당도(MPAI-Version I 만): 인지 지표와 RAVLT/WCST, r=-0.55/0.56: 비인지적 지표와 RAVLT/WCST와 상관관계는 낮음, r=-0.22/0.29. 동시 타당도: 장애 등급 척도: r=0.81[30], 입원 시 MPAI-4는 퇴원 시 MPAI-4를[31] 및 1년 후 생활 상태[32]를 예측함.	임상적 민감도: 란초 로스 아미고 기능 수준 척도(Rancho Los Amigos Levels of Functioning Scale)의 두 하위 그룹을 구별함(Kruskall-Wallis=22.07, p<0.001[30]). 치료 노력에 대한 변화에 매우 민감함 (d=1.71[32]).	없음.	MPAI-4는 획일화된 척도로, 특히 후천적 뇌 손상을 위해 설계되었음. 하위 척도는 전체적인 기능이 주요 영역을 반영함. 임상가, 정보 제공자 및 자가 평가 버전이 있음.	평가자 간 신뢰도 및 검사-재검사 신뢰도 추정치가 없음.

검사	심리 측정 통계량	임상적 민감도	규준 자료	장점	단점
항목), 적응(9개 항목), 참여(8개 항목), 기분 및 연관된 상태(6개 항목: 점수 없음). 답변은 0(활동에 방해되지 않는 경미한 문제)부터 4(활동에 방해되는 75% 이상의 시간 동안 심각하게 방해되는 문제)까지의 5점 척도로 평가됨(자세한 내용은 Tate, 2010[7] 참조). 본인과 정보 제공자 간의 차이를 통해 인식 능력 손상을 평가할 수 있음. 검사 시간: 8~10분.					
환자 역량 평가 척도(The Patient Competency Rating Scale, PCRS)[33] COMBI 사이트에서 사용 가능함 (www.tbims.org/combi/pcrs/pcrsref.html). 30개 항목으로 구성된 척도로 자가, 가족 및 임상 의사 버전이 있으며, 현재 능력을 1(할 수 없음)부터 5(쉽게 할 수 있음)까지의 점수로 평가함. 피험자의 응답은 동일한 항목에 대한 가족이나 의사 등의 중요한 타인의 평가와 비교됨. 가족 및 의사에 비해 피험자가 자신을 과대평가하는 것은 불일치로부터 자기 인식 손상 정도를 추론함.	내적 일관성: α=0.91(환자), 0.93(가족), 0.82(단축형)[35]. 검사-재검사 신뢰도: r_{t2}=0.92(가족), 0.97(신경 손상 후)[33]. 집단 내 상관성=0.85(환자, 일측일)[35]. 구조 타당도: PCRS의 불일치 점수는 몇몇 연구에서 손상 중증도 지표와 상관관계가 있지만[36], 다른 연구에서는 상관관계가 없었음[33]. PCRS는 신경심리 학적 결과와 상관관계가 없어 보이지만[33, 37], 우울증이나 정서적 고통과는 음의 상관관계가 있어[35, 37, 결핍을 인식하게 되면 후 장애에 대한 정서적 반응이 나타난다는 생각을 지지하는 듯함.	반응성: PCRS는 다양한 영역에서 시간이 지남에 따른 인식 변화[35] 및 개입에 대한 반응[38]을 측정하기 위해 사용됨. 후자의 연구에서 PCRS에 대한 자기 및 전측 보고서의 자기 연구에서 PCRS에 대한 자기 및 전측 보고서는 변화가 있었으며, 이는 인식 자체를 측정하는 것과 별도로 도움이 됨. 예전 기능과의 비교가 미하게 변하지 않았음	없음.	간결함, 일반인에게 제공 가능(COMBI 사이트), 자가, 가족 및 임상 의사 버전 포함. 다양한 영역에서 지각된 현재 행동 기능을 포착하며, 이는 인식 자체를 측정하는 것과 별도로 도움이 됨. 예전 기능과의 비교가 필요하지 않음.	인식과 관련된 이러한 역할 차이 기반 방법에 대한 일반적인 우려 사항(이것은 인식 결핍을 나타내는 것인가 아니면 가족의 정서적 상태 인가?) 및 시간이 지남에 따른 변화를 해석하는 문제(이는 외상성 뇌손상 환자의 자기 인식 변화가 아니라 가족의 점수 변화에서 나올 수 있음)도 고려해야 함.

설명	신뢰도/타당도	변화 민감도	실시자 고려사항	시행 시간
여러 영역(일상 활동, 행동 및 정서 기능 인지 능력, 신체 기능)을 별도로 평가할 수 있음 입원 환자를 위해 13개 항목으로 이루어진 단축형 검사도 개발되었으며, 입원 중 환자에게 적합하지 않거나 요인 분석에서 다른 항목과 일치하지 않는 항목은 제외함[34] 검사 시간: 3~5분		없음.		
자기 인식 결함 인터뷰(Self-Awareness of Deficits Interview, SADI)[39] 자기보고부터 얻을 수 있음. SADI는 기능 변화에 대한 개인의 인식, 관련 영향 및 현실적인 목표 설정 능력을 평가하는 준구조화 면접임. 각 섹션은 0(정확한 지식, 기능적 영향이 인식, 현실적인 목표 설정 능력)에서 3(결함에 대한 지식 없음, 기능적 영향에 대한 평가 없음)까지의 4점 척도로 점수를 매김. 총점은 0부터 9까지이며, 높은 점수일수록 무인식 정도가 더 큼. 검사 시간: 20~30분.	평가자 간 신뢰도: 총점수: 집단 내 상관성=0.82[39] 검사-재검사 신뢰도(2~4주): 총점수: 집단 내 상관성=0.94[40]. 수렴 타당도: SADI는 AQ와 상관관계가 있음: $r=0.62$[41], DEX와 불일치 지수: $r=0.40$[42] 동시 타당도: 외상성 후천적 뇌손상(경도~중등도 vs. 고도)의 중증도 분류를 75%의 민감도와 71%의 특이도로 예측함[42]	SADI는 변화에 민감함. 예를 들어 퇴원 전과 후의 개선된 인식을 감지할 수 있음[43].	면담자는 정보 제공자의 정보를 자신의 관찰과 통합하여 점수를 매길 수 있음. 질문지와 달리 면담자는 자기 지각을 유도하기 위해 질문을 다시 구성하고 프롬프트를 제공할 수 있음.	시험 진행 시간은 30~40분 정도로, 정기적으로 시행하기에는 현실적이지 않을 수 있음. 언어 능력과 회상 능력은 자기 보고된 어려움에 영향을 줄 가능성이 높음.

검사	심리 측정 통계량	임상적 민감도	규준 자료	장점	단점
사회적 행동					
전두엽계 행동 척도(The Frontal Systems Behaviour Scale, FrSBe)[44]	내적 일관성: 가족 평가 양식 총점: α=0.92(무감동=0.78, 억제 부족 =0.80, 실행=0.97), 자기 평가 양식 총점: α=0.88(무감동=0.72, 억제 부족=0.75, 실행=0.79).	이전 버전인 FLOP이 '후' 기능 평가 결과는 환자군과 대조군 간에 유의미한 차이를 나타냈음: 전두엽 손상 환자>비전 두엽 손상 환자>통제군 [47].	규준 자료가 일부 있으나, 광범위하지는 않음 (n=436)[44].	'전과 '후' 평가는 함께 사용할 수도, 따로 사용할 수도 있음. 임상적으로 의미 있는 하위 척도가 통계적으로 검증되었음.	유료로만 사용 가능함.
PAR에서 사용 가능함(www. parinc.com/Products/ Pkey/116:~:text=The%20 FrSBe%20fills%20a%20 gap.may%20be%20 targeted%20for%20treatment).	평가자 간 신뢰도: 총점에 대해 0.83~0.89, 하위 척도에 대해 0.79~0.92[45].				
FrSBe는 전두엽기능장애로 인한 행동 변화를 측정하기 위해 설계됨. 하위 척도: 무감동(14개 항목), 억제 부족(15개 항목), 집행기능장애(17개 항목).	검사-재검사 신뢰도(3개월): r[12]=0.78(총점).				
자기 평가 및 가족 평가 양식을 동일한 항목으로 구성되어 있음. 상황에 따라 구체적으로 표현할 수 있으며, 손상 '전'과 '후'를 평가할 수 있음.	구조 타당도: 주요 요인 분석: 분석의 41%를 설명하는 3개 요인: 집행 기능장애(11개 항목), 억제 부족(9 개 항목), 무감동(10개 항목). 조 현병스펙트럼장애 환자 131명과 건 강한 대조군 51명의 샘플에서45, 유 사한 구성물과 높은 상관관계를 보 였고[FrSBe 무감동과 언어 유창성 (VF): r=-0.47, FrSBe 억제 부족 과 TMT-B 오류: r=0.42], 유사하지 낳은 구성물과 낮은 상관관계를 보 임(FrSBe 무감동과 TMT-B 오류: r=0.17; FrSBe 억제 부족과 VF: r=- 0.16).				
항목은 5단계 척도로 평가할 수 있음: 1 거의 전혀 없음, 2 종처럼 없음, 3 가끔, 4 자주, 5 거의 항상. 총점, 무감동, 억 제 부족, 실행 등 4점 척도로 평가됨. T=65보다 큰 점수는 임상적으로 유 의미하다고 여겨짐.					
검사 시간: 5~10분.					

전두엽 행동 검사(Frontal Behaviour Inventory, FBI)[48] 자기보고부터 얻을 수 있음 정보 제공자가 평가하는 척도로, 24개의 항목(12개의 음성 행동과 12개의 양성 행동)으로 구성되어 있음. 음성 행동: 무감동, 개방성 부족, 냉담함, 융통성 결여, 구체성, 개인적 방치, 조직적 무질서, 주의력 결여, 통찰력 상실, 말수 감소(logopenia), 언어적 실조, 외계인 손(alien hand) 증후군. 양성 행동: 고집, 성마름, 지나치거나 유치한 유머, 무책임, 부적절함, 충동성, 안정하지 않음, 공격성, 과도한 구강적 활동, 과도한 성욕, 이용 행동, 실금. 각 항목은 없음, 약간, 중간, 심함 등 네 가지 점수로 평가함. 검사 시간: 5~10분.	내적 일관성: α=0.89[49], 0.93[50], 0.97[51]. 평가자 간 신뢰도: Kappa=0.89[49], 0.92[50], 집단 내 상관성: 0.91~0.92[51]. 검사-재검사 신뢰도: r=0.90[50](2주 후), 0.96~0.97[51](3주 후). 수렴 타당도: 부정적 항목은 마드라스 치매 측정 척도(Madras Dementia Rating Scale) 및 MMSE와 상관관계가 있음[52]. 동시 타당도: 긍정적 항목은 돌봄자 용 자릿 부담 지수(Zarit Burden Inventory)와 상관관계가 있음[52].	판별 타당도: FBI는 전두측두치매 환자를 다른 치매 환자와 효과적으로 구별함[50-58]. 시간이 지남에 따른 악화를 민감하게 감지하며[52, 54] MMSE, WMS, WAIS, WAB와 같은 인지 검사보다 전두측두치매환자와 알츠하이머병 환자를 민감하게 구별함(98%의 정확도).	이상 행동의 척도로서 대부분의 연구는 치매로 분류된 사람들을 조사함. 전두측두치매와 알츠하이머병, 혈관성 치매 및 우울증 환자를 구별하는 유용한 절단값으로 30점을 권장함[49, 55].	FBI는 NPI보다 시간이 지남에 따른 변화에 대해 더 민감한 것으로 나타남[52].

검사	심리 측정 통계량	임상적 민감도	근거 자료	장점	단점
외현적 행동 척도(Overt Behaviour Scale, OBS)[59] COMB의 사이트에서 사용 가능함 (tbims.org). 후천적 뇌손상 환자의 커뮤니티 내 도전적인 행동을 측정하기 위한 임상가 평가 척도임. 이들 가지 범주를 포함하며, 여덟 가지는 세부 계층적 수준을 갖고 있음(전체 척도에서 총 34 가지 수준): 언어적 공격(네 가지 수준), 물건에 대한 공격(네 가지 수준), 자해 행동(네 가지 수준), 사람에 대한 공격(네 가지 수준), 부적절한 성적 행동(여섯 가지 수준), 고집/반복(세 가지 수준), 배회/탈주(세 가지 수준), 부적절한 사회적 행동(다섯 가지 수준), 주도성 부족(한 가지 수준). 범주 내의 계층적 수준은 중증도가 증가하는 방향임. 점수는 세 가지 지수를 사용함. 군집 점수(Cluster score): 해당 행동이 나타나는 범주 수를 나타냄(범위: 0~9). 총수준 점수(Total Levels score): 지지하는 수준 수를 나타냄(범위: 0~34). 총임상 가중 중증도 점수(Total Clinical Weighted Severity score): 각 수준에 해당된 중증도 점수의 합(중증도 점수는 범주에 따라 다르며, 1부터 최대 5가지임). 총임상 가중 중증도 점수의 범위는 0에서 847가지임. 검사 시간: 10~20분.	평가자 간 신뢰도: r=0.97(두 평가자 간). 검사-재검사 신뢰도(일주일 간격): r_{12}(총점)=0.7759 구조 타당도: 수렴 타당도: OBS 와 MPAI, 현재 행동 척도(Current Behaviour Scale, 개정판 신경행동 평가 척도(Neurobehavioural Rating Scale-Revised) 사이의 중간에서 강한 상관 계수(0.37~0.66 범위) 있음. 확산 타당도: 도전적 행동을 측정하지 않는 이 도구들의 하위 척도와 OBS 간에는 상관관계가 없음[59].	반응성: 치료 시작 후 4 개월 동안 OBS 점수에 서 유의미한 개선이 있음(시점 1 중앙값=11.0 vs. 시점 2 중앙값=7.5; z=-2.24, p=0.025)[59]	없음	행동 문제의 본질, 빈도 및 중증도에 대한 포괄 적인 이해를 제공함. 매우 수한 심리 측정 계량들을 가지고 있음. 점수는 더 널리 사용되고 있음. 무료로 사용 가능함.	OBS는 행동의 결함(시 작)에 관한 항목 하나 만을 포함하며, 다른 도 구들은 그 행동 구성 여 소를 더 포괄적으로 분 석해줄 것임[예: 무감 동 평가 척도(Apathy Evaluation Scale), FrSBe의 무감동 부분 척도]. OBS는 다양한 지표로 이루어진 복잡한 척도이 므로, 사용자는 관리 및 채점에 시간을 들여 연 습할 준비가 되어 있어 야 함.

집행기능장애 질문지 (Dysexecutive Questionnaire, DEX)[60]			
Pearson Assessment에서 구매 후 사용 가능함(www.pearsonclinical.com.au/products/view/32). DEX는 전두엽시스템장애와 관련된 일상적인 문제를 샘플링하는 평가 척도임. 자기 보고 응답과 정보 제공자 보고 응답 간의 붙일치 점수를 계산하여 인식 능력을 측정할 수 있음. DEX에는 20개의 문항이 포함되며, 정서, 동기, 행동 및 인지와 같은 네 가지 영역을 샘플링함. 자기 보고 및 식과 정보 제공자 보고 양식이 있으며, 각 양식은 동일한 항목으로 구성됨. 모든 항목은 5점 척도로 빈도를 평가함: 0(전혀 아님)~4(매우 자주). 점수는 합산되며, 총점 범위는 0~80임. 높은 점수는 집행 기능 문제가 더 심각함을 나타냄. 인식 능력 측정을 위한 차이 점수의 범위는 -80~+80임. 양의 방향의 점수는 환자보다 보고자가 문제의 빈도수가 더 크다고 보고하는 것을 나타내며, 이는 환자가 인식에 문제가 있음을 시사함. 검사 시간: 일반적으로 짧은 편임.	내적 일관성: 네 가지 유형의 평가자에서 $\alpha>0.906$[61]. 평가자 간 신뢰도: 신경심리학자와 작업치료사의 평가는 0.79로 상관성이 좋으나[61]. 가족 평가는 상관성이 낮음. 검사-재검사 신뢰도: N/A. 구조 타당도: DEX의 요인 구조는 세 가지 또는 다섯 가지 요인을 포함: (1) 행동, 인지, 정서[62]; (2) 억제, 의도성, 집행 기억, 긍정적 감정, 부정적 감정[63]. DEX는 유사한 구조와 더 높은 상관관계를 가지고 있음: DEX-Inhibition vs. TMT-B, $r=0.43$; DEX-Intentionality vs. SET, $r=0.46$[63]. 유사하지 않은 구조는 낮은 상관관계를 가지고 있음: Inhibition/Intentionality vs. RBMT, 모두 $r=0.06$[63].	자기 보고 및 타인 보고 간 집행 기능 어려움을 달리게 측정하는 도구임. 여러 집행 기능 결핍 영역을 다룸.	요인 분석 결과, DEX는 하나가 아닌 여러 구성 요소를 측정한다는 것을 시사함. 그러나 어떻게 개별 하위 척도가 결정 되어야 하는지는 분석에 따라 다양한 결과가나 따라 다양한 결과가나 있음. 이 질문지는 BADS와 함께 구매해야함. FrSBe나 BRIEF-A와 같은 다른 측정 도구는 우수한 심리 측정 통계량을 가지고 있으며, 개별적으로 구매할 수 있음.

검사	심리 측정 통계량	임상적 민감도	규준 자료	장점	단점
성인용 집행 기능 행동 평가 목록(The Behavior Rating Inventoryof Executive Function-AdutVersion, BRIEF-A)68 https://paa.com.au/product/brief-a에서 구매 후 사용 가능함. BRIEF-A는 성인의 일상 환경에서의 집행 기능 또는 자기 규제를 표준화된 방법으로 측정하는 도구임. 자기 보고 양식과 정보 제공자 양식 두 가지가 있으며, 각각에 75개 항목으로 되어 있음. 이 항목들은 다양한 집행 기능 측면을 측정하는 아홉 가지 임상 척도를 포함함: 억제, 자기 모니터링, 계획/조직, 시작, 작업 모니터링, 정서 조절, 작업 기억, 자료 조직. 이 임상 척도들은 두 가지 더 큰 지표인 행동 규제(BRI)와 메타인지(MI)를 형성하며, 이러한 지표들이 전반적인 요약 점수인 전역 실행 지수(GEC)를 형성함. 또한 BRIEF-A에는 세 가지 타당도 척도(부정성, 일관성, 빈도)가 포함되어 있음. 모든 75개 항목은 세 가지 점수로 평가됨 각 척도의 원점수는 합산되며, T점수(평균=50, 표준 편차=10)를 사용하여 개인의 집행 기능 수준을 해석하는 데 사용됨. 검사 시간: 10~15분.	내적 일관성(자기 보고): 임상 척도: 0.73~0.90, 지표 및 전체 점수: 0.93~0.96. 내적 일관성(정보 제공자 보고): 임상 척도: 0.80~0.98, 지표 및 전체 점수: 0.80~0.98. 평가자 간 신뢰도: 자기 보고와 정보 제공자 보고 사이의 상관관계는 중간 정도(0.44~0.68). 개인 및 정보 제공자 서로의 T점수를 한 표준 편차 내에 보고한 비율은 50~70%. 일부 개인은 정보 제공자보다 더 많은 어려움을 보고했음(22.2%는 1~2 표준 편차 높음, 6.7%는 2 표준 편차 이상 높음). 반면 전체 척도의 약 7% 정도의 개인만 정보 제공자보다 낮은 T점수를 보고했음. 검사-재검사 신뢰도: 자기 보고 양식 (4주): 임상 척도, 지표 및 전체 점수: 0.82~0.94, 정보 제공자 보고 양식 (4주): 임상 척도: 0.91~0.94, 지표 및 전체 점수: 0.96 구조 타당도: 대부분의 척도 및 지표와 FrSBe 사이의 중간에서 강한 상관관계. BRIEF-A 지표는 자기 보고 양식(0.63~0.67)과 정보 제공자 보고 양식(0.68~0.74) 모두에 서 FrSBe의 집행기능장애 척도와 유의미한 상관관계를 보여줌. DEX의 총점은 BRI(0.84), MI(0.73), GEC(0.84)와 상관관계를 보였음.	판별 타당도: BRIEF-A 자기 보고 양식은 외상성 뇌손상 환자 23명(경도 60%, 중등도 10%, 중증 30%)과 건강한 개인 23명을 비교했었음. 그 결과 GEC(η^2=0.19), BRI (η^2=0.23), MI(n^2=0.08뿐만 아니라 전환(η^2=0.14), 시작(η^2=0.17), 작업 기억(η^2=0.26), 계획/조직(η^2=0.22), 작업 모니터링(η^2=0.22)의 개별 척도에 대해 유의미한 집단 간 차이가 있었음.		자기 보고 및 정보 제공 자 보고를 통해 집행 기능을 평가할 수 있는 간단한 측정 도구임. 다양한 집행 기능 측면을 다루며 각 척도에 대한 T 점수를 제공함. 각 지표와 GEC뿐 아니라 지표와 강력한 심리 측정 통계량이 있음. 합리적인 가격으로 제공됨. 공식적인 교육을 받지 않은 사람도 시행 및 채점할 수 있음.	

치매 환자를 위한 사회기능 척도(Social Functioning in DementiaScale, SF-Dem)69					
SF-Dem은 자기 평가 및 정보 제공자 평가를 사용하여 사회 활동(10개 항목, 예: '자신의 집에서 친구나 가족을 만났습니까?') 및 대인 관계(7개 항목, 예: '다른 사람들에게 그들의 감정이나 걱정에 대해 물었습니까?')를 평가함. 각 항목은 0부터 3까지의 4점 척도(0: 전혀 아님, 3: 매우 자주)로 평가됨. 최대 점수는 51점이며, 높은 점수는 더 나은 기능을 나타냄. 검사 시간: 13분(치매 환자), 11분(보호자).	내적 일관성: α=0.62(환자 평가), 0.64(보호자 평가)69. 평가자 간 신뢰도: 두 평가자 간의 집단 내 상관성=0.99(환자), 0.99(보호자). 검사-재검사 신뢰도(29일): 집단 내 상관성=0.80(환자), 0.89(보호자). 수렴 타당도: 환자 평가 및 보호자 평가의 전체 점수 간에 중간 크기의 상관관계가 있었음(r=0.59): 기준점: 건강 상태 질문지(Health Status Questionnaires) -12의 사회 영역(r=-0.26)(환자) 또는 QOL-AD의 사회 영역(r=-0.33)(보호자)과 상관관계 없음: 6~8개월: QOL-AD와 유의미한 상관관계(r=0.47(환자), 0.49(보호자)).	판별 타당도: 보통군이 나 다른 유형의 치매와의 비교는 아직 이루어진 바 없음.	없음.	치매에서 특정 대인 행동을 살펴보는 몇 안 되는 척도 중 하나임.	현재까지 연구가 많이 되지 않음.

검사	심리 측정 통계량	임상적 민감도	규준 자료	장점	단점
외상성 뇌손상 환자용 사회기술 질문지(Social Skills Questionnaire-TBI, SSQ-TBI)[70] 저자로부터 얻을 수 있음. SSQ-TBI는 41개의 항목으로 이루어져 있음. 자기 보고나 정보 제공자 보고로 완성되며, 1~5까지의 5점 Likert 척도로 평가됨. 이 항목들은 정상적인 사회적 상호 작용에 중요한 행동뿐 아니라, 후천적 뇌손상 이후 영향을 받는 행동을 반영하며, 정서 인식, 공감 능력, 자기통섭성, 인지 기술과 같은 능력을 포함함. SSQ-TBI는 16개의 긍정적인 행동(예: '다른 사람이 하는 이야기에 적절한 표정, 응답 및 질문으로 관심을 보임')과 24개의 부정적인 행동(예: '한정된 주제에 대해 말함')을 다루며, 이 항목들은 부정적 및 긍정적 부분으로 구분될 수 있음 마지막 항목은 개인의 사회기능에 대한 전반적인 평가를 제공함. 긍정적인 항목은 반대로 점수를 매겨 총점을 계산하며, 총점의 범위는 41~205임. 높은 점수는 사회기능에 대한 어려움이 더 크다는 것을 나타냄. 검사 시간: 5~10분.	내적 일관성: α=0.90. 수렴 타당도: SSQ-TBI(가족 보고)는 FrSBe(총점 및 부분 척도: 무감동, 억제 부족, 집행 기능: 각각 r=0.84, 0.64, 0.84, 0.75)와 상관관계가 있음. SSQ-TBI(자기 보고)는 FrSBe의 무감동 및 집행 기능과 상관관계가 있지만 무감동 또는 총점과는 상관관계가 없음. SSQ-TBI는 NPI의 무감동 행동과 집행 기능과 상관관계가 있었음(0.5~0.63). SSQ-TBI는 TASIT 3부와 억간의 상관관계가 있으나(P=0.053), 1부 또는 2부와는 상관이 없음. 동시 타당도: SSQ-TBI(가족 보고)는 직업, 대인 관계 및 여가 영역에서의 심리사회적 결과[시드니 심리사회적 재통합 척도(the Sydney Psychosocial Reintegration Scale)]를 예측함(r=-0.38~0.69)[70].	판별 타당도: 현재까지 SSQ-TBI는 정상적인 건강한 성인을 대상으로 사용된 적이 없고 외상성 뇌손상 환자 집단을 대상으로만 사용되어 왔음.	없음.	외상성 뇌손상 이후의 특정 사회적 행동을 조사하는데 설계된 몇 안 되는 질문지 중 하나임. 임상장애에 대한 질문지 중 유일하게 긍정적 행동(강점)과 부정적 행동(약점) 모두를 묻는 질문지임.	널리 사용되지 않음.

종합 검사					
사회인지 및 평가(The Social Cognition and Emotional Assessment, SEA)71 자지로부터 얻을 수 있음. SEA는 전두측두치매 환자의 전반적인 사회인지 능력을 평가하기 위해 설계된 도구임. 이 도구는 다섯 가지 하위 검사로 구성되어 있음(총점=55). (1) 정서 지각(Ekman과 Freisen의 35가지 정서 표현을 라벨링: 최대 점수=15), (2) 보상 검수성/정서적 반전 학습(간단한 시각적 규칙을 배우고 이후에 반전: 최대 점수=5), (3) 행동 제어(시각적인 시각형을 선택하기 이한 세 가지 규칙 배우기: 최대 점수=5), (4) 사회적 실수 검사(10개의 이야기 중 5개는 사회적 실수를 포함하고 있음: 최대 점수=15), (5) 무감동 척도(보호자 버전: 최대 점수=15, Starkstein 등의 척도를 수정한 것). 14개의 항목에 대해 3점 척도로 답변하게 됨. 1~8번 항목의 척도는 3=전혀 아님, 0=매우 많음이며, 9~12번 항목에서는 척도가 반전됨. miniSEA는 1번과 4번 하위 테스트만을 포함함72. 검사 시간: 1시간(SEA), 30분(miniSEA).	내적 일관성: N/A. 검사-재검사 신뢰도: N/A. 환산 타당도: SEA 하위 검사 중 어떤 것도 전두측두치매 샘플을 내에서 전업 기능 검사(Frontal Assessment Battery) 측정과 관련이 없음. 앞즈하이머병 샘플 내에서는 단어 기억목록만 SEA와 관련이 있었으며, 특히 높은 무감동 점수와 관련되었음71. 동시 타당도: N/A.	판별 타당도: SEA의 모든 하위 검사는 전두측두치매 환자와 정상인을 구별함71,72. 보상 감수성과 행동 제어를 제외한 한 하위 검사는 전두측두치매와 앞즈하이머병 환자를 구별함71. 앞즈하이머병 환자는 정서 지각, 무감동 및 SEA 총점수가 정상인에 비해 낮음71. 우울증 환자는 SEA 총점수, miniSEA 및 무감동 점수, miniSEA 및 정상인보다 동 평가에서 정상인보다 점수가 낮음72. SEA와 miniSea 모두 우울증 환자와 전두측두치매 환자를 구별함72.	규준 자료는 없으나, Funkiewiez 등의 초기 연구(22명이 앞즈하이머병 환자, 22명이 전두측두치매 환자 및 30명이 정상인)를 기반으로 하면, 병적인 상태를 나타내는 지표로 39.4의 점수를 추천하고 있음. 19명이 우울증 환자와 17명이 전두측두치매 환자를 비교한 결과, SEA와 miniSEA 각각에 대한 구분 지표는 각각 35.28과 22.05로 권장됨.	치매 환자의 사회인지 및 역제력을 포괄적으로 평가함으로써 현재 검사의 공백을 매울 수 있음.	심리 측정 통계량 및 규준 자료를 확립하기 위해 추가 연구가 필요함. 여러 하위 검사를 관리하기 위해 컴퓨터 프로그램이 필요함.

검사	심리 측정 통계량	규준 자료	임상적 민감도	장점	단점
치매 환자를 위한 간략형 사회적 기술 평가(Brief Assessment of Social Skillsin Dementia, BASS-D) 자가보고로 얻을 수 있음. BASS-D[73]는 치매 환자의 사회기술을 평가하기 위한 검사로, 5개의 하위 검사로 구성되어 있음. (1) 얼굴 정서 인식 과제(54개의 사진: 최대 54점), (2) 얼굴 식별 과제(16개의 유명인 얼굴 사진: 최대 48점), (3) 공감/마음 이론 과제(19개의 사회적 상황 이미지 사용, 참가자에게 사건 및 관련된 감정에 대해 질문: 최대 133점), (4) 사회적 억제 1부: (107개 항목: 참가자에게 사회적으로 바람직하지 않은 행동에 대한 의견 억제를 요청하는 이미지: 최대 5점). 사회적 억제 2부(참가자 자신의 이름에 대한 반응 억제해야 하는 수정 스트룹 이름 짓기 과제, 완료 시간과 오류를 모두 고려하며, 억제 조건과 읽기 조건의 차이로 점수가 계산됨). (5) 사회적 추론 과제(여섯 가지 사회적 상황을 묘사한 5개의 이미지 사용, 참가자들은 왜 여섯 가지들은 왜 여섯가지에 대한 질문에 답해야 함: 최대 점수=5). (6) 친숙한 얼굴 기억(4개의 사진 중 2개는 이전에 보였던 것임: 최대 점수=4): 검사 시간: 30~40분.	내적 일관성: N/A. 검사-재검사 신뢰도: N/A. 수렴 타당도: 치매와 정상 대조군의 혼합 표본에서 BASS 하위 검사는 유사한 측정치와 상관관계를 보였음. 예를 들어 BASS 정서 지각은 TASIT EET와 상관관계가 있었으며(r=0.81), BASS 얼굴 식별은 NUFFACE와 상관관계가 있었음(정상인만 해당: r=0.604). BASS 공감은 BEES(자기 보고)와 상관관계가 있었고(r=0.37), BASS 사회적 억제 1부는 WMS-IV, 간단한 인지 검사-억제 하위 검사와 상관관계가 있었음[시간 r=0.56, 오류(정상인만 해당): r=0.43]. BASS 사회적 추론은 TASIT 3부와 상관관계가 있었음(r=0.320). 그러나 BASS 얼굴 기억은 유사한 측정치(WMSIII 얼굴 기억)와 상관관계가 없었음. 동시 타당성: BASS 총점은 일반적인 인지 측정치(ACE-III)와 상관관계가 있었으며, 특히 ACE-III의 주의, 기억 및 언어 영역과 관련이 있었음. BASS는 진단 후 경과된 연도와 관련이 있으며, 치매 중증도를 반영함[74].	없음.	판별 타당도: 얼굴 기억 하위 검사를 제외한 BASS의 모든 하위 검사는 치매 환자와 건강한 대조군을 구별하는 데 효과적이었음[74].	치매 환자의 사회인지 및 억제력을 포괄적으로 평가함으로써 현재 검사의 공백을 메울 수 있음.	BASS의 심리 측정 변수 와 규준 자료를 확립하기 위해 추가적인 연구가 필요함.

α=Cronbach's Alpha(크론바흐 알파); rₛₕ=반분 신뢰도(Split Half Reliability); r₁₂=검사-재검사 신뢰도(Test-Retest Reliability); RAVLT=레이 청각 언어 학습 검사(Rey Auditory Verbal Learning Test); WCST=위스콘신 카드 분류 검사(Wisconsin Card Sorting Test); TMT=선로 잇기 검사(Trail Making Test); MMSE=간이 정신 상태 검사(Mini Mental State Exam); WMS=웩슬러 기억 검사(Wechsler Memory Scale); WAIS=웩슬러 성인 지능 검사(Wechsler Adult Intelligence Scale); WAB=웨스턴 실어증 검사(Western Aphasia Battery)

1. Combs, D. R., Penn, D. L., Wicher, M., et al. (2007, March). The ambiguous intentions hostility questionnaire (AIHQ): A new measure for evaluating hostile social-cognitive biases in paranoia. Cognitive Neuropsychiatry, 12(2), 128-143.

2. Pinkham, A. E., Penn, D. L., Green, M. F., et al. (2016, March). Social cognition psychometric evaluation: Results of the initial psychometric study. Schizophrenia Bulletin, 42(2), 494-504.

3. Douglas, J., Bracy, C., Snow, P. (2000). La Trobe Communication Questionnaire. Bundoora, Victoria: Victoria School of Human Communication Sciences, La Trobe University.

4. Douglas, J. M. (2010, April). Relation of executive functioning to pragmatic outcome following severe traumatic brain injury. Journal of Speech, Language, and Hearing Research, 53(2), 365-382.

5. Watts, A. J., Douglas, J. M. (2006). Interpreting facial expression and communication competence following severe traumatic brain injury. Aphasiology, 20(8), 707-722.

6. Douglas, J. M., Bracy, C. A., Snow, P. C. (January-February, 2007). Measuring perceived communicative ability after traumatic brain injury: Reliability and validity of the La Trobe communication questionnaire. Journal of Head Trauma Rehabilitation, 22(1), 31-38.

7. Tate, R. L. (2010). A Compendium of Tests, Scales and Questionnaires: The Practitioner's Guide to Measuring Outcomes after Acquired Brain Impairment. Hove, UK: Psychology Press.

8. Sergi, M. J., Fiske, A. P., Horan, W. P., et al. (2009). Development of a measure of relationship perception in schizophrenia. Psychiatry Research, 166(1), 54-62.

9. Morrison, K. E., Pinkham, A. E., Kelsven, S., et al. (2019). Psychometric evaluation of social cognitive measures for adults with autism. Autism Research, 12(5), 766-778.

10. Bagby, R. M., Parker, J. D. A., Taylor, G. J. (1994). The 20-item Toronto alexithymia scale. 1. Item selection and cross validation of the item structure. Journal of Psychosomatic Research, 38, 23-32.

11. Taylor, G. J., Bagby, R. M., Parker, J. D. A. (2003). The 20-item Toronto alexithymia scale-IV. Reliability and factorial validity in different languages and cultures. Journal of Psychosomatic Research, 55, 277-283.

12. Thorberg, F. A., Young, R. M., Sullivan, K. A., et al. (July 2010). A psychometric comparison of the Toronto alexithymia scale (TAS-20) and the observeralcohol-dependent sample. Personality and Individual Differences, 49(2), 119-123.

13. Saarijärvi, S., Salminen, J. K., Toikka, T. (2006). Temporal stability of alexithymia over a five-year period in outpatients with major depression. Psychotherapy and Psychosomatics, 75(2), 107-112.

14. Richards, H. L., Fortune, D. G., Griffiths, C. E., et al. (January 2005). Alexithymia in patients with psoriasis: Clinical correlates and psychometric properties of the Toronto alexithymia scale-20. Journal of Psychosomatic Research, 58(1), 89-96.

15. Karukivi, M., Polonen, T., Vahlberg, T., et al. (October, 2014). Stability of alexithymia in late adolescence: Results of a 4-year follow-up study. Psychiatry Research, 219(2), 386-390.

16. Tolmunen, T., Heliste, M., Lehto, S. M., et al. (September October, 2011). Stability of alexithymia in the general population: An 11-year follow-up. Comprehensive Psychiatry, 52(5), 536-541.

17. Berthoz, S., Hill, E. L. (May, 2005). The validity of using self-reports to assess emotion regulation abilities in adults with autism spectrum disorder. European Psychiatry, 20(3), 291-298.

18. Allerdings, M. D., Alfano, D. P. (2001). Alexithymia and impaired affective behavior following traumatic brain injury. Brain and Cognition, 47, 304-306.

19. Henry, J. D., Phillips, L. H., Crawford, J. R., et al. (2006). Cognitive and psychosocial correlates of alexithymia following traumatic brain injury. Neuropsychologia, 44, 62-72.

20. Neumann, D., Zupan, B., Malec, J. F., et al. (2013). Relationships between alexithymia, affect recognition, and empathy after traumatic brain injury. Journal of Head Trauma Rehabilitation, 29(1), E18-E27.

21. Williams, C., Wood, R. L. (March, 2010). Alexithymia and emotional empathy following traumatic brain injury. Journal of Clinical and Experimental Neuropsychology, 32(3), 259-267.

22. Hintikka, J., Honkalampi, K., Lehtonen, J., et al. (2001). Are alexithymia and depression distinct or overlapping constructs?: A study in a general population. Comprehensive Psychiatry, 42(3), 234-239.

23. Honkalampi, K., Hintikka, J., Antikainen, R., et al. (2001). Alexithymia in patients with major depressive disorder and comorbid cluster c personality disorders: A 6-month follow-up study. Journal

of Personality Disorders. 15(3), 245-254.

24. Monson, C. M. Price, J. L., Rodriguez B. F., et al. (2004). Emotional deficits in military-related PTSD: An investigation of content and process disturbances. Journal of Traumatic Stress, 17(3), 275-279.

25. Gramaglia, C., Ressico, F., Gambaro, E., et al. (August, 2016). Alexithymia, empathy, emotion identification and social inference in anorexia nervosa: A case-control study. Eating Behaviors, 22, 46-50.

26. Råstam, M., Gillberg, C., Gillberg, I. C., et al. (May, 1997). Alexithymia in anorexia nervosa: A controlled study using the 20-item Toronto Alexithymia Scale. Acta Psychiatrica Scandinavica. 95(5). 385-388.

27. Taylor, G. J., Parker, J. D. A., Bagby, R. M. I., et al. (December, 1996). Relationships between alexithymia and psychological characteristics associated with eating disorders. Journal of Psychosomatic Research, 41(6), 561-568.

28. Sherer, M., Bergloff, P., Boake, C., et al. (1998). The awareness questionnaire: Factor analysis structure and internal consistency. Brain Injury, 12, 63-68.

29. Schmidt, J., Fleming, J., Ownsworth, T., et al. (2013). Video-feedback on functional task performance improves self-awareness after traumatic brain injury: A randomised controlled trial. NeuroRehabilitation and Neural Repair, 27, 316-324.

30. Malec, J. F., Thompson, J. M. (1994). Relationship of the Mayo Portland adaptability inventory to functional outcome and cognitive performance measures. The Journal of Head TraumaRehabilitation, 9(4), 1-15.

31. Malec, J. F., Parrot, D., Altman, I. M., et al. (September 3, 2015). Outcome prediction in home- and community-based brain injury rehabilitation using the Mayo-Portland adaptability inventory. Neuropsychological Rehabilitation, 25(5). 663-676.

32. Malec, J. F. (2001). Impact of comprehensive day treatment on societal participation for persons with acquired brain injury. Archives of Physical Medicine and Rehabilitation, 82(7). 885-895.

33. Prigatano, G. P., Altman, I. M. (December, 1990). Impaired awareness of behavioral limitations after traumatic brain injury. Archives of Physical Medicine and Rehabilitation. 71(13). 1058-1064.

34. Borgaro, S. R., Prigatano, G. P. (October, 2003). Modification of the patient competency rating scale for use on an acute neurorehabilitation unit: The PCRS-NR. Brain Injury: [BI], 17(10), 847-853.

35. Fleming, J. M., Strong, J., Ashton, R. (1998). Cluster analysis of self-awareness levels in adults with traumatic brain injury and relationship to outcome. Journal of Head Trauma Rehabilitation, 13, 39-51.

36. Prigatano, G. P., Bruna, O., Mataro, M., et al. (October, 1998). Initial disturbances of consciousness and resultant impaired awareness in Spanish patients with traumatic brain injury. Journal of Head Trauma Rehabilitation, 13(5), 29-38.

37. Ranseen, J. D., Bohaska, L. A., Schmitt, F. A. (1990). An investigation of anosognosia following traumatic head injury. International Journal of Clinical Neuropsychology, 12(1), 29-36.

38. Ownsworth, T., Fleming, J., Shum, D., et al. (2008). Comparison of individual, group and combined intervention formats in a randomized controlled trial for facilitating goal attain-ment and improving psychosocial function following acquired brain injury [article]. Journal of Rehabilitation Medicine, 40(2), 81-88.

39. Fleming, J.M., Strong, J., Ashton, R. (1996). Self-awareness of deficits in adults with traumatic brain injury: How best to measure? Brain Injury, 10, 1-15.

40. Simmond, M., Fleming, J. (April, 2003). Reliability of the self- wareness of deficits interview for adults with traumatic brain injury. Brain Injury: [BI], 17(4), 325-337.

41. Wise, K., Ownsworth, T., Fleming, J. (September, 2005). Convergent validity of self- awareness measures and their association with employment outcome in adults following acquired brain injury. Brain Injury: [BI], 19(10), 765-775.

42. Bogod, N. M., Mateer, C. A., MacDonald, S. W. (March, 2003). Self- awareness after traumatic brain injury: A comparison of measures and their relationship to executive functions. Journal of the International Neuropsychological Society, 9(3). 450-458.

43. Fleming, J. M., Winnington, H. T., McGillivray, A. J., et al. (2006). The development of self-awareness and emotional distress during early community re-integration after traumatic brain injury. Brain Impairment, 7, 83-94.

44. Grace, J., Malloy, P. F. (2001). FrSBe, Frontal Systems Behavior Scale: Professional Manual. Lutz: FL: Psychological Assessment Resources, Inc.

45. Velligan, D. I., Ritch, J. L., Sui, D., et al. (2002). Frontal systems behavior scale in schizophrenia: Relationships with psychiatric symptomatology, cognition and adaptive function. *Psychiatry Research, 113*(3), 227-236.

46. Stout, J. C., Ready, R. E., Grace, J., et al. (March, 2003). Factor analysis of the frontal systems behavior scale (FrSBe). *Assessment, 10*(1), 79-85.

47. Grace, J., Stout, J. C., Malloy, P. F. (1999). Assessing frontal lobe behavioral syndromes with the frontal lobe personality scale. *Assessment, 6*(3), 269-284.

48. Kertesz, A., Davidson, W., Fox, H. (1997). Frontal behavioral inventory: Diagnostic criteria for frontal lobe dementia. *Canadian Journal of Neurological Sciences, 24*(1), 29-36.

49. Kertesz, A., Nadkarni, N., Davidson, W., et al. (2000). The frontal behavioral inventory in the differential diagnosis of frontotemporal dementia. *Journal of the International Neuropsychological Society, 6*(4), 460-468.

50. Milan, G., Lamenza, F., Iavarone, A., et al. (April, 2008). Frontal behavioral inventory in the differential diagnosis of dementia. *Acta Neurologica Scandinavica, 117*(4), 260-265.

51. Alberici, A., Geroldi, C., Cotelli, M., et al. (April, 2007). The frontal behavioural inventory (Italian version) differentiates frontotemporal lobar degeneration variants from Alzheimer's disease. *Neurological Sciences, 28*(2), 80-86.

52. Boutoleau-Bretonnière, C., Lebouvier, T., Volteau, C., et al. (2012). Prospective evaluation of behavioral scales in the behavioral variant of frontotemporal dementia. *Dementia and Geriatric Cognitive Disorders, 34*(2), 75-82.

53. Kertesz, A., Davidson, W., McCabe, P., et al. (October-December, 2003). Behavioral quantitation is more sensitive than cognitive testing in frontotemporal dementia. *Alzheimer Disease and Associated Disorders, 17*(4), 223-229.

54. Marczinski, C. A., Davidson, W., Kertesz, A. (December, 2004). A longitudinal study of behavior in frontotemporal dementia and primary progressive aphasia. *Cognitive and Behavioral Neurology: Official Journal of the Society for Behavioral and Cognitive Neurology, 17*(4), 185-190.

55. Kertesz, A., Davidson, W., Fox, H. (February, 1997). Frontal behavioral inventory: Diagnostic criteria for frontal lobe dementia. *Canadian Journal of Neurological Sciences, 24*(1), 29-36.

56. Milan, G., Iavarone, A., Lorè, E., et al. (March 1, 2007). When behavioral assessment detects frontotemporal dementia and cognitive testing does not: Data from the frontal behavioral inventory. *International Journal of Geriatric Psychiatry, 22*, 266-267.

57. Blair, M., Kertesz, A., Davis-Faroque, N., et al. (2007). Behavioural measures in frontotemporal lobar dementia and other dementias: The utility of the frontal behavioural inventory and the neuropsychiatric inventory in a national cohort study. *Dementia and Geriatric Cognitive Disorders, 23*(6), 406-415.

58. Konstantinopoulou, E., Aretouli, E., Ioannidis, P., et al. (2013). Behavioral disturbances differentiate frontotemporal lobar degeneration subtypes and Alzheimer's disease: Evidence from the Frontal Behavioral Inventory. *International Journal of Geriatric Psychiatry, 28*(9), 939-946.

59. Kelly, G., Todd, J., Simpson, G., et al. (January 1, 2006). The overt behaviour scale (OBS): A tool for measuring challenging behaviours following ABI in community settings. *Brain Injury, 20*(3), 307-319.

60. Burgess, P., Alderman, N., Wilson, B., et al. (1996). The dysexecutive questionnaire. In: *Behavioural Assessment of the Dysexecutive Syndrome.* Bury St Edmunds, UK: Thames Valley Test Company.

61. Bennett, P. C., Ong, B., Ponsford, J. (2005). Measuring executive dysfunction in an acute rehabilitation setting: Using the dysexecutive questionnaire (DEX). *Journal of the International Neuropsychological Society, 11*(4), 376-385.

62. Wilson, B. A., Alderman, N., Burgess, P. W., et al. (1996). *The Behavioural Assessment of the Dysexecutive Syndrome.* London: Thames Valley Test Company/Harcourt Assessment/Psychological Corporation.

63. Burgess, P. W., Alderman, N., Evans, J., et al. (1998). The ecological validity of tests of executive function. *Journal of the International Neuropsychological Society, 4*(6), 547-558.

64. Burgess, P. W., Alderman, N., Wilson, B. A., et al. (1996). *Validity of the battery: Relationship between performance on the BADS and ratings of executive problems.* In: Wilson BA, editor. *Bads: Behavioural Assessment of the Dysexecutive Syndrome Manual.* Bury St Edmunds, UK: Thames Valley Test Company.

65. Chaytor, N., Schmitter- Edgecombe, M., Burr, R. (April, 2006). Improving the ecological validity of executive functioning assessment. *Archives of Clinical Neuropsychology, 21*(3), 217-227.

66. Bodenburg, S. Dopslaff, N. (January, 2008). The dysexecutive questionnaire advanced-item and test score characteristics, 4 factor solution, and severity classification. *Journal of Nervous and Mental Disease*. *196*(1). 75-78.

67. Simblett, S. K., Bateman, A. (2011). Dimensions of the dysexecutive questionnaire (DEX) examined using Rasch analysis. *Neuropsychological Rehabilitation*. *21*(1). 1-25.

68. Roth, R. M., Isquith, P. K., Gioia, G. A. (2005). *BRIEF-A: Behavior Rating Inventory of Executive Function - Adult Version: Professional Manual*. Lutz, FL: Psychological Assessment Resources; 2005.

69. Sommerlad, A., Singleton, D., Jones. R., et al. (2017). Development of an instrument to assess social functioning in dementia: The social functioning in dementia scale (SF-DEM). *Alzheimers Dement (Amst)*. *7*, 88-98.

70. Francis, H. M., Osborne-Crowley, K., McDonald, S. (2017). Validity and reliability of a questionnaire to assess social skills in traumatic brain injury: A preliminary study. *Brain Injury*, 1-8.

71. Funkiewiez, A., Bertoux, M., Cruz de Souza. L., et al. (2012). The SEA (social cognition and emotion assessment): A clinical neuropsychological tool for early diagnosis of frontal variant to frontotemporal lobar degeneration. *Neuropsychology*. *26*(1). 81-90.

72. Bertoux, M., Delavest, M., de Souza. L. C., et al. (April, 2012). Social cognition and emotional assessment differentiates frontotemporal dementia from depression. *Journal of Neurology. Neurosurgery, and Psychiatry*. *83*(4), 411-416.

73. Kelly, M., McDonald, S. (2020). Assessing social cognition in people with a diagnosis of dementia: Development of a novel screening test, the brief assessment of social skills (BASS-D). *Journal of Clinical and Experimental Neuropsychology*. *42*(2). 185-198.

74. Kelly, M., McDonald, S. (2020). Assessing social cognition in people with a diagnosis of dementia: Development of a novel screening test, the brief assessment of social skills (BASS-D). *Journal of Clinical and Experimental Neuropsychology*. *42*(2). 185-198.

찾아보기

Broca, Pierre 77

Darwin, Charles 80-81

DSM-5 자폐스펙트럼장애 진단 기준 127

Ekman, Paul 81

Everts, Regula 117

Gage, Phineas 77, 167

James, William 41

Lipps, Theodor 41

NimStim 자극 세트 84

RAS-MAPK 경로 160

RAS-MAPK 신호 전달 연쇄 반응 150

Sacks, Oliver 16

W.E.I.R.D. 79

ㄱ

가상 현실 71-72, 93, 288-289, 295, 347-348, 376

가속 또는 감속의 힘 165

각성 17, 34, 39-40, 58, 147, 296,

각성 감각 30

각성 저하 38-39

각성 정서 30

간략형 사회적 기술 평가(Brief Assessment of Social Skills, BASS) 321-322, 327

감각 228, 322

감각 운동 시뮬레이션 270

감금 증후군 43

감정식별장애 203

감정적 고통 57

감정표현불능증 40, 47, 50, 172, 178, 279, 322, 355, 364, 400

개인화 편향 207

거울 뉴런 시스템 13

거짓말 231

검사 도구의 타당도 301

검사-재검사 신뢰도 299, 302, 304, 334-335

공감 16, 18-20, 34, 39-40, 49-50, 52, 103, 113, 135, 152, 169, 174, 178, 189, 202, 218, 229, 236, 243, 249, 254, 278-279, 292, 317, 338, 355, 363,

공감장애 218

공감적 관심 척도(Empathic Concern Scale) 318

공감 지수(Empathy Quotient, EQ) 318

공격성 28, 405

공포 18

과활성화 138

광대근 근육 41, 271

귀인 양식 181-182, 201, 207-208, 217, 309, 376

귀인 편향 15-16, 54-56, 61, 201, 207-208, 214, 217, 292, 295, 309, 319, 331, 332, 336-337, 343, 355, 366, 398

귀인편향장애 46

규제 처리 201

규준 자료 298-299, 305, 307-308, 310-312, 314-315, 318, 321, 340, 345

균형 잡힌 정서 공감 척도(Balanced Emotional Empathy Scale, BEES) 305, 307

그리피스 공감 척도(Griffith Empathy Measure) 338

급성 신경계질환 354

긍정적 정서 17

기능적 근적외선 분광법 75

기능적 뇌영상 연구 75, 140, 146

기능적 자기공명영상(fMRI) 22, 74-78, 85, 139, 284, 297

기능적 장애 101

기댐핵(nucleus accumbens) 211

기분장애 198

기분 증상 263

기억상실성 경도인지장애 248

기억장애 68

기저핵(basal ganglia) 25, 28-29, 37, 57, 59, 116, 185, 224

ㄴ
────────

낮은 각성 24

내성 정확도 218

뇌간(brainstem) 28

뇌량(corpus callosum) 24-25, 106, 165-166, 169, 180, 195

뇌 병변 17, 29, 32, 35-36, 42, 47, 53, 60, 104, 167, 219, 273, 316

뇌부종 167

뇌섬엽(insula) 20

뇌손상 13-14, 28, 32, 34

뇌 영역-행동 관계 138

뇌 위축 222-223

뇌 이탈 165

뇌졸중 19, 26-27, 49-50, 73, 96-97, 108, 110, 115-120, 164, 183-195, 312-313, 332, 340, 354, 356, 361, 393-394

뇌종양 120

뇌파 289

뇌파 검사(EEG) 74

뇌-행동 관계 74, 77

눈운동장애 226, 269

눈 표정 마음 읽기 검사(Reading the Mind in the Eyes Test, RMET) 67, 78-79, 84-85, 237, 244, 277-278, 299, 303, 305, 315, 341, **383**

ㄷ
────────

다면적 공감 검사(Multifaceted Empathy Test, MET), 295, 304-305, 318

다발경화증 22, 260, 262-286, 288-289, 313, 354, 361, 385, 394

단어 따라하기 및 이해 225

단일광자방출 전산화단층촬영(SPECT) 74, 297

단일 유전자 증후군 126

당황 241

대면 이름 대기 검사 225

대사 저하 74, 246

대인 관계 반응성 척도(Interpersonal Reactivity Index, IRI) 80, 241, 304-305, 317-318

도덕적 감정 234

도덕 추론 15-16, 51-53, 61, 135, 181, 320, 330, 331-332, 337-338, 341, 349

도파민 매개 전두선조체 회로 262

동공 확장 230, 271, 296

동적 자극 229, 307, 311, 348

두정엽(parietal lobe) 44, 183, 226, 246

뒤셴의 미소 240

뒤쪽 뇌량팽대피질(retrosplenial cortex) 17-18

뒤쪽 띠다발(posterior cingulate) 23, 46

뒤쪽 띠다발이랑(posterior cingulate gyrus) 46

등쪽가쪽 전전두피질(dorsolateral prefrontal cortex) 33, 57, 59, 116, 216, 224, 284

등쪽안쪽 전전두피질(dorsal medial prefrontal cortex) 23

등쪽앞쪽 띠이랑(dorsal anterior cingulate) 33

디폴트 모드 네트워크 41

띠다발(cingulate) 23

띠다발이랑(cingulate gyrus) 25, 37

ㄹ
────────

라트로브 의사소통 질문지(La Trobe Communication Questionnaire, LCQ) 304-305, 320, **398**

리버미드 행동 기억 검사(Rivermead Behavioral Memory Test) 310

리커트 척도 317

ㅁ

마음 이론 15-16, 18, 20-24, 26, 38, 46-47, 49-50, 52-53, 55, 57-58, 60, 65-67, 72, 84-86, 92, 112-114, 134-135, 139-141, 174-177, 188, 201, 206, 231, 236-237, 244, 250, 254, 256, 275-282, 308-309, 313-317, 321, 327, 330-332, 334-338, 341, 364, 383

마음이론장애 15

마이토젠 활성화 단백질 인산화효소 150

만성 자가 면역성 질환 262

망상 45

메이오 포틀랜드 적응성 지표(Mayo Portland Adaptability Index, MPAI-4) 322, **401**

메커니컬 터크 308

메타인지 202, 293, 369

모호한 의도 및 적대감 설문지(Ambiguous Intentions and Hostility Questionnaire, AIQ) 319, **398**

목소리 263

목소리에 나타나는 정서 173, 186

몬트리올 정서 얼굴 표정 세트(Montreal set of facial displays of emotion) 84

무감동 28, 57-60, 80, 89, 223, 226-227, 232-233, 237-238, 241, 272-273,

문화 간 요인 61

문화 간 타당성 217

문화 및 언어적 다양성 90

문화적 감수성 341

미네소타 감정 처리 검사(Minnesota Tests of Affective Processing) 333

ㅂ

바닥앞뇌(basal forebrain) 18

반사회적 행동 54, 67, 233, 237

발달신경심리 평가 2판(NEPSY-II) 333-335 341, 343, 346

발달장애 97

발작 102

방추형이랑(fusiform gyrus) 17, 18, 85, 135, 138, 184, 212, 284

배쪽가쪽 전전두피질(ventrolateral prefrontal cortex) 283

배쪽 선조체(ventral striatum) 32, 40, 262

배쪽안쪽 전두 병변 42

배쪽안쪽 전두/편도체 시스템 38

배쪽안쪽 전두엽(ventromedial frontal lobe) 24

배쪽안쪽 전전두피질(ventromedial prefrontal cortex) 32, 40, 224

배쪽 전두측두 영역(ventral frontotemporal system) 184

배쪽 전운동피질(ventral premotor cortex) 45

백질의 퇴행성 변화 224

벤톤 얼굴 인식 검사(Benton Facial Recognition Test, BFRT) 269, 302, 305, 309 **380**

벨-라이사커 정서 인식 검사(Bell-Lysaker Emotion Recognition Test, BLERT) 305, 307, 312, **395**

보툴리눔 독소 42

보행장애 226

복셀 기반 형태 측정 73

본페로니 검사 유형의 접근 방식 76

부모 및 교사 질문지 339

부적절한 이야기 검사(Strange Stories Test, SST) 276, 300, 305, 336, **383**

부정적 정서 31

분노 12, 28, 30-32, 41, 58-60, 65, 82-84, 155, 171, 181, 203, 226-227, 240, 243, 264-265, 285, 311, 336, 371-373, 393-394

불안 109-111, 129, 145, 147, 150, 167, 263

불안장애 210

비꼼 176, 231

비사회인지 능력 207

비사회적 과제 13, 69, 209

비사회적 능력 12-13

비사회적 인지 기능의 장애 270

비언어적 단서 205

비언어적 정확도에 대한 진단 분석
　　2판(Diagnostic Analysis of Nonverbal
　　Accuracy-Second Edition, DANVA-2), 333,
　　334-336, 343
비운동 증상 261

ㅅ

사교성 246
사회 귀인 과제(Social Attribution Task, SAT)
　　299-300, 303, 305, 316, **387**
사회기능장애 100, 135, 146-147, 151, 152, 227,
　　343
사회기술 향상 시스템 평가 척도(Social Skills
　　Improvement System, SSIS) 338
사회-도덕적 추론 과제(So-Moral Task) 321
사회인지 64, 111-112, 118, 195
사회인지 기술 훈련 213-214
사회인지 및 사회정서 조절 치료 369-372, 374
사회인지 및 정서 평가(Social Cognition and
　　Emotional Assessment, SEA) 321
사회인지 심리 측정 평가 연구(social cognition
　　psychrometric evaluation study, SCOPE)
　　217
사회인지 이론 131, 134-135, 139
사회인지장애 223, 237
사회인지 치료 접근법 213
사회인지 평가 331
사회인지 평가를 위한 영상(Movie for the
　　Assessment of Social Cognition, MASC)
　　282, 300, 301, 303, 305, 316, **386**
사회적 규범 질문지(Social Norms
　　Questionnaire) 87, 232
사회적 기능 103, 212
사회적 기술 98, 100, 105
사회적 노출 102
사회적 뇌 네트워크 100, 108, 116, 216
사회적 능력 12-14, 96, 103-104, 106, 345
사회적 문제 해결 114

사회적 바람직성 편향 293
사회적 불안 102, 110-111
사회적 상호 작용 72
사회적 손상 198
사회적 순응 246
사회적 신호 12, 129, 146, 152, 156, 323, 374, 376
사회적 실수 22, 24-25, 84, 89, 141, 206, 231, 250,
　　254, 275-276
사회적 실수 만화(Faux Pas Cartoon) 67
사회적 실수 인식 검사(Faux Pas Recognition
　　Test, FPT) 300, 305, **384**
사회적 역량 17, 105, 338
사회적 역량과 학교 적응력 측정을 위한 워커
　　맥코넬 척도(Walker McConnell Scales
　　of Social Competence and School
　　Adjustment) 338
사회적 의사 결정 181-182
사회적 의사 결정 과제(Social Decision Making
　　Task) 324
사회적 의사소통 15, 48-49, 105, 113, 127, 132,
　　136-137, 139-140, 260, 294, 304, 308-309,
　　320, 335, 349, 355, 366-367, 370
사회적 의사소통 결함 49
사회적 의사소통 질문지(Social Communication
　　Questionnaire, SCQ) 153
사회적 의사소통장애 126
사회적 인식 68, 87, 201, 207, 208, 217, 322
사회적 적응 107
사회적 정보 처리 105, 196
사회적 지식 205
사회적 참여 103
사회적 처리 135
사회적 추론 312
사회적 추론 인식 검사(The Awareness of Social
　　Inference Test, TASIT) 68-70, 86, 91, 225,
　　229, 239, 244, 247, 253, 274, 281-282, 294,
　　305, **385**
사회적 탈억제 59
사회적 행동 15-16, 49, 57, 60-61, 71, 77, 87, 92,

105, 117, 131, 134-135, 145-148, 167, 169,
176-177, 181, 192, 194, 223, 241, 255, 272,
287, 323-324, 366-369, 404
사회적 행동장애 56, 59-60, 80, 180, 232, 237,
244, 250, 255-256, 286, 323
사회적 호혜성 202
사회지각 135-138, 155, 158, 295, 305, 309, 320,
368
사회행동장애 244, 250, 255
삶의 질 98-99, 103, 107, 118, 120, 122, 151-152,
176, 245, 286, 288
삼분론적 모델 113
상위 사회인지 기술 134-135, 139
상향식 접근 방식 213
상황적 요인 331
샐리-앤 검사/과제(Sally-Anne Test/Task) 66,
365
생리적 각성 32
생물신경심리사회적 측면 60
생물학적 움직임 35
생태학적 타당성 70, 273, 281
성과 기반 과제 70
성인용 집행 기능 행동 평가 목록(Behavior Rating
Inventory of Executive Function-Adult,
BRIEF-A) 323, **408**
소아암 120
속임수 176
손상 외적인 요인 104
수렴 타당도 306
수면 문제 261
수용 204
수치심 82
수행 기반 사회인지 평가 294
스크립트 훈련 245
스트룹 과제 231
슬픔 31
시각피질(visual cortex, V5) 37, 76, 185, 211
시고정 패턴 228
시공간 능력 269

시상(thalamus) 28, 185, 189, 212, 224
시상하부(hypothalamus) 28
시선 추적 159, 227
시지각적 이상 248
시청각 검사 295
시청각 자극 307, 311-312
시프트 잇 프로토콜 374, 376
신경인지 209
신경 자극 213, 216
신경계 13, 188, 307
신경섬유종 1형 145, 150-153, 155-162
신경심리적 재활 357
신경심리학적 평가 240
신경정신질환 19, 21, 354, 364
신경퇴행성 운동질환 260
신경퇴행성 질환 19, 21, 238, 260, 354
신경학적 장애 12, 93, 332
신경행동기술 104
신뢰도 298
신뢰성/접근성 과제(Trustworthiness
Approachability Task) 319
신체 언어 136, 228-229, 294, 332
신체 자세 42
신피질(neocortex) 28
실어증 189, 223
실용적 언어 118, 146, 191-192, 320
실용적 언어장애 49, 175, 189-192
실행증 226, 253
심리사회적 개입 213
심리사회적 피로 286
심리생리학적 측정 70
심리 측정적 기준 298
쐐기앞소엽(precuneus) 23, 25-26, 37, 46, 246-
247

ㅇ
─────────

아내를 모자로 착각한 남자 16
아동 얼굴 표정 검사(Child Facial Expressions)

333

아동용 정서 표현 척도(Emotion Expression Scale for Children, EE-C) 333-335

아동용 정서, 대인 관계 및 사회화 평가(Paediatric Evaluation of Emotions, Relationships and Socialisation, PEERS) 333, 335

아동 행동 평가 척도(Child Behavior Checklist, CBCL) 339, 346

아래두정엽(inferior parietal lobe) 46

아래전두이랑(inferior frontal gyrus) 138

아래후두이랑(inferior occipital gyrus) 36

아이러니 113, 176, 301, 320, 339

아이오와 도박과제(Iowa Gambling Task, IGT) 324

안면 마비 43

안와전두 병변 58, 67

안와전두 손상 47

안와전두 손상 47

안와전두 전전두피질(orbitofrontal prefrontal cortex) 25, 37

안와전두피질(orbitofrontal cortex) 23, 26, 29, 35-36, 52-53, 57, 59, 135, 181, 211-212, 224, 256, 284

안와전전두피질(orbital prefrontal cortex) 28

안쪽 전전두피질(medial prefrontal cortex) 23, 28, 33, 46-47, 52-53, 78, 211-212

알츠하이머병 14, 20, 222-223, 233, 241, 245-256, 314, 320

앞쪽 뇌섬피질(anterior insula cortex) 28

앞쪽 등쪽안쪽 전전두피질(anterior dorsal medial prefrontal cortex) 23

앞쪽 띠다발(anterior cingulate) 32, 46, 77

앞쪽 띠다발이랑(anterior cingulate gyrus) 23, 29, 40, 51

앞쪽 측두엽(anterior temporal lobe) 24, 190, 235, 238, 241, 256,

애든브룩스병원 인지 평가 3판(Addenbrooke's cognitive examination, 3rd edition, ACE-III) 225, 239, 247, 253

약리학적 제제 215

약물사용장애 210

양극성장애 198, 203-204, 206, 210, 212

양전자방출 단층촬영(PET) 74, 247, 297

어조 173

억양 173

억제 181

언어 유창성 102

언어장애 49, 242

언어 행위 190

얼굴 모방 42

얼굴 식별 과제 309

얼굴 식별 능력 269

얼굴실인증 240

얼굴에 나타나는 정서 170, 185

얼굴인식장애 16-18, 184

얼굴 정서 사진 검사(Ekman and Friesen Pictures of Face Affect) 311

얼굴 정서 인식 검사 82

얼굴 표정 15, 36, 41-42, 65-66, 70, 77, 121, 138, 148, 155-156, 171, 186, 242, 249, 264, 271-273, 284, 311-312, 332-333, 362, 372

얼굴 표정 정서: 자극 및 검사(Facial Expression of Emotion: Stimuli andTests, FEEST) 89, 302, 305, 311, **392**

얼굴 피드백 이론 44

에크만 얼굴 검사(Ekman Faces Text) 89, 91

열상 165

염증 167, 262

영역 간 관계(Relationships Across Domains, RAD) 305, 320, **399**

영화 장면 마음 읽기 검사(Reading the Mind in the Films Test, RMFT) 334-336

예측 요인 119, 121

오른쪽 반구 뇌졸중 27, 49, 185, 187-193

오른쪽 반구 병변 50

오른쪽 배쪽 전두피질(right ventral frontal cortex) 17-18

오른쪽 전두피질(right frontal cortex) 17-18

오른쪽 측두엽변이 전두측두치매 238-242, 256

옥시토신 215-216

외로움 107

외부 상황적 귀인 207

외상성 뇌손상 19, 31, 34-35, 39, 42, 44, 47-48, 50, 57-58, 96-97, 102-104, 106-116, 119-120, 164-184, 189-190, 195-196, 280, 324, 332, 340, 354, 356, 361, 365, 370-371, 375

외상성 뇌손상 환자용 사회기술 질문지(Social Skills Questionnaire-TBI) 324, **410**

외현적 행동 척도(Overt Behavior Scale, OBS) 323, **406**

외현화 편향 207

왼쪽 반구 뇌졸중 27, 185, 187-188, 190, 192

요니 과제(Yoni Task) 305, 316, **387**

우울 81, 111, 187, 193, 263, 287

우울증 27, 55-56, 167, 192, 267, 272-273

운동 기능 261

운동피질(motor cortex) 19

움직이는 모형 과제(Animated Shapes Task) 67, 231, 250, 316

원발성 진행성 실어증 235, 242,

월러리안 퇴행 변성 165

웩슬러 기억 검사 3판(Wechsler Memory Scale III, WMS-III) 310

위축 224, 284

위축 패턴 251

위측두고랑(superior temporal sulcus) 25-26, 29, 35, 37, 85, 100, 211

윌리엄스 증후군 13, 145-149, 151

유머 176, 187, 320

유병률 129, 142, 145, 147, 150-152, 178, 182, 261, 267

유전자 모델 126, 144

의미치매 223, 225, 236-238, 240-242, 256

의식장애 57

이야기 기반 공감 과제(Story-Based Empathy Task) 231, 250

이질성 126, 131, 137. 139. 142-143, 153, 178

인간 관계 협상 전략 과제(Interpersonal Negotiation Strategies Task) 114

인식 질문지(Awareness Questionnaire, AQ) 322, **401**

인식-행동 모델 43

인지기능장애 12, 57, 251, 273, 339

인지 능력 13-14, 22, 60, 93, 109, 132, 137, 161

인지-의사소통장애 49

인지장애 262

인지 저하 246, 250

인지적 공감 15, 18-20, 61, 169, 174, 176, 182, 201-202, 231, 249, 278-279, 317-318, 338

인지적 공감 및 정서적 공감 질문지(Questionnaire of Cognitive and Emotional Empathy, QCAE) 318, 304

인지적 마음 이론 18-21, 24-25, 113-114, 174, 231, 275, 277, 279

인지적 무감동 57, 59, 232

인지적 재평가 204

인지적 피로감 301

일본인과 백인 얼굴 표정(Japanese and Caucasian facial expressions of emotion, JACFEE) 자극 세트 83

임상 평가 92

임상적 의의 41

임상적 장애 44-45, 293

입원 102

입쪽가쪽 전전두피질(rostrolateral prefrontal cortex) 219

ㅈ

자기공명영상(MRI) 28, 73, 75-76, 91-92, 166, 180, 226, 247, 253, 287, 297-298, 371

자기 뇌파 검사(MEG) 74

자기 보고 질문지 278

자기애성 성격장애 20

자기인식장애 51

자기 인식 15-16, 19, 37-38, 40, 47, 49-51, 61, 195,

219, 293, 322, 356, 363-364, 370, 372-373

자기 인식 결합 인터뷰(Self-Awareness of Deficits Interview, SADI) 322, **403**

자기 조절 19, 38

자부심 236

자세 불안정 226

자율신경계 18

자율신경적 각성 15, 42

자폐스펙트럼장애 13, 19-21, 39, 47, 54, 67, 72, 126-134, 136-146, 148-149, 151-159, 161-162, 295-296, 301, 309-320, 332, 354, 356, 361, 363-365, 367, 375-377

재발-회복형 다발경화증 267

저산소증 167

적응 행동 평가 척도(Adaptive Behavior Assessment Scale, ABAS) 339, 346

전기근전도 271, 296

전두극피질(frontopolar cortex) 224

전두엽(frontal lobe) 13, 50, 51, 66, 91-92, 183, 222, 224, 226

전두엽계 행동 척도(Frontal Systems Behavior Scale, FrSBe) 323, **404**

전두엽 위축 226

전두엽 유리 징후 226

전두엽 행동 검사(Frontal Behavioral Inventory, FBI) 323, **405**

전두엽형 알츠하이머병 222, 251-252, 254-256

전두-측두 체계 43

전두측두치매 12, 19-21, 57, 89, 92, 222-223, 235, 293, 309, 312, 354

전산화단층촬영(CT) 28, 73

전운동피질(premotor cortex) 42

전전두피질(prefrontal cortex) 28, 30, 67, 77, 100, 135, 189, 371

전향적 무작위 대조 연구(RCTs) 360

정동장애 260-261

정동적 마음 이론 18, 19, 21, 24-25, 45, 114, 174-175, 188, 275, 277-278

정보 제공자 보고 질문지 292

정서 관리 과제 204

정서 인식 31, 42-44, 67, 81, 89, 112, 135, 226-229, 263-275, 277, 283-288, 294, 333, 362

정서 인식 검사(Emotion Recognition Test, ERT) 31, 225, 227, 247, 253, 302, 305, **393**

정서인식장애 263

정서 인식 척도(Emotion Recognition Scales, ERS) 333-335

정서적 공감 15-16, 18-20, 38-40, 52, 61, 177-179, 182, 189, 202, 229, 243-244, 278, 318, 322, 363

정서적 무감동 57, 59, 232-233, 251,

정서적 의미 32

정서 전염 19, 38-39, 244, 249

정서 지각 15-16, 18-21, 25-29, 31-32, 34, 36, 38, 42-43, 45-47, 58, 65, 77, 81, 92, 169-174, 182, 184-185, 187-188, 192, 213, 226, 229, 236, 241, 243, 248-249, 256, 282-283, 285, 309-312, 331-332, 343, 349, 361-363, 369

정서 처리 과정 33, 186-187

정서 표현 81, 265

정신과적 장애 217

정신병 20, 39, 54-56, 198-213

정신 병리 101

정신 상태 귀인 200

정신화 22, 47, 85, 135, 139-141, 156, 201, 206, 313

정적 자극 229, 348

조절 역할 104

조직 괴사 167

조현병 198, 203, 209

조현병스펙트럼질환 198

조현병의 사회인지 및 기능 연구 기능 연구(social cognition and functioning in schizophrenia, SCAF) 217

조현정동장애 198, 203

종합적 검사 321

종합 정서 검사 시스템(Comprehensive Affect Test System, CATS) 305, 311, **392**

죄책감 82, 233

주요우울장애 198, 210

주 유(Zoo U) 348

주의력결핍 과잉행동장애(ADHD) 128, 150, 154, 156-157, 332, 342

중간측두이랑(middle temporal gyrus) 52

중국인 정서 얼굴 표정 세트(Chinese Facial Expressions of Emotion) 84

중립적 표정 65. 230

중앙 응집 이론 133-134, 136

증후성 형태 153, 159

지적 능력 13, 300

진행성 비유창성 실어증 223, 242-245, 256

질병인식불능증 50-51

질투심 234

집행 기능 279

집행 기능 이론 132, 136

집행기능장애 질문지(Dysexecutive Questionnaire, DEX) 323, 407

ㅊ
─────

청각적 정서 인식 228

청소년용 사회적 추론 인식 검사(The Awareness of Social Inference Test for Adolescents) 333

축삭 손상 106, 165

측두극(temporal pole) 23, 25-26, 77, 85, 100

측두두정 연접부 78, 100, 138, 188, 211-212

측두두정피질(temporoparietal cortex) 33

측두엽(temporal lobe) 34, 66, 135, 165, 169, 183, 185, 222, 224

측두엽 위축 238, 241

치매 50, 72, 222

치매 환자를 위한 간략형 사회적 기술 평가(Brief Assessment of Social Skills in Dementia, BASS-D) 301, 412

치매 환자를 위한 사회기능 척도(Social Functioning in Dementia Scale, SF-Dem)

323-324, 409

친사회적 행동 13, 215

ㅋ
─────

카그라스 증후군 17-18

컴퓨터 시행 과제 321

케임브리지 얼굴 기억 검사(Cambridge Face Memory Test, CFMT) 308, 380

케임브리지 얼굴 인식 검사(Cambridge Face Recognition Task, CFRT) 305, 310, 380

케임브리지 행동 질문지(Cambridge Behavioral Inventory) 91, 225

큐 글로벌(Q-Global) 348

ㅌ
─────

타인의 불행에 대한 쾌감(Schadenfreude) 234, 251

탈억제 58, 145, 181, 232, 356

테스토스테론 130

토론토 감정표현불능증 척도(Toronto Alexithymia Scale, TAS) 322, 400

틀린 믿음 과제(False Belief Task) 66, 84, 86, 140, 231, 237, 254, 275-277, 336

ㅍ
─────

파킨슨병 260-280, 282-286, 288-289, 313, 316

파킨슨증 226, 253

파킨슨치매 325

판별 타당도 300

펜 정서 인식 검사(Penn Emotion Recognition Test: ER-40) 305, 311-312 394

편도체(amygdala) 25, 28-30, 32-38, 40, 52-54, 56, 58, 75, 77-78, 100, 106, 135, 138, 146, 211-212, 283

폐쇄성 두뇌손상 164

프래자일 엑스 145, 147

프래자일 엑스 증후군 147-149, 151, 153

프롤리픽 308

프리서퍼 73

피부전도도 33-34, 39, 58, 70, 230, 272, 296

피질 두께 분석 73

피츠버그 화합물 B 양전자방출 단층촬영(PiB-
    PET) 247

피해 관념 207

ㅎ
────────

하위 사회인지 기술 135-136

하향식 접근 방식 213

학습 359

항NMDA 수용체 뇌염 195

해마 33, 106, 224, 246-247

행동변이형 전두측두치매 14, 53, 89, 223-224,

226-234, 237, 244, 246, 249, 253-254, 256,
    314-315, 317, 320-321

행동적 무감동 59

행동 측정 70

행복 31, 82

헌팅턴병 259-261, 263-289

혈종 165

혐오 311

확산 타당도 300

확산 텐서 영상 73, 166

환각 198, 368

환경 119

환자 역량 평가 척도(Patient Competency Rating
    Scale, PCRS) 322, **402**

후천적 뇌손상 21, 49, 57, 96-99, 101-104, 106
    123, 196, 296, 313-314

힌트 과제(Hinting Task, HT) 305, 313, **384**

역자 소개

대한치매학회 사회인지연구회 편찬위원회

위원장

심용수 가톨릭대학교 의과대학 신경과

위원

[번역]

나승희 가톨릭대학교 의과대학 인천성모병원 신경과

유희진 건국대학교 건국대학교병원 신경과

이학영 경희대학교 의과대학 신경과

장재원 강원대학교 의과대학 강원대학교병원 신경과

정영희 한양대학교 명지병원 신경과

진주희 한림대학교 도헌학술원/심리학과

[검토]

양소정 연세대학교 세브란스병원 신경과

윤보라 가톨릭대학교 의과대학 서울성모병원 신경과

사회인지장애

2024년 9월 26일 초판 1쇄 찍음
2024년 10월 15일 초판 1쇄 펴냄

편저 Skye McDonald
번역 대한치매학회 사회인지연구회

책임편집 정용준
편집 홍미선
디자인 김진운
본문조판 토비트

펴낸이 윤철호
펴낸곳 ㈜사회평론아카데미
등록번호 2013-000247(2013년 8월 23일)
전화 02-326-1545
팩스 02-326-1626
주소 03993 서울특별시 마포구 월드컵북로6길 56
이메일 academy@sapyoung.com
홈페이지 www.sapyoung.com

ISBN 979-11-6707-161-3 93510